専門医の整形外科外来診療

― 最新の診断・治療 ―

Clinical Practice for Advanced Orthopaedic Surgeons

編 冨士武史／田辺秀樹／大川 淳

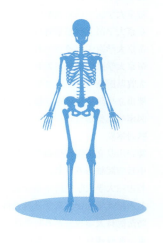

南江堂

■編集者

冨士　武史	ふじ　たけし	地域医療機能推進機構大阪病院整形外科
田辺　秀樹	たなべ　ひでき	田辺整形外科医院
大川　淳	おおかわ　あつし	東京医科歯科大学大学院医歯学総合研究科整形外科学分野

■執筆者 (執筆順)

田辺　秀樹	たなべ　ひでき	田辺整形外科医院
香月　憲一	かづき　けんいち	学園南クリニック
植山　和正	うえやま　かずまさ	青森慈恵会病院整形外科
石井　光一	いしい　みつかず	養老整形外科クリニック
冨士　武史	ふじ　たけし	地域医療機能推進機構大阪病院整形外科
小田　剛紀	おだ　たけのり	国立病院機構大阪南医療センター整形外科
小西　宏昭	こにし　ひろあき	労働者健康安全機構長崎労災病院整形外科
森川　圭造	もりかわ　けいぞう	森川整形外科医院
吉田　竹志	よしだ　たけし	よしだ整形外科
柴田　輝明	しばた　てるあき	北本整形外科
鶴田　敏幸	つるた　としゆき	鶴田整形外科
峯　博子	みね　ひろこ	鶴田整形外科
朝貝　芳美	あさがい　よしみ	信濃医療福祉センター整形外科
宇野　耕吉	うの　こうき	国立病院機構神戸医療センター整形外科
麻生　邦一	あそう　くにいち	麻生整形外科クリニック
野村　茂治	のむら　しげはる	野村整形外科眼科医院
進藤　重雄	しんどう　しげお	九段坂病院整形外科
生越　章	おごせ　あきら	新潟大学地域医療教育センター魚沼基幹病院整形外科
大江　隆史	おおえ　たかし	NTT東日本関東病院整形外科
宗圓　聰	そうえん　さとし	そうえん整形外科骨粗しょう症・リウマチクリニック
萩野　浩	はぎの　ひろし	鳥取大学医学部保健学科
谷口　敦夫	たにぐち　あつお	東京女子医科大学附属膠原病リウマチ痛風センター膠原病リウマチ内科
瀬戸　洋平	せと　ようへい	東京女子医科大学八千代医療センターリウマチ・膠原病内科
有野　浩司	ありの　ひろし	SUBARU健康保険組合太田記念病院整形外科
峰原　宏昌	みねはら　ひろあき	北里大学病院救命救急・災害医療センター
松浦　晃正	まつうら　てるまさ	北里大学医学部整形外科
新藤　正輝	しんどう　まさてる	帝京大学医学部附属病院外傷センター
渡部　欣忍	わたなべ　よしのぶ	帝京大学医学部整形外科学講座
佐々木　源	ささき　げん	帝京大学医学部整形外科学講座
河野　博隆	かわの　ひろたか	帝京大学医学部整形外科学講座
前　隆男	まえ　たかお	佐賀県医療センター好生館整形外科
横田　順一朗	よこた　じゅんいちろう	堺市立病院機構堺市立総合医療センター
篠原　一仁	しのはら　かずひと	図南病院整形外科
土谷　一晃	つちや　かずあき	鴨居病院
町田　治郎	まちだ　じろう	神奈川県立病院機構神奈川県立こども医療センター整形外科
赤根　真央	あかね　まお	中日病院整形外科名古屋手外科センター
岩月　克之	いわつき　かつゆき	名古屋大学大学院医学系研究科手の外科学
平田　仁	ひらた　ひとし	名古屋大学大学院医学系研究科手の外科学
千葉　一裕	ちば　かずひろ	防衛医科大学校整形外科学講座
大川　淳	おおかわ　あつし	東京医科歯科大学大学院医歯学総合研究科整形外科学分野

大脇　肇	おおわき はじめ	地域医療機能推進機構大阪病院整形外科
山崎　健	やまざき けん	栃内第二病院内いわて脊椎側弯センター
長谷川智彦	はせがわ ともひこ	浜松医科大学医学部医学科整形外科学
松山　幸弘	まつやま ゆきひろ	浜松医科大学医学部医学科整形外科学
岡田英次朗	おかだ えいじろう	慶應義塾大学医学部整形外科
松本　守雄	まつもと もりお	慶應義塾大学医学部整形外科
齋藤　貴徳	さいとう たかのり	関西医科大学附属病院整形外科
山崎　正志	やまざき まさし	筑波大学医学医療系整形外科
細野　昇	ほその のぼる	地域医療機能推進機構大阪病院脊椎外科
伊部　茂晴	いべ しげはる	茨城福祉医療センター整形外科
國府田正雄	こうだ まさお	筑波大学医学医療系整形外科
島田　幸造	しまだ こうぞう	地域医療機能推進機構大阪病院救急部/スポーツ医学科
川口　善治	かわぐち よしはる	富山大学医学部整形外科
竹下　克志	たけした かつし	自治医科大学医学部整形外科学講座
竹林　庸雄	たけばやし つねお	札幌円山整形外科病院
山下　敏彦	やました としひこ	札幌医科大学医学部整形外科学講座
伊東　学	いとう まなぶ	国立病院機構北海道医療センター整形外科
前田　健	まえだ たけし	労働者健康安全機構総合せき損センター整形外科
河野　修	かわの おさむ	労働者健康安全機構総合せき損センター整形外科
豊根　知明	とよね ともあき	昭和大学医学部整形外科学講座
岩波　明生	いわなみ あきお	慶應義塾大学医学部/古河総合病院整形外科・せぼねセンター
中村　雅也	なかむら まさや	慶應義塾大学医学部整形外科
佐藤　徹	さとう とおる	国立病院機構岡山医療センター整形外科
玉井　和哉	たまい かずや	東都文京病院整形外科
森谷　浩治	もりや こうじ	新潟手の外科研究所
矢島　弘嗣	やじま ひろし	市立奈良病院四肢外傷センター
中原　龍一	なかはら りゅういち	岡山大学大学院医歯薬学総合研究科運動器外傷学講座
西田圭一郎	にしだ けいいちろう	岡山大学大学院医歯薬学総合研究科整形外科
望月　由	もちづき ゆう	県立広島病院整形外科
井手　淳二	いで じゅんじ	元熊本大学医学部附属病院関節再建先端治療学
普天間朝上	ふてんま ちょうじょう	与那原中央病院整形外科
金谷　文則	かなや ふみのり	医療法人おもと会大浜第一病院整形外科
越智　健介	おち けんすけ	東京歯科大学市川総合病院整形外科
古町　克郎	ふるまち かつろう	医療法人室岡整形外科記念病院
四宮　陸雄	しのみや りくお	広島大学大学院医歯薬保健学研究院整形外科学
砂川　融	すながわ とおる	広島大学大学院医歯薬保健学研究院上肢機能解析制御科学
新井　猛	あらい たけし	聖マリアンナ医科大学整形外科学講座
柿木　良介	かきのき りょうすけ	近畿大学医学部整形外科学教室
船越　忠直	ふなこし ただなお	慶友整形外科病院
岩崎　倫政	いわさき のりまさ	北海道大学大学院医学研究科整形外科学分野
松井雄一郎	まつい ゆういちろう	北海道大学大学院医学研究科整形外科学分野
原田　幹生	はらだ みきお	泉整形外科病院
高原　政利	たかはら まさとし	泉整形外科病院
小林　宏人	こばやし ひろと	新潟県立がんセンター新潟病院整形外科
中野　哲雄	なかの てつお	公立玉名中央病院整形外科
野々宮廣章	ののみや ひろあき	静岡赤十字病院整形外科

栗山 新一	くりやま しんいち	京都大学大学院医学研究科整形外科学
松田 秀一	まつだ しゅういち	京都大学大学院医学研究科整形外科学
米谷 泰一	よねたに やすかず	地域医療機能推進機構星ヶ丘医療センター整形外科
濱田 雅之	はまだ まさゆき	地域医療機能推進機構星ヶ丘医療センター整形外科
長野 博志	ながの ひろし	香川県立中央病院整形外科
平野 貴章	ひらの たかあき	聖マリアンナ医科大学整形外科学講座
田島 卓也	たじま たくや	宮崎大学医学部整形外科
帖佐 悦男	ちょうさ えつお	宮崎大学医学部整形外科
中田 活也	なかた かつや	地域医療機能推進機構大阪病院整形外科
山本 卓明	やまもと たくあき	福岡大学医学部整形外科学教室
三谷 茂	みたに しげる	川崎医科大学医学部骨・関節整形外科学
三宅 由晃	みやけ よしあき	川崎医科大学医学部骨・関節整形外科学
宗田 大	むねた たけし	国立病院機構災害医療センター整形外科
田中 康仁	たなか やすひと	奈良県立医科大学医学部整形外科学教室
熊井 司	くまい つかさ	早稲田大学スポーツ科学学術院
塩之谷 香	しおのや かおり	塩之谷整形外科
西田 佳弘	にしだ よしひろ	名古屋大学医学部附属病院リハビリテーション科
山際 浩史	やまぎわ ひろし	済生会新潟第二病院整形外科
杉本 和也	すぎもと かずや	奈良県立病院機構奈良県総合医療センター整形外科
鳥畠 康充	とりばたけ やすみつ	厚生連高岡病院整形外科
村田 景一	むらた けいいち	市立奈良病院四肢外傷センター
下園 由泰	しもぞの よしはる	帝京大学医学部整形外科学講座
宮本 亘	みやもと わたる	帝京大学医学部整形外科学講座
高尾 昌人	たかお まさと	CARIFAS足の外科センター
渡邉 耕太	わたなべ こうた	札幌医科大学保健医療学部理学療法学第二講座
原田 昭	はらだ あきら	原田整形外科病院
三宅 信昌	みやけ のぶまさ	三宅整形外科医院
古谷 正博	ふるや まさひろ	古谷整形外科
藤野 圭司	ふじの けいじ	藤野整形外科医院
新井 貞男	あらい さだお	あらい整形外科
奥村 栄次郎	おくむら えいじろう	奥村整形外科
谷川 浩隆	たにかわ ひろたか	谷川整形外科クリニック
渡邉 和之	わたなべ かずゆき	福島県立医科大学医学部整形外科学講座
矢吹 省司	やぶき しょうじ	福島県立医科大学医学部整形外科学講座
山田 隆壽	やまだ たかひさ	愛知医科大学医学部脳神経外科学講座
高安 正和	たかやす まさかず	愛知医科大学医学部脳神経外科学講座
加藤 文彦	かとう ふみひこ	労働者健康安全機構中部ろうさい病院整形外科
関矢 仁	せきや ひとし	新上三川病院整形外科
宇田 憲司	うだ けんじ	宇田医院
赤座 実穂	あかざ みほ	東京医科歯科大学大学院保健衛生学研究科生命機能情報解析学分野
横田 隆徳	よこた たかのり	東京医科歯科大学大学院医歯学総合研究科脳神経病態学分野
馬嶋 貴正	まじま たかまさ	東京医科歯科大学大学院医歯学総合研究科脳神経病態学分野
村上 栄一	むらかみ えいいち	地域医療機能推進機構仙台病院整形外科
鹿島田 健一	かしまだ けんいち	東京医科歯科大学大学院医歯学総合研究科発生発達病態学分野
大塚 隆信	おおつか たかのぶ	東海学園大学副学長/名古屋市立大学名誉教授
村上 里奈	むらかみ さとな	名古屋市立大学大学院医学研究科リハビリテーション医学

序　文

　運動器疾患による症状は，痛みやしびれ，うまく動かない，変形・萎縮，など多彩で，運動器は外傷や腫瘍も多種多様である．運動器疾患の診療は整形外科で行うわけであるが，部位は頭部以外の全身に及び，年齢は新生児から超高齢者に至るまで全年齢にわたる．運動器の障害によって移動機能が低下した「ロコモティブシンドローム」も運動器疾患の一部であるが，その原因は多岐にわたる．このような運動器疾患を扱う整形外科外来では，症候から適切な検査を行い，保存的治療と手術的治療の必要性を判断することになる．診断も治療もたゆみなく進歩しているので，外来診療を行うにあたっては新しい疾患概念，検査，治療法などを知っている必要がある．

　本書では運動器疾患を大きく2つの面からとらえている．すなわち，症候面から疾患を考えて診断に至る部分と，診断がついた後に治療の選択をする部分である．前者の「症候別診療総論」では症候から診断に至る過程を重視し，ベテランの先生方がそのコツも含めて記載している．加えて，外来診療で見逃してはならないレッドフラッグスや専門医への紹介のタイミングも明記している．後者の「疾患各論」では，診断・治療の「この10年の進歩」を示し，疾患概念を確実にするとともに，最新の診療を自分のものにできるように各領域の専門家が記載している．整形外科の診療もここ10年で大きく変わっており，それを把握するだけでも外来診療の質が変わるはずである．

　総論と各論では伝えきれない部分については，外来治療奥の手，心因性疼痛・麻痺，脳脊髄液減少症，などを「トピックス」として取り上げ，医療倫理・医療安全や訴訟の問題などについても記載した．「巻末用語集」には，よく見られる運動器疾患の中で総論・各論に書ききれなかった疾患を追加した．

　本書は通読しても運動器疾患診療の最新の知識が得られるし，外来診療で困った時にページを開けば目の前が開けるように構成されている．運動器疾患診療に是非携えていただきたいと願うところである．

2017年3月

冨士　武史
田辺　秀樹
大川　淳

目　次

I．症候別診療総論

1 痛み・しびれ
1) 頚部の痛み ……………………………………………………… 田辺　秀樹　2
2) 上肢の痛み・しびれ …………………………………………… 香月　憲一　5
3) 背中の痛み ……………………………………………………… 植山　和正　8
4) 腰の痛み ………………………………………………………… 石井　光一　11
5) 殿部〜下肢の痛み・しびれ …………………………………… 冨士　武史　14

2 うまくできない
1) 上肢の不自由 …………………………………………………… 香月　憲一　19
2) 下肢の不自由・歩行障害 ……………………………………… 小田　剛紀　21

3 外　傷
1) 脊　椎 …………………………………………………………… 小西　宏昭　24
2) 上　肢 …………………………………………………………… 森川　圭造　27
3) 下　肢 …………………………………………………………… 吉田　竹志　30

4 小児疾患
1) 体幹部の症候 …………………………………………………… 柴田　輝明　33
2) 上肢の症候 …………………………………… 鶴田　敏幸・峯　博子　36
3) 下肢の症候 ……………………………………………………… 朝貝　芳美　39

5 変形・萎縮
1) 脊柱の変形 ……………………………………………………… 宇野　耕吉　42
2) 上肢の変形 ……………………………………………………… 麻生　邦一　45
3) 下肢の変形 ……………………………………………………… 野村　茂治　48
4) 筋萎縮 …………………………………………………………… 進藤　重雄　53

6 よくみられる軟部腫瘍・腫瘍類似疾患 ………………………… 生越　章　57

7 ロコモティブシンドローム ……………………………………… 大江　隆史　60

II．疾患各論

1 全　身
1) 関節リウマチ（RA） …………………………………………… 宗圓　聰　70
2) 骨粗鬆症 ………………………………………………………… 萩野　浩　74
3) 痛　風 ………………………………………… 谷口　敦夫・瀬戸　洋平　78

- 4) 複合性局所疼痛症候群（CRPS） ……………………………………… 有野　浩司　81
- 5) コンパートメント症候群 ……………………… 峰原　宏昌・松浦　晃正・新藤　正輝　84
- 6) 骨癒合不全（偽関節） ………………………… 渡部　欣忍・佐々木　源・河野　博隆　88
- 7) 開放骨折 ……………………………………………………………………… 前　隆男　93
- 8) 壊死性筋膜炎，ガス壊疽，破傷風 ………………………………………… 横田順一朗　97
  - a. 壊死性筋膜炎 …………………………………………………………………………… 97
  - b. ガス壊疽 ………………………………………………………………………………… 99
  - c. 破傷風 ………………………………………………………………………………… 100
- 9) 骨髄炎，関節炎 …………………………………………………………… 篠原　一仁　102
- 10) 骨・軟部腫瘍 ……………………………………………………………… 土谷　一晃　106
- 11) 静脈血栓塞栓症 …………………………………………………………… 冨士　武史　112
- 12) 骨端症 ……………………………………………………………………… 町田　治郎　116
- 13) 末梢神経麻痺 ………………………………… 赤根　真央・岩月　克之・平田　仁　119
- 14) 筋筋膜性疼痛症候群（線維筋痛症，リウマチ性筋痛症も含む） ……… 千葉　一裕　123

2 体　幹

- 1) 変形性脊椎症 ……………………………………………………………… 千葉　一裕　126
- 2) 脊柱靱帯骨化症
  ――後縦靱帯骨化症（OPLL），黄色靱帯骨化症（OLF） ……………… 大川　淳　129
- 3) 脊椎炎 ……………………………………………………………………… 大脇　肇　133
  - a. 強直性脊椎炎 ………………………………………………………………………… 133
  - b. 感染性脊椎炎 ………………………………………………………………………… 135
- 4) 側弯症 ……………………………………………………………………… 山崎　健　137
- 5) 成人脊柱変形 …………………………………………… 長谷川智彦・松山　幸弘　143
- 6) 頚椎症，頚椎椎間板症，頚部脊髄症，頚部神経根症，crowned dens syndrome
  ………………………………………………………………… 岡田英次朗・松本　守雄　147
- 7) 頚椎症性筋萎縮症 ………………………………………………………… 齋藤　貴徳　152
- 8) 上位頚椎疾患 ……………………………………………………………… 山崎　正志　157
- 9) 頚肩腕症候群 ……………………………………………………………… 細野　昇　162
- 10) 斜頚 ………………………………………………………………………… 伊部　茂晴　165
  - a.（先天性）筋性斜頚 ………………………………………………………………… 165
  - b. 痙性斜頚 ……………………………………………………………………………… 167
- 11) 首下がり …………………………………………………………………… 國府田正雄　168
- 12) 胸郭出口症候群 …………………………………………………………… 島田　幸造　171
- 13) 腕神経叢損傷 ……………………………………………………………… 島田　幸造　175
- 14) 腰痛症 ……………………………………………………………………… 川口　善治　179
- 15) 腰椎椎間板ヘルニア ……………………………………………………… 竹下　克志　183
- 16) 脊椎分離症（分離すべり症） …………………………… 竹林　庸雄・山下　敏彦　187
- 17) 腰部脊柱管狭窄症 ………………………………………………………… 伊東　学　190
- 18) 脊椎損傷 …………………………………………………………………… 前田　健　194
- 19) 脊髄損傷 …………………………………………………………………… 河野　修　198
- 20) 骨粗鬆症性椎体骨折 ……………………………………………………… 豊根　知明　201
- 21) 脊椎・脊髄腫瘍 ………………………………………… 岩波　明生・中村　雅也　205
- 22) 骨盤骨折 …………………………………………………………………… 佐藤　徹　210

3 上　肢

- 1) 上腕近位の外傷 ──── 玉井　和哉　214
    - a. 肩関節脱臼 ──── 214
    - b. 肩鎖関節脱臼 ──── 216
    - c. 鎖骨骨折 ──── 217
    - d. 上腕骨近位端骨折 ──── 218
    - e. 上腕骨骨幹部骨折 ──── 219
- 2) 肘関節の外傷 ──── 島田　幸造　220
- 3) 前腕・手関節の外傷 ──── 森谷　浩治　224
    - a. 前腕区画症候群 ──── 224
    - b. Galeazzi 骨折 ──── 226
    - c. 橈骨遠位端骨折 ──── 228
- 4) 手・指の外傷 ──── 矢島　弘嗣　232
    - a. 手根骨骨折 ──── 232
    - b. 三角線維軟骨複合体（TFCC）損傷 ──── 234
    - c. 指骨骨折 ──── 235
- 5) 肩鎖関節炎，胸鎖関節炎 ──── 中原　龍一・西田圭一郎　237
- 6) 肩関節周囲の障害 ──── 望月　由　242
    - a. 肩腱板損傷・腱板断裂 ──── 242
    - b. 肩峰下インピンジメント症候群 ──── 243
    - c. 石灰沈着性腱炎 ──── 244
    - d. 肩関節周囲炎 ──── 244
- 7) 反復性肩関節脱臼 ──── 井手　淳二　245
- 8) 手関節の痛み ──── 普天間朝上・金谷　文則　248
    - a. 尺骨突き上げ症候群 ──── 248
    - b. Kienböck 病 ──── 249
    - c. 手根不安定症 ──── 249
    - d. 遠位橈尺関節（DRUJ）障害（TFCC 損傷を除く） ──── 251
- 9) 手指関節障害（手の変形性関節症） ──── 越智　健介　252
- 10) 手指の変形 ──── 古町　克郎　256
    - a. マレット変形（マレット指，槌指） ──── 256
    - b. ボタン穴変形 ──── 257
    - c. スワンネック変形 ──── 259
    - d. Bouchard 変形，Heberden 変形 ──── 259
    - e. ロッキング指 ──── 259
- 11) 腱鞘炎（弾発指，de Quervain 病） ──── 四宮　陸雄・砂川　融　261
- 12) 上腕骨内外側上顆炎 ──── 新井　猛　264
- 13) 上肢の神経障害 ──── 柿木　良介　266
    - a. 尺骨神経障害 ──── 266
    - b. 正中神経障害 ──── 268
    - c. 橈骨神経障害（後骨間神経麻痺を含む） ──── 269
    - d. 特発性前・後骨間神経麻痺 ──── 270
- 14) 上肢の変形性関節症 ──── 272
    - a. 変形性肩関節症 ──── 船越　忠直・岩崎　倫政　272

b. 変形性肘関節症 ……………………………………………… 松井雄一郎・岩崎　倫政　274
　　　c. 変形性手関節症 ……………………………………………… 松井雄一郎・岩崎　倫政　276
　15) 野球肘（上腕骨離断性骨軟骨炎） ………………………………… 原田　幹生・高原　政利　278
　16) 上肢の腫瘍 …………………………………………………………………………… 小林　宏人　281

４　下　肢

　1) 大腿骨近位部骨折 …………………………………………………………………… 中野　哲雄　284
　2) 大腿骨骨幹部・遠位部骨折 ………………………………………………………… 野々宮廣章　288
　3) 膝関節部骨折 …………………………………………………………… 栗山　新一・松田　秀一　291
　4) 膝周囲損傷 ……………………………………………………………… 米谷　泰一・濱田　雅之　295
　　　a. 前十字靱帯（ACL）損傷 ………………………………………………………………… 295
　　　b. 後十字靱帯（PCL）損傷 ………………………………………………………………… 296
　　　c. 内側側副靱帯（MCL）損傷 ……………………………………………………………… 297
　　　d. 半月板損傷 ………………………………………………………………………………… 298
　　　e. 膝蓋骨脱臼 ………………………………………………………………………………… 298
　5) 下腿骨骨幹部骨折 …………………………………………………………………… 長野　博志　300
　6) 足関節の外傷 ………………………………………………………………………… 平野　貴章　303
　　　a. 足関節果部骨折 …………………………………………………………………………… 303
　　　b. 足関節靱帯損傷（捻挫） ………………………………………………………………… 305
　7) 足部骨折（距骨骨折，踵骨骨折） ………………………………………………… 平野　貴章　307
　8) アキレス腱および周囲損傷 ………………………………………… 田島　卓也・帖佐　悦男　310
　　　a. アキレス腱周囲損傷 ……………………………………………………………………… 310
　　　b. アキレス腱断裂 …………………………………………………………………………… 310
　9) 変形性股関節症 ……………………………………………………………………… 中田　活也　313
　10) 特発性大腿骨頭壊死症 ……………………………………………………………… 山本　卓明　318
　11) 大腿骨頭すべり症 …………………………………………………………………… 三谷　　茂　321
　12) 小児股関節炎（化膿性股関節炎，単純性股関節炎） ……………… 三宅　由晃・三谷　　茂　324
　　　a. 化膿性股関節炎 …………………………………………………………………………… 324
　　　b. 単純性股関節炎 …………………………………………………………………………… 325
　13) Perthes 病 …………………………………………………………………………… 朝貝　芳美　327
　14) 先天性股関節脱臼 …………………………………………………………………… 朝貝　芳美　330
　15) 変形性膝関節症（膝関節骨壊死を含む） ………………………………………… 宗田　　大　333
　16) 変形性足関節症 ……………………………………………………………………… 田中　康仁　337
　17) 足底腱膜炎 …………………………………………………………………………… 熊井　　司　340
　18) 爪周囲炎 ……………………………………………………………………………… 塩之谷　香　345
　19) 下肢の腫瘍 …………………………………………………………………………… 西田　佳弘　348
　20) 下肢の骨端症 ………………………………………………………………………… 山際　浩史　353
　21) 下肢のスポーツ障害 ………………………………………………………………… 杉本　和也　356
　22) 下肢の血行障害 ……………………………………………………………………… 鳥畠　康充　360
　　　a. 閉塞性動脈硬化症（ASO） ……………………………………………………………… 360
　　　b. 動脈血栓後症候群（PTS） ……………………………………………………………… 361
　　　c. 血栓性静脈瘤 ……………………………………………………………………………… 362
　23) 下肢の神経障害 ……………………………………………………………………… 村田　景一　363
　　　a. 腓骨神経麻痺 ……………………………………………………………………………… 363
　　　b. 伏在神経障害 ……………………………………………………………………………… 364

c. 足根管症候群 ……………………………………………………………… 365
　　　d. Morton 病 ………………………………………………………………… 366
　　　e. その他 …………………………………………………………………… 367
　24）下肢の変形 ……………………………………… 下園　由泰・宮本　亘・高尾　昌人 368
　　　a. 脚長不等 ………………………………………………………………… 368
　　　b. O 脚・X 脚 ……………………………………………………………… 369
　　　c. 内反足 …………………………………………………………………… 371
　　　d. 外反扁平足 ……………………………………………………………… 371
　25）扁平足，外反母趾 ……………………………………………………… 渡邉　耕太 373
　　　a. 扁平足 …………………………………………………………………… 373
　　　b. 外反母趾 ………………………………………………………………… 375

III. トピックス

1 外来治療奥の手
　1）先天性股関節脱臼の治療 ……………………………………………… 原田　　昭 378
　2）関節リウマチでの生物学的製剤の使用 ……………………………… 三宅　信昌 381
　3）スポーツ選手への投薬時の注意点 …………………………………… 古谷　正博 385
　4）外来リハビリテーション ……………………………………………… 藤野　圭司 390
　5）腰椎疾患で陥りやすい落とし穴 ……………………………………… 新井　貞男 393
　6）頚椎疾患と上肢末梢神経疾患の鑑別診断 ………………………… 奥村栄次郎 396
　7）外来で行っている物理療法 …………………………………………… 田辺　秀樹 398

2 心因性疼痛 ………………………………………………………………… 谷川　浩隆 400
　　コラム　患者が感じる医師の言葉の重み――「病名をつける」ということ ………… 谷川　浩隆 402

3 心因性麻痺 …………………………………………………… 渡邉　和之・矢吹　省司 403

4 脳脊髄液減少症 ………………………………………………… 山田　隆壽・高安　正和 406

5 経皮的レーザー椎間板減圧法（PLDD） …………………………… 加藤　文彦 409

6 サプリメント ……………………………………………………………… 関矢　　仁 411

IV. 医療倫理・医療安全

1 合併症 ……………………………………………………………………… 冨士　武史 416
2 外来診療での訴訟対策 …………………………………………………… 宇田　憲司 420

巻末用語集

全 身

筋萎縮性側索硬化症	赤座 実穂・横田 隆徳	425
多発性硬化症	馬嶋 貴正・横田 隆徳	425
外傷後異所性骨化	山本 卓明	425
神経病性関節症（Charcot 関節）	栗山 新一・松田 秀一	425
心因性疼痛	谷川 浩隆	426

体 幹

仙腸関節障害	村上 栄一	426
肋骨骨折	冨士 武史	426
いわゆる寝違え	田辺 秀樹	426
梨状筋症候群	大川 淳	427
低身長	鹿島田健一	427
脊髄空洞症	大川 淳	427
鼡径部痛症候群	三谷 茂	427
肋間神経痛	冨士 武史	428
腸腰筋膿瘍	冨士 武史	428

上 肢

肘内障	麻生 邦一	428
肘関節の変形	麻生 邦一	428
Raynaud 症候群	麻生 邦一	428
Dupuytren 拘縮	麻生 邦一	429

下 肢

下肢筋挫傷	吉田 竹志	429
下肢の感染	吉田 竹志	429
股関節障害（大腿骨寛骨臼インピンジメント，股関節唇損傷）	中田 活也	429
股関節周囲石灰化筋炎	中田 活也	430
大腿外側皮神経障害	村田 景一	430
弾発股	中田 活也	430
膝関節骨軟骨腫症	米谷 泰一・濱田 雅之	430
膝関節足関節滑液包炎	米谷 泰一・濱田 雅之	431
化膿性膝関節炎	米谷 泰一・濱田 雅之	431
Baker 嚢腫	米谷 泰一・濱田 雅之	431
距骨壊死	大塚 隆信・村上 里奈	431
下垂足	大塚 隆信・村上 里奈	431
Brodie 膿瘍	長野 博志	432
ステロイド関節症	石井 光一	432
足底線維腫症	熊井 司	432

索 引　433

even # I. 症候別診療総論

1 痛み・しびれ

1 頸部の痛み

a. 診断の流れ

❶ 本症候の前提となる知識

- 頸部痛は，項頸部から肩にかけての広い範囲の痛みをいい，整形外科疾患（脊椎・脊髄，末梢神経，靱帯，筋肉，関節など），循環器疾患，神経内科疾患，呼吸器疾患，耳鼻科疾患，歯科疾患，心因性などさまざまな原因で発生する．厚生労働省国民生活基礎調査（2013年）の有訴者率では，頸部痛は全愁訴の中で男性が人口1,000人対276.8人で第2位，女性が345.3人で第1位を占めて，国民的にも大きな問題となる症状である．
- 症状は多彩で，頭痛，嘔気，上肢のしびれ，手指巧緻性障害や頸部筋の硬直，斜頸位などの症状から肩こりや違和感などの症状を訴える．症状から末梢神経性か脊髄性かを鑑別することが重要であるが，肩こりや違和感などはっきりしない症状を訴える場合があり，正確に病巣部位を特定することが困難なことがある．
- レッドフラッグス以外の状態では，長期的に支障をきたすことは比較的まれである．通常，筋肉由来の痛みは慢性に経過するが，急性増悪することもある．交通外傷やコンタクトスポーツなどの頸椎捻挫，鞭打ち損傷では，主に軟部組織損傷が主体となる．神経症状のみられないものは，通常6〜8週間で軽快するものが多い．
- 神経圧迫病変は，Hoffmann徴候陽性の場合に特異性がある．頸部痛に両側性の上肢症状や下肢症状を伴えば，頸髄症と考え検査を進める．乳児，小児での急性斜頸は，上位頸椎の不安定性に起因することがある．また，喉や耳の感染症により，咽頭筋に炎症が波及することにより斜頸位となることが多い．

❷ 診断にいたる流れ

- 視診：斜頸位（急性斜頸），僧帽筋筋緊張，不随意運動（脳，脊髄性）などに注意し，診察する．
- 問診：急性痛か慢性痛か，外傷の有無，年齢（50歳以上），頸部痛以外に頭痛，嘔気，めまい，ふらつき，光過敏などの症状があるか，上肢（片側）のしびれ・麻痺の症状があるか，またそれが特定の頸部の動きで増悪するか．手指の巧緻性障害，たとえば，ボタンがかけにくくなったや紐が結べないなどの症状をよく聞く必要がある．排尿開始の遅延や尿線の勢いの低下など，膀胱直腸障害の問診は大切である．心因性の疼痛もあり，話し方や態度にも注意が必要である．
- 風邪など喉の炎症から起こる痛みがあり，既往をよく聞く必要がある．
- 後頭部に響く痛みは，脳症状や帯状疱疹痛と区別する必要がある．
- 全身症状（発熱や頸部硬直など）を伴う場合は，髄膜炎や脳出血などのイベントを考え検査を進める．また，外傷後に体のだるさや上下肢の筋力低下などの症状が出ていれば，脊髄損傷を考える．
- 急性痛，神経麻痺症状あり：頸椎椎間板ヘルニア，頸部脊柱管狭窄症，頸椎椎間板症など．
- 急性痛，神経症状なし：頸椎捻挫，筋挫傷，環軸椎回旋位固定，心因性など．
- 慢性痛，神経症状あり：変形性頸椎症，頸部脊柱管狭窄症など．
- 慢性痛，神経症状なし：筋筋膜性疼痛症候群，頸椎椎間板症など．

❸ 検査

i 神経学的検査

- 上下肢の深部反射・病的反射の有無，知覚障害の有無，筋力検査を行う．歩き方などを観察し，スリッパが脱げるなどの観察，上肢の動きを観察する．Hoffmann徴候など病的反射は，

神経圧迫病変との関係が指摘されており，検査して必ず診療録に記載する．手指の巧緻性障害をみるには，10秒テストが簡便である．10秒間グーパーを繰り返し，その回数が20回以下であれば巧緻性障害ありと判断する．

ii　X線検査

- 脊髄症状に脊柱管狭窄や骨棘形成，不安定性が関与している．したがって，頚椎の動態撮影による不安定性の有無も診断の助けとなる．
- 脊柱管前後径と椎体前後径の比（Torg-Pavlov比）が，脊髄症発症の予測に役立つという報告がある．また，椎体のすべりを伴う変化は動的狭窄が強くなり，特に高齢者では大切な所見となる．

iii　血液検査

- 発熱など炎症所見があれば，血液検査が必要となる．脱髄疾患を疑う場合は，髄液中の髄鞘成分の「ミエリン塩基性蛋白」の増加が現れる．

iv　筋電図検査

- 症状が長期になれば，神経麻痺などによる筋萎縮が発生する．表面筋電図100% maximum voluntary contracition（MVC）による収縮時の筋単位動員数や筋力測定が他覚所見となる．また，針筋電図により，筋原性か神経原性かの判別も必要になる場合がある．これらの検査は，後遺症診断などで行うと説得力がある．

v　MRI，CT

- X線では観察できない骨折，神経圧迫の状況，靱帯の状況を確認するために必要である．MRIでは神経圧迫因子の鑑別はむずかしく，X線やCTのほうが優れている．頚椎捻挫などでは必要ない検査であるが，症状が長引くような症例は，確認のために検査することもある．

❹ レッドフラッグス

- 骨腫瘍（原発性・転移性）．
- 脊髄腫瘍．
- 神経麻痺．
- 発熱・頚部硬直．
- 呼吸器症状を伴う頚部痛．
- 手指の巧緻性障害．
- 膀胱直腸障害．

b. 外来における治療方針の立て方・保存的治療の概要

- レッドフラッグスがある場合は，まず精査と原疾患の治療を優先して行う．症状が進行性であったり，膀胱直腸障害，巧緻性障害があれば，専門医に紹介する．
- レッドフラッグスがない場合は，初期は患者にできる範囲で普段の生活をするように指導する．頚部にとって最も快適な姿勢を維持するようにする．痛みに対して，アセトアミノフェンや非ステロイド性抗炎症薬（NSAIDs）を処方する．就寝時にはソフトカラーを3週間程度使用する．
- 理学療法士に頚椎モビライゼーションやマッサージを処方する．並行して温熱療法や物理療法を実施する．また，上肢痛などの神経根症状には頚椎屈曲位での頚椎牽引も有効であるが，牽引で痛みが増強するものは中止する．痛みが強い場合や投薬が無効な場合には，トリガーポイント注射や神経ブロックを行う．神経障害性疼痛を示唆するものは，プレガバリンや弱オピオイドを投与する．
- 症状が落ち着いてきて日常生活動作が行えるようになったら，職場復帰を指導する．しびれはとれにくい症状であることを患者に説明し，納得してもらう．理学療法士に日常生活動作の指導，頚部のストレッチングや筋力トレーニングプログラムを実行させる．
- 長期に強い症状があり，排尿障害や筋力低下が進行性であれば手術を勧める．物理療法だけで漫然と長期に通院させるのはよくない．
- 軽症例では，まず保存的治療を試みる．手術適応は，症状が進行性であることや保存的治療で効果がない症例に考えることが基本である．日本整形外科学会頚髄症治療成績判定基準（JOA）スコア12点以下の重症例や進行性の脊髄症では，手術的治療を勧める．

c. 交通事故による頚部痛

- 交通事故による頚椎捻挫は，普段よくみる疾患である．自動車事故で多い受傷部位は，頚椎（33.0%），腰背部（18.7%），上肢（15.9%）であり，頚椎が最も多い（2013年度の事業概況—損害保険料率算出機構より）．また，重症度は軽度なものが82.9%と多く，重度～死亡までの重大な事故は2%以下である．しかし，交通事故による頚部痛の治療は長期化することがあり，臨床家としてはなかなか厄介なものである．そこで，交通事故による頚椎捻挫の診断・治療概要を以下に記す．

- 診断：初診時には十分な問診と検査が必要である．神経根症状の有無，めまいや頭痛・嘔気などの症状の有無，起立性頭痛の存在，全身倦怠感，頚部や肩関節の可動域などを検査し，必ず診療録に記載しておく．保険会社の診断書にはJacksonテストとSpurlingテストが必ず載っており，レッドフラッグスのある患者や腫瘍などのリスクの高い患者以外は行っておくべきテストである．交通事故で長引く頚部痛や頭痛に，脳脊髄圧減少症があったにもかかわらず初期に診断できていないということで裁判になっているケースがある．現在は，脳脊髄液減少症は厳格な診断基準があり，それに適合していないということで被害者側が敗訴しているが，今後注意を要する．初診時に頭痛，悪心，全身倦怠感や起立性頭痛の有無など脳脊髄液減少症に関する症状があれば，必ず診療録に記載しておく．小児や症状が非常に軽度であれば必要はないが，多くの症例にはX線検査（前後，側面，斜位，前後屈位での機能撮影など）を行う．

- 治療：痛みがあれば4～5日の安静を指示するが，できるだけ日常生活は普段どおり送るように話す．就労は症状が強ければ，短期間休むように指示する．カラー固定は，痛みが強く頚部が動かせない状態の時は2週間程度装着する．長期の使用は避けるべきである．就寝時にはソフトカラー装着を指示する．NSAIDsやアセトアミノフェンは，痛みを訴えれば処方する．また，1週間程度経過した後は，理学療法士にモビライゼーションや等尺性運動によるトレーニングを指示する．屈曲位での頚椎牽引も有効な場合が多い．3～4週間経過した時点で，患者の状態や就労の状態などを確認しておく．軽度の痛みであれば，なるべく普段の生活に戻すように指導する．長期の漫然とした理学療法などの治療継続は，患者の就労意欲低下や依存性によって治療の遷延化をきたす場合がある．また，医療類似行為（たとえば接骨院など）への受療は，さらに治療遷延化のおそれがあるので注意が必要である．

- 交通事故では，後遺症診断書の作成を頼まれる場合が多い．症状の時系列の変化や他覚所見は，正確に丁寧に記載することが大切である．記載が十分でなければ，患者が認定を受けられないなどのトラブルが生じる．画像所見ではなかなか後遺症といえる所見は多くない．神経学的検査所見が大切であるが，患者の訴えることを診断書にすべて記載しておくとよい．僧帽筋などの萎縮がみられれば，表面筋電図で筋単位動員の減少などを検査し記載すると説得力がある．

2 上肢の痛み・しびれ

a. 診断の流れ

❶ 本症候の前提となる知識

i　痛みやしびれを生じる組織 ⇒ 骨，関節，靱帯，腱，腱鞘，筋肉，神経，血管，他
- 痛みやしびれの表現は患者によって異なる．
- 外傷性のものか，炎症性のものか，あるいは先天性のものかを確認する．
- 複数の疾患の可能性がある訴えを鑑別していくため，広範囲の知識が必要である．
- 疼痛には侵害受容性疼痛と神経障害性疼痛の他に，心因性疼痛が存在する．
- 関節痛なのか，神経痛なのか，腱鞘炎なのかなど，原因を臓器別に考える．

ii　骨 ⇒ 骨折，炎症，腫瘍，無腐性壊死
- 骨折には外傷性のものだけでなく，病的骨折や骨脆弱性骨折が存在する．
- 骨腫瘍では原発性だけでなく転移性骨腫瘍を見落とさないようにする．
- 骨腫瘍と骨髄炎は鑑別困難なことがある．
- 骨腫瘍や骨髄炎の鑑別には結核を常に念頭におく．
- 無腐性壊死の診断にはMRIが有効である．

iii　関節 ⇒ 関節症，関節炎，脱臼，離断性骨軟骨炎，滑膜ひだ障害，三角線維軟骨複合体（TFCC）損傷
- 慢性関節痛では，変形性関節症と関節リウマチの鑑別が必要である．
- 急性の関節炎には，感染と痛風以外に偽痛風を念頭におく．
- 肘のロッキング症状を訴える場合には，離断性骨軟骨炎や滑膜ひだ障害を疑う．
- 上肢でも，まれながら痛風や結核性病変が存在する．

iv　靱帯，腱，腱鞘 ⇒ 炎症，断裂
- オーバーユースの要因がないかを聴取する．
- テニス肘，野球肘などスポーツに起因するものも多い．
- 皮下腱断裂やトリアムシノロンアセトニド（ケナコルト®）注射後の腱鞘断裂が存在する．
- 皮下腱断裂の原因には，関節リウマチ，転位の少ない橈骨遠位端骨折，有鉤骨骨折偽関節，Kienböck病，関節症などがある．
- 肩腱板の炎症には，いわゆる五十肩や石灰沈着性腱板炎がある．

v　筋肉 ⇒ 筋疲労，阻血
- 筋筋膜性疼痛や阻血により筋肉痛が生じる．
- 骨折や長時間の圧迫によってコンパートメント症候群が生じることがある．

vi　神経 ⇒ 脳，脊髄，神経根，末梢神経
- しびれはいずれの部位が原因でも生じる．
- 脳や脊髄の障害では下肢にも症状が出やすい．
- 神経根障害と絞扼性神経障害の鑑別が重要である．

vii　血管 ⇒ 動脈，静脈，リンパ系
- 膠原病に伴う血管炎による血行障害やRaynaud現象に注意する．
- 先天異常による大血管の血行障害では，上肢の発育障害を生じることがある．
- 乳癌手術に伴う腋窩リンパ節郭清後のリンパ浮腫．

❷ 診断にいたる流れ

i　問診のポイント
- 発症時期，受傷機転，持続性など．
- 急激に発症したのか，徐々に発症したのか．
- 外傷歴，職業歴，スポーツ歴，労働災害，交通事故など．
- 1日中症状が持続するのか，夜間に疼痛やしびれが強くなるのか．

ii　身体所見
- 痛みの局在を徹底した触診で見極める．
- 母指痛の原因だけでも指節間（IP）関節症，ばね指，中手指節（MP）関節症，MP関節の側

副靱帯損傷，手根中手（CM）関節症，de Quervain 病，グロムス腫瘍，爪周囲炎などが存在する．
- 問診と触診でほとんどの疼痛やしびれの原因は鑑別可能である．
- 神経障害性の疼痛やしびれを疑う時には，神経学的所見を丁寧にとる．
- 深部腱反射，病的反射，知覚障害，徒手筋力テスト，疾患特異的検査を調べる．
- 診察は鑑別疾患を念頭におきながら行う．
- 手指の多発性関節痛を訴える症例では，Heberden 結節，Bouchard 結節など関節症によるものと関節リウマチとの鑑別が重要である．

iii 既往歴
- 糖尿病，腎不全（血液透析），痛風（高尿酸血症），抗凝固薬の服用歴，うつ病．

iv 遭遇頻度の高い疾患の特徴的な愁訴と所見
- 五十肩：特に誘因なく生じた可動域制限を有する慢性の肩痛．
- 手根管症候群：小指を除く手指のしびれ，特に夜間や自転車運転時．Phalen テストや手根管部での Tinel 徴候，母指球筋萎縮．
- ばね指：徐々に発症した手指の疼痛で，指が引っかかるようになってきた．
- 手指変形性関節症：Heberden 結節の存在．
- 上腕骨外側上顆炎：徐々に発生した肘外側部痛で，上腕骨外側上顆に圧痛があり，手関節の背屈抵抗運動で疼痛が誘発される．
- 母指 CM 関節症：痛みのため，缶や瓶の蓋を回しづらい．
- 頚椎症性神経根症：しびれの範囲が手指にとどまらない，頚部の姿勢によって疼痛やしびれが誘発される．
- de Quervain 病：徐々に発生した手関節橈側の疼痛と Finkelstein テスト陽性．

v 遭遇頻度は少ないが特異的な所見を有する疾患
- グロムス腫瘍：長年にわたる爪の部分の疼痛，圧痛，冷却刺激による増悪．
- 長母指伸筋腱皮下断裂：関節リウマチや転位が軽微な橈骨遠位端骨折受傷後に生じる．
- 強剛母指：小児で外傷歴がなく，母指が伸びない．

❸ 検査

i X線検査
- 必ず十分な診察後に撮影部位や方向を決定する．十分に診察せずに，とりあえずX線検査をするのは誤診の始まりである．
- 肘離断性骨軟骨炎では肘屈曲位での正面撮影が有用である．
- 骨腫瘍を見逃さない．
- 炎症性疾患と腫瘍性疾患を鑑別する．

ii 血液検査
- 感染，痛風，関節リウマチなどの鑑別に必要である．

iii 電気生理学的検査
- 簡易な機器（図1）があると手根管症候群や肘部管症候群の鑑別が容易である．

iv 超音波検査
- 手軽に外来で行いやすく，患者の説明にも便利である．
- 軟部腫瘍やガングリオンの診断が可能で，ドプ

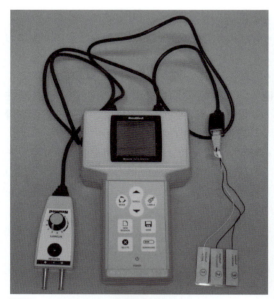

図1 外来で簡単に神経伝導速度検査が行える装置（日本光電工業社，BRV-0100 Brevio）
手根管症候群や肘部管症候群の鑑別が簡単に行えて便利である．

ラ機能で血管が描出できる.

v CT
- X線像で診断しがたい軸方向の画像診断が必要な場合や,類骨骨腫などの骨腫瘍などの鑑別に使用する.

vi MRI
- 頚椎・頚髄疾患の診断に有用であるが,しびれだけの症状で安易に検査しない.十分な神経学的所見をとり,頚椎・頚髄疾患が疑われる場合のみ行う.

viii 骨シンチグラフィ
- 転移性骨腫瘍や類骨骨腫の診断などに有用である.

❹ レッドフラッグス

i 頚髄症,神経根障害
- 運動麻痺を伴う上肢の痛みやしびれがあればMRI検査を行う.

ii 絞扼性神経障害
- 筋萎縮が生じる前に診断する.

iii コンパートメント症候群
- 上腕骨顆上骨折などの外傷後だけでなく長時間の圧迫でも生じる.

b. 外来における治療方針の立て方・保存的治療の概要

❶ 治療方針の立て方

i 保存的治療で対応できる疾患
- 主として加齢による変性疾患で日常生活に大きな支障のないもの.

- 頚椎症性神経根症,五十肩,上腕骨外側上顆炎,絞扼性神経障害,ばね指,母指CM関節症,Heberden結節,Bouchard結節,疾患活動性の低い関節リウマチ.

ii 経過に応じて専門医への紹介が必要な疾患
- 保存的治療に抵抗する絞扼性神経障害,狭窄性腱鞘炎,頚部脊柱管狭窄症,疾患活動性の高い関節リウマチ.

iii ただちに専門医へ紹介すべき疾患
- 運動麻痺を伴う頚椎・頚髄疾患,頚椎神経根障害,末梢神経麻痺.
- コンパートメント症候群,血行障害.
- 化膿性関節炎(腱鞘炎)などの感染性疾患.
- 腱断裂や前述のレッドフラッグスに記載したもの.

❷ 保存的治療の実際
➡「疾患各論」参照

❸ 手術のタイミング
- 前述のレッドフラッグスに記載した疾患や外傷では,診断がつけば手術にいたることが多い.
- 関節症や狭窄性腱鞘炎などの変性疾患では保存的治療に抵抗し,手術による影響を十分に患者が理解している場合にのみ手術を行う.

❹ 手術の種類
➡「疾患各論」参照

3 背中の痛み

a. 診断の流れ

❶ 本症候の前提となる知識

i 痛みを生じる組織 ⇒ 脊椎・脊髄，筋肉，肋骨，肩甲骨，内臓，他
- 痛みは患者の訴えで差がある．
- 痛みは脊椎・脊髄からとは限らず，周辺組織，特に内臓からの痛みもあり，既往歴や職業，日常動作などの聴取も必要である．

ii 脊椎・脊髄 ⇒ 外傷，変性疾患，腫瘍，炎症，変形
- 外傷では急激に痛む場合とゆっくりと痛みを感じる場合がある．
- 骨粗鬆症では遅発性の疼痛がある．
- 体位で疼痛がかわることがある．
- 脊椎の不安定性のある部位には疼痛が生じる．

iii 筋肉，肋骨，肩甲骨 ⇒ 筋疲労，筋筋膜性疼痛，矢状面アライメント異常
- 長時間の同一姿勢での労働などで筋疲労やこりを生じる．
- 上肢を動かすと連動した痛みを感じる．
- 肩甲骨内側に疼痛を生じやすい．
- 後弯が強いと易疲労性があり，痛みを訴える．

iv 内臓 ⇒ 循環器，呼吸器，肝胆膵
- 体位に関係しない急激な背部痛は，解離性大動脈瘤としてレッドフラッグスになる．姿勢に無関係の痛みの場合，胸腔・腹腔内の疾患がある．
- 内科的治療歴の有無は重要である．
- 胸・腰移行部では膵疾患，心筋梗塞，右肩甲部背部では胆道・胆嚢疾患も念頭におく．

v その他
- 皮膚疾患での帯状疱疹や全身痛の一症状として背部痛も訴える場合，線維筋痛症や心因性反応なども考える．

❷ 診断にいたる流れ

i 痛みの程度の確認，入室時の歩行・動作
- 自立歩行可能か，車椅子か，ストレッチャー上かを確認する．
- 体動困難なら坐位可能か，下肢の動きがあるかを確認する．
- 呼吸困難や突然の強い背部痛はレッドフラッグスである[1]．

ii いつから，どういう時に痛むか
- 急激か徐々に発症かを確認し，先行する発熱などの風邪症状の有無を確認する．
- 体動時痛か安静時痛か．動作や姿勢により変化する痛みは脊椎変性疾患を考え，安静時痛では内臓疾患，炎症も念頭におく．
- 日中か夜間か，夜間安静時痛に腫瘍や炎症がある．
- 深呼吸やくしゃみで痛む場合は胸郭由来の疾患である（高齢者では骨脆弱性による肋骨骨折あり）．
- 後弯の強い者の長時間労働では，疲労の蓄積による痛みがある（肩甲骨内側の圧痛が多い）．
- 徐々に痛みが悪化すれば悪性腫瘍も考慮する．

iii 痛みの増幅はあるか
- 脊椎の不撓性の有無で結核性脊椎炎などの感染症を考える．
- 圧痛や側胸部，側腹部に痛みが放散すれば脊椎の圧迫骨折である．
- くしゃみ・咳での背部痛は肋骨骨折もある．
- 上肢を動かすと痛みが出る場合は，Pancoast腫瘍を含む脊椎腫瘍もある．
- 頚部を伸展して背部に痛みがある場合は，下位頚椎，上位胸椎圧迫病変を疑う．

iv 既往歴に注意
- 悪性疾患（→転移性脊椎腫瘍），関節リウマチや長期ステロイド投与（→骨粗鬆症性脊椎圧迫骨折），脊柱側弯症（→脊椎すべりによる神経根症），頚椎後縦靱帯骨化症（→胸椎黄色靱帯

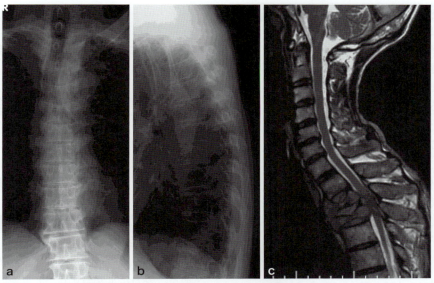

図1 上～中背部痛と両腋窩部のしびれ（66歳，男性）
正面像（a）で上位胸椎（T2, T3）の椎弓根の消失（pedicle sign）を認めるが，側面像（b）では不明である．
MRI T2 画像（c）で T2, T3 椎体に病的骨折をきたした腫瘍を認める．

- 骨化症や後縦靱帯骨化症），糖尿病や結核（→炎症性疾患），線維筋痛症．
- 胃・十二指腸潰瘍．
- 肝胆膵疾患．
- 高血圧症（→解離性大動脈瘤）．
- 心疾患．
- 出血傾向や出産前後の突然の背部痛に脊髄出血や硬膜外血腫などを考慮する．

v 他覚的所見

- 着衣をとり，視診を十分に行う（円背，亀背変形や帯状疱疹の皮膚病変など）．
- 圧痛点の有無．
- 胸郭の運動の有無（呼吸の深さ）．
- 運動・知覚検査：知覚は背部の棘突起周囲を左右に下位から上位へと調べる．
- 深部腱反射の亢進の有無：脊髄障害の有無．
- 肛門周囲の知覚の有無．
- 脊髄障害の有無を早急に診断する．

❸ 検査

i X線検査

- 疼痛部位の診察後に撮影，胸部，腹部単純も忘れずに行う．
- 脊柱後弯の有無，T2以下が側面で確認されれば，肩下垂（なで肩）も考慮する（胸郭出口症候群やアライメント不良による背部の筋内圧上昇，血流低下による痛みもある）．
- 胸椎側面は肩甲骨が重なり，不鮮明である．場合によっては斜位2方向で撮影する．
- 上位胸椎の腫瘍や炎症のX線像上の変化は見逃されやすい．
- pedicle sign（椎弓根の消失）に注意する（図1）．

ii 血液・尿・生理学的検査

- 感染性疾患の確認．
- 血尿の有無．発作性の腰背部痛に尿路結石あり．
- 生化学検査で腫瘍の疑いを念頭におく．
- 心電図や dual energy X-ray absorptiometry（DXA）法などの骨密度測定．

iii 頑固な痛みに注意──MRI，CT，骨シンチグラフィなど

- 転移性腫瘍や骨化症が判明する．
- 腫瘍がみつかれば早期紹介受診も考慮する．

❹ レッドフラッグス
i 脊椎腫瘍，特に転移性脊椎腫瘍
- 頑固な痛みや安静時痛に注意する．
- 腋窩部や肩甲背部の痛みと Horner 徴候の合併に注意する．
- pedicle sign を見逃さない．

ii 解離性大動脈瘤
- 急激な背部の激痛は緊急紹介．
- 激痛がなければ CT スキャンを施行する．

iii 脊椎外傷
- 麻痺のある場合．
- 骨粗鬆症性圧迫骨折や強直性脊椎炎では骨傷がわかりづらい．

b. 外来における治療方針の立て方・保存的治療の概要

❶ 治療方針の立て方
i 病院での検査の必要性
- レッドフラッグスを疑えば至急紹介する．
- 診断困難な痛みの場合．

ii 保存的治療で対応できる疾患
- 日常生活が保たれている変性疾患．
- 麻痺のない脊椎外傷．
- 脊柱バランス不良や長時間労働からくる痛み．

iii 経過に応じて専門医への紹介が必要な疾患
- 原因不明で投薬に反応しない時．
- 日常生活に支障がある時．
- 線維性筋痛症や心因性疼痛．

iv ただちに専門医へ紹介すべき疾患
- 前述のレッドフラッグス．

❷ 保存的治療の実際
- 女性のアライメント異常は比較的若い女性に多くみられ，積極的なリハビリテーションを勧める．日常動作における姿勢改善を指導する．

➡「疾患各論」参照

❸ 手術のタイミング
i 保存的治療の限界
- 胸椎レベルでの脊髄圧迫による症状は脊髄症である．外力により悪化し，非可逆的になることもある旨を十分理解してもらい，専門医による手術的治療を考慮する．

❹ 手術の種類

➡「疾患各論」参照

■ 文献
1) 吉岡克人ほか：急性大動脈解離・瘤破裂における腰痛・背部痛および対麻痺．日腰痛会誌 **10**：163-168, 2004

4 腰の痛み

a. 診断の流れ

❶ 本症候の前提となる知識

- 腰痛を，単なる「脊椎の障害」ではなく，「生物・心理・社会的疼痛症候群」という概念で捉えることが重要である．
- 腰痛の原因には整形外科疾患，内科疾患，泌尿器科疾患，婦人科疾患，精神科疾患などがあり，専門医に紹介すべき腰痛を知っておく必要がある．
- 鑑別診断が最も重要である．診断した疾患として納得できる経過であるか，納得できる自覚・他覚所見であるかを常に検証することが必要である．
- 原因別分類（表1）：
  ▶ レッドフラッグスがある場合は内科疾患や重篤な脊椎疾患を疑う．
  ▶ 下肢症状を伴わない腰痛の85％が，病理解剖学的な診断を正確に行うことが困難な非特異的腰痛である．画像の変性所見は症状と関連がない場合も多い．

❷ 診断にいたる流れ

- 症状である腰痛の鑑別診断を行う．問診と診察所見が重要であり，画像診断はあくまでも補助診断である．
- 以下の順に診断する．
  ①早急に対応すべき疾患・病態（解離性大動脈瘤，感染，腫瘍など）はあるか．
  ②内科や婦人科疾患などではないか．
  ③重篤な脊椎疾患はないか．
  ④神経症状を伴うか．
  ⑤非特異的腰痛か．
  ⑥筋筋膜性腰痛ではないか．
  ⑦心理・社会的要因の関与はあるか．

➡「疾患各論」参照

❸ 検査

- 画像診断はあくまでも補助診断であり，必要な場合に必要なもののみを行う．
- 腰痛患者に対して全員に画像診断を行うことは推奨されていない．画像診断は，レッドフラッグスの場合と神経症状がある場合に勧められる．
- 非特異的腰痛に対しては，疼痛と機能障害に応じて4〜6週間の保存的治療を行い，症状が改善しない場合に画像検査を行う．
- 妊娠が腰痛の原因となる可能性があり，患者が自覚していないこともある．
- 腰椎X線は妊娠している可能性が絶対ないことを確認後，撮影する．
- MRIはレッドフラッグスのある場合，および神経症状を合併する場合に推奨される．
- MRIは妊娠初期および妊娠しているかどうかわからない場合は撮影しない．
- 血液検査や尿検査は，感染や腫瘍，内科疾患が疑われる場合に必要に応じて行う．
- CTやシンチグラフィ，椎間板造影などの詳細な検査は，専門医で行うことが望ましい．

❹ レッドフラッグス

- 内科・婦人科疾患などによる腰痛，重篤な脊椎疾患が疑われる腰痛の症候などを，レッドフラッグスとして常に意識して診察を行うことが重要である（表1）．

❺ 筋筋膜性腰痛はよくみられる

- 画像で異常所見が認められる患者においても，実際の腰痛は筋筋膜性腰痛であることも少なからずある．
- 筋筋膜性腰痛に対する医師および患者の認識不足のため，画像上異常のない「原因不明の痛み」として解されている場合があり，持続する腰痛と不安などにより慢性疼痛に移行する場合

表1 腰痛の分類と留意すべき点

分類		代表的疾患名など	留意すべき点
原因が明らかな腰痛	内科・婦人科疾患などによる腰痛	内臓由来：腎・尿路結石，腎盂腎炎，子宮内膜症，妊娠，腹腔内病変，後腹膜病変 血管由来：大動脈瘤，解離性大動脈瘤	レッドフラッグス 発症年齢 ＜20歳または＞55歳 時間や活動性に関係ない腰痛 胸部痛 発熱 栄養不良・体重減少 癌，ステロイド治療の既往 広範囲に及ぶ神経症状 構築性脊柱変形
	重篤な脊椎疾患が疑われる腰痛	腫瘍：脊椎腫瘍（原発性・転移性），脊髄腫瘍，馬尾腫瘍 感染：化膿性脊椎炎，脊椎カリエス 外傷：椎体骨折 代謝性疾患：骨粗鬆症，骨軟化症	
	神経症状を伴う腰痛	腰椎椎間板ヘルニア 腰部脊柱管狭窄症 （急速進行性，明らかな筋力低下の合併，膀胱直腸機能障害などは特に注意）	神経根障害の合併を示唆する症状 ・片側の下肢痛が腰痛よりも強い ・足部や足趾に放散する疼痛 ・同じ部位のしびれと感覚麻痺 ・下肢伸展挙上テスト陽性
非特異的腰痛	画像での異常所見あり	神経症状のない腰椎椎間板ヘルニア，神経症状のない腰部脊柱管狭窄症，分離性脊椎すべり症，変性脊椎すべり症，腰椎椎間板症，脊柱靱帯骨化症，脊柱変形	画像（X線，MRIなど）の変性所見は必ずしも腰痛の原因とはならない
	画像での異常所見が明らかでない	筋筋膜性腰痛 心因性腰痛（うつ病，ヒステリー）	正しい診断が重要．心理・社会的因子を分析し，多面的・集学的医療が必要

もある．早期に正しく診断し，治療を行うことが重要である．

- 腰痛患者では，必ず局所の圧痛と筋硬結を確認し，筋筋膜性腰痛が疑われる場合には必要に応じてトリガーポイント注射を検討すべきである．

❻ 高齢者の腰痛の留意点

- 骨粗鬆症により，尻餅をつくなどの明らかな外傷がなくても椎体骨折が発生する．
- X線像では明らかでない椎体骨折が存在する．症状と所見が重要で，高齢者では起き上がりや前屈時，および体をねじった時の強い腰痛，椎体の叩打痛を必ず確認する必要がある．
- 感染があっても発熱が明らかでない場合がある．また，強い疼痛を訴えなくても重篤な疾患である可能性がある．
- 骨粗鬆症そのものにより腰背部の鈍痛は発生する．
- 胸椎部の後弯変形による腰椎の代償的前弯増加は，椎間関節由来の腰痛を惹起する．
- 腰部コンパートメント症候群に留意する．
  ▶ 腰部傍脊柱筋の機能不全→脊柱が前傾化→腰部傍脊柱筋のコンパートメント内圧が上昇→筋の阻血性変化→腰痛．
  ▶ 立位や歩行で徐々に腰背部の鈍痛が生じて円背となり，立位や歩行の継続ができなくなるが，背中を反らすとすみやかに痛みが改善する．MRIでは筋の変性や萎縮として捉えられる場合がある．
- 症状の有無にかかわらずX線で椎体骨折を認めた場合，転落などの既往がなければ，骨量と無関係にすべて骨粗鬆症と診断される．必ず骨粗鬆症の治療を開始する．

b. 外来における治療方針の立て方・保存的治療の概要

❶ 治療方針の立て方

- 鑑別診断後に疾患および病態に応じた治療方針を立てる．

➡「疾患各論」参照

❷ 保存的治療の実際

- 腰痛に対する治療の推奨を表2にまとめる[1]．

表2 腰痛に対する治療（「腰痛診療ガイドライン2012」での推奨）

治療法	推奨など
安静	痛みに応じた活動性を維持することが望ましい．痛みに応じた活動性維持は， ・急性腰痛では，ベッド上安静より疼痛を軽減し，機能を回復させる ・職業性腰痛では，早く痛みを改善し，休業期間の短縮と再発予防に効果がある
薬物療法	腰痛に対して薬物療法は有用である ・第一選択薬：急性・慢性腰痛ともに非ステロイド性抗炎症薬（NSAIDs）とアセトアミノフェン ・第二選択薬：急性腰痛は筋弛緩薬，慢性腰痛は抗不安薬，抗うつ薬，筋弛緩薬，オピオイド
物理・装具療法	・温熱療法：急性および亜急性腰痛に対して短期的に有効である ・経皮的電気刺激療法（TENS）：腰痛に対して有効か無効かは一定の結論にいたっていない ・牽引療法：腰痛に対して有効であるエビデンスは不足している ・腰椎コルセット：腰痛に対する機能改善に有効である
運動療法	・急性腰痛（4週未満）：効果がない ・亜急性腰痛（4週から3ヵ月）：効果は限定的である ・慢性腰痛（3ヵ月以上）：有効性に高いエビデンスがある ・運動の種類：効果の差は認められていない ・至適な運動量，頻度，期間：不明である
認知・行動療法	・腰痛学級：腰痛発症を減少させるかは明らかでない．早期職業復帰に向けた効果が期待できる ・小冊子などを用いた患者教育：腰痛の自己管理に有用である ・認知行動療法：亜急性または慢性腰痛の治療に有用である
神経ブロック・注射療法	・硬膜外注射，局所注射：腰痛に対する効果について一定の結論は得られていない ・椎間関節注射，脊髄神経後枝内側枝ブロック：短期的および長期的疼痛軽減に有効である ・経椎弓間腰椎硬膜外注射，神経根ブロック：神経根性痛に対して短期的効果がある
手術（脊椎固定術）	・重度の慢性腰痛をもつ患者に対して，疼痛軽減および機能障害を減じる可能性がある ・腰痛治療において脊椎固定術と集中的リハビリテーションとには明確な差はない

［文献1をもとに作成］

❸ 手術のタイミング

- 神経症状を伴う腰痛のうち，神経症状が急速に進行するもの，明らかな筋力低下の合併，膀胱直腸機能障害が認められる場合などは手術が検討される．
- 非特異的腰痛には一般的に手術は行われないが，継続的に著明な日常生活動作（ADL）障害をきたし，保存的治療を行っても症状が改善しない著明な脊柱変形（側弯・後弯）には手術が検討される場合がある．

➡「疾患各論」参照

❹ 手術の種類

- 除圧術および固定術などがあり，各種の手術が考案されている．

➡「疾患各論」参照

■文献

1) 日本整形外科学会ほか（監），日本整形外科学会診療ガイドライン委員会ほか（編）：腰痛診療ガイドライン2012，南江堂，東京，2012

5 殿部〜下肢の痛み・しびれ

a. 診断の流れ

❶ 本症候の前提となる知識

i 痛みやしびれを生じる組織 ⇒ 骨，関節，神経，血管，筋肉，他

- 痛みとしびれは患者の表現によって異なる．
- 「しびれ」は必ずしも神経起因とは限らず，変形性関節症からの関連痛をしびれと感じる場合もある．
- どの組織からの症状かを考えながら，常に広い可能性を考慮する．
- 「痛み→慢性疼痛」や「痛み→神経障害性疼痛」と考えて投薬する前に，痛みの原因を考える習慣をつける．

ii 骨 ⇒ 腫瘍，炎症，骨折

- 骨盤骨・下肢骨いずれの病変も症状を呈する．
- 溶骨性骨腫瘍と造骨性骨腫瘍いずれも疼痛を生じる場合がある．
- 乳癌や前立腺癌の造骨性病変は，X線変化が軽度で見落としやすい．
- 骨粗鬆症による仙骨不全骨折や急速破壊型股関節症の骨頭破壊，大腿骨転子下の非定型骨折なども認識する（時にMRIや骨シンチグラフィが必要）．

iii 関節 ⇒ 関節症，関節炎（関連痛を考慮する！）

- 股関節病変で大腿前面の疼痛を生じることはよく知られているが，下腿まで放散する疼痛やしびれを生じる場合もある（筆者経験）．
- 動作開始時の痛みは関節症を疑う．
- 急性関節炎では激痛は生じるが，X線（図1a）での関節裂隙は保たれる（→MRIを撮像，図1b）．
- 股関節病変では階段昇りで，膝関節病変では階段降りで痛むことが多い．

iv 神経 ⇒ 脊髄，馬尾，神経根，末梢神経

- 神経系全体として考える．短絡的に神経根を考えない．
- 脊髄由来の痛みもある（じりじり，びりびりが安静時に出現する）．
- 大まかに，上位腰椎神経根では大腿前面の症状，下位腰椎神経根や馬尾では大腿外側・背側

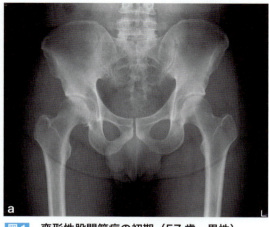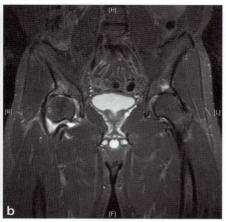

図1 変形性股関節症の初期（57歳，男性）
a：右股関節痛で歩行困難となり2週間のX線像．過去に股関節痛の既往はない．右股関節は軽度の関節面不整は認めるも，関節裂隙は保たれる．血液検査で白血球数は正常でCRPも陰性．
b：MRI．右股関節には関節液が貯留している．

の症状を呈する．
- 骨盤腔内での末梢神経障害（腫瘍，血腫，転移）と下肢の絞扼性神経障害（梨状筋症候群，足根管症候群）を忘れない．

v　血管 ⇒ 動脈，静脈，リンパ系
- 閉塞性動脈硬化症（ASO）など動脈閉塞疾患で阻血による疼痛．
- 深部静脈血栓症では疼痛を生じることはまれである．血栓性静脈炎では局所の疼痛（局所圧痛）．血管炎症候群やリンパ浮腫などの内科的疾患．

vi　筋肉 ⇒ 阻血，筋疲労
- 筋筋膜性疼痛や阻血，疲労により疼痛を生じる．
- こむら返りによる疼痛や筋部分断裂による疼痛．
- コンパートメント症候群．

vii　その他 ⇒ むずむず脚症候群，線維筋痛症，複合性局所疼痛症候群，帯状疱疹，脊椎関節炎（spondyloarthropathy）など
- きっかけがはっきりしない複合性局所疼痛症候群は，診断がむずかしい．
- 線維筋痛症，身体表現性障害，うつ病なども考慮する．

❷ 診断にいたる流れ

i　入室時の歩行・動作
- 痙性歩行，疼痛性跛行，脊柱の変形や姿勢をチェックする．
- 入室時の歩行や脱衣動作をしっかりと確認する．診察時との乖離に注意する（診察時には腰や関節が曲がらないが脱衣時には正常の動作→詐病考慮）．

ii　いつから
- 最近の発症ではレッドフラッグスを考慮する．
- 徐々に発症したか，きっかけがあったか，症状は変化するか．
- 数年間，1年中，24時間，ずっと痛い場合には，器質的疾患でない場合もある．

iii　どの時間に
- 時刻に関係しない，夜間だけ，午後になると，など．
- 一般的には夜間安静時痛は腫瘍や炎症を考える．
- 変形性関節症も進行すると安静時痛を生じる．

iv　どんな時に
- 動作開始時（→変形性関節症），一定距離歩行後（→ASO，腰部脊柱管狭窄症），立位時（→腰部脊柱管狭窄症），座っている時（→腰椎椎間板ヘルニア），力を入れた時（→筋由来疼痛，関節疾患）．
- 関節運動時，立位姿勢により異なる（→腰椎由来）．
- 「1日中痛いので何もできない」，「何年も痛みが続いているので仕事にいけない」→慎重に診察して器質的疾患を検索しながら心理面も考慮する．

v　どんな痛みか
- 皮膚に触れると痛い（→複合性局所疼痛症候群によるアロディニア）．
- ズキッとする痛み（→関節疾患），持続するビリビリする耐えがたい痛み（→帯状疱疹），電気が走るような痛みとしびれ（→腰椎疾患）．

vi　どうすれば改善するか
- 立ち止まれば改善（→ASO），座れば改善（→腰椎疾患），外出せずおとなしくしていれば改善（→変形性関節症），他のことに熱中していれば改善（→心因的要素）など．

vii　既往歴に注意
- 悪性疾患（→転移性腫瘍），下肢外傷による変形（→変形性関節症），骨粗鬆症（→仙骨不全骨折），骨粗鬆症のビスホスホネート製剤で加療中（→非定型骨折），うつ病や中枢過敏症候群（→線維筋痛症）など
- 糖尿病，腎不全，肝炎や肝硬変，抗血栓薬の内服，静脈血栓塞栓症などは手術的治療が必要になった場合にリスク増加因子である．

viii　駆け足，ケンケン，踵歩行，爪先歩行，膝曲げ歩行
- 短時間でルーチンに！　転倒しないように向き合って，時には両手保持で！
- 駆け足やケンケンが正常にできれば脊髄障害はないか，あっても軽度である．
- 踵歩行，爪先歩行，膝曲げ歩行で大きな筋力低

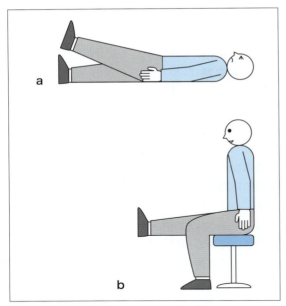

図2　flipテスト
a：背臥位でSLRテストを行うと30°で強い痛みを訴えた．
b：椅子坐位で膝を伸ばしていくと，痛みを訴えない．

下は推測可能である．
- 歩行時の膝不安定性（外側変位）は内側型変形性関節症である．
- 片脚起立で腰部神経根障害による中殿筋不全や股関節疾患をチェックする．

ix　皮膚の色，つや，筋萎縮，血流障害
- 皮膚の色，爪圧迫による色の戻り，足背動脈触知で血流障害をチェックする．
- しわのない光沢のある皮膚は，複合性局所疼痛症候群や閉塞性深部静脈血栓症も考慮する．
- 大腿周径と下腿周径は，筋萎縮や閉塞性深部静脈血栓症のチェックに有用である．

x　神経学的所見
- 知覚検査は左右差のみでなく頸部皮膚と比較する（→脊髄症を考慮）．
- 触覚のみでなく痛覚，振動覚も検査する．
- 下肢伸展挙上（SLR）テストは高齢者腰椎疾患では陰性である．
- 筋力低下は他覚「所見」であるが，自覚「症状」のこともある（→詐病，心因性）．

xi　圧痛・痛みの誘発
- 関節部分の圧痛は一般に関節疾患であるが，筋付着部炎もある．
- 圧痛点が多数ある時には筋筋膜性疼痛症候群，線維筋痛症も考慮する．
- 関節可動域制限に疼痛があれば関節症などの関節疾患であるが，腰部神経根障害でも類似の所見の場合がある．
- SLR 30°陽性患者が坐位で膝伸展ができれば，心因性か詐病を考慮する（図2）．

❸　検査
i　X線検査
- 撮影部位の決定は診察後が原則！
- 腰椎X線撮影時には骨盤正面も追加する．造骨性転移に注意する．
- 歩行して受診した大腿部痛であっても大腿骨頚部骨折の可能性がある．
- 長管骨骨幹部骨腫瘍が膝痛や股関節痛，足関節痛の症状を出す場合がある．
- MRIやCTの検査をする前に，X線検査からの情報を確認する．

ii　血液・尿検査
- 感染性疾患の確認．
- 多発性骨髄腫や前立腺癌は，骨病変が初発症状の可能性がある．
- 受診の症状とは無関係でも尿潜血は要注意である（→泌尿器科紹介）．

iii　病院での検査——MRI，CT，電気生理検査，骨シンチグラフィ，ABI
- 何を疑って精査するかを確認する．
- 診断不明の場合は検査もよいが，紹介受診も考慮する．

❹　レッドフラッグス
i　骨腫瘍
- 「変な疼痛」や「安静時痛」を見逃さない．
- 造骨性転移（見分けにくい）や類骨骨腫（病巣が小さい）も念頭におく．
- 骨盤腫瘍が疑わしければCTあるいは骨シンチグラフィで検査する．

ii　骨盤腔内腫瘤
- 腰筋内あるいは腸筋内血腫も腫瘤による神経障害を生じる．

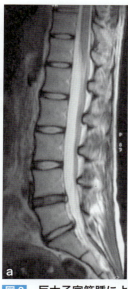
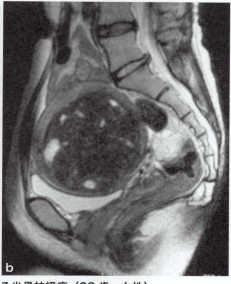

図3 巨大子宮筋腫による坐骨神経痛（33歳，女性）
a：典型的な坐骨神経痛を訴えて受診した．腰椎椎間板ヘルニアを疑ってMRIを撮像したが，腰椎部には異常を認めず，仙骨前方に腫瘤陰影を認めた．
b：新たに撮像した骨盤MRIにより，巨大子宮筋腫を発見した．摘出により症状は消失した．

- 巨大子宮筋腫やリンパ節転移も神経障害や疼痛を生じる（図3）．

iii ASO
- 激烈な下肢痛で足背動脈が触知不能なら，動脈閉塞の可能性があるため緊急紹介する．

iv 馬尾障害
- 急な尿閉は緊急手術の適応である．緊急紹介が必要となる．

b. 外来における治療方針の立て方・保存的治療の概要

❶ 治療方針の立て方

i 病院での検査の必要性
- レッドフラッグスを疑う時は，至急紹介する．
- 痛みの原因が不明で診断がつかない場合．

ii 保存的治療で対応できる疾患
- 変性疾患で日常生活が保たれているもの．
- 疼痛の原因が不明な場合に，安易に慢性疼痛として投薬すべきでない．

iii 経過に応じて専門医への紹介が必要な疾患
- 診断不明な場合．

- 変性疾患で日常生活に支障がある場合．
- 心因性疾患や線維筋痛症を疑う時．

iv ただちに専門医へ紹介すべき疾患
- 前述のレッドフラッグス．

❷ 保存的治療の実際

➡「疾患各論」参照

❸ 手術のタイミング

- 脊椎疾患も関節疾患も変性疾患の場合には手術のタイミングがむずかしい．同じ症状（たとえば15分歩行すると座りこむ症状）であっても，「15分も歩けるから手術はいらない」と考える患者や状態と，「15分しか歩けないので手術を希望する」場合とがある．本来の疾患は命に関わらないことが多いために，疾患による障害（日常生活の障害，旅行ができない，スポーツができない）と手術のリスク（合併症は一定の確率で生じる）を天秤にかけて決定する必要がある．外来での通院加療を行っている間にも，このような説明をして患者本人が疾患，障害，手術の効果，手術の合併症などを学んでいくよ

- うに教育する必要がある．
- 「手術は切符を買って新幹線に乗るように安全なものではありません」，「腰部脊柱管狭窄症は診断がついたからといって手術が必要なわけではありません．胃癌をみつけたのとは異なります」，「やりたいこと（旅行，ゴルフなど）が足の痛みのためにできなくなっているのなら手術を考えてもよいかもしれません」などもよく使うフレーズである．

❹ 手術の種類

➡「疾患各論」参照

2 うまくできない

1 上肢の不自由

a. 診断の流れ

❶ 本症候の前提となる知識

i 運動障害をきたす組織 ⇒ 神経，筋，腱，他
- 神経麻痺か筋・腱に由来するものかの見極めが重要である．
- 神経内科的疾患にも精通しておく．

ii 神経 ⇒ 脳，頚髄，神経根，末梢神経
- 脳腫瘍，脳梗塞，脳内出血，頚髄腫瘍，後縦靱帯骨化症，頚部脊柱管狭窄症，頚椎椎間板ヘルニア，頚椎腫瘍，化膿性椎間板炎，頚椎結核，頚椎症，各種末梢神経麻痺の鑑別．
- 中枢神経麻痺か末梢神経麻痺かをまず鑑別する．
- 脳・脊髄疾患をルールアウトしたら神経根障害か末梢神経麻痺かの鑑別に移る．
- 末梢神経の解剖を熟知していれば丁寧な診察で診断はほぼ可能である．
- 詐病や心因性の疾患を鑑別する．
- しばしば結核を含めた炎症と腫瘍の鑑別が困難なことがある．

iii 筋・腱 ⇒ 筋炎，腱（腱板）断裂，腱癒着
- 常に神経麻痺との鑑別が必要である．
- 各種筋炎や神経の変性疾患との鑑別を行う．
- 腱断裂は新鮮外傷だけでなく皮下断裂のことも少なくない．
- 骨折後の筋・腱癒着．

iv その他 ⇒ 骨，関節，腱鞘
- 骨折や関節炎，腱鞘炎に伴う痛みや関節拘縮による運動障害にも注意する．
- 母指ばね指による指節間（IP）関節伸展位での腱癒着を前骨間神経麻痺の不全型や長母指屈筋腱皮下断裂と誤まって診断することがあるので注意する．

❷ 診断にいたる流れ

i 問診のポイント
- いつからどのような不自由が生じているのか．
- 外傷，スポーツ，職業，交通事故，労働災害など，きっかけや誘因となるものはあるか．
- 急性発症か，徐々に生じたものか．
- 進行性かどうか．
- 持続性かどうか．
- 片側性か両側性か．
- 下肢の症状を伴っていないか．
- 運動障害の範囲．
- 特定の運動で誘発されるかどうか．
- neuralgic amyotrophy では先行する疼痛の後に運動麻痺が出現する．

ii 身体所見のポイント
- 本人の上肢の動きをよく観察し，詐病や心因性のものを見分ける力が必要である．
- 腱反射，知覚障害，徒手筋力テストの順に診察する．必ず左右差の有無を確認する．
- 下肢腱反射亢進の有無を確認する．
- 左右を比較して筋萎縮の有無を観察し，腕の周囲径を計測する．
- 動きがわるいのは関節拘縮のこともある．
- 手指屈曲障害が神経麻痺によるものか，腱断裂によるものかは，前腕の squeeze test で鑑別する．
- 腱断裂と腱癒着は，dynamic tenodesis effect で鑑別する．
- musician's hand のように楽器特異性の障害もある．
- focal dystonia では，特定の肢位がとれないと訴えるが，力を抜かせて検者が他動的にその肢位をとらせ保持するよう指示するとできる．

❸ 検査

i X線検査
- 神経麻痺をきたす骨要素がないかを調べる．

- 頚椎：頚部脊柱管狭窄，後縦靱帯骨化症，頚椎椎間孔の狭窄，頚肋．
- 肩：上腕骨頭の上方移動は陳旧性腱板断裂のサイン．
- 肘：肘部管症候群では変形性関節症や上腕骨外顆骨折後偽関節に伴う外反肘を鑑別する．
- 手関節：手指伸筋腱皮下断裂では関節リウマチや遠位橈尺関節症を伴うことが多い．

ii 電気生理学的検査
- 専門機関への紹介が必要である．
- 手根管症候群，肘部管症候群などの診断は容易である．
- 頚椎疾患や胸郭出口症候群の診断は容易ではない．

iii MRI
- 神経を圧迫する病変の存在を精査するのが主目的である．
- 末梢神経麻痺ではしばしばガングリオンを伴う．
- 変性による筋の輝度変化は神経麻痺の診断につながる．

❹ レッドフラッグス

i 頚髄症
- 麻痺が疑われればまずMRI検査を行う．
- 脊柱管狭窄症や後縦靱帯骨化症に伴うものは麻痺が出る前に専門医に紹介する．

ii 頚髄腫瘍
- 初診時は知覚障害のみでも早期に進行して運動麻痺を呈することがある．
- 進行性の神経障害を見逃さない．

iii 末梢神経麻痺
- 外傷性か絞扼性かガングリオンなどによる圧迫か神経炎によるものかを鑑別する．
- 部位にかかわらず，精査も含めて専門医への紹介が必要である．

iv 腱断裂
- 皮下腱断裂でも長期間放置すると手術成績が劣る．
- 関節リウマチや変形性関節症，Kienböck病などに続発した皮下腱断裂では腱の処置だけでなく骨・関節の手術が必要なため，早期に専門医へ紹介する．

b. 外来における治療方針の立て方・保存的治療の概要

❶ 治療方針の立て方

i 保存的治療で対応できる疾患
- 物理的圧迫のない炎症性の末梢神経麻痺は投薬で治療可能である．
- 頚部神経根障害によるものも多くは自然経過で治るため，ある程度までは投薬で治療可能である．

ii 経過に応じて専門医への紹介が必要な疾患
- 保存的治療で回復の兆しがない神経麻痺疾患．
- 骨折後の腱癒着による運動障害で，理学療法を行っても効果がない症例．

iii ただちに専門医へ紹介すべき疾患
- 運動麻痺を伴う頚椎・頚髄疾患．
- 神経内科的変性疾患．
- 明らかな物理的圧迫を伴う末梢神経麻痺．
- 筋・腱断裂を伴う運動障害．

❷ 保存的治療の実際
→「疾患各論」参照

❸ 手術のタイミング
- 運動麻痺を伴う頚椎・頚髄疾患の一部や物理的圧迫を伴う末梢神経麻痺は，ただちに手術が必要である．
- 上腕骨顆上骨折や肩関節脱臼後の末梢神経麻痺では神経断裂が疑われる場合はただちに手術を行うが，神経の連続性があると思われる症例では3～6ヵ月の経過観察後，回復しないものに神経剥離術を行う．
- ガングリオンなどの明らかな物理的圧迫を伴わない前骨間神経麻痺や，後骨間神経麻痺は3～6ヵ月の保存的治療で回復傾向のないものに除圧術を行われることが多いが，手術のタイミングは術者によって意見が分かれる．

❹ 手術の種類
→「疾患各論」参照

2　下肢の不自由・歩行障害

a. 診断の流れ

① 本症候の前提となる知識

i　下肢の不自由・歩行障害を生じる組織 ⇒ 脳, 脊髄, 馬尾, 腰神経根, 末梢神経, 筋肉, 下肢動脈, 他

- 本項では下肢骨折や関節疾患による局所の疼痛が原因の歩行障害は除外する.
- 原因疾患により特徴的な歩行（歩容）を呈し, 名称がつけられ分類されている. そのため, 歩行障害については原因となる組織別に記載するよりは, 特徴的な歩行別に知識を整理したほうが, 臨床に即している.

ii　片麻痺歩行

- 片麻痺側は下肢関節があまり動かず伸展し, 下肢を前に出す際に股関節を中心に外側に半円を描くようにし, 爪先で地面を引きずって歩く.
- 脳血管疾患による痙性片麻痺で認める.

iii　小脳性歩行

- 両足を開き, 酔っぱらいのような全身性の動揺が強い歩行が特徴的である.
- 小脳疾患や前庭神経障害で認める.

iv　脊髄癆性歩行

- 足下をみつめながら, 足を大きく踏み出して足底を床に叩きつけるような歩行である.
- 脊髄癆だけでなく, 下肢の深部感覚障害を伴う末梢神経障害や脊髄後索病変で認めることがある.

v　痙性歩行

- 両下肢に痙性があると, 膝伸筋と大腿内転筋のトーヌスが高く, 膝を伸ばしたまま足を上げずに爪先を引きずって歩く.
- 痙性脊髄麻痺で認める. 頸椎や胸椎の圧迫性脊髄症ではこの歩行となる.
- 両足をはさみのごとく交差させて歩行するはさみ脚歩行を呈することがある. 痙直型脳性麻痺や両下肢の痙性が強い胸髄症で認める.

vi　鶏歩

- 下垂足があると, これを代償するように足を高く上げ, 爪先から投げ出すように歩く.
- 腓骨神経麻痺やポリオ, 下垂足を呈する腰椎疾患で認める.

vii　Parkinson 歩行

- 第一歩を踏み出すのが困難（すくみ足）, 膝を曲げ前かがみの姿勢での小刻みな歩行, 歩行停止を命じてもすぐに停止できない（突進現象）などが特徴である.
- Parkinson 病・症候群で認める.

viii　動揺歩行

- 下肢帯の筋力低下がある場合にみられる歩行で, 支持脚側に上体を傾けるため, 上体を左右に振り動かしながら歩く.
- 進行性筋ジストロフィーや近位型脊髄性筋萎縮症, 下肢帯筋力低下のあるポリオで認める.
- 中殿筋の筋力低下がある場合, 荷重時に骨盤が相対的に沈下し上体を傾斜させ支持脚に体重を乗せるような歩行（Trendelenburg 跛行）になる. 片脚起立時に Trendelenburg 徴候を認め, 股関節疾患や腰椎疾患で中殿筋の筋力低下がある場合に認める.

ix　間欠性跛行

- 歩行を続けると下肢, 特に遠位部の疲労感が強くなり, 歩行を休まざるをえなくなるが, 休息すると再び歩行が可能になるのが特徴である.
- 神経性と血管性に分けられ, 前者では腰椎疾患による馬尾障害や神経根障害がある場合に, 後者では閉塞性動脈硬化症（ASO）や Buerger 病で認める.

x　ヒステリー歩行（心因性歩行障害）

- 奇妙な誇張された歩容, 一定ではない理屈に合わない現象を示す. 高齢者にみられる転倒をおそれるあまり起立歩行をしない起立歩行恐怖症も心因性歩行障害である.

❷ 診断にいたる流れ

i 入室時の歩行
- 歩行して診察室に入室した場合には，歩容や姿勢をチェックする．

ii いつからか，進行性はあるか
- 最近の発症はレッドフラッグスを考慮する．
- 突然の急性発症の場合には，脳・脊髄の血管障害をまず念頭におく．
- 下肢の運動麻痺が急速に進行している場合は明らかにレッドフラッグス！
- 高齢者で転倒を契機に四肢のしびれとともに歩行障害が出現した場合は，頚椎症や頚椎後縦靱帯骨化症による圧迫性脊髄症を疑う．

iii 痛みのためか，下肢に力が入りにくいためか，力は入るが足の運びがわるいためか，など
- 患者は単に「歩きにくい」や「歩行できない」という表現しかしないことが多いため，なぜ歩行障害が生じているのかを上記のような質問をして聞き出すことが重要である．
- 痛みが主因なら下肢関節疾患や腰部神経根の関与を念頭におく．
- 下肢の脱力が主因なら，運動麻痺をきたす疾患・組織（脳，脊髄，馬尾，腰神経根，末梢神経）を念頭におく．
- 痛みが原因でなく力も入るが足の運びがわるい場合には，脳・脊髄の疾患，Parkinson病などを念頭におく．痛みというよりは下肢のだるさにより，歩行はできるが長く歩くことが困難な場合には，間欠性跛行を念頭におく．

iv 片側性か，両側性か，上肢症状を伴うか
- 神経疾患ではその責任部位を推測するうえで基本となる問診である．歩行障害が主訴でも上肢症状がないかを問診で必ず確認する．

v どうすれば改善するか，状況での変化
- 立ち止まれば改善（→ASO），座れば改善（→腰椎疾患）．
- 手押し車やカートを押して体幹を前傾して歩くと楽（→腰椎疾患）．自転車は楽（→腰椎疾患）．
- 痙性脊髄麻痺での痙性歩行では，階段を昇るより，降りるほうが困難．また歩きはじめのほうがわるい．

vi 既往症に注意
- 悪性疾患の既往がある場合には，脊椎転移，特に頚椎・胸椎の転移で脊髄が障害され，急速進行性の下肢麻痺をきたすことがあるので注意が必要である．

vii 診察室内での歩行・立位の観察
- 歩行できる場合は，まず自由に歩行させてみて前述の特徴的な歩行に合致するものがないかを入念に観察する．ただし，転倒しないように向き合い，時には両手を保持する．場合によっては看護師とともに両側からすぐに介助できるような態勢で行う．
- 歩行困難な場合には，立位がとれるか，両手保持して足踏みが可能かを確認する．また車椅子から診察台への移動動作を観察する．
- 爪先立ち，踵立ち，片脚起立である程度の筋力が推測可能である．
- 通常の歩行状況を確認したうえで可能と判断したら，爪先歩き，踵歩き，つぎ足歩行，片脚跳びをさせ観察する．腓腹筋の筋力低下があると爪先歩きが困難，前脛骨筋の筋力低下があると踵歩きが困難，歩行失調があるとつぎ足歩行で障害が顕著になる．片脚跳びができれば脊髄症はないか，あっても軽度である．
- なお，診察室内では狭くて歩行が十分に観察できないこともあるので，廊下での歩行観察も考慮する．

viii 神経学的所見
- 歩行障害では下肢腱反射，筋力検査が特に重要な項目である．
- 筋力検査での所見と，歩行・起立・移動などの動作状況から推測される筋力との乖離がないか注意する（→心因性，詐病）．
- 知覚検査では触覚・痛覚だけでなく，位置覚，振動覚といった深部感覚も評価する．
- 下肢腱反射の亢進を認める場合には，必ず上肢腱反射もみる．

ix 下肢の筋萎縮
- 視診での評価に加え，大腿・下腿周径を測定する．筋力検査との整合性も念頭に評価を行う．

x 下肢動脈の触診
- 足背動脈，後脛骨動脈の触診を行う．間欠性跛行においては必須である．

xi 下肢関節の診察
- 坐骨神経痛を訴え腰椎疾患が疑われる場合でも，股関節，膝関節の可動域とその際に疼痛がないかの確認を怠らない．股関節疾患で時に坐骨神経痛様の疼痛を訴える場合がある．

❸ 検査

i X線検査
- 撮影部位の決定は診察後が原則である．
- 頚椎や腰椎のX線では頚胸椎移行部，胸腰椎移行部，仙骨も注意して読影する．

ii 血液・尿検査
- 筋疾患では筋肉由来の酵素（CPK，アルドラーゼ）は診断に重要である．
- 脊椎の破壊性病変を認める場合には，感染，腫瘍に関連する検査項目（CRP，WBC，腫瘍マーカー，Bence Jones 蛋白など）が重要である．

iii 病院での検査——MRI, CT, 電気生理検査, 骨シンチグラフィ, ABI
- 頚椎，胸椎，腰椎のどの部位のMRIを撮像するかは，神経学的所見に基づき決定する．
- 両下肢の脊髄症状が明白であるのに，最初に撮像した頚椎（あるいは胸椎）MRIで十分な所見を認めない場合には，撮像していない胸椎（あるいは頚椎）MRIを追加する．
- MRIでの病変部位と神経学的所見の整合性を常に考え，責任病変かどうかを判断する．
- 脊椎転移による下肢麻痺症状から原発検索が必要になることがあり，その際には胸腹部CTが必要である．

❹ レッドフラッグス

i 脊椎腫瘍（ほとんどが転移性脊椎腫瘍）
- 歩行障害が出現している場合，緊急手術も選択肢となることを念頭におき対応する．

ii 感染性脊椎炎
- 歩行障害が出現している場合，入院での緊急検査，排膿ドレナージや手術が必要であることを念頭におき対応する．

iii 頚椎・胸椎の変性疾患（脊椎症，後縦靱帯骨化症，椎間板ヘルニアなど）による圧迫性脊髄障害
- 急速に下肢麻痺症状が進行している場合や膀胱直腸障害が出現している場合には，緊急紹介が必要である．

iv 馬尾障害
- 尿閉出現時には緊急手術の適応，緊急紹介が必要である．

v ASO
- 激烈な下肢痛で，足の皮膚色調が不良なら緊急で血管外科へ紹介する．

b. 外来における治療方針の立て方・保存的治療の概要

❶ 治療方針の立て方

i 病院での検査の必要性
- レッドフラッグスを疑う時は至急紹介する．
- 下肢運動麻痺を認める場合．特に麻痺症状に進行性がある場合．
- 歩行障害の診断がつかない場合．診断確定に病院での検査が必要な場合．

ii 保存的治療で対応できる疾患
- 変性疾患で日常生活が保たれている場合．
- 診断が確定しており，症状が安定している場合．

iii 経過に応じて専門医への紹介が必要な疾患
- 変性疾患で障害が徐々に進行し，日常生活に支障が出てきた場合．

iv ただちに専門医へ紹介すべき疾患
- 前述のレッドフラッグス．

❷ 保存的治療の実際
➡「疾患各論」参照

❸ 手術のタイミング
➡「疾患各論」参照

❹ 手術の種類
➡「疾患各論」参照

3 外傷

1 脊椎

a. 診断の流れ

❶ 前提となる知識

i 外傷に伴う脊椎疾患は局所の痛みが伴う

- 頚部挫傷で経過に伴い痛みが出現, あるいは増強することは病態と合致しない.
- 頚部挫傷では頚椎アライメントの直線化や後弯化がみられるが, 正常でも一定の頻度でアライメント異常は存在し, 頚部挫傷の画像的な特徴とはいえない. ただし, 所見として記録する必要はある.
- 脊椎外傷において, 頚椎部ではアライメント, 脊柱管の広さ, 後縦靱帯骨化の有無, 椎体の変形, 棘突起骨折有無, 正面像では棘突起配列の異常により回旋の有無を確認する.
- 中間位では大きな問題がなくても不安定性が存在する場合があり, 医師が頭部を支持しての動態撮影が必要な場合がある.
- 後咽頭腔などの軟部組織陰影の拡大の有無に注意する.
- 頚胸椎移行部ではX線のみでは, 肩甲部の陰影と重なり見逃し例が多い. CTなど他の画像も併用する.
- 胸腰椎部では椎体の変形, 回旋の有無, 後方要素の変化（棘突起骨折の有無, 棘突起間の拡大）に注意する.
- 腰椎においては横突起骨折の有無を見逃さない.
- 胸腰椎部の外傷では損傷のエネルギーは高度な場合が多く, 胸郭損傷, 血気胸や腹部損傷の見逃しに注意する.
- 骨粗鬆症患者の圧迫骨折では, 初診時X線像では骨折が不明瞭な場合がある（「Ⅱ-2-20. 骨粗鬆症性椎体骨折」参照）.

❷ 診断にいたる流れ

- 問診により受傷機転を確認する.
- 交通外傷ではシートベルトの着用の有無も聴取する.
- 麻痺の有無, 麻痺により神経障害高位を推定する.
- 神経学的な異常の有無を確認する. 局所の圧痛や叩打痛を確認する.
- 頭部外傷の合併などで意識がない場合は皮下出血や局所の腫脹などを参考にする.

❸ 検査

- X線を撮影する. 通常2方向でよいが両斜位を追加してもよい.
- 頚椎では側面像は特に重要で両上肢を徒手的に牽引し, 下位頚椎まで確認する. また, 棘突起の配列は回旋の有無の評価, 靱帯損傷の評価に重要である.
- 動態撮影は頚椎部で医師が頭部を支持して神経症状の変化を把握しながら行う場合もある.
- 頚胸椎移行部ではCTが望ましい. いずれの部位でも軟部組織の変化や棘突起の骨折, 棘突起間の拡大の有無を確認する.
- MRIがある施設では, MRIでの評価を行う. MRIでは骨損傷以外に, 椎間板や靱帯の損傷も評価する.
- 血液検査では他臓器損傷の可能性をチェックする.
- 全脊柱のMRIにより, 複数箇所の脊椎外傷をみつける場合もある.

❹ レッドフラッグス

i 神経症状が悪化する場合

- 初診時よりも神経症状が悪化する場合は, 緊急の対処が必要となる. 不安定性が高度な脊椎外傷で, 脊柱管を狭めるような変化が生じる場合がある.
- また, 脊髄浮腫により麻痺域が上昇する場合がある.

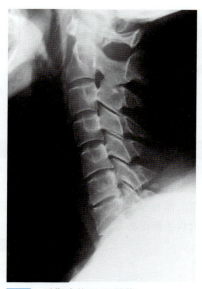

図1 受傷直後のX線像
交通外傷でC6棘突起骨折を認めるが神経症状はない．

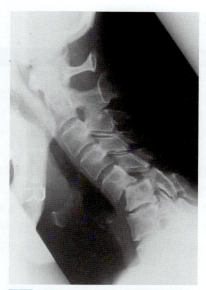

図2 図1と同一例．受傷1年後のX線像
側面像．C5脱臼がみられる．症状は頚部痛のみ（初回からこの間のX線撮影はない）．

ii 気道閉塞
- 頚椎損傷では血腫などにより気道閉塞が生じる場合がある．麻痺の程度にかかわらず呼吸障害の増悪時には気管切開などの気道確保が必要な場合がある．

iii 腹部臓器損傷の合併
- 高度な麻痺の場合，局所の疼痛がないことや腹壁の筋緊張がみられないために合併する消化器穿孔などが見逃されやすい．経過中に急激な血圧低下などの所見があれば，腹部臓器のチェックも必要である．

iv 強直脊椎の外傷[1]
- びまん性特発性骨増殖症（DISH），強直性脊椎骨増殖症（ASH）や強直性脊椎炎（AS）など強直脊椎が存在する場合には，初期に大きなアライメント異常がなくても偽関節や遅発性麻痺が生じる．

b. 外来における治療方針の立て方・保存的治療の概要

❶ 治療方針の立て方
- 麻痺がなく不安定性がないと判断した場合には，外来での経過観察となる．
- 1，2，4週間後と臨床症状や画像所見の観察を行う．
- 動態撮影が行える程度の痛みであれば，動態撮影も行う．
- 決して1回のみの受診で終了しないことが重要である（図1，2）．
- 頻度が高い胸腰椎部損傷では，後方要素の損傷の有無により予後が大きくかわる．
- 麻痺がなくても損傷が脊柱管に及んでいる場合，脊柱管に及んでいなくても靱帯損傷や椎間関節損傷が存在する場合は手術適応となる場合が多い．
- 不安定性の定義にはいまだ未確定の部分があるが，画像所見と神経所見を組み合わせたVaccaroらの提唱するThoracolumbar Injury Classification and Severity Score（TLICS）による

評価は参考になる[2]。

❷ 保存的治療の実際

- 頚椎部ではハローベスト，フィラデルフィア型装具，頚椎カラーが使用される．頚部挫傷でしばしば頚椎カラーが使用されていたが，治療期間の長期化の原因となり，装着しないか短期間にとどめるべきである．
- 胸腰椎部では，ギプス固定が保存的治療では有効であるが，多くは硬性装具が使用される．腰椎部での安定型の場合は半硬性装具でも対応可能である．胸腰椎部では装具で安定性が得られない場合があり，頻回のX線像評価が必要となる．

❸ 手術のタイミング（保存的治療の限界）

- 麻痺の増悪は手術の絶対適応である．全身麻酔が可能であれば緊急手術となる．アライメントの異常は進行性であれば手術を検討する．ASHなどの強直脊椎でアライメントが悪化し始めたら，なるべく早急に手術的治療を検討する．
- 椎体骨折に後方靱帯損傷が合併している場合や回旋変形がみられる場合には，変形が進行する場合が多い．
- これらは緊急手術の適応ではないが，手術が遅れると手術の困難性が増す．

❹ 手術の種類

- 頚椎では前方固定術，後方固定術，除圧術を併用する場合もある．
- 胸椎部，腰椎部では後方固定術，前方固定術，両者合併手術がある．

➡「疾患各論」参照

■文献
1) Paley D et al：Fractures of the spine in diffuse idiopathic skeletal hyperostosis. Clin Orthop Relat Res **267**：22-32, 1991
2) Vaccaro R et al：A new classification of thoracolumbar injuries：the importance of injury morphology, the integrity of the posterior ligamentous complex, and neurologic status. Spine **30**：2325-2333, 2005

2　上　肢

a. 診断の流れ

❶ 本症候の前提となる知識

i　骨折
- 骨組織の破断．破断した形態を骨折型，破断した骨片がはずれた状態を転位という．

ii　靱帯損傷
- 靱帯線維組織の連続性の損失．重症度は，捻挫（1度），靱帯部分断裂（2度），靱帯完全断裂（3度）．

iii　筋損傷
- 筋肉間損傷と筋肉内損傷がある．重症度は，筋肉や筋膜に変化なし（軽症），筋線維や筋周膜の一部の断裂（中等症），筋組織での部分断裂（重症）．

iv　腱損傷
- 外傷性腱断裂と変性による脆弱性腱断裂がある．外傷性腱断裂は，切創や刺創，あるいは過度な外力負荷による．脆弱性腱断裂は，狭窄性腱鞘炎や関節リウマチなどの阻血，炎症による腱組織の変性，あるいはステロイドなどの薬剤による変性が原因である．

❷ 診断にいたる流れ

i　いつの受傷か
- 受傷した日時，受傷から現在までの時間経過を確認する．
- 時間経過から重症度の程度が評価可能である．

ii　どのように
- 受傷したきっかけ．一般的には受傷機転といわれているが，診断のための重要な情報は受傷のメカニズムであり，受傷機転よりは受傷機序のほうを意図する．
- 多くの情報から，受傷時の重症度と治療の難易度，そして機能回復に関する予後が予想される．

iii　その後は
- 受傷直後からの経過．
- 受傷直後は，あまり局所変化が明らかでないこともある．
- 時間経過とともに腫脹，皮下血腫，浮腫が明らかになり，その進行は受傷直後から数日まである．

iv　今はどんな痛みがあるか
- 受傷時，そしてその後に出現した疼痛を確認する．
- 痛みの変動が重症度を示唆する．受傷時と比べ経過とともに軽快，あるいは増悪したなど，侵害受容性の疼痛の変化を確認する．
- 受傷直後から疼痛が著しく増加すれば，受傷部位の出血，腫脹，血行障害などの進行が，直後から激しい疼痛を伴っていれば，血管，神経損傷の合併が考えられ，神経障害性の疼痛や機能障害などをもたらす可能性が高い．

v　既往歴や過去の受傷歴
- 他科，特に内科的合併症の有無を確認する．
- 高齢者の場合は骨粗鬆症による骨脆弱性骨折が多く，骨折連鎖をきたしている．
- 糖尿病の合併は，感染の重症化や深部知覚障害がある．

vi　視診による外観の所見
- 腫脹，出血（特に皮下血腫），変形など．
- 腫脹は，受傷部位からの出血や局所還流障害により，徐々に著明になる．数時間から数日までの経過で進行し，手指などの上肢末梢まで波及することがある．
- また，カウザルギーや複合性局所疼痛症候群（CRPS）などの自律神経障害による腫脹もある．
- 出血は創部から流出する出血や皮下組織に浸潤した皮下出血（図1）がある．
- 重度還流障害は手指拘縮を合併する．
- 変形は骨折や脱臼による．受傷部が弯曲，捻転

している場合は，その部位での骨折が考えられる（図2a）．また，関節部の腫脹や異常な形態の場合は脱臼が考えられる（図2b）．

vii 可動による疼痛
- 骨折では同部に異常な動きを認め，疼痛を伴う．また，骨折骨片が接触する軋音なども出現する．
- 脱臼は痛みによる筋スパスムが発生し，動きが制限される．これを「ばね様固定」あるいは「弾性固定」という．

- 筋挫傷，筋断裂は，受傷した部位の筋を収縮あるいは伸張すると疼痛を認める．

viii 圧痛
- 受傷した部位で高頻度に確認される．
- 肩甲帯では肩鎖関節や上腕骨大結節部に，肘関節周辺では内側・外側上顆部や肘頭部に，手関節周辺では茎状突起部や手根部に多く認められ，特に嗅ぎタバコ窩（anatomical snuff box）の圧痛は，舟状骨骨折の診断に有用である．

ix その他の合併損傷の有無
- 骨折や脱臼部の周辺の軟部組織の合併損傷．
- 骨折骨片による神経，血管，腱などの損傷．
- 脱臼時，周辺軟部組織は異常な伸張による負荷を受け，腋窩神経，橈骨，尺骨神経や動脈，手指伸筋腱や屈筋腱損傷などをみることがある．

❸ 検査
i X線検査
- 原則として，正面と側面の2方向撮影にて三次元的な情報を得る．十分な情報が得られなければ，左右前斜位を含めた4方向撮影を追加する．
- 必要に応じて，肩甲骨Y撮影や手根管，舟状骨撮影などの特殊な撮影方法を追加する．
- 撮影肢位を考慮した撮影を行う．たとえば，鎖骨は正面と頭側45°斜位，上腕骨近位部は胸郭に対し垂直に入射する routine anterior-posteri-

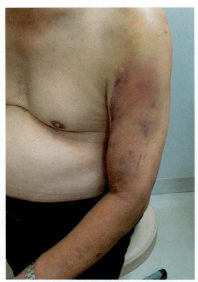

図1　皮下組織に浸潤した皮下出血
上腕二頭筋腱断裂による．

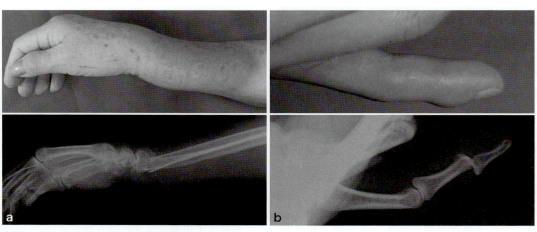

図2　外観よりみた変形とX線像
a：橈骨遠位端骨折の際に認められる前腕部の変形（フォーク状変形）．
b：示指遠位指節間（DIP）関節背側脱臼の際に認められる手指部の変形．

or（AP）や 30～40°斜位の true AP 撮影，また前腕遠位部の正面であれば前腕中間位での撮影を行う．

ii CT，3D-CT
- 骨折部位を含めた骨形態を三次元的に診断するうえで有用な撮影方法である．
- 特に関節内骨折の重症度を評価するうえで有用である．また手術的治療の際，術前計画のために行われることがある．

iii MRI
- 合併損傷に伴う靱帯，筋腱，神経，血管などの軟部組織損傷を，また軟骨損傷や骨挫傷を診断するのに有用である．

iv 超音波断層検査
- 軟部組織損傷の診断に有用である．
- 筋挫傷や筋腱断裂などの診断がリアルタイムに行える．
- X線像で明らかでない骨折も診断できることが報告されている．

❹ レッドフラッグス

i 軟部組織損傷
- 骨折，脱臼に伴う周辺の筋腱，血管，神経，靱帯損傷．

ii 軟骨骨折
- 関節内に及ぶ骨折や成長期の骨折など．

iii 不顕性（occult）骨折
- X線像上，骨折線が明らかでなく診断が困難な骨折．
- 高齢者の骨脆弱性骨折，成長期の骨折にみられる成長軟骨板損傷，その他にアーチファクトにより画像上の診断が不明瞭な場合など．

b. 外来における治療方針の立て方・保存的治療の概要

❶ 治療方針の立て方

i 保存的治療で対応できる外傷
- 骨折：転位の少ない，あるいは徒手的に整復が可能，その後容易に再転位しない安定型の骨折．関節外骨折や転位のない関節内骨折が含まれる．
- 靱帯損傷：関節部の安定性が保たれている場合．特に前後，側方の不安定性が軽度な場合．
- 関節脱臼：容易に徒手的な整復が可能，そして脱臼整復後，関節部の安定性が保たれている場合．
- 筋腱損傷：筋腱部の断裂が軽度な場合．完全断裂でも外固定により修復が期待できる場合．

ii 経過に応じて専門医への紹介が必要な外傷
- 骨折：再転位しやすい骨折．多発骨折．将来的に手指やその他の関節拘縮などの機能障害が予想される場合．
- 靱帯損傷（関節脱臼を含む）：安定性が欠落し，良好な支持が得られない場合．
- 筋腱損傷：断裂部に間隙が存在し，保存的に修復不能な場合．

iii ただちに専門医への紹介すべき外傷
- 骨折：開放骨折や神経・血管損傷が合併する骨折．
- 靱帯損傷（関節脱臼を含む）：神経・血管損傷を合併する場合．開放性の脱臼など．
- 筋腱損傷：損傷部位が露出し，汚染創を認める場合．

❷ 保存的治療の実際
- 徒手的整復，ギプスなどの外固定，理学療法などの後療法など．

➡「疾患各論」参照

❸ 手術のタイミング
- 保存的治療：技術的に加療が困難，あるいは長期加療が必要と判断された場合．
- 骨折：整復困難，整復位の保持が困難な場合．
- 靱帯損傷や関節脱臼：関節部の支持性の維持が困難な場合．
- 筋腱損傷：損傷部の連続性が保てない場合．

❹ 手術の種類

➡「疾患各論」参照

3 下肢

a. 診断の流れ

❶ 本症候の前提となる知識

i 発生場所の特定
- 圧痛点, 腫脹, 皮下血腫の存在などを参考に行う.

ii 疼痛の発生状況
- 明らかなコンタクトによる外傷の存在の有無, スポーツ時の発生か, オーバーユースにより発生したものか, 発生後経過時間も参考にできる.

iii 骨傷
- 打撲, 骨折. 骨折は強い疼痛, 患部の腫脹が強く, 骨折部が不安定な場合は外見上の変形や雑音がある. 打撲でも骨膜などを損傷していることがあり疼痛が長く続く場合もある. 軽微な外傷により発生した骨折は病的骨折を考える. 後述するレッドフラッグスである. 高度骨粗鬆症例に発生する脆弱性骨折に注意する. 大腿骨頚部骨折と恥骨坐骨骨折は股関節周囲の疼痛として頻度が高い.

iv 疲労骨折
- 特にスポーツ活動に関連して発生する. 小学校高学年〜高校生が多い. ランニングなどに由来する大腿骨遠位部骨幹端の疲労骨折, 下腿近位部の疲労骨折, サッカーなどの足関節内果部疲労骨折, バレリーナの踵骨疲労骨折, 第2, 第3中足骨疲労骨折などが有名である. 股関節の痛みと混同されやすい縫工筋付着部の上前腸骨棘, 大腿直筋が付着する下前腸骨棘の剥離骨折は大腿四頭筋のオーバーユースによる疲労骨折である. 大腿四頭筋の遠位部である膝蓋骨周囲, 特に大腿四頭筋腱が膝蓋骨に付着する部分(膝蓋骨上部や二分膝蓋骨部分)も疼痛の発生が多い. 疲労骨折ではないが, オーバーユースに由来する膝蓋骨内側遠位部の疼痛は膝内側半月板の症状によく似ており, 鑑別に注意を要する. ジャンプを頻回に行うバレーボールの選手, バスケットボールの選手などに好発する下腿遠位1/3内側のシンスプリントはオーバーユースによる骨膜の炎症である.

v 血液循環の問題
- 高エネルギーによる外傷では足部での末梢血流の有無をチェックしたり, 後述のコンパートメント症候群にも留意する.

❷ 診断にいたる流れ

i 問診
- 外傷性か否かをチェックする. オーバーユースの場合, スポーツの種類, スポーツ歴などを問診する.
- 普段のスポーツアクティビティをチェックする. 学校での体育の強度, 種類でも類推することができる. マラソンの練習, 縄跳び大会などのきっかけの有無を聞く.
- 片側性か両側性かも大切で, オーバーユース由来の疼痛は両側性に発生することが多い.
- 症状では, 膝崩れを訴える時には, 靱帯損傷(ジャンプの着地時の膝崩れは前十字靱帯損傷で頻発)や半月板損傷や関節内遊離体のロッキングを考慮すべきである. その他, 椎間板ヘルニアなどの麻痺に伴う膝周囲筋力の低下でも発生する. 肉ばなれの際の訴えとして,「後方より叩かれた」と申告することが多い.

ii 身体所見
- 特に大切なのは圧痛点である.
- 視診で必ず患部を脱衣させ, 皮下出血の存在, 腫脹部分の確認, 圧痛部位をチェックする. 骨折など, 不安定性が著明な場合はすぐにX線などの撮影を行う. 関節腫脹にも注意する(膝前面の外傷時には, 打撲による膝蓋骨前部滑液包の腫脹か, 関節内血腫かの鑑別を行う. 関節内血腫の場合, 膝蓋骨骨折, 後十字靱帯損傷が多い). 膝関節, 足関節の不安定性のチェック

も大切である．
- 筋損傷は筋肉の他動的伸展，自動収縮で疼痛を誘発できる．
- 幼小児の外傷は虐待の可能性も考慮し，他部位の内出血の有無，両親の態度，受傷機転が承知できるものかなども注意する．

❸ 検査

i X線検査
- 小児の場合，軟骨成分が多いため両側を撮影し比較することも必要となる．骨端線損傷で骨折線が関節内にいたる場合，Salter-Harris分類type Ⅳでないかどうかを注意深く診断する．type Ⅳの場合，非常に正確な整復ができないと早期骨端線閉鎖となり変形をきたす．疲労骨折は当初X線所見に乏しく圧痛部位を確認し，経時的にX線像を確認する．

ii 関節腫脹がある場合
- 関節内穿刺を行う．関節内血腫に脂肪滴が伴えば骨折の存在がある．

iii MRI
- 特に膝関節周辺の靱帯損傷，半月板損傷，骨挫傷，股関節の臼蓋唇の損傷の診断に有効である．原因不明の骨折線のない疼痛でも大腿骨骨頭部分の軟骨下骨折（図1）や，大腿骨一過性骨粗鬆症などがわかることがある．高齢者の足関節の疼痛が，距骨や踵骨の脆弱性骨折であることが判明することもある．撮像はT2強調脂肪抑制画像が特に有効である．発症早期の疲労骨折はX線像では診断がつかないことも多く，この場合MRIが有用である．また仮骨形成がみられる時も下腿の疲労骨折か（骨折線がみえる），骨肉腫などの骨膜反応かの鑑別がむずかしい際も有用である．

iv CT
- 三次元再構築像を使用することにより骨折の変形の程度，関節面の転位程度などが可視化され，手術適応の決定に役立つ．

❹ レッドフラッグス

i コンパートメント症候群
- 下肢が外傷を受けた際に，筋肉内に出血し，筋

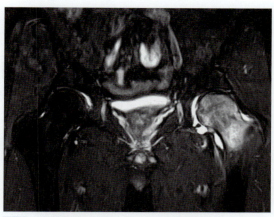

図1 X線像上異常を認めない股関節痛（42歳，男性）
左股関節をねじって来院．左大腿骨頭軟骨下骨に骨折線，関節内水腫，骨頭から頸部にbone marrow edemaを認める．

膜内圧が上昇して筋肉を栄養する細い動脈の圧よりコンパートメント内圧が上昇すると，筋肉の阻血が起こる．長く続くと筋肉は壊死に陥り不可逆性となる．疼痛は激烈で緊急の対応が必要である．これと同様に下肢が強い圧迫外力を受け続けた時，圧迫により血流は途絶して阻血から細胞は破壊される．その結果，細胞が壊死し細胞内のカリウムなどが細胞外に出た状態となり，この時に圧迫を解除，循環が再開されると心臓に再還流し心停止を起こす可能性がある（再還流症候群：reperfusion syndrome）．

ii 病的骨折
- 軽微な外傷により発生する．悪性腫瘍の骨転移により骨梁が破壊され容易に折れる．並行して原発巣の精査を要する．

iii 下肢静脈血栓症
- ギプスで固定する際などには下肢静脈血栓症を併発する可能性があり，十分説明し注意する必要がある．高齢者の大腿骨頸部骨折では，脂肪髄が静脈血中に入り血栓を形成し術後リハビリテーションを開始した際に下肢にできた静脈血栓が動き二次的に肺塞栓，そして突然死につながることがある．患肢の腫れのある場合は特に注意を要する．

b. 外来における治療方針の立て方・保存的治療の概要

❶ 治療方針の立て方

i 保存的治療で対応できる疾患
- 転位のない骨折や疲労骨折は基本的に保存的治療で治療可能である．

ii ただちに専門医へ紹介すべき疾患
- 強い外力により骨折した場合，転位が著しい場合，また出血している場合は，感染予防処置として手術を考慮する．成人以降の大腿骨，脛骨の骨幹部骨折は治癒までに時間を要するため，早期荷重，復帰を目的とし髄内釘など手術加療を考慮する．膝の靱帯損傷など不安定性を伴うもの，関節内血腫は精査を要する．
- 前述したレッドフラッグスの患者は，すみやかに転送処置の必要がある．

❷ 保存的治療の実際

i 転位のない骨折
- 基本的にギプスなどの固定で局所の安静を保ち，ギプス固定で患部を保護する．松葉杖などで免荷する．受傷直後に腫脹が強い場合や強くなる可能性が高い場合は，ギプスシーネを使い固定する．骨折部位から考えて，可能ならギプス内でも足趾の自動運動を行うよう勧める．当初の2～3日は急性期の対処をする．骨形成を待ち，部分荷重から全荷重へと進める．

ii 疲労骨折
- 保存的治療で対応可能である．第5中足骨骨幹部～近位部の疲労骨折はJones骨折と呼ばれ，早期のスポーツ復帰を目的とした手術的治療も選択肢である．

iii 肉ばなれ
- 筋肉の断裂が原因であるが，患部にストレスがからないように日常生活を工夫する．腓腹筋内側頭の肉ばなれが多く，急性期は患部を圧迫テーピングする．アキレス腱の保存的治療と同じく，歩行時患肢を先に出し健側肢が患側肢を追い越さないようにして歩く工夫や補高ヒールの装着もよい．アキレス腱断裂は尖足位維持での保存的治療が可能である．

❸ 手術の種類

➡「疾患各論」参照

4 小児疾患

1 体幹部の症候

a. 体幹部の症候の背景

- 近年，わが国の社会環境の変化や，外遊びのできない環境，家の中でのスマートフォンやゲーム遊び，食生活の変化などにて，小児成長期の運動能力の低下，いわゆる運動器機能不全の小児が増加している．小児の運動機能低下の1つである体幹部の運動器機能をチェックする必要がある．前述した社会現状に留意して，以下に述べるチェック項目により，体幹部運動器機能を中心に，全身の姿勢や歩容状態を観察するとともに，上肢・下肢の運動器機能不全をみつけだす運動器検診が重要となる．

b. 診断の流れ

❶ 本症候の前提となる知識

i 体幹の構成

- 体幹とは，頭，上肢，下肢以外で構成されている胸腹部を囲んでいる胸胴体部をいう．主に骨盤，脊柱，胸郭，肩甲帯を中心に靱帯，筋膜，筋肉などで体幹は構成され，胸腹部の内臓器を保護している．脊柱内の管腔には，脊髄液中に脊髄が中枢から末梢に走行し，馬尾神経に移行している．そして，各分節から神経根と末梢神経が分布している．
- 体幹の運動器機能不全としての症候（体幹症候）の1つに，体幹筋の複合的な協調の不全による運動器系の症候がある．運動器機能不全とは，骨盤の傾きや脊柱を維持・保護し，運動の基本となる体幹筋からの運動器機能の低下による症候である．

ii 体幹筋組織

- 体幹筋は脊柱を支える筋肉とともに，胸腔や腹腔を囲んで体幹深層筋（インナーマッスル）といわれる筋肉がある．腹腔の体幹筋は腹圧を高めて腹に内臓器を保護し，骨盤，脊柱を支えている．

iii 体幹筋の機能と役割

- 体幹の筋肉で，背部の代表的な筋が脊柱起立筋と多裂筋である．グローバル安定化システムとしての外層筋は胸最長筋，胸腸肋筋の胸部筋，腹部の腰方形筋（外側線維），腹直筋，外腹斜筋，内腹斜筋からなる体幹運動を主に司る筋肉であり，体幹を支え体幹の力強い動きの中心となる．
- ローカル安定化システムとして脊柱を支える多裂筋は胸最長筋，胸腸肋筋，腰部の腰方形筋（内側線維）とともに姿勢の安定化を図り，胸腰筋膜を緊張させ，胸腰部のコルセットのような効果がある．
- 腹横筋，内腹斜筋，横隔膜や骨盤底筋群などが協働して腹圧も高め背骨を支えている．椎間板は脊柱のクッションの役割で，靱帯，深部筋群，横突間筋や棘関節脊椎の可動域のコントロール，屈曲，伸展，回旋，スライディングを助けている．

iv 運動器機能不全とは

- 運動器機能不全とは疾患にいたっていない状態であり，小児運動器機能の新しい概念である．姿勢や歩容状態のバランスがわるく，体幹運動の前後屈，側屈，回旋運動の低下や体の硬さを伴う．
- 体幹症候は，体幹の動きの低下（体の硬さ），筋硬直，筋疲労，筋力低下などや，時としてそれに伴う筋疲労感や痛みなどがある．成長期の小児は偏った過度のスポーツや運動により，体幹筋機能不全による外傷や運動器・スポーツ障害を発生するリスクが高いと考える．
- 真の体幹運動器機能不全は運動器疾患がなく，骨盤の傾斜，脊柱の変形を伴う体幹筋の不安定性や硬さ，筋力低下などによるものと考えられるため，ストレッチングを中心とした体操や運動療法が必要となる．

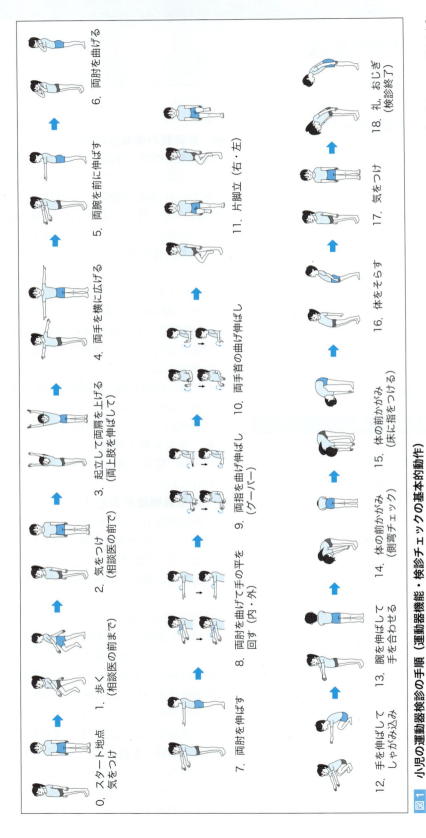

図1 小児の運動器検診の手順(運動器機能・検診チェックの基本的動作)

[柴田輝明:運動器スペシャリストのための整形外科外来診療の実際.日本臨床整形外科(編),中山書店,東京,p23,2014より]

❷ 体幹運動器機能不全の診断にいたる流れ

i 問診のポイント

- 小児期の体幹症候において重要な問診と身体所見として，姿勢と歩行状態のチェックがあげられる．日常生活の中での運動能力の育成の基本となるからである．
- 乳幼児期からの運動発達の過程を保護者から問診する必要がある．特に，姿勢反射などを中心に，大脳皮質中枢の反射として保護伸展反応（パラシュート反応）や乳幼児期のハイハイ運動，高ばい運動の期間の長さを聞く．この運動は体幹筋と四肢の運動バランスや，体幹筋を鍛える運動になる．小児期に体がふにゃふにゃしたり，手足の反射がうまく起こらなかったり，歩容異常のある小児を問診する際は，乳幼児期のハイハイ運動がしっかりできているかが重要なポイントとなる．

c. 外来における体幹運動器機能不全の予防と対処方法

❶ 体幹運動器機能不全の予防方針の立て方

- 体幹筋機能不全には，薬物処方は基本的に必要がない．体幹筋強化のストレッチングや，筋力強化の体操の指導が重要で，四肢のストレッチングや筋力強化と並行して実施すべきである．小児期の体幹症候の改善は，四肢の運動・スポーツ障害の予防や治療に有用と考えられる．

❷ 体幹運動器機能不全の予防の実際（小児ロコモ体操および生活指導）

i 体幹・四肢を中心とした運動器検診

- 体幹や四肢の一般的検査として，徒手筋力テストと関節可動域検査がある．重要な検査は18項目の運動器検診である．

【運動器検診の流れ】（図1）

- 運動器検診の基本は姿勢，歩容状態，両肩挙上，両肘手関節手指の運動機能，片脚立ち（左右交互），しゃがみ込み，体前後屈のタイトネス，運動器の痛みなどの18項目をチェックする．体幹筋が低下していると，姿勢もわるく歩容状態もしっかりできない．四肢の動きもバランスがわるく，しゃがみ込み，体の前後屈もしっかりできないなどで判断できる．
- 具体的には運動器検診において，検診医の前で起立，礼の動作をさせ基本的姿勢の確認を行う．図1のごとく，1にて検診医の前まで3～5mくらい歩かせることで歩容状態を確認する．3～7の動作で肩や上肢の関節の動き，8～10にて手首や手指の動きを確認する．11～13の片脚立ち，しゃがみ込みにおいて体幹のバランスや，左右差をみる．12にて足首など，下半身の硬さやバランスを確認し，14～15の動作で体幹全体の硬さ，バランス，左右差とともに側弯の有無について確認をする．

ii 体幹運動器機能不全に伴う体幹評価

- 歩行障害は，骨盤・脊柱を中心とした体幹機能や，四肢のバランスの乱れにより起こる．歩行についての問診と，その観察が必要となる．歩行の安定性，歩容（歩き方），歩行の協調性をみる．
- 小児の場合，健康生活指導のためにも，血圧測定，握力測定，背筋力測定を行う．そして問診票による日常生活での睡眠，食育の状態（朝食の摂取），スポーツ運動活動のチェックをする．学校の体力テストの結果も参照する．全身の運動器検診の評価，特に体幹機能の評価を行う．体幹部の機能不全が認められたら生活指導と併せて，ストレッチングや小児ロコモ体操や寝たままでの体幹部トレーニングを指導する．
- 小児期におけるメンタル不調の原因の1つとして，小児運動器機能不全が考えられる．日常生活の中で，地域や学校において外遊び運動としての全身運動のできる環境づくりは重要であり，小児の運動器機能，およびメンタル不調の改善が期待される．
- 2016年4月1日に「学校保健安全法」の施行規則が改正された．児童生徒の定期健康診断に脊椎および胸郭の疾患および異常の有無ならびに四肢の発育，形態，運動機能に注意することとなり，いわゆる運動器検診が開始された．近年の児童生徒の運動中の外傷やスポーツ障害および体幹を中心とした四肢運動器機能不全を検査する目的である．

2 上肢の症候

a. 診断の流れ

❶ 本症候の前提となる知識

i 痛み

- 成人とは違い，小児は痛みをはっきりということがむずかしく，泣く，機嫌がわるい，動かさないなどを主訴に来院する場合もある．
- 痛みを表現できる場合でも，疼痛の部位を正確に伝えることができないことを十分認識する（例：肘を動かさない場合に，鎖骨骨折のこともある）．
- 痛みの部位と誘発の確認は必要最小限にし，患児を怖がらせない程度に，健常な部位と思われる場所から徐々に患部へと移動する（例：肘の痛みの場合，鎖骨〜肩鎖関節〜肩関節〜上腕骨〜手指〜手関節〜前腕→最終的に肘をみる）．
- 外傷以外では，化膿性関節炎や骨髄炎など炎症による痛みや，神経筋疾患や悪性腫瘍を慎重にスクリーニングし，その結果，何もないようであれば心因性の可能性も考える．
- 白血病では約20％が骨痛や関節痛を訴えて整形外科を受診するので注意する．
- 心理的な原因で器質的な変化が起こる事実も念頭におく．

ii 腫れ

- 小児は痛みの部位が正確でないため，腫脹部位を確認することが大切である．
- 一見腫脹がなさそうでも必ず左右差を比べるようにする．
- 腫脹のチェック時には触診にて熱感の左右差を比べることも必要である．
- 診断には，専門的知識が必要な疾患が少なくない（例：末梢神経の著しい肥大を伴う過誤腫もしばしばある）．

iii 神経麻痺・損傷

- 骨折に伴う橈骨神経・尺骨神経・正中神経の麻痺．
- 上腕骨顆上骨折に橈骨神経麻痺や正中神経麻痺，Monteggia骨折に後骨間神経麻痺の合併に留意する．
- 心因性麻痺が疑われる場合は，筋萎縮の有無，腱反射の左右差や病的反射の有無，感覚障害と麻痺をきたしている筋の神経支配が一致しているかをチェックする．
- 発汗障害の領域をみることで，神経障害の存在とその支配神経が推察される．

iv 腫瘤

- 骨・軟部腫瘍は典型的な画像所見を呈するものが多いが，良性腫瘍でも強い炎症反応を伴うと悪性と鑑別が困難な場合がある．
- 小児では初期の段階で受診する可能性が高い．
- 軟部腫瘍に対しては，筋膜より深部の場合には悪性腫瘍を考慮する（CRPが上昇する良性腫瘍として骨芽細胞腫，軟骨芽細胞腫，悪性腫瘍ではEwing肉腫，造血系腫瘍では上昇し，骨肉腫でもまれに上昇する）．

v 変形

- 疼痛と関係があれば，骨・関節感染症，関節リウマチ，外傷などの後に発生した二次的変形を考える．
- 疼痛と関係がなければ，骨系統疾患，先天異常，代謝性骨疾患，骨・軟部腫瘍などを念頭におく．この時は上肢だけではなく，足趾，爪，足部，足関節，下腿の変形，膝および股関節などの下肢の問題がないか確認することも必要である．
- Madelung変形とは，前腕の橈骨と尺骨は協調して成長するが，なんらかの原因で橈骨遠位の成長軟骨が障害され，短縮・弯曲変形をきたした状態である．

vi 機能障害

- 機能障害の発現に外傷が関係しているか否かがポイントとなる．外傷が関係している場合には，その外傷が発生した月日，受傷機転を問診

し，前医がいる場合は説明を受けた診断名，治療内容などを聞き出す．
- 外傷が関係しない場合には，外傷が関与している場合より困難である．骨・関節の機能障害であれば，感染症，若年性関節リウマチ，骨系統疾患，先天異常などが予測される．
- 小児の場合，運動器の疼痛をうまく表現できず，運動機能不全として表現することがある．

vii 可動域制限
- 肘関節・前腕の可動域制限→近位橈尺関節癒合症など．
- 肩関節挙上制限→Sprengel変形．

❷ 診断にいたる流れ

i 診察室での動作
- 手指を動かさないという訴えで受診し，実際触診をすると嫌がる場合でも，診察室で注意深くみると手を動かしている場合もあるのでしっかり観察する．
- 脱衣動作時に痛がっている部位を動かすこともあるので見逃さないようにする（詐病や心因性を考慮）．

ii いつから，どのようにして
- 急性なのか徐々に発症したのか，きっかけとなる出来事（転倒や転落など）があったのか，受傷時の状況を本人もしくは両親（あるいは付き添いの者）から詳しく聞き出す．
- 小児に多い「肘内障」は，手をつないでいて上肢を引っ張ったり，転倒しそうになった時に引っ張り上げたりして発症する．

iii どの時間に
- 朝だけ，夜だけなど，時刻に関係するかを確認する．
- 安静時痛や夜間痛がある場合は，炎症性疾患や腫瘍を考える．

iv 変形
- 変形に対しては，いつごろ気づき，どの程度の速さで進行したか，また変形の発現に痛みが関与するかを問う．
- 歩容や両下肢にも変形がないかを問う．

v 皮膚の色，つや，筋萎縮，血流障害
- 骨折が疑われる場合は，循環障害の有無が非常に大切である．腫脹や皮膚の色調や冷感がないかで判断する（→上腕骨顆上骨折ではVolkmann拘縮に注意）．
- 足，指の爪の変形にも注意を払う．

vi 可動域制限
- 明らかな外傷があり，腫脹，可動域制限も伴っている場合は骨折・脱臼のことが多い．
- 外傷歴がない場合は先天異常を疑う．
- 肩の挙上制限や前腕の回内・回外制限の有無を確認する．

vii 筋力低下
- 筋の萎縮がないか確認する．
- 自動運動時の左右差も確認が必要である．

viii 神経学的所見
- 知覚検査は左右差のみでなく下肢とも比較を行う．
- 発汗の状態も参考になる．

ix 圧痛・痛みの誘発
- 隆起骨折や若木骨折では，臨床症状が圧痛だけしかないことがある．
- 患者の顔のわずかな表情の変化を観察しながら圧痛点をみつけることが必要である．
- 疼痛をうまく表現できない児には，種々の疼痛評価スケールを用いてもよい．
- 発熱を伴う骨・関節の痛みは，血行性に細菌感染が生じた病態も考える．

❸ 検査

i X線検査
- 小児期はX線を撮る前に明らかに異常な部位が不明な点もあるので，不明な時は広めに撮る．
- 多発性や新しい骨折と古い骨折とが混在したりする場合は，被虐待児症候群などを疑う．

ii 超音波検査
- 被曝の心配がなく，動的な画像が得られる．
- ガングリオンなどの腫瘍が疑われる場合，関節液の貯留，足関節の靱帯付着部剥離骨折などに有用である．

iii 血液検査
- 感染症が疑われた場合や若年性関節リウマチが疑われる場合．

iv　MRI
- 腫瘍，外傷時の骨以外の軟部組織損傷の評価．
- 乳幼児や小児は入眠処置が必要な場合もある．

v　CT
- 遠位橈尺関節癒合症や内反肘，外反肘の矯正骨切りの際には3D-CTが有用である．

❹ レッドフラッグス

i　Volkmann拘縮
- 上腕骨顆上骨折の際に生じやすいが，一度生じると予後が不良である．疼痛（pain），脈拍喪失（pulselessness），蒼白（pallor），筋麻痺（paralysis），腫脹（puffiness）の5P症状を見逃さないようにする．

ii　化膿性関節炎
- 成長軟骨板へのダメージが生じやすく，早急にドレナージを行う．

b. 外来における治療方針の立て方・保存的治療の概要

❶ 治療方針の立て方

i　保存的治療で対応できる疾患
- 小児骨折では自家矯正能力も高く，大きな転位骨片を有する関節内骨折や骨片間に軟部組織の介在した骨幹部骨折のような特殊な場合を除き，保存的加療で治ることが多い．

ii　経過に応じて専門医への紹介が必要な疾患
- 心理・社会的要因の影響が考えられる場合には，児童精神科専門の医師に相談することが望ましい．

iii　ただちに専門医へ紹介すべき疾患
- 前述のレッドフラッグス．

❷ 保存的治療の実際
➡「疾患各論」参照

❸ 手術のタイミング

i　骨折
- 完全に転位している場合は徒手整復を行っても容易に再転位を起こすことがあり，不安定な骨折では手術を行う．
- 循環障害がある場合（上腕骨顆上骨折）．

ii　脱臼
- 陳旧性の場合は骨切りなども含めて手術を考慮する（例：橈骨頭脱臼）．

❹ 手術の種類
➡「疾患各論」参照

3 下肢の症候

a. 診断の流れ

❶ 本症候の前提となる知識

i 成長と下肢のアライメント

- 成長により下肢のアライメントは変化し，O脚は歩行を開始する1歳ごろ強くなり，その後徐々に外反し3歳ごろにX脚，7歳ごろには成人アライメントへと変化する．
- 年少例では頭部の大きさや重さの割合が大きく，重心の位置が高いなどにより転倒しやすいが，筋力や身体バランスの向上により問題なくなる例が多い．
- 骨長の発育に骨量の発育が間に合わず，13歳前後に一時的に骨密度の増加が遅延し骨折を生じやすくなる．

ii 歩容異常の原因

- 麻痺には中枢性麻痺と末梢性麻痺があり，中枢性麻痺には脳性麻痺，頭蓋内出血後遺症などがある．脊髄性麻痺には二分脊椎などがあり弛緩性で下垂足などがみられる．
- 先天性股関節脱臼（先天股脱）などの股関節外転筋の筋力低下により Trendelenburg 徴候がみられ，片脚立位時遊脚側骨盤が沈下する．
- 中・小殿筋麻痺では，骨盤が沈下しないで体幹を立脚側に振る Duchenne 歩行がみられる．
- 二分脊椎や筋ジストロフィーなどの大殿筋筋力低下例では，腹を突き出し上体を反らせて，立脚時の股関節の屈曲を予防しようとする大殿筋歩行がみられる．
- 神経原性疾患の Charcot-Marie-Tooth 病では，シャンペンボトル筋萎縮や両側性の足関節の背屈不能を代償して下腿を高く上げる鶏歩がみられる．
- 筋原性疾患の Duchenne 型筋ジストロフィー症では，下腿筋の仮性肥大や登攀性起立がみられる．
- 先天股脱，くる病，骨系統疾患などでは動揺歩行（あひる歩行）がみられる．
- うちわ歩行は幼児期にはO脚や下腿の内捻，学齢期には下腿の内捻や大腿骨頚部の前捻角増大によりみられる．先天性内反足でもみられる．
- 墜下性跛行には，先天股脱で荷重時骨頭が殿筋内を上方に移動する軟性墜下性跛行と脚長不同の際に短縮側の骨盤を下降させて歩行する硬性墜下性跛行がある．
- 単純性股関節炎などによる下肢痛の際には疼痛回避歩行がみられる．踵部痛があれば疼痛回避による尖足歩行がみられる．
- スポーツ障害には上（下）前腸骨棘裂離骨折，Osgood-Schlatter 病，外脛骨障害，Sever 病，アキレス腱周囲炎，アキレス腱症などがある．
- 小児は骨膜が厚く弾力性に富むため，特有の若木骨折や膨隆骨折がみられる．成長軟骨板損傷や骨端離開にも注意が必要である．
- 小児骨折の特徴として，骨折部と成長軟骨板での旺盛な自家矯正能がある．成長軟骨板が圧潰したり，縦に貫通する骨折では成長の停止が起こりやすい．

❷ 診断にいたる流れ

i 問診のポイント

1）いつから，誘因，受傷機転，痛みの状況

- 性別，発症年齢を把握する．発症時期，誘因，受傷機転は不明なこともある．痛みの状況の把握には児の機嫌や今までできていた動作ができなくなったかも参考になる．乳児の股関節部痛はおむつ替えの時に泣くことが診断の参考になる．運動痛か安静時痛か，疼痛の経過も重要である．

ii 身体所見など

1）歩行・動作

- 軽度の痙性麻痺例では歩行や走ることで痙性が明らかになることがあり，廊下などで歩容を確

認する必要がある．

2）圧痛，痛みの誘発，疼痛部位

- 小児では疼痛部位の確定が困難なことも多く，全身の腫脹や変形の有無をみる．圧痛に関しては，医師が触ると泣くため母親が触っての確認が必要な場合もある．
- 乳児の場合は立位していた児が立たなくなり，這って移動する状況があれば膝より末梢の疼痛を疑う．
- 12〜17歳男子で疾走やサッカーのキックで突然激痛が生じた場合は，裂離骨折が生じやすい上前腸骨棘や下前腸骨棘，坐骨結節部の圧痛にも注意する．
- 心因性の下肢痛もまれにはあり，学校や家庭の状況の問診も必要である．

❸ 検査

- 股・膝・足関節の可動域検査や異常可動性，不安定性，異常雑音をみる．圧痛部位は診断に重要で，局所の熱感，腫脹，変形，発赤をみる．筋萎縮や知覚障害，血行障害は必ず左右差を比較する．
- 下肢長差の診察では仰臥位では骨盤の傾斜を上前腸骨棘の高さで判断する．特に麻痺では骨盤が傾斜し，みかけ上の下肢長差もよくみられる．立位での上前腸骨棘の高さ，股・膝関節の屈曲拘縮，内反膝や外反膝，尖足の状態にも注意が必要である．
- 股関節の可動域検査では左右差に注意し，痛みの程度もみる．
- 蹲踞起立動作で登攀性起立の有無，片脚起立や片脚ジャンプ，段差を飛び下りるなどを確認し筋力低下や麻痺の有無をみる．
- 小児の骨折はX線検査で初診時には明らかな所見がなくても，症状から骨折が疑われれば骨折なしの診断をすべきではない．2〜3週後に仮骨が形成されて骨折と判断される例もみられる．
- 心因性の下肢痛では除外診断を十分に行い，経過観察が必要である．臨床心理士の評価やカウンセリングを必要とする場合もある．いわゆる「成長痛」と呼ばれる器質的疾患はないのに夜間に下肢痛を訴え，昼間は痛がらない状態にも心因性の要因が関与しているといわれている．症状が増悪あるいは持続する場合はまれに白血病などの悪性腫瘍の例もあり，注意が必要となる．
- 超音波検査は軟部組織や乳児股関節の診断，単純性股関節炎の関節腫脹の診断に有用である．
- 発熱や感染症が誘因となる下肢痛では血液・尿検査が必要となる．
- 病院での検査：症状が増悪あるいは長期に持続する場合にはMRI検査も実施する．

❹ レッドフラッグス

- 歩行や走行，乳児であれば這う動作により疼痛や麻痺の状態をみる．
- 単純性股関節炎では大腿から膝関節部痛を訴える場合もあるが，必ず股関節をみる．
- 下肢痛を訴える例では，まれに白血病，悪性腫瘍，骨髄炎，化膿性股関節炎などとの鑑別が必要となる．
- Perthes病の初期や軽度な大腿骨頭すべり症の見逃しに注意する．
- 先天股脱，特に両側性では明らかな歩容異常や股関節開排制限がわかりにくい例もあり注意を要する．
- 歩行開始後転びやすい例では，著しいうちわ歩行やまれではあるが進行性筋ジストロフィー症などを鑑別する必要がある．
- 成長軟骨板損傷では成長により変形が増悪する場合があり，無理な整復操作はしない．

b. 外来における治療方針の立て方・保存的治療の概要

❶ 治療方針の立て方

i 保存的治療で対応できる疾患

- 単純性股関節炎（化膿性股関節炎との鑑別が必要），転位の少ない骨幹部骨折．

ii 経過に応じて専門医への紹介が必要な疾患

- Perthes病，成長に伴う変化を超えたO脚，X脚，その他疼痛の部位や原因が明らかでなく，症状が増悪あるいは持続する場合．リーメン

ビューゲル（Rb）で整復できない先天股脱．
iii ただちに専門医へ紹介すべき疾患
- 化膿性股関節炎，大腿骨頭すべり症，成長軟骨板の部分的な早期閉鎖．

❷ 保存的治療の実際
- 痙性麻痺の尖足にはストレッチング，装具療法やボツリヌス治療が適応になる．
- 単純性股関節炎では症状に応じた運動制限と経過観察で症状は改善する例が多い．しかし，疼痛のみで運動制限を解除すると疼痛が再発するため，股関節の内旋制限や超音波検査での関節腫脹の経過をみて運動制限を解除していく必要がある．
- Osgood-Schlatter病では尻上がり現象を確認し，大腿四頭筋に過度の緊張がある場合は，運動前の大腿四頭筋のストレッチングを指導する．

❸ 手術のタイミング
- 痙性麻痺の尖足は5歳前にアキレス腱延長手術をすると成長による再発のために手術回数が多くなるため，膝伸展位で足関節背屈0°までは保存的治療を行う．
- 成長軟骨板損傷による変形が発生し始めた時は早期の手術が必要である．
- 小児の骨折では自家矯正能が旺盛で，屈曲変形は5歳以下は30°，8歳前後までは20°程度は成長に伴って矯正される．
- 長骨骨折では短縮があっても成長軟骨板で過成長を生じ，ある程度矯正される．

❹ 手術の種類
- 痙性片麻痺の尖足例では，股関節，膝関節に拘縮がないことを確認したうえでアキレス腱延長を実施し，術後患肢への荷重練習を十分に行う．
- 成長軟骨板損傷による変形が完成した例では矯正骨切り術が行われる．
- 化膿性股関節炎では早期の切開排膿が必要である．

5 変形・萎縮

1 脊柱の変形

a. 診断の流れ

❶ 本症候の前提となる知識

- 狭義の脊柱変形は，いわゆる側弯症，後弯症，後側弯症であるが，脊椎配列の異常（環軸椎不安定症，環軸椎回旋位固定，形成不全性すべり症など）で起こる斜頸，首下がり，腰椎の過前弯も広義の脊柱変形と理解すべきである．
- 側弯，後側弯は前額面，矢状面のみならず横断面（回旋変形）をも含めた三次元的な変形で，非可塑性の弯曲（構築性弯曲）である．
- 若年者の側弯で特に10歳未満で発症し，進行するものや基礎疾患を有するものは，放置されると呼吸器障害などで生命予後に影響が出ることが自然経過の研究で明らかになっている．

❷ 診断にいたる流れ

i 診察のポイント

- 側弯では肩の左右差，ウエストラインの非対称，骨盤高の左右差，胸椎や腰椎の隆起（ハンプ）をみる．特にハンプの診察はAdams' forward bending test（図1）といい，側弯診察上特に重要である．側弯，後弯の詳細は各論を参照されたい．
- 若年者の脊柱変形と成人・高齢者の脊柱変形で主訴や想定すべき疾患が異なるので以下に記載する．

ii 若年者の場合

◆主訴と想定すべき疾患

- 首が傾いている，寝違えた：筋性斜頸，骨性斜頸（頚椎部先天性側弯），環軸椎不安定症，環軸椎回旋位固定，腫瘍性斜頸，炎症性斜頸．
- 姿勢がわるい，背中の片側が飛び出している：側弯症，後側弯症，後弯症（先天性，Scheuermann病など）．
- 姿勢がわるい，歩き方がおかしい：腰椎椎間板ヘルニア，形成不全性腰椎すべり症，脊髄係留症候群．

iii 成人・高齢者の脊柱変形

- 若年者と違い日常生活動作（ADL）や生活の質（QOL）を損ねていると判断された場合のみ治療対象になる．しかし，何歳まで若年者の脊柱変形で何歳から成人・高齢者の脊柱変形として対応するかについては専門家の間でも意見が分かれている．

◆主訴と想定すべき疾患

- 姿勢がわるい，背中が曲がっている，まっすぐ歩けない：側弯症．

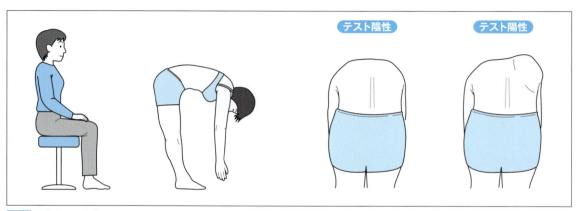

図1 Adams' forward bending test

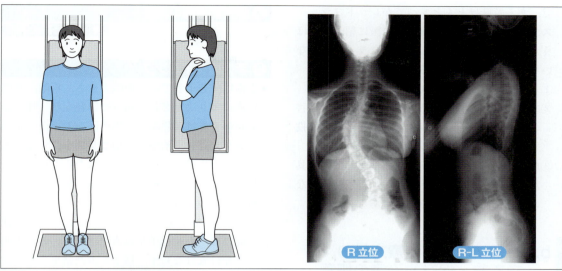

図2　全脊柱立位X線撮影時の患者のポジション
前後像は anterior-posterior（AP）像でも posterior-anterior（PA）像でもよいが，脊椎の骨成熟度を判定する腸骨稜の骨端線（Risser sign）は AP 像のほうが明瞭である．

- 姿勢がわるい，腰が曲がっている，歩いているとだんだん腰が曲がってきて歩けなくなる，腰が曲がって足が前に出ない：後側弯症，後弯症，骨粗鬆症性椎体骨折後後弯，腰部脊柱管狭窄症．

❸ 検査

- 通常の外来レベルでは，X 線検査のみでよい．CT や MRI などの検査が必要な疾患（先天性側弯，環軸椎不安定症，環軸椎回旋位固定，手術予定患者など）もあるが，専門医が必ず行うので必要ない．ただし軽症例では，撮影時の患者の立ち方，力の入れ方，手の位置，技師のポジショニングの癖などにより結果が大きく異なることがある．脊柱変形の診断は容易であるが，X 線撮影が正しく行われているか否かの判断には細心の注意を要する．

i　X線撮影

- 脊柱変形を診断するには全脊柱立位 2 方向が必須である．中枢は頭蓋骨，末梢は股関節（できれば膝関節）が入っていることが原則である．脊柱変形の X 線撮影で重要なことは患者のポジショニングである．前後像撮影時は，被験者をリラックスさせ，決してバーなどはもたせず両上肢は下垂させる．生殖器のプロテクターで腰から吊り下げる種類のものは被験者が腰をわずかにくねらし正確な評価ができない．全脊柱の撮影に対応できなければ半切フィルムで少なくとも脊柱全体が入るように撮影し評価する．全脊柱側面像の撮影時は，両上肢を下垂すると脊柱と重なってしまうため，被験者の指先を軽く鎖骨窩におく fist on clavicula（図2）が推奨されている．

- X 線像ができあがってきたら，まず撮影が正確に行われた否かを確認する．具体的には，外観上のランドマーク，すなわち患者の両肩の左右差や骨盤の位置，C7 棘突起からの plumb line（垂線）が殿裂を通っているか否かを X 線像のそれと比較確認する．外観上のランドマークと画像に差がある時は正しく X 線が撮影されていない可能性がある．またバランスをとるために，患者が無意識のうちに膝を曲げて立っている時があるので，脚長差，股関節や膝関節の屈曲拘縮の有無と X 線所見も併せて評価する．

❹ レッドフラッグス

- 脊柱変形は，その対応（患者，家族への説明も含めて）に専門的な知識と経験が必要であるの

で，ある意味ほとんどすべてがレッドフラッグスである．診断がつき次第専門医に紹介するほうが無難である．逆に，レッドフラッグスでないものを以下に列挙する．
① Cobb角20°までの10歳以上の若年性側弯症．
② 成人・高齢者脊柱変形患者で痛みや歩行障害のない，もしくは痛みや歩行障害はあるが投薬によりコントロール可能なもの．
③ 成人・高齢者に対する対症療法としての装具治療（若年者の装具治療は，進行予防目的なので専門医にまかせるべきである）．

b. 外来における治療方針の立て方・保存的治療の概要

❶ 治療方針の立て方

i　病院での検査の必要性
- 専門医に紹介後に専門医が行うのでX線検査以外不要．

ii　保存的治療で対応可能な疾患
- 上記レッドフラッグスでないもの．

iii　経過に応じて専門医への紹介が必要な疾患
- 保存的治療で対応していて弯曲が増大したり，痛みなどの症状が増悪してきた場合．

iv　ただちに専門医へ紹介すべき疾患
- 保存的治療で対応できない痛みのあるもの．神経症状を有するもの．
- 環軸椎回旋位固定は初期治療遅れると難治性になる可能性があり，環軸椎不安定症は重篤な麻痺発症の危険性があるので早急に専門医に紹介が必要である．

❷ 保存的治療の実際
→「疾患各論」参照

❸ 手術のタイミング

- 手術は，若年者では弯曲の大きさ，年齢，基礎疾患により決定され，痛みや神経症状，呼吸器症状の有無は関係ない．専門医への紹介のタイミングが遅れ，治療に適切な時期を失することはどんな疾患でも避けなくてはならないが，脊柱変形はそれにより患者が被る不利益が整形外科疾患の中では最も大きいものとなるので注意したい．「様子をみましょう」という言葉を使う時には，なぜ様子をみるだけでよいのか説明できなければならず，様子をみた結果にも責任をもたなければならない．一方，成人・高齢者では，弯曲の大きさではなく症状の有無やADL・QOL障害が手術決定因子である．しかし，5年，10年というスパンでみると弯曲は必ず進行し，手術は着実に難度が増し，その分，合併症のリスクも高まることは患者・家族に説明しておく．患者が手術を受ける・受けないを決める，主治医が専門医に紹介する・紹介しない，専門医が手術を勧める・勧めない，そのすべてに責任が生ずることを忘れてはならない．

❹ 手術の種類
→「疾患各論」参照

2　上肢の変形

a. 診断の流れ

❶ 本症候の前提となる知識

- 外傷によって生じる変形は多種多様であるが，それらは各論を参照されたい．本項では，非外傷性の場合を述べる．まず，よくみて（視診），触って（触診），動かしてみる，すなわち局所の身体所見が大切である．変形をきたす組織別に代表的な変形を述べる．

i　骨・関節の異常による変形

1) 肘関節の変形——内反肘と外反肘

- 肘関節は生理的に，平均男性 8.5°，女性 12.5°の外反肘である．これは carrying angle（外偏角，外反角）と呼ばれ，6歳までは外反 0°であるが，7歳以降では成人とほぼ等しくなり変化しない．したがって，内反肘はすべて異常である．先天性では滑車形成不全によるもので，両側性でまれである．後天性では上腕骨顆上骨折後の変形治癒がほとんどである．整容的問題だけではなく，後外側回旋不安定症（PLRI）を招来する可能性があり，carrying angle が 20°を超えていれば，10〜12歳までに矯正骨切り術を行う．一方，外反肘は外反角が生理的以上に大きいものをいうが，角度の基準はない．原因の多くは小児期の上腕骨外顆骨折偽関節である．

2) 手関節の変形

① Madelung 変形（図1）

- 橈骨遠位骨端線の掌側，尺側の発育障害により，手関節の銃剣様変形，尺骨頭の突出変形を呈する．X線所見では橈骨関節面が掌側，尺側に傾斜し，手根骨は掌尺側に亜脱臼する．成人になって疼痛，運動障害，握力低下などの症状を呈する．

3) 指の変形

【先天性】

- 多指症，合指症，巨指症，屈指症，母指形成不全，裂手，絞扼輪症候群など，手，指の先天異

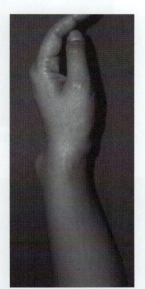

図1　Madelung 変形における銃剣様変形

常はさまざまである．多くは視診とX線検査により診断可能であるが，各論を参照されたい．

【後天性】

① Heberden 結節（図2）

- 指の遠位指節間（DIP）関節において，背側部で骨性に隆起し，徐々に屈曲変形を呈してくる．DIP 関節の退行変性（関節症）で日常生活動作（ADL）の障害は少ないが，時に運動痛，側方不安定性が強く，関節固定術が必要になる場合がある．

② Bouchard 結節（図2）

- 指の近位指節間（PIP）関節において背側部が骨性に隆起し，運動制限をきたす．PIP 関節の退行変性（関節症）であるが，疼痛，運動制限をきたすと日常生活に支障をきたし，人工関節手術，もしくは関節固定術の適応となる．

③ 母指手根中手（CM）関節症（図3）

- 母指 CM 関節において，関節症性変化が進

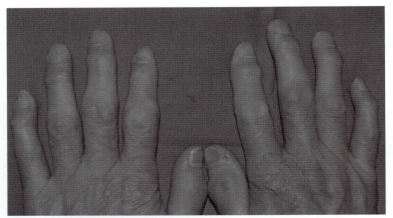

図2　Heberden 結節と Bouchard 結節（64歳，男性）

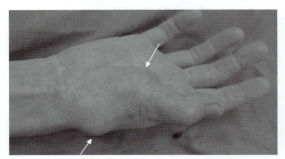

図3　母指 CM 関節症の変形と母指 MP 関節のダックネック変形（矢印）（57歳，女性）

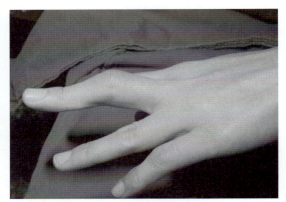

図4　関節リウマチによるボタン穴変形

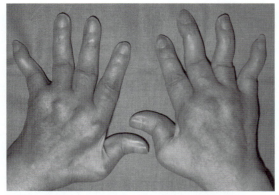

図5　関節リウマチによるスワンネック変形

行・増悪すると，第1中手骨は橈側，背側方向へ亜脱臼し，骨性の突出隆起を触れ，圧痛，運動痛を伴う．進行すると中手指節（MP）関節が過伸展してくる．

④関節リウマチの指変形
- ボタン穴変形（buttonhole deformity）（図4）：PIP 関節が屈曲位をとり，DIP 関節が過伸展位をとる変形．PIP 関節は滑膜炎により伸筋腱中央索が伸張し，浅指屈筋腱の屈曲力により屈曲拘縮を呈し，その結果，側索が掌側に移動し DIP 関節を伸展位にもたらす．
- スワンネック変形（swan-neck deformity）（図5）：ボタン穴変形とまったく逆の変形で，PIP 関節が過伸展位，DIP 関節は屈曲位を呈する変形．PIP 関節の掌側板の伸張により屈曲力の減少が生じ，過伸展位をとると，DIP 関節は伸展力が減少し屈曲位を呈する．
- ダックネック変形（duck-neck deformity）（図3）：母指 MP 関節が過伸展位を呈する変形．関節リウマチや関節症により母指 CM 関

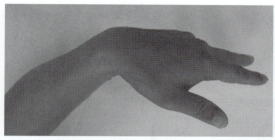

図6 橈骨神経高位麻痺による下垂手（43歳，男性）

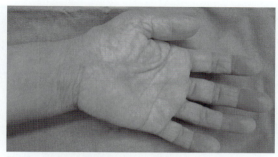

図7 正中神経低位麻痺による猿手（72歳，女性）

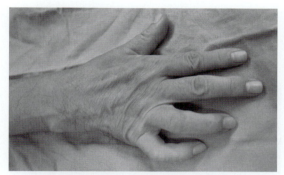

図8 肘部管症候群による鉤爪変形（59歳，男性）

節が滑膜炎で背側亜脱臼すると，MP関節は弛緩して過伸展してくる．

ii 神経の異常による変形
- 神経の麻痺により特有の変形を生じる．

①下垂手（drop hand）（図6）
- 手関節，指がともに伸展できずに垂れている変形は，橈骨神経の高位麻痺（橈骨頭より近位）である．一方，指だけが伸展できずに垂れている変形は橈骨神経の低位麻痺，すなわち橈骨神経の本幹から深枝が分かれた後の神経（後骨間神経）の麻痺である．

②猿手（ape hand）（図7）
- 正中神経の低位麻痺により，母指球筋の萎縮を起こし母指が対立位をとれずに，手掌と同一平面になった変形．

③鉤爪変形（claw deformity）（図8）
- 小指，環指がMP関節で過伸展し，PIP関節，DIP関節で屈曲位を呈する変形．尺骨神経深枝の麻痺により尺側の骨間筋，虫様筋が麻痺することで生じる．

❷ 診断にいたる流れ
- 視診により上肢の変形をみつけたら，外傷性か非外傷性かどうか問診で判別することが第一歩となる．そして，触診により変形が矯正されるものか否か，関節では可動域はどうか，疼痛を伴うものか否かを調べる．次いで，X線検査によりその原因を追究する．両側性であれば先天性の可能性が高い．X線検査では，その変形の原因が骨や関節に起因するものか，あるいは神経，筋腱などの軟部組織に由来するかを判別する．さらに詳細に追及するならば，骨・関節由来であればCT検査を，軟部組織由来であればMRI検査が有用である．

b. 治療方針の立て方

- 変形の病態を正しく把握して原因を取り除く治療が適応される．手術的治療で完全に治癒せしめることは困難な変形が多い．安易に手術に踏み切るのではなく，十分保存的治療を行い，できるだけ矯正しておいて，さらに手術でよくするという考えが基本的である．たとえば，ボタン穴変形の治療では最初は可及的にダイナミックスプリントで矯正し，その後に手術するほうが賢明である．一方，進行したDupuytren拘縮やVolkmann拘縮などは，待機しても治らないので早く手術するべきである．

3 下肢の変形

a. 診断の流れ

- 変形部位の確認．下肢長差の有無．
- 変形が生下時より存在したか，成長とともに変形が出てきたかの確認．
- 関節拘縮の程度．皮膚の弾力性．
- 麻痺の有無．生下時には診断が困難な場合もある．

b. 新生児の重度下肢奇形と治療方針

❶ 先天性大腿骨欠損症（congenital deficiency of the femur）

- 全欠損（図1）と部分欠損がある．重度の下肢短縮がある．原因は不明である．

【治療】
- 支持性と脚長差補正に義肢を装着．

❷ 先天性脛骨列欠損症（congenital deficiency of the tibia）

- 全欠損，部分欠損（図2）に加え脛骨遠位端部分欠損としての脛腓結合離開（図3）に分類される．全欠損では膝関節に高度の屈曲拘縮があり，大腿骨顆部の形成不全もみられる．足部は全欠損，部分欠損ともに強い内反尖足を呈する．腓骨遠位端は足部外側に突出し，母趾欠損をはじめ第1，第2趾列の形成不全がみられる．腓骨は代償性肥大がみられるものの下腿の発育はわるく，片側例では下肢長差が年齢とともに著明となる．脛腓結合離開では距骨滑車が脛腓間にはまり込み，足部は強い尖足を呈する．

【治療】
- 全欠損では膝関節の支持性を獲得するため，大腿骨顆間部に腓骨中枢端を陥入させる．この際，軟部組織の解離術と腓骨骨幹部での短縮術

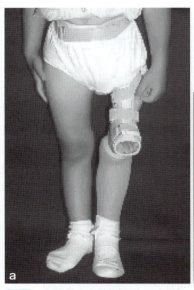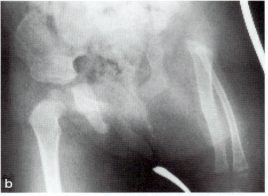

図1 大腿骨全欠損（3歳，女性）
a：骨盤支持帯付き下肢義足で対応した．
b：同一例1歳1ヵ月時．X線像で左骨盤の形成不全を認める．

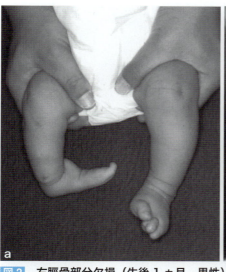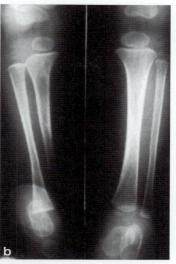

図2　右脛骨部分欠損（生後1ヵ月，男性）
a：重度の内反足と腓骨遠位端の突出がみられる．
b：同一例生後8ヵ月時．X線像では右脛骨部分欠損がみられる．

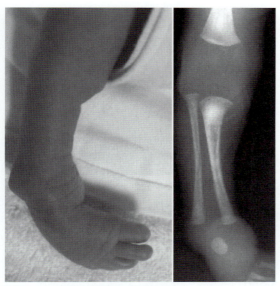

図3　右脛腓結合離開（生後16日，男性）
足関節の内・外果の突出と内反足変形がみられる．X線像では脛骨遠位端外側が欠損し脛腓結合が離開している．

を行う．部分欠損では腓骨を脛骨に癒合させた後に腓骨下端を距骨滑車に差し込み，足部変形を矯正する．腓骨の短縮が必要である[1]．

❸ 先天性腓骨列欠損症（congenital deficiency of the fibula）

- 全欠損（図4）と部分欠損がある．脛骨が弯曲している症例は足部変形も重度で治療に難渋する．腓骨列形成不全のため，下肢短縮，下腿前内弯変形，外反足や内反足変形，足根骨癒合症および欠趾症などを伴う．

【治療】
- 足部に変形があり支持性がなければ足底接地を目的に手術を行う．重度の尖足があれば脛骨下端の短縮術が必要である．重度の足部変形を伴う片側例では切断術も適応となる[2]．

❹ 先天性絞扼輪症候群（congenital constriction band syndrome）

- 絞扼輪には単に皮膚のみに溝状を呈するものもあるが，重度になると循環障害のため末梢の発育不全を起こすものから脛骨，腓骨の偽関節，さらに切断にいたるものもある．偽関節が変形治癒した症例（図5）もある[3]．

【治療】
- 絞扼輪により循環障害があれば早期に皮膚形成術を行う．足部に変形があれば乳児期に軟部組織解離術で足底接地を可能にし，学童期に脚延長を行う．残趾が義足装着に障害になれば切除する．

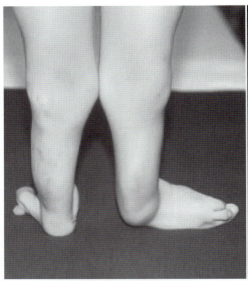
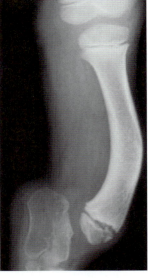

図4 両腓骨列全欠損（8歳，男性）
右足は後方を向いている．左側は踵の皮膚を含めて足部が脛骨外方に転位している．脛骨は弯曲している．

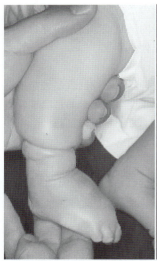
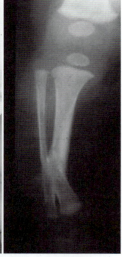

図5 右下腿先天性絞扼輪（生後5ヵ月，男性）
右下腿に絞扼輪を認め，下腿は捻転している．絞扼輪部に一致して脛骨，腓骨の硬化像があり偽関節が変形癒合したものと考えられる．

❺ 先天性脛骨偽関節症（congenital pseudarthrosis of the tibia）

- 脛骨弯曲症のうち後弯しているものは自然治癒がみられ予後もよい．一方，前方凸の弯曲例では骨折を機に偽関節となり，荷重により変形は増強する．半数以上に神経線維腫症を合併する．

【治療】
- 骨折を起こせば保存的治療は無効である．創外固定器を用いた骨移動術（bone transport）や血管柄付き腓骨移植術が適応となるが，再骨折を起こしやすい．

❻ 先天性多発性関節拘縮症（arthrogryposis multiplex congenita）

- 生直後にみられる多発性の著しく硬い関節拘縮である．皮膚は弾性に乏しく緊張し，光っている．股関節に脱臼や外旋拘縮，膝関節の脱臼や伸展位拘縮，足部は重度の内反足があり足趾の背屈も制限される．

【治療】
- 内反足には早期よりギプスによる矯正を行う．保存的治療は困難で早期軟部組織解離術の適応となる．しかし，再発傾向が高く骨性手術が必要で尖足矯正のため距骨摘出術も適応となる．膝関節の伸展位拘縮は徒手矯正に反応するが，脱臼していると徒手的に整復は困難で観血的整復術が必要となる．股関節脱臼も観血的整復術が必要で臼蓋形成術，内反骨切り術を併用する[4]．

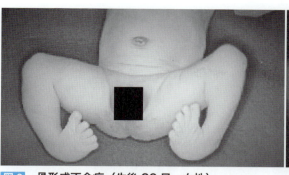
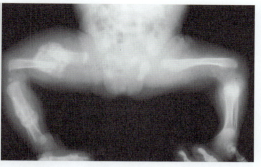

図6 骨形成不全症（生後20日，女性）
両側の股関節，膝関節に屈曲拘縮があり，内反足変形がある．出生時，下肢のみならず上肢にも骨折があった．

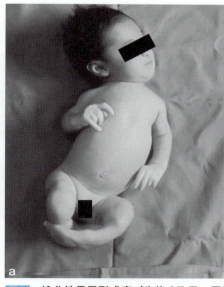
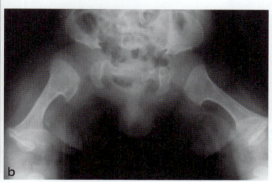

図7 捻曲性骨異形成症（生後17日，男性）
a：左斜頸，側弯，重度の内反尖足変形がある．
b：同一例生後5ヵ月時，方形骨盤，大腿骨頸部の横径の拡大，大腿骨は太く短い．

❼ 骨系統疾患に伴う下肢変形

- 生後すぐより変形がみられるものから成長に伴い下肢の短縮や膝のO脚変形が顕著となる症例まである．

i 骨形成不全症（osteogenesis imperfecta）

- Ⅰ型コラーゲンの形成異常による全身骨の脆弱性のため，骨折を繰り返す（図6）．遺伝形式と重症度により4型に分類される．

ii 捻曲性骨異形成症（diastrophic dysplasia）

- 四肢短縮型小人症で難治性内反足を伴う（図7）．耳介の変形，ヒッチハイカー母指，脊柱後側弯を合併する．方形骨盤，長管骨は太く短い[5]．

iii 脊椎骨幹端形成異常（spondylometaphyseal dysplasia）に伴う角骨折（corner fracture）（図8）

- 脊椎と管状骨骨端に異形成を起こす骨系統疾患の総称である．

c. 外傷後下肢変形

- 骨折の整復不良による前額面，矢状面の変形はX線像で容易に診断できる．X線像で診断がむずかしいものに大腿骨回旋変形がある[6]．この

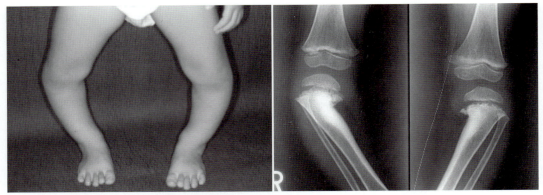

図8 脊椎骨幹端形成異常（3歳，女性）
当初 Blount 病による O 脚として治療していたが経過観察中骨幹端，脊椎に形成異常がみられた．大腿骨骨幹端形成異常と脛骨近位端に角骨折（corner fracture）がみられる．

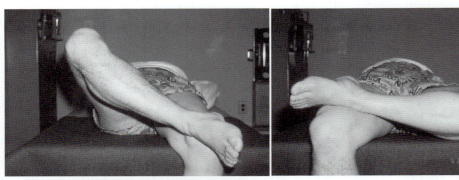

図9 左大腿骨回旋変形（35歳，男性）
左股関節は術後に異常外旋を生じる．X 線像上では左小転子は股関節を 40°外旋すると健側と同じ形状になった．

変形は横螺子固定を行う non-reamed 髄内釘で起きる．打ち込み用デバイスで容易に刺入できる近位を固定し，透視下に遠位の螺子孔が捉えられないと牽引をゆるめ，下肢を回旋させ螺子孔を探すことになる．この結果，回旋変形を生じる．この変形を防ぐには近位の横螺子を固定する前に遠位の螺子孔を正確に捉えておくか，先に遠位の横螺子を固定して適度な下肢牽引下で近位を固定すればよい．臨床的には股関節の内外旋の可動域の異常で診断できる（図9）．X 線では患側の小転子を正常の大腿骨正面像（膝蓋骨正面）の小転子の像に一致するよう回旋させて変形角度を計測する．

■文献

1) 野村茂治ほか：先天性脛腓結合離開（脛骨末端形成不全外側型）の長期治療成績．日小整会誌 3：98-101, 1993
2) 野村 裕ほか：先天性腓骨列欠損に対する足関節および足根骨固定術の 2 例．日小整会誌 32：22-26, 2011
3) 岡崎 賢ほか：長期観察し，脚延長術を行った先天性絞扼輪症候群の 1 例．日小整会誌 6：39-44, 1996
4) 藤井敏男：先天性多発性関節拘縮症．小児整形外科の実際，藤井敏男（編），南山堂，東京，p168-169, 2008
5) 野村茂治：ダイアストロフィー性骨異形成症．整形外科 41：1857-1860, 1990
6) 横関 淳ほか：大腿骨粉砕骨折における閉鎖性髄内釘—回旋変形予防のための工夫．別冊整形外 21：123-125, 1992

4　筋萎縮

a. 診断の流れ

❶ 本症候の原因（神経原性，筋原性，神経筋接合部）

- 筋力低下を起こす原因疾患としては，神経原性，筋原性，神経筋接合部性があるが，神経筋接合部性疾患は通常筋萎縮は生じない．神経筋接合部性疾患としては重症筋無力症などがある．原因により筋萎縮の部位，好発年齢，経過，付随する症状が異なる．

i　筋原性

- 筋原性では筋萎縮は近位筋優位であることが多く，深部反射は筋萎縮部位では低下する．感覚障害は伴わない．筋緊張は低下することが多いが，筋緊張性筋ジストロフィーのように筋緊張が増大し，筋緊張（myotonia）を認める疾患もある．発症年齢は小児期から20歳代までの若年発症であることが多い．
- 代表的疾患：進行性筋ジストロフィー（Duchenne 型進行性筋ジストロフィー），顔面肩甲上腕型筋ジストロフィー，先天性筋ジストロフィー，筋緊張型筋ジストロフィー，多発性筋炎．

ii　神経原性（中枢神経性，末梢神経性）

- 上位運動ニューロンは大脳の運動野皮質に発し，脊髄前角で下位運動ニューロンとシナプスを形成する．下位運動ニューロンは前根を経由し後根と神経根を形成し，脊柱管外に出て末梢神経となり筋肉に到達する．神経原性の筋萎縮は下位運動ニューロンの障害で生じるが，筋萎縮性側索硬化症のように上位，下位運動ニューロン障害が混在している疾患もある．線維束攣縮（fasciculation）を認めることが多い．筋萎縮は体幹から離れた部位，四肢の遠位が優位である．
- 深部腱反射は，一般に中枢神経性（上位運動ニューロン障害）では亢進し，末梢神経性（下位運動ニューロン障害）では低下する．
- 神経原性の疾患には，感覚障害を伴うものと伴わないものがある．
- 原因疾患としては，神経変性疾患，脳由来，腫瘍による脊髄や馬尾の圧迫性病変，脊髄空洞症，頸椎症性脊髄症，頸椎椎間板ヘルニア，頸椎後縦靱帯骨化症，flexion myelopathy（若年性一側上肢筋萎縮症），胸椎後縦靱帯骨化症，胸椎黄色靱帯骨化症，腰椎椎間板ヘルニア，腰部脊柱管狭窄症，分離すべり症や末梢神経絞扼性神経障害など多岐にわたる．発症年齢は10歳代後半の若年性一側上肢筋萎縮症を除いて，40歳代以降が多い．
- 整形外科的疾患：脊椎症，骨化症，椎間板ヘルニア，腫瘍，炎症，感染，絞扼性ニューロパチー．
- 神経内科的疾患：筋萎縮性側索硬化症，脊髄性（進行性）筋萎縮症，Charcot-Marie-Tooth 病，Kugelberg-Welander 病，多系統萎縮症，多発性硬化症．
- 図1のごとく鑑別診断を進める．

❷ 診断にいたる流れ

i　いつからか
- 筋力低下（筋萎縮）はいつからか，筋力低下は増悪傾向か不変か，または発作的か．

ii　四肢のどの部位に萎縮があるか
- 四肢，上肢のみ，下肢のみ，左右対称，片側のみ，顔面を含む．
- 近位優位，遠位優位．
- 麻痺，筋萎縮の程度．

iii　しびれ，痛み，知覚障害の有無
- しびれ，痛みを経過中に認めたか，現在も認めるのか，痛みしびれの部位はどこか．

iv　身体的特徴
- 歩容，姿勢，立ち上がり方，起き上がり方など．

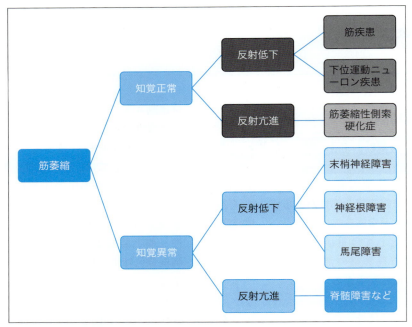

図1　筋萎縮の診断方法
末梢神経障害でも知覚異常のない例外疾患もある．

v　筋肉の状態
- 萎縮があっても筋力が保たれている（サルコペニア），線維束攣縮，筋トーヌス（弛緩，緊張），不随意運動，硬直（固縮），痙直．

vi　家族歴
- 遺伝性疾患の可能性もあるので家族歴も重要である．

vii　実際の診察法
- 問診により想定される疾患を絞り込み，神経学的診察を行い想定する疾患と神経学的所見が一致し，かつ矛盾する所見がないかを確認し，責任病変を確定する．

viii　問診
- 筋力低下（筋萎縮）を患者自身が意識していることもあるが，自覚症状として意識していないこともある．ドアノブやペットボトルのキャップを回せない，ものをよく落とす，爪先が上がらずつまずきやすい，爪先立ちができない，車のブレーキ，アクセルが踏みにくいなどは遠位筋の筋力低下であることが多い．また，洗濯物を物干しにかけにくい，髪をとかしにくい，立ち上がれない，歩行で左右に揺れる，片脚立ちできない，速く歩けないなどは近位型の筋力低下の場合に生じる．
- 発症年齢や発症の様式は，急性発症か，緩徐な進行かを確認する．また急性発症の場合は，睡眠時に発症したのか，意識がある状態で発症したのかなどを問診する．発症後筋力低下は改善傾向，不変，進行性かなどや，進行性の場合は緩徐増悪か急速増悪なのか，筋力低下の範囲が固定しているか，時間とともに拡大しているかなども重要な情報である．経過中または診察時もしびれ，痛み，知覚異常があるかは問診すべきことである．膀胱直腸障害の有無も診断上重要である．

ix　視診
- 歩容，姿勢，立ち上がり方，起き上がり方などを観察する．顔面，四肢を視診し筋萎縮の部位を同定する．線維束攣縮や筋緊張などを観察する．

x　触診
- 筋トーヌスをみる．圧痛の有無．

xi 四肢周径の計測
- 上腕，前腕，大腿，下腿の周径を巻尺を用いて計測する．
- 大腿周径や下腿周径の計測で左右差があれば，筋萎縮の可能性が高い．

xii 神経学的診察

1）徒手筋力テスト
- 患者が意識していない部位にも筋力低下を認めることもあるので，四肢すべての筋力検査を行うとともに，顔面筋，舌の萎縮や筋力低下についても診察する．

2）知覚検査
- 知覚低下，知覚異常についても全身の診察が必要になる．

3）深部腱反射
- 痙性か弛緩性を診断するために下顎反射，四肢の深部腱反射を診察する．

4）誘発テスト
- 経過，付随する症状，筋萎縮の部位，神経学的所見より鑑別診断を行う．特定の疾患ではさらに誘発テストを施行し，Tinel 徴候の有無などについても確認する．
- 頚椎疾患：Jackson テスト，Spurling テスト．
- 腰椎疾患：straight leg raising test（SLR テスト），femoral nerve stretching test，Kemp 徴候．
- 絞扼性ニューロパチー：手根管症候群，Phalen テスト，Tinel 徴候．
- 筋萎縮の診察，診断には神経疾患，筋疾患についての膨大な知識と中枢から末梢神経の神経解剖と筋肉の神経支配について精通していることが必要である．疑問を感じるか知識不足を認識したら，整形外科学，神経内科学，解剖学などの書籍を用いて調べるべきである[1~6]．

❸ 検査
- 疾患がある程度同定できたなら画像診断などを行う．画像所見のみで診断を行うと，無症候性の異常所見を症状の原因と判断し誤診にいたる可能性が高い．

i X線検査
- 症状を説明できる固有脊柱管径の狭小，骨棘，すべりなど異常所見の有無．

ii MRI
- 症状を説明できる高位に圧迫所見があれば確定診断にいたる．神経内科的疾患を疑う場合でも除外診断として撮像する場合もある．

iii 電気生理学的検査
- 筋電図や末梢神経障害性ニューロパチーの場合は，運動神経伝導速度，感覚神経伝導速度などの電気生理的検査も行う．

iv 骨シンチグラフィ
- 骨腫瘍，骨破壊性病変など．

v 血液・尿検査，腫瘍マーカー
- 感染性疾患，転移性腫瘍性病変を疑う場合．

❹ レッドフラッグス
- 筋萎縮は原因が何であれ，麻痺であるから確実な診断と迅速な対応が必要である．その中でも感染性疾患，腫瘍性病変は急速に麻痺，全身状態が悪化する可能性があり見逃してはならない．また，緊急の治療を必要とする．
- 感染：化膿性椎間板炎，化膿性脊椎炎，硬膜外膿瘍．
- 腫瘍：転移性骨腫瘍，脊髄腫瘍．

b. 外来における治療方針の立て方・保存的治療の概要

❶ 治療方針の立て方
- 筋原性疾患の場合や，神経原性疾患でも運動ニューロン疾患などの場合は神経内科の専門医に紹介する．
- 脊椎疾患，絞扼性（末梢）神経障害などは，軽症で進行性でない場合は対症療法を行い，経過観察する．
- 進行性の場合や筋萎縮が重症な場合は手術を考慮し，脊椎・脊髄疾患であれば脊椎・脊髄病医に，絞扼性ニューロパチーの場合は手外科医に紹介する．
- 脊椎・脊髄疾患で感染，腫瘍の場合はもちろんであるが，頚椎症性脊髄症，椎間板ヘルニア，腰部脊柱管狭窄症などでも麻痺が重症な場合は，早急に専門医に紹介する．

❷ 保存的治療の実際

- 頚椎症性神経根症や腰椎椎間板ヘルニアなど，予後良好で麻痺も軽度の場合は付随するしびれや痛みに対し，非ステロイド性抗炎症薬（NSAIDs），プレガバリン，弱オピオイド，筋弛緩薬，ビタミン製剤などの薬剤投与や牽引などの理学療法，装具療法を行う．患部の安静や症状増悪の肢位や動作を避けるなどの生活指導を行う．

➡「疾患各論」参照

❸ 手術のタイミング

- 原因が圧迫性病変で明らかに筋力低下，筋萎縮が進行性の場合は，早期に手術的治療に移行すべきである．進行性でなくても筋力低下などの麻痺が中等度または高度で日常生活動作に支障があり，発症早期で神経障害が不可逆的な状態ではなく，除圧術により改善が見込めるならば手術適応である．

❹ 手術の種類

- 脊椎疾患では除圧術または除圧固定術，絞扼性ニューロパチーの場合は絞扼している組織の切除である．

➡「疾患各論」参照

■文献

1) 半田　肇（監訳）：神経局在診断．第2版，文光堂，東京，p37-86，1984
2) 田崎義昭ほか：第3章運動機能の診かた．第29章筋萎縮の診かた．ベッドサイドの神経の診かた，第2版，南山堂，東京，p30-37，p379-390，1984
3) 当麻　忍ほか：上肢運動麻痺の鑑別診断．脊椎脊髄 **7**：853-859，1994
4) 菅田忠夫ほか：下肢運動麻痺の鑑別診断．脊椎脊髄 **7**：861-867，1994
5) 得丸幸夫：筋萎縮の鑑別診断．脊椎脊髄 **7**：883-889，1994
6) 長谷川修：上肢のニューロパチーと脊椎脊髄疾患の鑑別．脊椎脊髄 **7**：921-926，1994

6 よくみられる軟部腫瘍・腫瘍類似疾患

a. 診断の流れ

❶ 前提となる知識

- 軟部腫瘤のほとんどは良性疾患であるが，ある一定の確率で悪性（軟部肉腫や転移性腫瘍）が存在し，その比率については正確なデータに乏しい．
- 大きい，可動性が不良である，境界が不明瞭である，などは悪性の可能性を示唆するが，その逆に，小さい，可動性が良好である，境界が明瞭であるからといって良性と断定はできない．
- 軟部腫瘤のほとんどは小さな腫瘤が大きくなってから悪性化するのではなく，悪性のものは最初から悪性であり，腫瘤の大きさはあくまで患者の受診のタイミングによる．
- 日本整形外科学会骨・軟部腫瘍委員会の発表している軟部腫瘍登録のデータでも軟部肉腫の1/4程度は5 cm以下の小さな腫瘤である[1]．
- 悪性腫瘍を良性と思って手術をすると，腫瘍汚染を広げる可能性があり，生検後に根治手術を行う場合と比べ，その後の手術侵襲が大きくなり，時には機能損失を招く．
- したがって，切除してみれば悪性か良性かわかるという診療方針は望ましくない．
- 生検は悪性であった場合の手術法を想定して行うべきであり，かつ軟部腫瘍の知識が豊富な病理医による診断が必要である．さらに，近年では遺伝子診断の重要性が増しており，これに対応できる検体処理も望まれる．
- 良性と考えて手術を行う場合は術前MRIなどの画像評価をしたうえで，確かな術前診断（脂肪腫である，ガングリオンである，神経鞘腫であるといった診断名をいえるもの）を得た後に施行すべきである．

❷ 診断にいたる流れ

i 問診

- 家族歴はないか（神経線維腫症など），腫瘤がいつからあるか，増大傾向にあるか，大きくなったり小さくなったりするか，痛みがあるかなどを聞く．一般に軟部肉腫では月単位に腫瘤増大を感ずることが多いが，中には先天性の肉腫も存在し，きわめて緩徐な増大傾向しか示さないものもある．診察時に5 cm以下であっても患者が大きくなりつつあることを感じている場合は，悪性の可能性を十分疑う．

ii 診察

- 体表面の異常がないか，腫瘤の部位と大きさ，硬さ，周囲との癒着，自発痛・圧痛・いわゆるTinel徴候の有無，関節可動域，神経学的異常の有無，所属リンパ節の腫大の有無を診察する．カルテには腫瘤の部位を図示しておくとよい．
- 軟部肉腫の中には類上皮肉腫のように感染性の肉芽組織のようにみえるもの，滑膜肉腫，Ewing肉腫，未分化多形肉腫のように内部に大量の血腫をためることから外傷性の血腫と誤診されやすいものがあること知っておく必要がある．
- 問診と診察のみで良性と確定診断できる腫瘤はガングリオン，粉瘤以外は少ない．

❸ 検査

i 血液生化学検査

- 軟部肉腫に特異的な異常はほとんどないが，骨外性Ewing肉腫の神経特異エノラーゼ（NSE），類上皮肉腫のCA125，悪性リンパ腫の可溶性インターロイキン（IL）-2受容体などが腫瘍マーカーとなりうる．

ii 画像検査

1）超音波検査

- 近年解像度のよい超音波装置が運動器疾患にも頻用される．特にガングリオンでは境界明瞭な低エコー像と，後方増強が特徴的である（図1）．まれに粘液の多い肉腫でも似たような超音波所見を示すが，関節に近く，可動性が良好で超音波所見がガングリオンとして典型的である場合，筆者はその場で18 G針にて穿刺して確定診断を得るようにしている．
- 粉瘤や脂肪腫にも診断的価値が高いという意見もあるが，これらを超音波のみで確定診断できる例は限られている印象である．実際に，「超

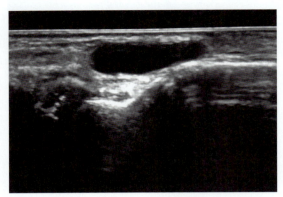

図1　手関節ガングリオンの超音波像
境界明瞭な低エコー腫瘤とその深部に白い後方エコー増強像が確認できる．

音波検査で粉瘤や脂肪腫にみえたので辺縁切除しました」といって紹介される軟部肉腫も少なくない．

2) X線検査

- 脂肪性腫瘍では軟部陰影の透過性上昇がみられる．石灰化をきたすものとしては良悪性とも多数の疾患があり，それのみで確定診断にいたることはまれであるが，同心円状の円形石灰化（静脈石）は血管腫（静脈奇形）に特徴的である．

3) MRI

- 腫瘍の局在や大きさを正確に評価でき，信号パターンから確定診断にいたる腫瘍もあり大変有用な検査である．しかし，MRIを撮れば良悪性が常に判別できるわけではない．囊腫病変か実質性病変かの判別に造影が重要であり，筆者は脂肪腫や高分化型脂肪肉腫が疑われる例や，造影剤アレルギーのある例以外は，可能な限り造影を併用している．また，放射線診断医による「○○などの可能性がある」との診断は，決して確定診断でないことをよく認識すべきである．

4) CT

- CTで得られる腫瘍の質的および部位的情報は多くないため，MRIよりも優先順位は劣ると考える．しかし悪性リンパ腫や，リンパ節への転移性腫瘍が疑われる場合，頸部から骨盤部までのCTを行うことで病状の把握が可能になる．血管との関連をみる場合は，造影検査を行うことで従来の血管造影に迫る情報を得ることが可能になった．

5) PET

- FDG-PET検診が普及し，無症候性の軟部腫瘍が発見されることがあり，整形外科にコンサルトされることも増加しつつある．神経鞘腫などでは良性でも高い信号を示すことがあるが，最終的な診断のためには軟部腫瘍に精通した専門施設に紹介することが望ましいと考える．

❹ レッドフラッグス

- 軟部腫瘍では診断を確定しないまま「小さいから放置してよい」と根拠もなくいわれることがある．小さい軟部肉腫は多く，また相当大きくならないと肉腫自体による日常生活動作（ADL）障害はきたしにくいことから，いったん放置してよいといわれた患者は相当進行しないと再受診しないことが多い．

b. 治療方針の立て方

- よくある腫瘍の確定方法を以下に記す．

i　ガングリオン

- 問診，診察，超音波と穿刺で多くは確定可能である．穿刺しても十分なゼリー状内容が引けない場合，粘液性の実質性腫瘍である可能性があり専門施設への紹介や，造影MRI評価をすべきであろう．ガングリオンの手術を行う場合，局所浸潤麻酔では周囲の局所麻酔薬による浮腫とガングリオン自体の判別がむずかしくなるため少なくとも伝達麻酔などが考慮されるべきである．

ii　粉瘤

- 小さなものは皮膚表面の性状で診断可能なことが多く，希望があれば手術を計画する．粉瘤は時に大きくなり，1回大きな粉瘤をみたことのある医師ほど，皮下の悪性腫瘍を粉瘤と思って不適切手術をしてしまうことが多いように感じている．大きな粉瘤の確定診断には造影MRI（囊腫であるため内部は造影されない）や，穿刺による内容物の確認が必要である．しかし，穿刺しても18G針では十分内容液が引けない

例もあることや，穿刺孔からの感染が生じうることに留意すべきである．筆者は 3 cm を超える粉瘤をみた場合，造影 MRI を施行してから手術を推奨している．大きな粉瘤では感染を起こすと治療に難渋することや，きわめてまれに内部に扁平上皮癌が発生することがあるからである．

iii 脂肪腫

- 触診で診断可能との意見があるが，筆者は触診では診断できない．また超音波でも確定診断は困難である．軟らかくても大きくなり続けている腫瘍の場合，MRI 検査を勧めている．MRI で脂肪腫と確定診断（どの撮影でも皮下脂肪と同じ信号になる）できれば手術を希望しない症例も多い．しかし，5 cm を超える脂肪性腫瘍は異型脂肪性腫瘍（高分化型脂肪肉腫）の可能性を含むため，専門施設への紹介が望ましいであろう．

iv その他の腫瘍

- 神経鞘腫のいわゆる Tinel 徴候と MRI のターゲットサイン，血管腫（静脈奇形）の静脈石など腫瘍に特異性の高い情報がある場合以外，術前に確定診断を得ることはむずかしい．診断がはっきりしない腫瘍の場合は，専門施設の受診を勧めたい．リンパ腫や転移性腫瘍を除き，生検は腫瘍の知識に詳しい者が，遺伝子検査を含め十分な検体処理が可能な施設で行うべきであろう．

v ただちに専門施設へ紹介すべき疾患

- 数ヵ月の単位で増大している軟部の実質性腫瘍をみた場合は，生検などはせずに専門施設に紹介すべきである．また，MRI 撮影をしても診断の確定しない軟部腫瘍は，専門施設へ紹介すべきと考える．

■文献
1) 日本整形外科学会（監），日本整形外科学会診療ガイドライン委員会ほか（編）：軟部腫瘍診療ガイドライン 2012，南江堂，東京，2012

7 ロコモティブシンドローム

❶ ロコモティブシンドロームの定義と概念

- 2013年から日本整形外科学会（日整会）は，「ロコモティブシンドロームとは運動器の障害のため，移動機能の低下をきたした状態で，進行すると介護が必要となるリスクが高まる」と定義を変更した．また，ロコモティブシンドローム（ロコモ）の概念についても次のように整理した．すなわち，運動器を構成する骨，関節，神経，筋などに高齢者での common disease である骨粗鬆症，変形性関節症，変形性脊椎症，脊柱管狭窄症，サルコペニアなどの運動器疾患が起こるとそれらが連鎖，複合して運動器の痛みや機能低下をきたし，また機能低下が運動器疾患をさらに悪化させたりしつつ，移動機能低下（歩行障害）に進展し，さらに悪化すると最後には要介護状態にいたるというものである（図1）．

❷ ロコモの原因となる運動器疾患

- 若い人が整形外科を受診したり，手術を受けたりする原因は多岐にわたる．ところが，加齢による運動器の障害の原因となる疾患の種類は多くない．特に移動機能低下の原因となると，その種類はさらに少なくなる．図1の左の項目が移動機能低下の原因となる疾患である．1つ目が骨粗鬆症と主に骨粗鬆症により骨の脆弱性をきたした病態による骨折，2つ目が軟骨の加齢を主因とした変形性関節症，3つ目が広義の変形性脊椎症のうち脊髄，馬尾，神経根などに神経症状を呈した脊柱管狭窄症，4つ目がサルコペニアである．高齢者の骨折の大部分は立った姿勢からの転倒か，それより小さい外力で生じる骨脆弱性骨折である．変形性関節症は膝関節，股関節の順で多く，脊柱管狭窄症は腰部，頚部の順である．腰部では腰椎椎間板ヘルニアや腰椎すべり症なども高齢者の移動能力を低下させている場合の多くは脊柱管狭窄症としてである．現代の脊髄損傷の多く，高齢者に限れば過半数が骨折や脱臼を伴わず，頚部の脊柱管狭窄に比較的軽微な外力が加わって発症したものとなってきている．多発している脊椎圧迫骨折があっても持続的で高度の移動障害をきたしている高齢者のほとんどすべてに脊柱管狭窄がある．

- ロコモの原因としてこれらの運動器疾患を選択したのは，臨床の現場での実感によるものであったが，その選択の妥当性が疫学的研究によって裏づけられた．

i 骨粗鬆症，変形性膝関節症，変形性腰椎症の疫学

- Yoshimura らの大規模住民コホート Research on Osteoarthritis Against Disability（ROAD）の研究成果によるところが大きい[1]．骨密度測定で診断される骨粗鬆症，X線で変形性変化が中等度以上の変形性膝関節症，変形性腰椎症の年齢別の有病率は図2のとおりである．

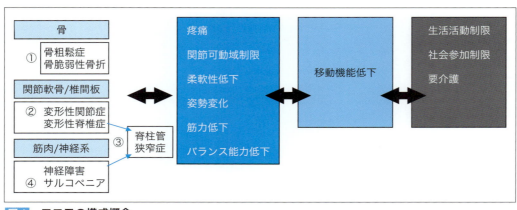

図1 ロコモの構成概念

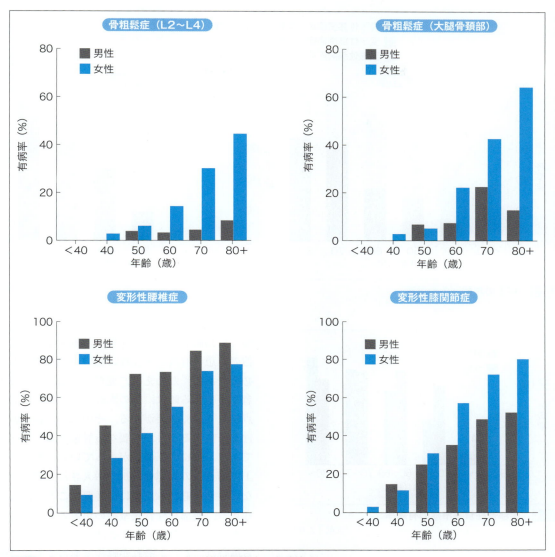

図2 骨粗鬆症・変形性腰椎症・変形性膝関節症の有病率

[文献1より]

Yoshimuraらはその後これら3疾患の年齢別の合併率も報告しており（図3），それによれば70歳代の女性の75％，男性の60％がこれらのうちの2疾患を有している．この研究から推測される骨粗鬆症患者は1,300万人，変形性膝関節症の有症状者は800万人，変形性腰椎症の有症状者は1,100万人であるとされる．

ii 腰部脊柱管狭窄症の疫学

- 脊柱管狭窄症の診断にはMRI撮影が欠かせないが，大規模住民コホートでMRIを用いた研究がIshimotoらによって行われた[2]．それによると年齢別の有病率は図4のようになり，この研究から推測される患者数は約600万人である．

❸ 運動器疾患の連鎖と複合

- 図1で左の運動器疾患の右側には疼痛と運動器の機能低下の項目がある．疼痛はその原因が神経原性であれ，関節に由来するものであれ，疼痛により運動器を使わなくなることで骨の粗鬆化を招き，筋力を低下させる．これらは骨脆弱性骨折を招く．また筋力低下は，それが神経

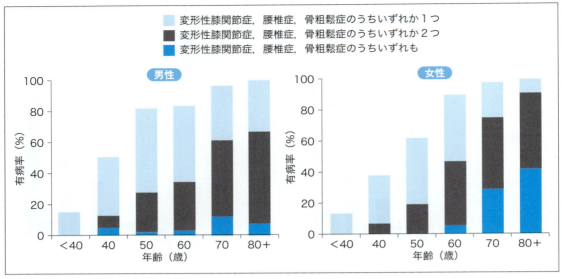

図3　疾患の年齢別の合併率

[文献1より]

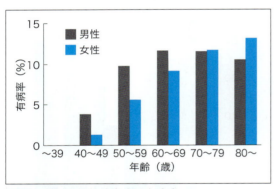

図4　腰部脊柱管狭窄症の有病率

[文献2より]

原性であれ，サルコペニアによるものであれ，関節や脊柱の不安定性を通して変形性関節症や変形性脊椎症を増悪させる．また筋力低下は転倒の頻度を増加させ，骨脆弱性骨折を増加させる．バランス能力の低下はそれが脊柱管狭窄によるものであれ，関節症による位置覚低下によるものであれ，骨脆弱性骨折を増加させる．すなわち，運動器疾患により生じる疼痛や運動機能の低下が次の運動器疾患を生じさせる疾患の連鎖が生じる．

- また，複数の運動器疾患があればそれらが複合して単独の場合以上の疼痛や運動器の機能低下を生じさせるのである．したがって，臨床の現場では高齢者の運動器疾患を治療する時，常に他の疾患の有無と可能性に想いをいたすことが必要である．たとえば，変形性関節症のある患者を手術する時は，骨の脆弱性と神経の状態を点検しておく必要がある．その患者が骨の脆弱性を予防することが必要なら対策を講じるべきである．膝に人工関節が入っている高齢者が人工関節直上の大腿骨骨折で搬入され，要介護となる事態を避けるためには必要なことであると考える．腰部脊柱管狭窄症の患者の術後においても，変形性股関節症や膝関節症を合併している場合は，たとえそれが軽症であっても総合的な移動機能を調べ，その向上をめざすべきである．

【ロコモーションチェック（ロコチェック）2010】

- 一般の人が自分でロコモに気づくための質問票がロコモーションチェック（ロコチェック）である．ロコチェックはロコモを普及させることを目的としており，疫学調査や介入研究などには適していない．次の7項目のどれか1つに常にあてはまればロコモであるとしており，人々の視覚に訴えるためにその図とともに公表している（図5）．

1) 片脚立ちで靴下がはけない
2) 家の中でつまずいたりすべったりする
3) 階段を上がるのに手すりが必要である
4) 家のやや重い仕事が困難である
5) 2 kg 程度の買い物をして持ち帰るのが困難である
6) 15分くらい続けて歩くことができない
7) 横断歩道を青信号で渡りきれない

④ ロコチェックの成り立ち

- 2007年末，当時の日整会の中村耕三理事長はロコモの概要を示し，2008年の『日本整形外科学会雑誌』の第1号の巻頭言でその内容を説明した．その後，日整会，日本ロコモティブシンドローム研究会（ロコモ研）の活動として一般の人々へのロコモの周知と整形外科の中でのコンセンサスの構築のための活動が行われた．ロコモという概念，言葉を普及させていく際には当然のことながら，どのような徴候があればロコモか，診断基準はあるのかが問われることとなる．この事態に対応すべくロコモ研の仲間で集中的に議論し知恵をしぼり，中村理事長とともにロコモの自己点検法を考案した．その内容が日整会に提案され，そこでの議論，審議の後，2009年4月，日整会からロコモーションチェックとして発表された．ロコチェックはそのロコモーションチェックの略称，愛称である．

- 当時，わが国における65歳以上の高齢者人口は「超高齢社会」の基準である総人口の21％に迫っていた．わが国の高齢化は2025年までに急速に進むため，今の事態を坐視していては急速な高齢化に伴って要介護となる人口も急速に増加することが予測された．当時日整会は，ロコモを「運動器の障害のために要介護になっていたり，なる危険の高い状態」としていたので，ロコモの診断基準を策定する方法としては，運動器障害のため要介護になったことをエンドポイントとした長期の前向きのコホート研究が正統であったであろう．しかし，その結果を待っていたのでは運動器の障害のために要介護が必要となる人が急増している事態をかえられない．そこで，ロコモ研ではこれまでの高齢者，転倒，介護に関する先行研究を内外を問わずすべて調査し，要介護と運動器障害を結びつける項目を抽出した．それらの項目からお互いが重複せず，臨床家からみてロコモの要因となる疾患と関連しているであろうものを選んだ．それがロコチェックの1）〜3），6），7）の5項目である．

- ロコモ研が提案したロコチェックは当初5項目であり，「ロコチェック2009」として日整会から発表されたが，まもなく「運動器機能不全の

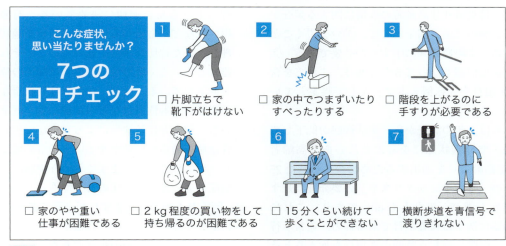

図5 ロコチェック2010

［ロコモ チャレンジ！推進協議会WEBサイトより転載］

早期発見，診断ツールの開発」研究の中間報告（主任研究者 星野雄一，自治医科大学整形外科教授）が公表され，その成果を取り入れることが妥当と判断されて 4) と 5) の 2 項目が追加され，現在の「ロコチェック 2010」となった．この星野らの研究の成果が後に「ロコモ 25」となった．

5 ロコチェック選定の根拠になった先行研究

- 2009～2010 年にかけロコチェック選定を行った際に参考とした高齢者，転倒，介護に関する先行研究のうち，重要なものを紹介する．
- 新開は地域在住高齢者の基本的日常生活動作（ADL）障害発生と体力測定結果との関連を 6 年間追跡した．その結果，歩行速度と開眼片脚起立時間の ADL 障害発生予測力が優れていたと報告している[3]．
- 日本医師会総合研究機構によれば，一般高齢者と軽度要介護者（要支援，要介護 1，2）の歩行機能を比較した場合，両者の間で大きな差がある体力としては，通常歩行速度，開眼片脚起立時間があげられるとしている[4]．また，同時に行ったアンケート結果における一般高齢者と要支援者で違いの大きい項目の中の運動器に関するものは，①転倒に対する不安，② 1 km くらい歩けない，③片脚立ちで靴下がはけない，④ 1 年以内の転倒歴であった．
- 鳥羽らは地域在住高齢者の転倒に関する調査から，転倒のリスク因子として，①つまずくことがある，②階段昇降に手すりが必要である，③歩く速度が遅くなってきたをあげ，これらを含む 21 項目を「転倒スコア」として提案している．
- 鈴木らは 2 年の調査から，生活機能が低下し要支援・要介護状態になるおそれのある高齢者（特定高齢者）を抽出するためにつくられた 25 項目の「基本チェックリスト」の要介護に対する感度を調べ，男女とも 60% であり，これに運動器に関する検査項目である握力，通常歩行速度，開眼片脚起立時間の 3 項目を加えるとその感度が男性 90%，女性 80% に向上した[5] と報告している．
- 前述の先行研究などにある項目を一般の人が自らチェックし，気づけるように調整したものがロコチェックである．片脚起立時間のかわりに 1) を，歩行速度のかわりに 7) をチェックすることとした．

6 ロコチェックでチェックされる運動機能の解説

1) 片脚立ちで靴下がはけない

- 主にバランス力の指標である．第一に靴下をはくという行為により重心を変化させつつバランスを保ち，片脚起立をその時間続けられるかという課題であり，第二に靴下をはくという動作と片脚で起立するという動作を二重に行う課題ともなっている．開眼片脚起立時間はバランス力のよい指標であり体力測定の項目ともなっているが，年齢性別によりその平均が大きく変化し標準偏差も大きいため，今のところ定量的な基準は避けたが，今後の研究により基準の数値を示すべきかもしれない．この項目にはたとえ片脚立ちでなくても靴下がはけない状態が含まれている．これは股関節や膝関節の可動域が制限されていたり，関節の痛みが強い場合などが想定されるので，関節機能障害もチェックできる．

2) 家の中でつまずいたりすべったりする

- 歩行時，人は知らず知らずのうちに自分の足を持ち上げる量を適切に決めている．関節，筋肉，腱などから伝わる位置覚の情報を適切に処理し，また適切な指令を送れることがそれを可能にしている．変形性関節症では関節の位置覚が低下している．腰部・頸部脊柱管狭窄などの神経障害でも位置覚などの深部知覚が低下している．頸部脊柱管狭窄による脊髄症で生じる痙性は足を滑らかに動かすという指令の破綻であり，少しの段差でつまずくという症状は頸部脊髄症による錐体路症状の典型である．

3) 階段を上がるのに手すりが必要である

- 自重を片脚で持ち上げられるか，移動しながらバランスを保てるかの指標である．階段で自重を持ち上げるのは膝伸展筋である大腿四頭筋と

足関節底屈筋である下腿三頭筋などの力による．大腿四頭筋筋力を体重で割った体重支持指数（weight bearing index：WBI）と自立度の関係に関する研究によれば，ジョギング程度の運動ができ，日常生活を楽しむためには60％以上が必要である[6]．WBIと階段を上がる能力との関係を調べた村永は，完全に自立していた人が67.5 ± 17.5，手すりが必要な人が39.9 ± 8.9であったと報告している．

4）家のやや重い仕事が困難である
5）2 kg程度の買い物をして持ち帰るのが困難である

- 4），5）の2項目は星地，星野らによる「ロコモ25」に関する研究の成果から追加されたものである．「ロコモ25」については後述するが，その研究の過程で25項目を互いに関連のあるものごとにグループ分けした場合，グループ内の他の項目と最も関連が強く，グループを代表する5つの項目があげられた．その5項目とは，①階段昇降が可能か，②急ぎ足で歩けるか，③休まず歩ける距離はどのくらいか，④2 kgの買い物の持ち帰りが可能か，⑤やや重い家事が困難かであった．この5項目のうち，④⑤が「ロコチェック2010」に新たに追加された．この2項目では，運動器の疼痛，サルコペニアなどによる特に体幹の筋力低下，筋の持久力低下などがチェックできる．

6）15分くらい続けて歩くことができない

- 腰部脊柱管狭窄症の特徴的な症状として間欠跛行がある．歩行を続けると下肢に痛みやしびれを生じて歩行の持続が困難になり，しばらく休むとまた歩行が可能となることを繰り返すものである．本項目で間欠跛行をチェックできる．時速4 kmで歩けば15分では1 kmとなるので，転倒の要因となる「1 kmくらい歩けない」の意味もある．さらに歩行を持続することで悪化する下肢の変形性関節症による関節の痛みもチェックできる．

7）横断歩道を青信号で渡りきれない

- 歩行速度の目安である．法律で明文化されているわけではないが，現在わが国のほとんどの横断歩道において歩行者用信号の青点灯時間は横断歩道の長さに合わせて最短時間が設定されている．青点灯時間は横断歩道の長さ（メートル）の数値と同じ秒数より長く設定されている．すなわち，青信号になって即座に渡り始めた場合，歩行速度が1 m/秒以上で渡りきれるようになっている．これは警察関係者のコメント，実際の青信号の時間を測定した複数の調査から間違いはないようである．したがって，この項目はおよそ毎秒1 m以上の速度で歩けるかの設問である．

【ロコモ度テスト】

- 2013年5月，日整会は，ロコモ予防の対象を要介護間近の人からより広い年齢まで広げることを目標に，「ロコモ度テスト」を発表した．ロコモ度テストは移動に関する運動機能検査と身体状態や生活状況に関する指標で構成されている．

- 運動機能検査としてふさわしいのは，その検査が加齢に伴う運動機能低下を検出でき，さらに介護につながる可能性と関連しているものであろう．これまでの先行研究から移動に関する運動機能として，下肢筋力と歩行速度が採用された．下肢筋力の検査法として，総合的な立ち上がるための下肢筋力を測定する立ち上がりテストが採用された．歩行速度を直接測定するには広い場所と測定者が必要で，自分1人で測定するのは困難である．高齢者の歩行速度が低下する場合，歩調は変化せず歩幅が低下することもよく知られている．そこで歩行速度のかわりに歩幅を測定する2ステップテストが採用された．

- 身体状態や生活状況に関する指標としては，「ロコモ25」とした．

❼ 各テストの解説

- 立ち上がりテストは，片脚または両脚で10, 20, 30, 40 cmの高さの台から立ち上がれるかを調べる．このテストは体重に対する下肢筋力の割合とよく相関し，垂直方向への移動機能を調べるものである（図6）．両脚より片脚，そしてより低い高さの台から立ち上がれるほうがよい成績となる．2ステップテストはバランス

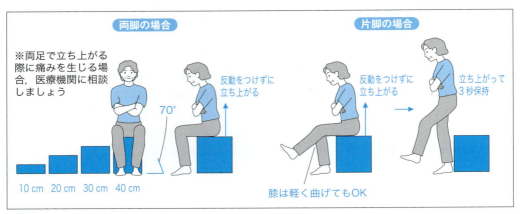

図6　立ち上がりテスト

［ロコモ チャレンジ！推進協議会 WEB サイトより転載］

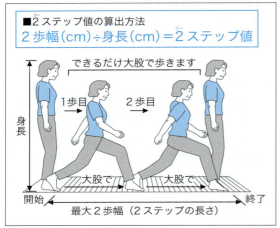

図7　2ステップテスト

［ロコモ チャレンジ！推進協議会 WEB サイトより転載］

を崩さない範囲でできるだけ大股で2歩歩き，その距離を身長で割って算出する．このテストは歩行速度とよく相関し，水平方向への移動機能を調べるものである（図7）．「ロコモ25」は運動器に関係する25項目からなる質問票に答え，そのあてはまる程度によって1項目につき0～4点のどれかを選び，25項目の総和を算出する．点数が高いほど運動器のことで不自由を自覚していることになる．「ロコモ25」は身体状態や生活状況の自覚的指標となる．図8に25項目の詳細を示す．これは，ロコモ チャレンジ！推進協議会のホームページなどでも閲覧できる（locomo-joa.jp/check/test/locomo25.html）．

❽ 臨床判断値の策定

- 2015年5月，日整会は「ロコモ度テスト」に臨床判断値を設定し公表した．この臨床判断値は予防医学的見地から年齢によらずロコモの程度を判別し，その予防や悪化の防止を図ろうとするものである．これは住民コホート研究での既知の要介護要因とロコモ度テストとの関連に関する研究[7]の成果による．本研究でロコモ度テストに設けた3つの判断値は，縦断研究において4年後の要介護移行の予測因子であることが示されていた「歩行速度が遅い」と「椅子立ち上がり時間が長い」こと2つとそれぞれが独立した因子として有意に関連し，該当数が増えるごとにその関連性が強くなることが示された．ロコモ度テストは発表されてからまだ日が浅いため，このテストを用いた要介護となることをエンドポイントとした縦断研究はまだないが，ロコモの臨床判断値の策定が急務であることに鑑み，専門家集団である日整会がこの値をロコモの臨床判断値として妥当であると判断したのである．
- ロコモのはじまりである「ロコモ度1」は，立ち上がりテストで片脚で40 cmができない，2ステップテストが1.3未満，「ロコモ25」が7点以上，のどれか1つでもあてはまるもの，移動機能低下が進行した「ロコモ度2」は，立ち上がりテストで両脚20 cmができない，2ステップテストが1.1未満，ロコモ25が16点以上，のどれか1つでもあてはまるものとした

図8 ロコモ25

		困難でない	少し困難	中程度困難	かなり困難	ひどく困難
	この1ヵ月のからだの痛みなどについてお聞きします	痛くない	少し痛い	中程度痛い	かなり痛い	ひどく痛い
Q1	頸・肩・腕・手のどこかに痛み（しびれも含む）がありますか	痛くない	少し痛い	中程度痛い	かなり痛い	ひどく痛い
Q2	背中・腰・お尻のどこかに痛みがありますか	痛くない	少し痛い	中程度痛い	かなり痛い	ひどく痛い
Q3	下肢（脚のつけ根、太もも、膝、ふくらはぎ、すね、足首、足）のどこかに痛み（しびれも含む）がありますか	痛くない	少し痛い	中程度痛い	かなり痛い	ひどく痛い
Q4	ふだんの生活でからだを動かすのはどの程度つらいと感じますか	つらくない	少しつらい	中程度つらい	かなりつらい	ひどくつらい
	この1ヵ月のふだんの生活についてお聞きします	困難でない	少し困難	中程度困難	かなり困難	ひどく困難
Q5	ベッドや寝床から起きたり、横になったりするのはどの程度困難ですか	困難でない	少し困難	中程度困難	かなり困難	ひどく困難
Q6	腰掛けから立ち上がるのはどの程度困難ですか	困難でない	少し困難	中程度困難	かなり困難	ひどく困難
Q7	家の中を歩くのはどの程度困難ですか	困難でない	少し困難	中程度困難	かなり困難	ひどく困難
Q8	シャツを着たり脱いだりするのはどの程度困難ですか	困難でない	少し困難	中程度困難	かなり困難	ひどく困難
Q9	ズボンやパンツを着たり脱いだりするのはどの程度困難ですか	困難でない	少し困難	中程度困難	かなり困難	ひどく困難
Q10	トイレ用足しをするのはどの程度困難ですか	困難でない	少し困難	中程度困難	かなり困難	ひどく困難
Q11	お風呂で体を洗うのはどの程度困難ですか	困難でない	少し困難	中程度困難	かなり困難	ひどく困難
Q12	階段の昇り降りはどの程度困難ですか	困難でない	少し困難	中程度困難	かなり困難	ひどく困難
Q13	急ぎ足で歩くのはどの程度困難ですか	困難でない	少し困難	中程度困難	かなり困難	ひどく困難
Q14	外に出かけるとき、身だしなみを整えることができますか	困難でない	少し困難	中程度困難	かなり困難	ひどく困難
Q15	休まずにどれくらい歩き続けることができますか（もっとも近いものを選んでください）	2〜3 km以上	1 km程度	300 m程度	100 m程度	10 m程度
Q16	家の近所に外出するのはどの程度困難ですか	困難でない	少し困難	中程度困難	かなり困難	ひどく困難
Q17	2 kg程度の買い物（1リットルの牛乳パック2個程度）をして持ち帰ることはどの程度困難ですか	困難でない	少し困難	中程度困難	かなり困難	ひどく困難
Q18	電車やバスを利用して外出するのはどの程度困難ですか	困難でない	少し困難	中程度困難	かなり困難	ひどく困難
Q19	家の軽い仕事（食事の準備や後始末、簡単なかたづけなど）は、どの程度困難ですか	困難でない	少し困難	中程度困難	かなり困難	ひどく困難
Q20	家のやや重い仕事（掃除機の使用、ふとんの上げ下ろしなど）は、どの程度困難ですか	困難でない	少し困難	中程度困難	かなり困難	ひどく困難
Q21	スポーツや踊り（ジョギング、水泳、ゲートボール、ダンスなど）は、どの程度困難ですか	困難でない	少し困難	中程度困難	かなり困難	ひどく困難
Q22	親しい人や友人とのおつき合いを控えていますか	控えていない	少し控えている	中程度控えている	かなり控えている	全く控えている
Q23	地域での活動やイベント、行事への参加を控えていますか	控えていない	少し控えている	中程度控えている	かなり控えている	全く控えている
Q24	家の中で転ぶのではないかと不安ですか	不安はない	少し不安	中程度不安	かなり不安	ひどく不安
Q25	先行き歩けなくなるのではないかと不安ですか	不安はない	少し不安	中程度不安	かなり不安	ひどく不安
	回答数を記入してください →	0点=	1点=	2点=	3点=	4点=
	回答結果を加算してください →			合計		点

- 25項目の自記式質問票
- 1問ごとに5つの選択肢
- 選択肢に0〜4点が配点
- 合計点（0〜100点）で評価
- 点数が低いほど良好

[ロコモ チャレンジ！推進協議会WEBサイトより転載]

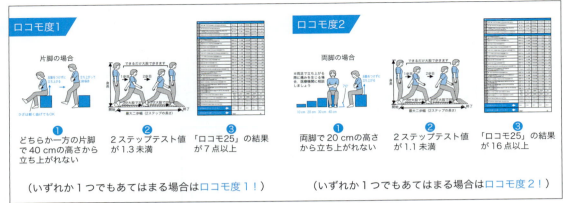

図9 ロコモ度テストによるロコモ度判定法

［ロコモ チャレンジ！推進協議会WEBサイトより転載］

（図9）．「ロコモ度1」なら自らの努力を，「ロコモ度2」なら整形外科専門医の受診を推奨している．

■文献

1) Yoshimura N et al：Prevalence of knee osteoarthritis, lumbar spondylosis and osteoporosis in Japanese men and women；the research on osteoarthritis/osteoposis against disability study. J Bone Miner Metab **27**：620–628, 2009
2) Ishimoto Y et al：Prevalence of symptomatic lumbar spinal stenosis and its association with physical performance in a population-based cohort in Japan；the Wakayama Spine Study. Osteoarthritis Cartilage **20**：1103–1108, 2012
3) 新開省二：地域在住高齢者の「要介護」予防をめざした目標体力水準の設定．東京都老人総合研究所研究報告，p151–157，2000
4) 日本医師会総合政策研究機構：一般高齢者～軽度介護者の歩行機能/日常生活活動状況の実態とサービス提供/マネジメント/ハイリスク者抽出方法に関する調査研究．日本医師会総合政策研究機構報告書，第70号，2005
5) 東京都高齢者研究・福祉振興財団：介護予防（特定高齢者把握事業）におけるより効率的・効果的スクリーニング指標の開発と応用に関する調査・研究事業報告書．2008
6) 黄川昭雄ほか：機能的筋力測定・評価法―体重支持指数（WBI）の有効性と評価の実際．日整外スポーツ医会誌 **10**：463–457, 1991
7) Yosimura N et al：Association between new indices in the locomotive syndrome risk test and decline in mobility：third survey of the ROAD study. J Orthop Sci **20**：896–905, 2015

II．疾患各論

1 全身

1 関節リウマチ（RA）

ここ10年でわかったこと

- 関節リウマチ（RA）の関節破壊は発症から数年間の早期に急速に進行することが明らかとなり，発症早期からの積極的な治療介入の必要性が生じてきた．一方，既存の治療では関節破壊を抑制するのは困難であったが，メトトレキサート（MTX）や生物学的製剤の導入によりRAの治療にはパラダイムシフトと呼ばれる変化がもたらされ，関節破壊を効果的に抑制することが可能となった．この効果を最大限に引き出すために早期診断が不可欠であるが，RAの診断には1987年に改訂された米国リウマチ学会（ACR）の分類基準が用いられてきた．この基準は関節破壊が出現する以前の早期RAの診断には適しておらず，その感度は50％以下とされていた．そこで，ACRと欧州リウマチ学会（EULAR）は早期診断にも利用できる新たな分類基準を策定した．日本リウマチ学会の新基準検証委員会の報告によれば，早期RAに対する診断感度は約75％まで上昇し，特異度も70％以上に及んでいるとされる．
- 早期診断により，より積極的な早期からの治療介入が可能となり，それをめざした新たな治療ガイドラインが策定された．ACRは2012年に，発症から6ヵ月以内の早期RAで，疾患活動性が高く，骨びらんや抗シトルリン化ペプチド（CCP）抗体およびリウマトイド因子（RF）などの予後不良因子を有する例に対しては，生物学的製剤を第一選択薬とすることも認める新たなガイドラインを発表した．一方，EULARは発症からの期間にかかわらず，MTXを第一選択薬として用い，その効果が十分ではない場合の第二段階の治療として，腫瘍壊死因子（TNF）阻害薬を第一選択薬として用いることを推奨した．その後，TNF阻害薬に比しインターロイキン（IL）-6阻害薬であるトシリズマブ，T細胞を標的とするアバタセプトもほぼ同等の効果と副作用を有することが示された．そこで，2013年のEULARの改訂ガイドラインでは，第二段階に用いる生物学的製剤としてTNF阻害薬に加え，トシリズマブおよびアバタセプトともに第一選択薬として同等に扱われることとなった．
- これまで臨床的寛解基準としてはDAS28-CRPやDAS28-ESRが用いられてきた．しかし，今日の治療目標が臨床的寛解から構造的寛解や機能的寛解と変遷する中で，DAS28の寛解基準を達成しても，腫脹関節が残存している場合にはCRPが低値でも関節破壊がみられることが明らかにされてきた．そこで，ACRとEULARは協議のうえ，日常臨床における寛解基準としてBoolean基準やclinical disease activity index（CDAI）を推奨した．
- このような寛解基準が定められる中で，糖尿病や高血圧の治療と同様に明確な目標達成をめざした治療法であるtreat to target（T2T）が可能となった．最初のリコメンデーションでは，3ヵ月に1回，治療を見直すことが推奨されていたが，2013年には欧米における診療実態に基づき6ヵ月に1回は治療法を再評価するように改訂された．

❶ 本疾患の病態・概念

- RAは，複数の遺伝的要因に環境因子が加わり自己免疫応答が惹起され，これらの結果として慢性炎症性病態が関節に生じて，進行性の破壊性関節炎にいたると考えられている．さらに，呼吸器病変や血管炎などの関節外症状を伴うことがあり，全身性の疾患と考えて診療を行う必要がある．
- RA炎症の主病変は関節滑膜にある．滑膜の毛細血管周囲に抗原提示細胞とT細胞の侵潤が起こり，次いでB細胞の侵潤がみられる．炎症が進むとリンパ節でみられるようなリンパ濾胞が形成される場合もある．さらに，破骨細胞が活性化され，骨萎縮，骨破壊がみられるようになる．一方，種々の細胞から産生される蛋白分解酵素などにより軟骨が分解される．血管新

生，滑膜表層細胞の増生，炎症細胞の活性化，骨・軟骨破壊などの病態は，種々の細胞から分泌される炎症性サイトカインやケモカインが複合的に働いた結果と考えられている．

❷ 診察と検査のポイント

- 1987年のACRの分類基準[1]を表1に示し，2010年のACR/EULARの分類基準[2]を表2に示す．原則として，早期例では2010年の分類基準を用いて診断するが，1987の分類基準を満たす患者は確実なRAであるともいえる．これら分類基準にあげられている項目をチェックするのが診断のポイントとなる．すなわち，腫脹や圧痛を伴う関節炎の存在，血清学的因子，急性期炎症反応が早期診断には重要であり，小関節における関節炎の存在が重視される．また，1987年の基準にある朝のこわばり，対称性関節炎，リウマトイド結節，X線異常所見なども診断には有用である．

❸ 患者への説明のコツ

- T2Tのリコメンデーション[3]の最初に，「関節リウマチの治療は，患者とリウマチ専門医の合意に基づいて行われるべきである」と記載されている．患者とともに治療目標に向かって治療を行うという意味では，RAの病態，治療法（有効性と安全性），治療目標などについてあらかじめ詳細に説明したうえで，患者の納得を得て治療を開始すべきと考える．

❹ 外来における治療

- 「関節リウマチ診療ガイドライン2014」[4]における治療アルゴリズムを図1に示す．本アルゴリズムは2013年のEULARの改訂ガイドラインをもとにわが国の診療実態に合わせて変更されたものであり，外来における治療は本アルゴリズムに従ってなされるべきと考える．なお，疾患活動性評価法と寛解基準[5]を表3に示す．

❺ 専門医への紹介・手術のタイミング

- RAに対して早期診断・治療を行っても，なお治療に抵抗して関節破壊が進行する場合には専

表1　ACR改訂分類基準（1987年）

1.	朝のこわばり	少なくとも1時間以上持続
2.	3領域以上での関節炎	少なくとも3領域の関節の軟部組織腫脹または関節液貯留
3.	手関節炎	手関節，中手指節（MCP）関節，近位指節間（PIP）関節の少なくとも1ヵ所の腫脹
4.	対称性関節炎	身体の左右の同じ関節領域が同時に腫脹
5.	リウマトイド結節	骨突起部，伸展筋表面または傍関節部位の皮下結節
6.	RF	RF陽性
7.	X線異常所見	骨びらんや明瞭な骨萎縮などの典型的所見

上記7項目中少なくとも4項目が該当している場合，RAと分類できる．
基準2は，左右PIP，MCP，手，肘，膝，足関節，MTP．
基準1〜4は少なくとも6週間継続していなければならない．

［文献1より］

表2　ACR/EULAR分類基準（2010年）

対象患者	
少なくとも1つの腫脹関節を有する	
他疾患では十分説明ができない	
definite RA	
合計スコアが6点以上でRAと分類される	
関節病変（圧痛または腫脹関節数）[*1]	スコア
1大関節	0
2〜10大関節	1
1〜3小関節	2
4〜10小関節	3
>10関節，少なくとも1小関節を含む	5
血清学的因子[*2]	
RF，抗CCP抗体ともに陰性	0
少なくとも一方が低力価陽性	2
少なくとも一方が高力価陽性	3
急性期炎症反応	
CRP，ESRともに正常	0
CRPまたはESRの異常	1
罹病期間	
6週間未満	0
6週間以上	1

[*1]：大関節には肩，肘，股，膝，足首が，小関節には手首，第1〜第5 MCP，第2〜第5 PIP，第1 IP，第2〜第5 MTPが含まれる．
　　　第1 CMC，DIP，第1 MTPは含まれない．
[*2]：正常上限以下を陰性．
　　　上限値より大きく上限値の3倍以下を低力価陽性，
　　　上限値の3倍より大きい場合を高力価陽性とする．
CRP：C反応性蛋白，ESR：赤血球沈降速度．

［文献2より］

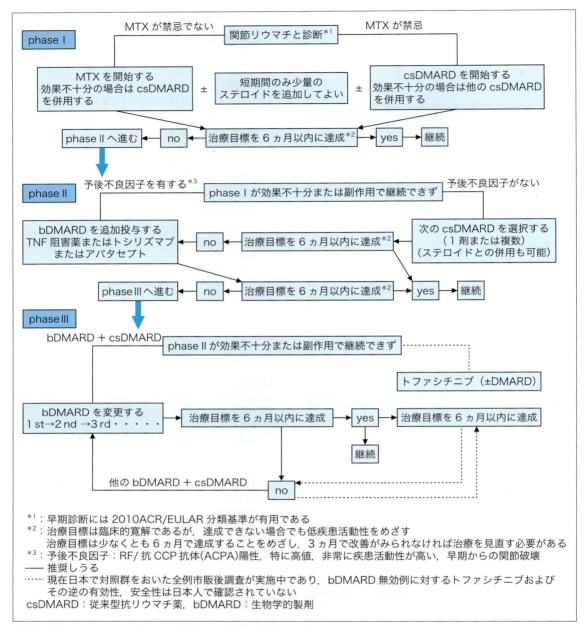

図1 「関節リウマチ診療ガイドライン2014」における治療アルゴリズム

[文献4より]

門医に紹介するのが望ましい．また，呼吸器や腎疾患などの合併症を伴う場合や薬剤の各種有害事象を疑う場合には他科との連携も必要となる．薬物療法を行ったうえで関節破壊や変形が進行した例などに対しては，手術的治療が必要となる．

⑥ 最近の手術方法

- 足趾形成術は，特にわが国で多く行われてきた切除関節形成術から，積極的に関節温存手術への移行が行われるようになってきた．第1中足趾節MTP関節に対しては人工関節置換術や関節固定術も行われる．一方で，生物学的製剤使用例に対する手術においては，手術部位感染は

表3 疾患活動性評価法と寛解基準

A. 疾患活動性評価法

評価法	計算式	寛解	低疾患活動性	中等度疾患活動性	高疾患活動性
DAS28	$0.56 \times \sqrt{TJC28} + 0.28 \times \sqrt{SJC28} + 0.7 \times \ln(ESR) + 0.014 \times PtGA$	< 2.6	≦ 3.2	≦ 5.1	> 5.1
SDAI	SJC28＋TJC28＋PhGA＋PtGA＋CRP	≦ 3.3	≦ 11	≦ 26	> 26
CDAI	SJC28＋TJC28＋PhGA＋PtGA	≦ 2.8	≦ 10	≦ 22	> 22

B. ACR/EULAR 寛解基準（2011年）

臨床試験
Boolean definitions（ACR/EULAR 寛解） 　SJC28, TJC28, PtGA, CRP すべて1以下 index-based 　SDAI（SJC28＋TJC28＋PhGA＋PtGA＋CRP）≦ 3.3
日常臨床
Boolean definitions（ACR/EULAR 寛解） 　SJC28, TJC28, PtGA すべて1以下 index-based 　CDAI（SJC28＋TJC28＋PhGA＋PtGA）≦ 2.8

評価関節は肩関節, 肘関節, 手関節, MCP関節, IP関節, PIP関節, 膝関節.
SDAI：simple disease activity index, SJC：腫脹関節数, TJC：圧痛関節痛, ln：自然対数, PtGA：患者全般評価, PhGA：医師全般評価.

［文献5より］

創傷治癒遅延に対して一定の注意を払う必要がある.

文献

1) Arnett FC et al：The American Rheumatism Association 1987 revised criteria for the classification of rheumatoid arthritis. Arthritis Rheum **31**：315-324, 1988
2) Aletaha D et al：2010 rheumatoid arthritis classification criteria：an American College of Rheumatology/European League Against Rheumatism collaborative initiative. Arthritis Rheum **62**：2569-2581, 2010
3) Smolen JS et al：Treating rheumatoid arthritis to target：recommendations of an international task force. Ann Rheum Dis **69**：631-637, 2010
4) 日本リウマチ学会（編）：関節リウマチ診療ガイドライン 2014, メディカルレビュー社, 東京, 2014
5) Felson DT et al：American College of Rheumatology/European League Against Rheumatism provisional definition of remission in rheumatoid arthritis for clinical trials. Arthritis Rheum **63**：573-586, 2011

2 骨粗鬆症

ここ10年でかわったこと，わかったこと

【骨折リスク評価の進歩】
- 2008年に世界保健機関（WHO）から骨折評価ツール（FRAX®）が発表され，骨折リスク因子の有無から，今後10年間の主要骨粗鬆症性骨折（脊椎椎体骨折，大腿骨近位部骨折，橈骨遠位端骨折，上腕骨近位端骨折）と大腿骨近位部骨折の発生率が算出される．骨密度の値が得られていなくても，それ以外のリスク因子のみで骨折リスクが算出される．そこでFRAX®は日常診療や骨粗鬆症検診におけるスクリーニングに利用が可能となった．

【診断基準と薬物治療開始基準】
- 骨折リスク評価の進歩に伴って，診断基準が2012年度に改訂された[1]．その最大の特徴は，椎体または大腿骨近位部骨折があれば，骨密度にかかわらず骨粗鬆症と診断される点である．また，2011年に薬物治療開始基準が示された．

【新規薬剤の開発】
- ビスホスホネート（BP）が2001年にわが国に導入され，2006年に週1回服薬製剤が開発された．その後，2011年には月（4週）1回製剤が臨床応用となり，静脈内投与製剤，ゼリー剤が使用されるにいたり，選択の幅が広がった．また新しい作用機序の薬剤として，テリパラチド，抗RANKL抗体が上市された．これらはいずれも高い臨床効果が示されていて，現在，広く受け入れられている．

【骨粗鬆症リエゾンサービス】
- 骨粗鬆症による脆弱性骨折の二次骨折予防のためにコーディネータ（リエゾン）が関与する新しいリエゾンサービスが世界で普及した．これは1990年代の終わりに英国で始まり，過去10年間に英語圏の国々を中心に発展してきた．わが国でもこのシステムが取り入れられ，日本骨粗鬆症学会を中心に骨粗鬆症リエゾンサービス（Osteoporosis Liaison Service：OLS®）の試みが進められている．

❶ 本疾患の病態・概念

- 骨粗鬆症は，「骨強度の低下を特徴とし，骨折のリスクが増大しやすくなる骨格疾患」と定義される（2000年に米国国立衛生研究所（NIH）で開催されたコンセンサス会議）．「骨強度」は骨密度と骨質の2つの要因からなる．すなわち，「骨質」とは骨密度以外で骨強度を決定する骨の要因で，骨微細構造の変化，石灰化の変化，骨基質蛋白の劣化など種々が関与する．しかしながら現時点では臨床的に骨質を評価することはできない．
- 骨粗鬆症は原発性骨粗鬆症（退行期骨粗鬆症）と続発性骨粗鬆症とに分類され，原発性骨粗鬆症は閉経後骨粗鬆症と男性における骨粗鬆症，特発性骨粗鬆症に分かれる[2]．わが国では約1,280万人（2005年時点）の骨粗鬆症患者が存在すると推計されている[2]．

❷ 診察と検査のポイント

i 骨密度検査

- 骨密度は，主に，dual energy X-ray absorptiometry（DXA）での測定が実施される．全身用の測定装置を用いて，腰椎と大腿骨近位部の測定を実施する．これらの部位での測定が困難な場合には，前腕骨や中手骨での測定値を診断に用いる．定量的超音波（quantitative ultrasound：QUS）法はスクリーニングには使用可能であるが，診断のための測定装置ではない．

ii 診断基準

- 原発性骨粗鬆症の診断にあたっては，まず，低

表1　原発性骨粗鬆症の診断基準（2012年度改訂版）

低骨量をきたす骨粗鬆症以外の疾患または続発性骨粗鬆症を認めず，骨評価の結果が下記の条件を満たす場合，原発性骨粗鬆症と診断する

Ⅰ．脆弱性骨折(注1)あり
　1．椎体骨折(注2)または大腿骨近位部骨折あり
　2．その他の脆弱性骨折(注3)があり，骨密度(注4)がYAMの80％未満
Ⅱ．脆弱性骨折なし
　骨密度(注4)がYAMの70％または−2.5 SD以下

YAM：若年成人平均値（腰椎では20〜44歳，大腿骨近位部では20〜29歳）．
注1：軽微な外力によって発生した非外傷性骨折．軽微な外力とは，立った姿勢からの転倒か，それ以下の外力をさす．
注2：形態椎体骨折のうち，2/3は無症候性であることに留意するとともに，鑑別診断の観点からも脊椎X線像を確認することが望ましい．
注3：その他の脆弱性骨折：軽微な外力によって発生した非外傷性骨折で，骨折部位は肋骨，骨盤（恥骨，坐骨，仙骨を含む），上腕骨近位部，橈骨遠位端，下腿骨．
注4：骨密度は原則として腰椎または大腿骨近位部骨密度とする．また，複数部位で測定した場合にはより低い％またはSD値を採用することとする．腰椎においてはL1〜L4またはL2〜L4を基準値とする．ただし，高齢者において，脊椎変形などのために腰椎骨密度の測定が困難な場合には大腿骨近位部骨密度とする．大腿骨近位部骨密度には頚部またはtotal hip (total proximal femur)を用いる．これらの測定が困難な場合は橈骨，第2中手骨の骨密度とするが，この場合は％のみ使用する．

付記
骨量減少（骨減少）[low bone mass (osteopenia)]：骨密度が−2.5 SDより大きく−1.0 SD未満の場合を骨量減少とする．

［文献1より］

骨量をきたす骨粗鬆症以外の疾患または続発性骨粗鬆症を鑑別する必要がある（後述の「⑤専門医への紹介のタイミング」参照）．

- 最新版（2012年度改訂版）の原発性骨粗鬆症診断基準[1]では，椎体または大腿骨近位部骨折（閉経後または男性では50歳以降に，立った高さからの転倒程度の軽微な外傷で発症した例）があれば，骨密度にかかわらず骨粗鬆症と診断される（表1）．その他の脆弱性骨折があり，骨密度が若年成人平均値（YAM）の80％未満の場合，脆弱性骨折がない場合には骨密度がYAMの70％，または−2.5 SD以下の場合に骨粗鬆症と診断される．

ⅲ　血液生化学検査

- 原発性骨粗鬆症の診断では続発性骨粗鬆症の鑑別が重要である．血液検査では血算，生化学検査（血中カルシウム，血中リン，肝機能，腎機能，血糖，CRP，尿中カルシウム，尿中クレアチニン），一般尿検査を実施する．
- 骨代謝マーカーには骨形成マーカーと骨吸収マーカーがあり，血中あるいは尿中で定量が行われる[2]．骨粗鬆症の薬物療法を開始するにあたって，骨代謝マーカーの測定を行うことは，骨代謝の状態を把握すると同時に薬剤治療効果判定の一助にもなる．また骨代謝マーカーが異常高値を示す場合は，骨粗鬆症以外の代謝性骨疾患や悪性腫瘍の合併が疑われるため，再度，鑑別診断を行う．

ⅳ　薬物治療開始基準

- 前述の診断基準を満たす例以外に，ガイドラインでは以下の例で薬物治療が推奨される[2]．骨密度で評価した骨量減少者（YAMの80％未満）のうち，①大腿骨近位部骨折の家族歴を有する例，②FRAX®による評価で主要骨折の10年間発生確率が15％以上（75歳未満に適応）．

ⅴ　続発性骨粗鬆症

- ステロイド性骨粗鬆症は治療開始基準が「ステロイド性骨粗鬆症の管理と治療ガイドライン（2013年度改訂版）」に示されている．骨折リスクをスコア化して評価し，基準以上であればステロイド治療開始と同時に，BPなどの骨粗鬆症治療薬を投与する必要がある．
- ステロイド性骨粗鬆症以外には続発性骨粗鬆症の診断基準は策定されていない．2型糖尿病

表2　主な骨粗鬆症治療薬

骨吸収抑制が主の薬剤
　ビスホスホネート（アレンドロン酸，リセドロン酸，ミノドロン酸，イバンドロン酸，ゾレドロン酸*エチドロネート）
　抗RANKL抗体（デノスマブ）
　選択的エストロゲン受容体モジュレータ（SERM）（塩酸ラロキシフェン，バゼドキシフェン酢酸塩）
　カルシトニン（エルカトニン）
骨形成促進が主の薬剤
　副甲状腺ホルモン（テリパラチド）
骨吸収抑制と骨形成促進作用を有する薬剤
　活性型ビタミンD_3（エルデカルシトール，アルファカルシドール，カルシトリオール）
　ビタミンK_2（メナテトレノン）

わが国で骨粗鬆症治療薬として認可されている主な薬剤．下線で示したものは新しいガイドライン[2]で骨折抑制効果に関する評価がAの薬剤．
*：ガイドライン[2]発刊後に承認された薬剤．

（重症例）では骨折の既往がなくても，％YAMが80％未満であれば治療対象とすることがガイドラインで推奨されている[2]．

❸ 患者への説明のコツ

- 骨粗鬆症治療での課題は，治療率と治療継続率が低いことである．これは本症では臨床症状を有さない例が多く，骨折例であっても骨折が治癒すると疼痛が消失し，治療の必要性を感じなくなるためである．
- 骨粗鬆症は骨折が起こらなければ痛みや機能障害はないが，骨折リスクが高いため骨折を防止するために治療を続ける．
- ひとたび骨折すれば疼痛が強く，手術が必要となる場合があること，骨折後には移動能力をはじめとした生活機能の著しい制限を生じて，介護が必要となる場合が多いことを理解させる．
- 骨折した患者には，骨粗鬆症のために骨折が繰り返し発生することが多い．再び骨折を起こさないために，骨粗鬆症治療が重要であることを理解させる．
- 医師からの説明は不十分な場合もあり，患者も内容を十分に理解していない場合が多いので，看護師や薬剤師による説明が効果的である．

❹ 外来における治療

i　骨脆弱化改善のための治療

- 骨粗鬆症治療では骨折発生を抑制できる治療が必要である．食事療法，運動療法，薬物療法が治療の3大柱であるが，骨折抑制効果が証明されているのは薬物療法のみである．

1）食事療法

- 基礎的治療で，カルシウム，ビタミンD，ビタミンKの摂取，アルコール過剰摂取の禁止を指導する．

2）運動療法

- 転倒予防を目的として実施する．一定以上の運動により骨密度が改善するが，高齢で移動能力に制限のある例では骨密度増加は期待できない．転倒予防にはバランス運動が有効で，開眼片脚立ちやスクワットといったロコモーショントレーニング，太極拳が転倒発生率を低減する．ウォーキングなどの有酸素運動も症例の運動能力に応じて指導する．

3）薬物療法

- 多くの臨床試験結果から骨折を抑制することが知られている．治療薬は骨吸収を抑制するか，骨形成を促進する，あるいはその両者の作用で骨脆弱化を改善する．

①治療薬の種類

- わが国で骨粗鬆症治療薬として認可されている主な薬剤を表2に示す．このうち，新しいガイドライン[2]で骨折予防効果の評価がグレードAの薬剤は，骨吸収抑制薬では，窒素含有BP，抗RANKL抗体，選択的エストロゲン受容体モジュレータ（selective estrogen receptor modulator：SERM）である．骨形成促進薬では副甲状腺ホルモン（テリパラチド）が，また，新規の活性型ビタミンD_3も骨折抑制効果を有する．

②薬剤選択

- 年齢と骨折リスクによって，前述の5剤の薬剤を使い分けることが推奨される[3]．骨折リスクは既存骨折があるほど高く，骨折数が多いほどさらにリスクが高まる．また，年齢は骨折リスクを規定する独立した要因で，年齢が高いほど骨折リスクが高い．そこで，治療対象例の骨折

リスクを年齢と骨折の有無と数の2つの軸で分類して，薬剤を選択する．最も年齢が低く（おおむね65歳以下），既存骨折を有しない例ではSERMあるいはエルデカルシトールを第一選択とする．これは年齢が低い例では長期間の治療が必要となるためである．高齢（おおむね75歳以上）であるか，骨折を有する例ではBPが第一選択となる．多数の骨折を有し，高齢である例ではテリパラチドあるいは抗RANKL抗体の選択が勧められる．

③併用・逐次療法
- 併用の有効性については臨床データが少ない．
  - BPや抗RANKL抗体はビタミンD_3を併用することが勧められる．
  - BPとテリパラチドを併用すると，臨床効果が低下すると報告されているため，両者の併用は避ける．
- 逐次療法について：
  - テリパラチドは使用期間に制限があり，治療終了後に無治療とすると骨密度がすみやかに減少するためテリパラチド投与終了後に骨吸収抑制薬を投与する．
  - 抗RANKL抗体やBP投与後にテリパラチドを開始するとその治療効果が十分には得られない．したがって，テリパラチドの投与は抗RANKL抗体やBP投与以前に行うのが望ましい．

ii 疼痛対策

- 疼痛対策は骨折を併発した場合に特に重要である．
- 疼痛に対する薬物療法では非ステロイド性抗炎症薬（nonsteroidal anti-inflammatory drugs：NSAIDs）がまず選択されるが，消化器障害や腎障害の併発に留意する必要がある．NSAIDsの中でも選択的シクロオキシゲナーゼ（cyclo-oxygenase 2：COX-2）選択的阻害薬は消化器障害の併発が少ない．
- 慢性腎臓病（CKD）による腎機能低下のある例ではオピオイド製剤の使用を考慮する．トラマドール（トラマール®），トラマドール・アセトアミノフェン配合（トラムセット®），ブプレノルフィン（ノルスパン®）など弱オピオイド製剤から開始することが勧められ，処方に際しては嘔気，便秘などへの対応を行うことも大切である．
- 骨粗鬆症治療薬の中では，カルシトニン製剤，テリパラチド，BP製剤が骨粗鬆症例の疼痛を改善する効果も有することが知られている[1,6,7]．

iii 転倒予防とヒッププロテクター

- 骨粗鬆症では転倒予防が骨折防止には重要である．睡眠薬を中心とする薬剤の調整，合併する転倒を惹起する疾患の治療，バランス訓練を中心とした運動療法，家屋内の安全点検，適切な履物の装着や歩行補助具の使用など，多面的な指導が必要である．
- ヒッププロテクターは骨粗鬆症例の大腿骨近位部骨折予防を目的に，衝撃緩衝材を下着に装着したものである．その大腿骨近位部骨折の予防効果は限定的である．施設入所者で骨折リスクの高い症例（高頻度転倒例，やせた症例）に対して，スタッフが十分に有用性を理解して装着継続率を高めると，その骨折予防効果が得られるとの報告もある．

❺ 専門医への紹介のタイミング

- 骨量減少は，原発性骨粗鬆症の他，内分泌性，栄養性，薬物性，不動性，先天性などが原因となる．原発性あるいは続発性副甲状腺機能亢進症，多発性骨髄腫などは高齢者での発生頻度が高いので注意が必要である．Cushing症候群や甲状腺機能亢進症も頻度の高い疾患である．閉経前で著しい骨密度低下をきたす例や血液生化学検査で異常があれば，他疾患の鑑別のために専門医への紹介が勧められる．

■文献

1) 宗圓 聰ほか：原発性骨粗鬆症の診断基準（2012年度改訂版）．Osteoporo Jpn 21：9-21, 2013
2) 骨粗鬆症の予防と治療ガイドライン作成委員会（編）：骨粗鬆症の予防と治療ガイドライン2015年版, ライフサイエンス出版, 東京, 2015
3) 萩野 浩：治療薬の使い分け．骨粗鬆症治療薬の選択と使用法—骨折の連鎖を防ぐために，萩野 浩（編），南江堂，東京, p76-79, 2014

3 痛風

ここ10年でわかったこと

【発症要因】
- 痛風発症の遺伝要因や環境要因が明らかになった．

【疫学】
- 痛風の有病率には地域差が大きい．米国や英国では成人の3%程度であり，わが国では0.51%と報告されている[1]．台湾およびマオリ（ニュージーランドの先住民），南太平洋島嶼国系住民では6〜7%と高い．
- 痛風の新しい分類基準が発表され，疫学的検討の新たな進展が期待される．

【病態】
- 尿酸塩結晶による関節炎には自然免疫が関わっている．

【診断・検査】
- 新しい尿酸塩結晶証明の手段として，関節超音波検査とdual energy CTが登場した．

【治療】
- 急性痛風関節炎の新たな治療として抗インターロイキン（IL）-1療法が注目されている．
- 新たなキサンチンオキシダーゼ阻害薬として，フェブキソスタットが数十年ぶりに承認された．これに次ぐ尿酸降下薬の開発も継続して行われている．
- 尿酸酸化酵素の痛風に対する有効性が示され，尿酸溶解薬という新しいカテゴリーの薬剤となった．
- わが国をはじめとして各国で痛風の治療ガイドライン（あるいは推奨）が発表された．わが国のガイドラインは痛風を高尿酸血症の合併症の1つとして捉えている点がユニークである．

❶ 本疾患の概念・病態・症状

- 痛風は関節内への持続的な尿酸塩沈着によって生じる疾患である．
- 高尿酸血症の期間が長く，程度が強いほど尿酸塩の沈着は起こりやすい．一方，尿酸塩の沈着には局所要因（関節の温度，組織の変性など）も関与する．
- 痛風の発症前にすでに尿酸塩は関節滑膜あるいは軟骨上に析出・沈着し，微小な尿酸塩の沈着巣を形成する．種々の刺激（外傷，アルコール摂取，血清尿酸値の変動など）により，尿酸塩結晶が関節腔内に剥脱あるいは催炎性を発揮し，白血球による貪食により炎症過程が活性化される．この過程には自然免疫が関与し，NLRP3インフラマソームが活性化されIL-1βが産生されることが重要である．
- 関節炎は通常，急性単関節炎で痛風発作と称される．初発で多関節炎を呈することはまれである．長期罹患例では慢性結節性痛風関節炎となる．
- 痛風発作の前に予兆と称される局所の違和感や軽度の痛みを訴えることがある．疼痛は，発症後4〜12時間以内にピークに達し，3〜14日以内に改善する．
- 約半数で第1中足趾節関節に初発する．足根間関節，足関節，アキレス腱付着部，膝関節にも生じる．

❷ 診察と検査のポイントと鑑別診断

- 関節裂隙に沿った圧痛を認める．また，腫脹とともに発赤が認められるのが特徴で，関節領域を超えて広がる．
- 間欠性関節炎を呈する．すなわち，経過中にまったく症状のない時期がある．
- 痛風結節は診断に結びつく重要な所見である．結節を穿刺し，尿酸塩結晶を証明することもで

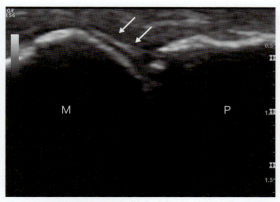

図1　関節超音波検査
母趾MTP関節の関節超音波検査で認め得られたdouble contour sign（矢印）．
M：中足骨，P：基節骨．

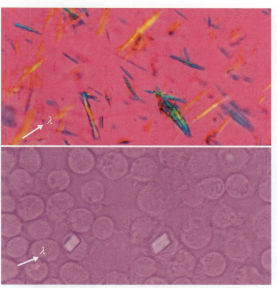

図2　尿酸塩結晶とピロリン酸カルシウム結晶
偏光顕微鏡下で尿酸塩結晶は強い負の複屈折性を呈する（上）．ピロリン酸カルシウム結晶は弱い正の複屈折性を呈する（下）．典型的には両者の形状は異なるが，類似する場合もある．

表1　痛風と偽痛風

	痛風	偽痛風
男女比	男性95％以上	同等〜やや女性に多い
年齢	中年（20から50歳代）	高齢（70歳）
好発部位	母趾MTP，足，足根間	膝，手，肘
発赤	あり	あり
疼痛	強い	強い
持続	14日以内	20日，時にそれ以上
結晶	尿酸塩	CPP

MTP：中足趾節間．

きる．痛みを伴わないことも多く，触診ではじめてわかることもある．
- 痛風の診断に高尿酸血症の既往は重要であるが，高尿酸血症は男性の20〜30％に認められる点も考慮する必要がある．一方，血清尿酸値は痛風関節炎が生じている間は低下することがある．
- 急性痛風関節炎ではX線検査では特徴的な所見はないが，慢性結節性痛風であれば，overhanging marginなどの所見がある．
- 関節超音波検査では，double contour signやtophus-like lesionといった尿酸塩結晶に特徴的な所見が得られる（図1）．dual energy CTでも尿酸塩結晶の検出が可能である．これらの新しい方法であっても感度・特異度は100％ではない．
- 尿酸塩結晶の同定には偏光顕微鏡が有用であり，典型的には白血球に貪食された結晶を見出すことができる．しかし，貪食されていない結晶であっても診断的な価値はある．画像診断が進歩した現在でも，偏光顕微鏡による結晶同定の価値はかわっていない．尿酸塩結晶は偏光顕微鏡下で強い負の複屈折性を呈する針状結晶として認められる（図2）．
- 痛風発作の場合には，急性単関節炎および間欠性関節炎をきたす疾患が鑑別の対象になる．
- まれに化膿性関節炎と痛風が共存する．

- 偽痛風はピロリン酸カルシウム（calcium pyrophosphate：CPP）結晶が沈着することによって生じる結晶性関節炎である．偽痛風について，欧州リウマチ会議は急性CPP関節炎との名称を提唱している．痛風との鑑別点を表1に示す．

❸ 外来における治療

i　痛風発作の治療
- 非ステロイド性抗炎症薬（nonsteroidal anti-inflammatory drugs：NSAIDs），グルココルチコイド，コルヒチンが用いられる．

- NSAIDs は合併症がない場合の第一選択である．治療初日に比較的大量を投与する．たとえば，ナプロキセンであれば3時間ごとに 300 mg を3回投与する．残存する疼痛には常用量で対応する．
- NSAIDs が禁忌あるいは使いにくい場合や無効の場合には，グルココルチコイドを用いる．プレドニゾロン 20〜30 mg/日（あるいは体重当たり 0.5 mg）を5日投与などの方法が用いられる．筋肉内・関節内投与も行われる．
- コルヒチンは発症12時間以内に2錠，その後1時間以内に1錠を追加する方法の有用性が示されている[2]．
- 疼痛が強い場合（疼痛 visual analogue scale 7以上）には，抗炎症薬の併用を最初から行ってよい．NSAIDs とコルヒチンあるいはグルココルチコイドとコルヒチンを投与する．
- 海外では IL-1 阻害薬の有効性が示されているが，わが国では用いられない．

ii 高尿酸血症の治療

- 痛風関節炎は尿酸塩結晶による可逆性の病態であるので，関節内の尿酸塩結晶を完全に除去すれば治癒と考えてよい．このために尿酸降下薬による高尿酸血症の治療が行われる．血清尿酸値を一定濃度以下に保つことにより，関節内尿酸塩結晶の除去が可能である．
- 血清尿酸値の治療目標値は 6.0 mg/dL 以下である．
- 尿酸降下薬としては，尿酸排泄促進薬（ベンズブロマロン，ベネシッド，ブコローム），尿酸生成抑制薬（アロプリノール，フェブキソスタット）がある．尿酸産生過剰型，尿路結石や腎機能障害がある場合は尿酸排泄促進薬は適応とはならない．フェブキソスタットは中等度までの腎機能障害では薬物動態には変化がなく，尿酸排泄低下型に用いた場合でも有効であることが示されている．

iii 痛風発作の予防

- 尿酸降下薬開始後に痛風発作が生じる場合がある．尿酸降下薬投与によって血清尿酸値が低下すると，関節内の尿酸塩結晶沈着巣がゆるみ，結晶が剥脱しやすくなるためと考えられている．
- このような痛風発作の予防のためには，尿酸降下薬を徐々に増量する，コルヒチンや NSAIDs を携帯させて痛風発作の予感時や発作が生じた時に服用させるように指導する．コルヒチン1日1錠の連日投与（3〜6ヵ月間）を用いてもよい．

❹ 専門医への紹介ポイント

- 当初から多関節が罹患している場合などのように症状が非典型的な場合．
- 関節炎が難治性である場合．
- 痛風関節炎が慢性化している場合．
- 結節性痛風例．
- 高度の腎障害を合併している場合．

❺ 生活指導

- 生活指導は痛風に合併するメタボリックシンドロームに対しても有用である．
- 適正なエネルギー摂取，肥満の改善と防止，アルコール摂取制限，果糖摂取制限，プリン体過剰摂取の制限，水分摂取，乳製品・ビタミンC・コーヒーの摂取を指導する．ただし，ビタミンCとコーヒーは尿路結石を保有する場合には過剰摂取を避ける必要がある．

❻ 患者への説明のコツ

- 痛風患者は治療のドロップアウトが多い[3]．痛風が尿酸塩の持続的な沈着によって生じる疾患であること，合併症などについて説明するとともに，尿酸塩結晶を除去することで治癒可能な疾患であることを述べ，治療の継続の必要性を理解してもらう．

■文献
1) 川崎 拓ほか：住民検診による痛風の疫学調査．痛風と核酸代謝 30：66, 2006
2) Terkeltaub RA et al：High versus low dosing of oral colchicine for early acute gout flare：twenty-four-hour outcome of the first multicenter, randomized, double-blind, placebo-controlled, parallel-group, dose-comparison colchicine study. Arthritis Rheum 62：1060-1068, 2010
3) 市川奈緒美ほか：来院中止した痛風患者の臨床的特徴．痛風と核酸代謝 37：9-15, 2013

4 複合性局所疼痛症候群（CRPS）

> **ここ10年でかわったこと，わかったこと**
>
> - 複合性局所疼痛症候群（complex regional pain syndrome：CRPS）の症状は非常に多彩で，その症状は症例や時期により皮膚色が発赤あるいは青白い，皮膚温が上昇あるいは低下のように相反することがある．同じ疾患か不明瞭なため，CRPSの名称はcausalgia，反射性交感神経性萎縮症（reflex sympathetic dystrophy：RSD），肩手症候群（shoulder hand syndrome：SHS），Sudeck骨萎縮などさまざまなものが用いられ，1994年に国際疼痛学会でCRPSに統一された．
> - 疼痛，機能障害に対しての治療で，単一の治療で効果を得るのはむずかしく，リハビリテーションは疼痛に対して効果があり，疼痛の軽減はリハビリテーションに効果があり，心理学的なアプローチも含め集学的な治療が行われるようになった．
> - わが国のCRPS判定指標は治療方針の決定や専門医への紹介基準を目的とし，患者の病態の重症度や後遺障害の有無の判定に使用しないように注意喚起している．CRPSは軽微な外傷後に生じ難治性となることがあるため，安易に診断されると第三者行為などでの後遺症評価の係争となり，詳細な診療録の記載が必要となる．

❶ 本疾患の概念

- CRPSは神経や軟部組織の外傷・骨折の後に疼痛が軽快せずに遷延するもので，神経因性疼痛の代表的なものである．

❷ 疫学・原因

- CRPSの正確な有病率は不明であるが，女性に多い．
- 原因と考えられるものには外傷（軽度のことが多い），虚血性心疾患，脊髄疾患，脳損傷，手術などがあげられるが明確なものはない．

❸ 分類

- 国際疼痛学会が提唱したものが用いられる．
  type 1：神経損傷がなく疼痛と自律神経症状を示すもの．以前のRSDに相当する．
  type 2：神経損傷を伴うもの．以前のcausalgiaに相当する．

❹ 臨床症状

- 臨床症状は多様であり，患者により伴う症状は異なることがあり，相反する症状を呈することもある．

i 疼痛

- 原因と思われる外傷から予想される程度を超えるものであり，時間の経過でより強く，広い範囲の痛みとなる．type 2では損傷した神経の支配領域を超える広い範囲の痛みとなる．
- 通常ではみられない，微小刺激が疼痛として感じられるアロディニアがみられることがある．

ii 皮膚の変化

- 発赤，紅潮，チアノーゼ，斑状変化などを示す．体毛の増多または消失，爪の変形・脆弱化，皮膚萎縮・色素沈着などもみられる．皮膚温の上昇または下降もみられる．

iii 腫脹

- 浮腫がみられ，しわの消失，光沢化がみられる．

iv 運動障害

- 運動時痛のため筋力低下，可動域制限を示し，動かさない関節は浮腫の継続もあり拘縮する．

v その他

- 不随意運動（振戦，ジストニア，痙縮），心理的苦痛など．

表1 日本版 CRPS 判定指標

臨床用　CRPS 判定指標
A. 病期のいずれかの時期に，以下の<u>自覚症状のうち 2 項目以上</u>該当すること．ただし，それぞれの項目内のいずれかの症状を満たせばよい
  1. 皮膚・爪・毛のうちいずれかに萎縮性変化
  2. 関節可動域制限
  3. 持続性ないし不釣り合いな痛み，しびれたような針で刺すような痛み（患者が自発的に述べる），知覚過敏
  4. 発汗の亢進ないしは低下
  5. 浮腫

B. 診察時において，以下の<u>他覚的所見の項目を 2 項目以上</u>該当すること
  1. 皮膚・爪・毛のうちいずれかに萎縮性変化
  2. 関節可動域制限
  3. アロディニア（触刺激ないしは熱刺激による）ないしは痛覚過敏（ピンプリック）
  4. 発汗の亢進ないしは低下
  5. 浮腫

研究用　CRPS 判定指標
A. 病期のいずれかの時期に，以下の<u>自覚症状のうち 3 項目以上</u>該当すること．ただし，それぞれの項目内のいずれかの症状を満たせばよい
  1. 皮膚・爪・毛のうちいずれかに萎縮性変化
  2. 関節可動域制限
  3. 持続性ないし不釣り合いな痛み，しびれたような針で刺すような痛み（患者が自発的に述べる），知覚過敏
  4. 発汗の亢進ないしは低下
  5. 浮腫

B. 診察時において，以下の<u>他覚的所見の項目を 3 項目以上</u>該当すること
  1. 皮膚・爪・毛のうちいずれかに萎縮性変化
  2. 関節可動域制限
  3. アロディニア（触刺激ないしは熱刺激による）ないしは痛覚過敏（ピンプリック）
  4. 発汗の亢進ないしは低下
  5. 浮腫

[但し書き 1]
　1994 年の IASP（国際疼痛学会）の CRPS 診断基準を満たし，複数の専門医が CRPS と分類することを妥当とした患者群と四肢の痛みを有する CRPS 以外の患者との弁別する指標である．臨床用判定指標を用いることにより感度 82.6％，特異度 78.8％で判定でき，研究用判定指標により感度 59％，特異度 91.8％で判定できる

[但し書き 2]
　臨床用判定指標は，治療方針の決定，専門施設への紹介判断などに使用されることを目的として作成した．治療法の有効性の評価など，均一な患者群を対象とすることが望まれる場合には，研究用指標を採用されたい．外傷歴がある患者の遷延する症状が CRPS によるものであるかを判断する状況（補償や訴訟など）で使用すべきでない．また，重症度・後遺障害の有無の判定指標でない

［文献 1 より］

❺ 診断

- 診断は臨床的に行う．罹患部位に受けた外傷などに対して釣り合わない疼痛があり，交感神経系の機能異常，腫脹，運動障害，異栄養症や萎縮の 1 つ以上がみられ，他に症状を説明できる疾患がない時に CRPS の診断にいたる．国際疼痛学会の CRPS 判定指標，わが国の厚生労働省 CRPS 研究班による日本版 CRPS 判定指標が用いられる．表 1 に日本版 CRPS 判定指標を示す[1]．

- これには臨床用の CRPS 判定指標と研究用 CRPS 判定指標があり，表 1 の「但し書き 2」にあるように治療を行う際には少し甘い診断基準で行い，臨床研究ではより厳しい基準で行う．早期治療が重要なので疑いだけで CRPS に対応した治療を行うことは望ましいが，診断名として CRPS を安易に確定させるのは，患者が外傷の損害の補償を求める時に比較的軽微な外傷で生じたこととのギャップが大きく，係争になる可能性があるため，客観的所見をきちんと診療録に記載することが求められる．

- 画像診断では腫脹などを示す所見が得られ

が，CRPS に特異的なものではなく CRPS で異常がみられない場合もある．
- 電気生理学的診断でも CRPS で異常を示すとは限らず，所見も CRPS 特異的なものではない．
- 診断的治療に星状神経節ブロックのような交感神経ブロックも行われる．しかし，交感神経ブロックが効く交感神経依存性疼痛（sympathetically maintained pain）の例と，効かない交感神経非依存性疼痛（sympathetically independent pain）があるため，交感神経ブロックもあくまで参考となる．

⑥ 治療

- 四肢の運動機能の回復，疼痛の軽減，精神的苦痛・社会的問題の改善をめざして集学的な治療を行う．軽微な外傷後の不相応な腫脹の残存など初期の CRPS が疑われる段階でその状態に気づき対処することが重要で，完成した CRPS の治療での完治はむずかしい．患者にある程度症状の残存，症状との共存を認識・理解してもらうことも必要となる．

i 運動機能障害に対する治療

- 理学・作業療法によるリハビリテーションが患肢機能に必須である．上肢では治療の一環でもある温冷交代浴を行ってから各種のリハビリテーションを行うと効果的と思われる．できるだけ疼痛を軽減し，自然に四肢が使えるように行う．神経ブロックを併用する場合に感覚は低下するが運動麻痺は生じない程度にできるとよい．

ii 疼痛に対する治療

- 薬物療法として鎮痛薬，近年使用できるようになった神経障害性疼痛に対する薬物，抗うつ薬，抗痙攣薬などが用いられる．

iii 精神心理学的な治療

- CRPS 患者は治療中に経過が思わしくないことから精神的苦痛，社会的問題などに直面することが少なくない．当然，医療者側から患者の訴えを聞き，患者の因子に合わせて適切に対応することも必要である．

iv その他の治療

- 神経損傷の部位や関与する神経に一致する神経症状があり，損傷神経の周囲との癒着などが疼痛・運動機能障害の原因の1つと考えられれば神経剥離など手術的治療を行い効果がみられることがある．手術により逆に症状の悪化が起こりうること，症状が完全にはよくならないことを十分説明することが必要である．埋め込み型脊髄刺激装置，経皮的電気刺激装置の使用，オピオイドなどの脊髄注入も治療として行われている．

■文献

1) 住谷昌彦ほか：CRPS の診断と治療．Anesthesia 21 Century Vol. 10 No. 3-32：1925-1930, 2008

5 コンパートメント症候群

ここ10年でかわったこと

【筋膜切開後の創閉鎖】

- 筋膜切開後の創は，しばしば筋肉の著しい腫脹などにより一次的閉鎖が困難な場合があるため，合併症が起こる前にできるだけ早期に閉創することが望ましい．創の縮減による閉創が困難な場合は植皮の適応となるが，安静期間の延長や瘢痕による機能障害，採取部位に起因する疼痛などの合併症，植皮後の醜状痕，入院期間の延長などが問題となる．近年，四肢コンパートメント症候群の筋膜切開後の創閉鎖に対して局所陰圧閉鎖療法（negative pressure wound therapy：NPWT）を用いた治療が良好な術後成績を得た報告が散見されている[1,2]．従来行われていた生理食塩水に浸したガーゼを創部に用いて治療を行う wet dressing 法に比して，NPWT がより高い割合で植皮なしに創閉鎖が可能であったという報告や，創の縮小と組織の腫脹の軽減，入院期間の短縮がみられたという報告もみられている[1]．

【創閉鎖の方法──NPWT】

- コンパートメント症候群の診断後，手術室にて筋膜切開術を施行する（図1）．その後，確実な出血のコントロールを行った後に NPWT を装着する（図2）．1～2週間の使用にて筋肉の腫脹が消失し，創閉鎖が可能な場合は創縫合を行う．筋肉の腫脹が残存し，創閉鎖が困難な場合は縫合糸，血管識別用のテープ，Kirschner ワイヤなどを用いて，徐々に閉創をしていく方法である gradual suture approximation を NPWT と組み合わせて創閉鎖を行うか（図3），状況に応じて分層植皮術を行う．

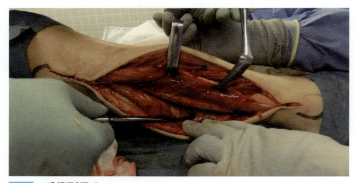

図1 手術所見1
右下腿コンパートメント症候群に対して筋膜切開術を施行した．

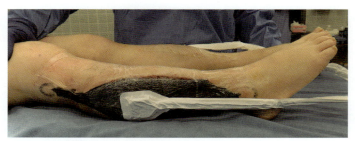

図2 手術所見2
筋膜切開後の創部に対して NPWT を使用して治療を開始した．

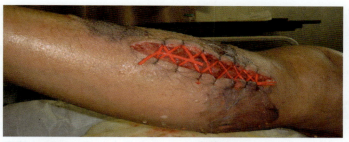

図3　手術所見3
左下腿コンパートメント症候群に対して，血管識別用のテープを用いて徐々に閉創を行っている．

❶ 本疾患の病態・概念

- 急性コンパートメント症候群と慢性（労作性）コンパートメント症候群があるが，本項では緊急手術の適応となることが多い，急性コンパートメント症候群について述べる．
- コンパートメント症候群の病態は，四肢や体幹の筋膜，骨間膜，骨などに囲まれたコンパートメント内の組織に生じた阻血性変化である．筋に分布する細動脈圧は通常，約30～40 mmHgであり，コンパートメント内圧がそれ以上に上昇した場合，細動脈の閉塞が起こるため筋肉や神経に阻血が生じ，軟部組織は浮腫を呈し，さらに増悪して病態が進行する．阻血が浮腫を生じ，さらに阻血を進行させるという悪循環を生じるために結果として不可逆性の組織壊死に陥る．好発部位は前腕と下腿である．

❷ 診察と検査のポイント

- 軟部組織の著しい腫脹と硬化を認め，障害コンパートメント部の耐えがたい疼痛を訴える．疼痛は鎮痛薬にても軽減しない．阻血に伴ってコンパートメント内の筋肉や神経が障害され感覚異常や運動障害が生じてくるが，最も重要なことは，強く疑うことである．以下に述べる6つのP所見と内圧測定結果を総合的に判断して診断を行う．

i　6Ps

① pain（疼痛）：最も重要なサインであり，非常に強い疼痛の訴えがある．意識障害，神経障害などでは訴えがないので注意を要する．また，傷害されたコンパートメント内の筋を他動的に伸展させると，傷害部位の疼痛が増強される passive stretch test も補助診断となる．すなわち，前腕であれば手指の伸展にて前腕掌側部，下腿であれば足趾の伸展にて下腿後面に著しい疼痛を訴える．

② pallor（蒼白）：傷害部より末梢の皮膚が蒼白であると強く疑う．

③ paresthesia（知覚障害）：コンパートメント内の神経傷害が疑われる．

④ paralysis（運動障害）：麻痺がコンパートメント内の末梢神経支配領域に一致しない場合は血行障害を疑う．

⑤ pulselessness（末梢動脈拍動消失）：動脈の拍動や capillary refill（毛細血管再充満試験）は正常であることが多い．

⑥ poikilothermia（冷感）：傷害部より末梢の皮膚を健側と触診にて比較し，患側がより低い場合は強く疑う．

ii　コンパートメント内圧測定

① 意識障害：頭部外傷，呼吸器管理など．
② 非協力的：小児，精神疾患・中毒患者など．
③ 神経障害：局所の知覚異常．

- 上記などで臨床診断が困難な症例で適応となる．

【測定方法】

- 動脈圧測定用の圧トランスデューサの先端に18 G 針を取り付けて，動脈圧モニターにて測定する方法や血圧計，点滴チューブ，シリンジなどで作成可能である needle manometer 法（Whiteside ら），Stryker 社製の Intra-Compartment Pressure System® などがある．
- コンパートメント内圧測定を必要とする症例で

は，コンパートメント内圧が 35〜40 mmHg を超えた場合や拡張期圧とコンパートメント内圧の差が 30 mmHg 以下となった場合に筋膜切開術の適応と考えられている．

❸ 患者への説明のコツ
- コンパートメント症候群は緊急に治療を要する疾患であり，最悪の場合に切断にいたる事態が起こりうることを最初に説明する．
- また，筋膜切開術施行後も必要に応じて再度デブリドマンを行う可能性や，皮膚の縫縮が困難な場合に植皮術を行う可能性，神経障害などによる機能障害の起こる可能性を説明する．

❹ 外来における治療
- 原因除去：コンパートメント内圧を上昇させている原因，すなわちコンパートメントの容積を縮小させている原因がある場合は，その原因を除去する．ギプス固定（ギプスをカットする），包帯固定（包帯を緩める），不良肢位（肢位を直す）などがある．
- 診断後は，緊急手術を行えるように手配する．

❺ 専門医への紹介・手術のタイミング
- 手術ができない施設であれば，近隣の手術可能な施設へ早急に紹介する．
- 手術はできる限り早期に行う．

❻ 最近の手術方法
- 最も頻度が高いとされる下腿について述べる．
- 下腿には 4 つのコンパートメント，すなわち anterior compartment, lateral compartment, superficial posterior compartment, deep posterior compartment が存在し，筋膜切開術では 4 つすべてのコンパートメントを開放するのが安全である．

i **double incision approach**
- 後内側部では，脛骨後縁の 2 cm 後方より縦に皮膚切開をおく．脛骨後縁に沿い deep posterior compartment を開放し，さらに後方の superficial posterior compartment を開放する．前外側部に移り，腓骨骨幹部より 2 cm 前方より縦切開を行い，anterior, lateral compartment の開放を行う．

ii **single incision, para-fibular approach**
- 確実に deep posterior compartment を開放することが重要である．
- 腓骨近位部から外果へ縦切開をおき，lateral compartment を開放する．続いて前方の皮膚を挙上して，浅腓骨神経に注意して anterior compartment の筋膜を切開する．次に後方の皮膚を挙上して superficial posterior compartment を開放する．最後に lateral compartment を前方へ持ち上げつつ，ヒラメ筋を腓骨より後方へ剥離して deep posterior compartment に到達する．

❼ 後療法
- 後療法の開始時期は，手術所見で確認した筋肉のダメージ，植皮の有無，コンパートメント症候群を起こした原因（骨折，再灌流障害など），術後の合併症によって判断するが，多くの場合，創部が安定した状態であればなるべく早期に関節可動域訓練を開始する．

❽ クラッシュ症候群（圧挫症候群）に合併したコンパートメント症候群
- クラッシュ症候群とは，四肢・殿部の骨格筋が長時間にわたり圧迫された状態から救出された後に生じる全身的に重篤な病態を呈する症候群である．致死的不整脈や急性腎不全により死にいたることがあるため，迅速な対応が求められる．震災や事故で家屋や車両に挟まれて救出に時間を要した場合や意識障害による長時間の同一体位後などに発生する．その病因は圧迫による骨格筋の虚血障害と圧迫解除後の虚血後再灌流障害である．障害された骨格筋の細胞内容物であるミオグロビン，カリウム，乳酸などの血管内放出と血管透過性亢進から，高カリウム血症，代謝性アシドーシス，低容量性ショックなどが生じる．続いて，ショックによる腎血流量低下とミオグロビンの腎毒性により急性腎不全を発症する．そして，血管透過性亢進による筋組織の浮腫形成からコンパートメント症候群を

- 合併する．
- 本症候群の治療は全身管理が重要であるため，災害医療に精通した救急医や内科医の協力は必要不可欠である．高カリウム血症の対処と急性腎不全の予防のために，できるだけ早期から，可能なら救出前から輸液を開始することが大切である[4]．クラッシュ症候群に合併したコンパートメント症候群では，救出時にはすでに虚血による不可逆的な神経障害や筋組織障害をきたして筋膜切開しても四肢の機能回復が望めないこともあり[3]，また筋膜切開を行った場合は切開部の創感染合併の危険もあることから筋膜切開の適応については意見が分かれるところである[4,5]．筋膜切開の適応は症例ごとに慎重に判断されなければならない．

■文献

1) Zannis J et al：Comparison of fasciotomy wound closures using traditional dressing changes and the vacuum-assisted closure device. Ann Plast Surg 62：407-409, 2009
2) Kalgaria D et al：Wound closure of leg fasciotomy：comparison of vacuum-assisted closure versus shoelace technique：a randomized study. Injury 45：890-893, 2014
3) Matsuoka T et al：Long-term physical outcome of patients who suffered crush syndrome after the 1995 Hanshin-Awaji earthquake：prognostic indicators in retrospect. J Trauma 52：33-39, 2002
4) 井口　昭ほか：災害医療と血圧管理—クラッシュシンドロームとその対策．血圧 18：736-739, 2011
5) Safari S et al：Outcomes of fasciotomy in patients with crush-induced acute kidney injury after Bam earthquake. Iran J Kidney Dis 5：25-28, 2011

6 骨癒合不全（偽関節）

ここ10年でかわったこと

- 癒合不全の診断は正確な骨癒合評価の問題に内包される．骨折治癒が正常範囲内か，遷延しているのか，偽関節になっているのかを判断するために骨癒合評価法（画像診断法，力学的評価法，血清マーカー測定，臨床的評価法など）が模索されてきた[1〜8]．
- ここ10年間にも種々の報告があり，特にCTのmulti-planar reconstruction（MPR）像（図1）は，骨折部の細かな状況を視覚化できるので有用である．ただし，偽陽性があること[4]，被曝量とコストの問題で繰り返し検査できないのが欠点である．
- 骨癒合評価法は，今でもX線像が中心である．これまでの骨癒合完了の目安は，「正側2方向のX線像で対面する4ヵ所の皮質のうち3つに骨性架橋が完成した状態」であった．少なくとも学術論文上では，この定義が用いられてきた．しかし，①どのような状態を骨性架橋というのか，②骨折線が同定できても架橋していれば骨癒合というのか，③骨性架橋がなく骨折線のみが消失したものはどう評価するのか，というような基本的な問題については，（あえて？）触れられずにきた．また，海綿骨を含む骨折については，学術上の標準的な基準すらなかった．
- 近年になり，2010年にRadiographic Union Score for Tibia（RUST）[2]，2013年にRadiographic Union Score for Hip（RUSH）[3]が提案された．RUSTとRUSHは，完全にはvalidation評価が行われていないが，今後X線を用いた標準的な評価方法となるであろう．
- RUSTは対面する4つの皮質についてそれぞれ1〜3点の得点を与えて，合計で12点満点になる[2]（表1）．ただし，現行では何点で骨癒合完了と判断するのかまでは決まっていない．歴史的経過から考えて，スコアが3点になった皮質が3ヵ所以上できたら骨癒合完了とするのが妥当なのであろう．曖昧さを排除するために，RUST評価を少し改変した基準を提案したい（図2）．

❶ 本疾患の概念

- 遷延癒合は，「骨折部の組織に再生反応が存在するものの，常識的には骨癒合すると信じられている時期を過ぎても骨癒合しない状態」と定義される．また，癒合不全（＝偽関節）は，「骨折部の組織の再生反応が鎮静化して，治癒機転がなくなった状態」と定義されている[9]．米国食品医薬品局（FDA）の癒合不全の定義は，「骨折の発生から少なくとも9ヵ月以上経過しても治癒せず，X線写真上の骨癒合の進行が3ヵ月以上確認できない骨折」[10]（1988年）となっている．
- 同じ骨幹部骨折でも骨癒合までの期間は，患者の年齢，骨の種類・部位，骨折型，軟部組織の状態，併存症などの因子に影響を受ける．常識的な骨癒合期間を見積もることはむずかしいし，再生反応の鎮静化の判断もむずかしいため，遷延癒合や癒合不全の確定診断はできない．しかしながら，そのような正論をいっていても実際の診療はできない．そこで，筆者はFDAの定義を参考に骨幹部骨折では，おおむね図3のような基準で遷延癒合と癒合不全を診断している．
- 遷延癒合・癒合不全の誘発因子には，全身的因子と局所的因子がある．全身的因子は，喫煙，糖尿病，内分泌疾患，非ステロイド性抗炎症薬（NSAIDs）などである．局所的因子は，骨折部の不安定性，骨欠損，血行不良の3つであり，これらは力学的問題と生物学的問題に要約される．
- X線形態学的には，hypertrophic nonunionとatrophic nonunionに偽関節は分類される（図4）．hypertrophic nonunionは骨折部の力学的問題（固定力不足）に起因し，atrophic non-

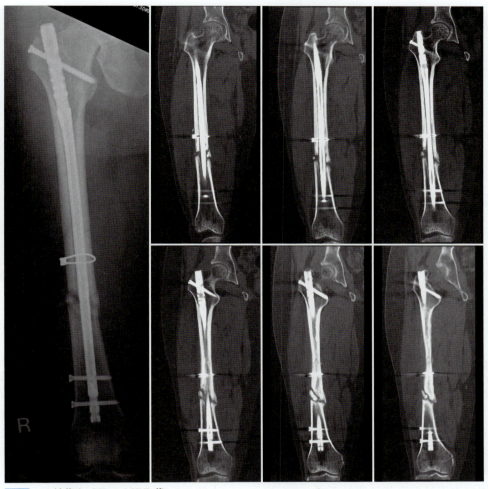

図1 X線像とCTのMPR像

表1 RUST

皮質ごとのスコア	放射線学的基準	
	仮骨	骨折線
1	なし	みえる
2	あり	みえる
3	あり	みえない

前・後・内・外の4つの皮質スコアを合計してRUST値を求める．
まったく癒合していない（4点）～完全に癒合している（12点）で評価する．

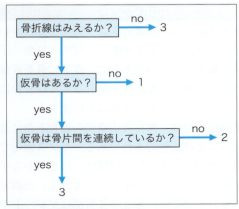

図2 RUSTと修正RUST

図3 筆者が用いている癒合不全のX線学的基準
cortical bridging：対面皮質の骨性架橋の数，delayed：遅延癒合，nonunion：偽関節，union：癒合．

非開放骨折の場合

cortical bridging	3ヵ月	6ヵ月	9ヵ月	1年
0	delayed	nonunion		
1		delayed	nonunion	
2			delayed	nonunion
3	union	union	union	union

開放骨折の場合

cortical bridging	3ヵ月	6ヵ月	9ヵ月	1年
0	delayed	nonunion		
1		delayed	nonunion	
2				delayed
3	union	union	union	union

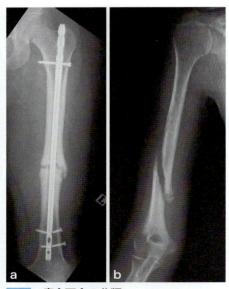

図4 癒合不全の分類
a：hypertrophic nonunion.
b：atrophic nonunion.

unionは生物学的問題（血行不良）に起因するといわれている．大腿骨や脛骨の下肢骨折では，おおむねこの関係が成立する．上腕骨では，固定力不足の有無に関わらず，atrophic nonunionになることが多い．

❷ 診察と検査のポイント

- 外来診療では，患者の症状や局所所見について十分に評価する必要がある．局所の腫脹・圧痛を評価するのは当然として，皮下に骨を直接触れることができる鎖骨や脛骨などでは骨片にぐらつきがないかを徒手的にも評価する．
- 下肢骨折では，保存的治療後の癒合不全に遭遇することは比較的まれである．ギプス固定で簡単に治癒しそうな骨折以外は，はじめから手術が選択されることが多いからである．内固定後の癒合不全では，もとの骨折部はプレートや髄内釘ですでに固定されている．これらのインプラントが破綻するまでは，癒合不全の状態でも骨折部には著しい不安定性はない．hypertrophic nonunionでは，全荷重歩行しても強い症状を訴えない場合もある．癒合不全の状態が続くと，骨を固定しているプレート，髄内釘，スクリュー，ワイヤなどにいずれは疲労破壊が生じる（図4a）．内固定材料に疲労破壊が生じると，多くの場合に骨折部はさらに力学的に不安定となり，癒合しづらくなる．
- 上肢骨折では，hypertrophic nonunionは少なく，atrophic nonunionが多い．
- 骨癒合不全の検査法としては，一般的な正側2方向のX線像に加えて，斜位像を追加して評価するのがよい．骨折型によっては，斜位像でしか骨片間の間隙が同定できない場合もあるためである．さらに，トモシンセシス（島津製作所）による断層像，CTのMPR像（図1）により，骨癒合していないことの状況証拠を集めて，骨癒合不全と診断する．

❸ 患者への説明のコツ

- 順調な骨癒合経過をたどっていても，仮骨に石灰化が生じてくるまでは，X線像では骨癒合が進行していることがわからない．保存的治療が行われることが多い鎖骨骨折，上腕骨近位端骨折，上腕骨骨幹部骨折などでは，最初の2〜4

週間（時にはもう少し長い間），順調に癒合が進行していてもX線像で顕著な変化がないことも多い．筆者は治療のはじめに，「最初の数週間のX線像には何も期待してはいけない，わるくなっていないことを確認しているだけである．X線像での骨癒合は遅れてみえてくる」と伝えるようにしている．

- 不幸にして順調な経過をたどらない場合には，遷延癒合や癒合不全になっているかどうかを評価する必要が出てくる．前述のように，受傷からの期間と骨癒合の進行度から遷延癒合と癒合不全を評価するのであるが，評価時期としては受傷から3ヵ月，6ヵ月，9ヵ月，1年を設定して説明しておくのがよい．

❹ 外来における治療

- 遷延癒合や癒合不全に対して外来で施行できる治療法としては，生体物理刺激法が有用である．種々のものがあるが，低出力超音波パルス（low-intensity pulsed ultrasound：LIPUS）の使用頻度が高い．

- 動物実験やヒトでの使用では，周波数1.5 MHz，バースト幅200 μ 秒，繰り返し周波数1.0 kHzの超音波でのみ骨癒合促進効果が証明されている[11]．それ以外の周波数，バースト幅，繰り返し周波数が，骨癒合に促進的に働くのか，抑制的に働くのかは不明である．また，動物実験で骨癒合促進効果が証明されているのは，LIPUSをほぼ毎日使用したという条件下である．換言すれば，LIPUSを週2〜3回しか使用しない場合，骨癒合に促進的に働くのか，抑制的に働くのかは不明である．松村らは，LIPUS実行率が高い（80%以上）群のほうが低い（80%未満）群より骨癒合成功率は高いと報告している[12]．さらに，骨折部位に向けてしっかりと照射する必要がある．脛骨や前腕骨などの皮膚から浅い位置にある骨では問題は少ないが，大腿骨や上腕骨など筋肉組織に囲まれた領域にある骨に照射するのは比較的むずかしい．一般的には，ペーパー・クリップなどを皮膚表面に貼り付けてX線像を撮影し，骨折部の位置を推察してLIPUSの照射部位を決めるが，この方法では大腿骨や上腕骨では正しい照射部位との誤差が大きい．診断用の超音波を使用してプローブの位置と方向を決めるのが有用である．帝京大学医学部附属病院（当院）では，この方法を採用してから上腕骨や大腿骨の遷延癒合に対する骨癒合率は飛躍的に改善した[13]．以上のポイントを守って使用すればLIPUSを用いることで偽関節手術が不要になるケースも出てくるであろう．

- しかし，すべての遷延癒合や癒合不全に対してLIPUSの治療効果が高いわけではない．当院で行ったコホート研究の結果，LIPUSで骨癒合しなかった遷延癒合・癒合不全には，①骨折部に不安定性がある（保存的治療後やインプラントの破損がある），②骨折部の最大間隙が8〜9 mm以上，③萎縮性偽関節，④髄内釘固定されている，という4つの特徴があった[14,15]．このような特徴が2つ以上重なっているような例では，LIPUSの効果は限定的であるので，早めに手術を行うのがよいだろう．

❺ 専門医への紹介・手術のタイミング

- 交通外傷や労働災害事故での受傷の場合は，治療期間をできるだけ短くすべきである．すなわち，遷延癒合になりそうだったら早めに専門医へ紹介して判断を委ねるべきである．内固定が行われている場合，骨癒合していなくても機能障害が少ない場合もある．日常生活では大きな不自由はないが，骨癒合していないと社会復帰できない例が非常に多い．できるだけ治療期間を短縮して社会復帰を支援することが重要である．

❻ 最近の手術方法

- 骨癒合不全の原因が力学的要因か，生物学的要因かにより治療法は少し異なる．
- 脛骨や大腿骨髄内釘固定後のhypertrophic nonunionでは，横揺れや回旋不安定性による骨折部への剪断力が原因となっているので，これを改善すればよい．太い髄内釘，横止スクリューの数を増やす，空間的ねじれの位置での横止スクリュー固定を行うことで治療でき

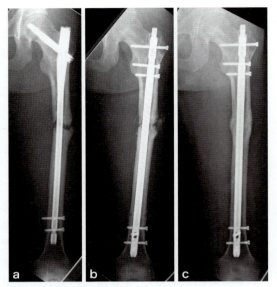

図5 偽関節部粉砕術の例

粉砕術（chipping法）は，約3〜5 cm皮膚を切開して骨ノミで偽関節部を砕いていく治療法である．原則として自家海綿骨移植術は併用しない．
a：転子下骨折後の癒合不全．
b：粉砕術直後．
c：術後7ヵ月．

る[16]．生物学的要因は問題ないので，原則として自家骨移植術は不要である．

- atrophic nonunionの多くは，骨欠損が大きかったり局所血行がわるかったりという生物学的な要因により発生する．局所の生物活性を向上させるために，骨形成細胞（骨芽細胞＋間葉系幹細胞），骨形成蛋白，骨組織を同時に供給できる自家海綿骨移植術を行うことが多い．他の方法としては，偽関節部粉砕術[17,18]（図5），CD34陽性細胞移植[19]，濃縮骨髄血移植とLIPUSの併用[20]などの治療が行われ成果をあげている．

文献

1) Bhandari M et al：A lack of consensus in the assessment of fracture healing among orthopaedic surgeons. J Orthop Trauma **16**：562–566, 2002
2) Whelan DB et al：Development of the radiographic union score for tibial fractures for the assessment of tibial fracture healing after intramedullary fixation. J Trauma **68**：629–632, 2010
3) Bhandari M et al：Radiographic union score for hip substantially improves agreement between surgeons and radiologists. BMC Musculoskelet Disord **14**：1–9, 2013
4) Bhattacharyya T et al：The accuracy of computed tomography for the diagnosis of tibial nonunion. J Bone Joint Surg Am **88**：692–697, 2006
5) Matsuyama J et al：A new method for evaluation of fracture healing by echo tracking. Ultrasound Med Biol **34**：775–783, 2008
6) Hirasawa Y et al：Biomechanical monitoring of healing bone based on acoustic emission technology. Clin Orthop Relat Res **402**：236–244, 2002
7) Moghaddam A et al：TRACP 5b and CTX as osteological markers of delayed fracture healing. Injury **42**：758–764, 2011
8) Veitch SW et al：Changes in bone mass and bone turnover following tibial shaft fracture. Osteoporos Int **17**：364–372, 2006
9) 渡部欣忍ほか：整形外傷―治療における controversies―遷延癒合・偽関節．救急医 **33**：907–912, 2009
10) United States Food and Drug Administration（USFDA）：Office of Device Evaluation, Guidance Document for Industry and CDRH Staff for the Preparation of Investigational Device Exemptions and Premarket Application for Bone Growth Stimulator Devices, 1988
11) Watanabe Y et al：Ultrasound for fracture healing：current evidence. J Orthop Trauma **24**：S56–S61, 2010
12) 松村福広ほか：大腿骨，脛骨骨折後の遷延癒合・偽関節に対する低出力パルス超音波照射のコンプライアンス．整・災外 **51**：211–214, 2008
13) 廣瀬 廣：超音波検査法により照射部位を決めることで癒合不全骨折に対する低出力超音波パルス（LIPUS）の治療成績は向上する．帝京医誌 **37**：191–200, 2014
14) Watanabe Y et al：Three key factors affecting treatment results of low-intensity pulsed ultrasound for delayed unions and nonunions：instability, gap size, and atrophic nonunion. J Orthop Sci **18**：803–810, 2013
15) 渡部欣忍ほか：遷延癒合・偽関節に対する LIPUS の治療成績を決める4つの重要な因子―不安定性，大きな骨片間隙，萎縮性偽関節，髄内釘固定．骨折 **36**：571–573, 2014
16) Watanabe Y et al：Infra-isthmal fracture is a risk factor for nonunion after femoral nailing：a case-control study. J Orthop Sci **18**：76–80, 2012
17) Matsushita T et al：Chipping and lengthening technique for delayed unions and nonunions with shortening or bone loss. J Orthop Trauma **21**：404–406, 2007
18) 渡部欣忍ほか：遷延癒合・偽関節に対する粉砕術（chipping technique）の応用．別冊整形外 **61**：69–76, 2012
19) Kuroda R et al：Local transplantation of granulocyte colony stimulating factor-mobilized CD34＋cells for patients with femoral and tibial nonunion：pilot clinical trial. Stem Cells Transl Med **2**：128–134, 2014
20) Sugaya H et al：Percutaneous autologous concentrated bone marrow grafting in the treatment for nonunion. Eur J Orthop Surg Traumatol **24**：671–678, 2014

7　開放骨折

ここ10年でかわったこと，わかったこと

【local damage control（LDC）】
- 軟部組織の状態をあまり考慮せず内固定を施行すると高率に壊死，感染をきたす．LDCは definitive fixation を行うにあたり局所の状態を回復させるために行われる．以前は鋼線牽引での床上安静や外固定が用いられたが固定性に乏しく，さらに床上安静による合併症の出現などがあり，近年は創外固定を使用した staged procedure が取り入れられている[1]．

【セカンドルック】
- 開放骨折の初期治療として手術室で汚染組織，挫滅組織，壊死組織を同定してデブリドマンが行われているが，初期には顕在化しなかった活性を失った組織も48〜72時間後に再度デブリドマンを実施する際には同定できることが多い．

【negative pressure wound therapy（NPWT）】
- 従来，開放骨折は開放創のまま洗浄，包交を繰り返し，一時的に人工真皮などで被覆したが，近年は持続陰圧療法が盛んに行われている．これは創部の保護，肉芽形成の促進，滲出液と感染性老廃物の除去が図られ創傷治癒が促進される効果をもつ．

【ゴールデンタイム】
- 従来は早期のデブリドマンが感染のリスクを軽減するとされてきたが，近年はその時期は重要ではないとされている．いかに早く施行するかよりも，いかに十分に行われたかの質が重要である[2]．

【fix and flap】
- 初期治療としてデブリドマンを経て definitive fixation を施行した際に軟部組織修復も同時に実施する．受傷後1週間以内の早期の fix and flap を推奨する報告もある．また，確実な皮弁の手技を有しない場合は，整形外科医による内固定と形成外科医による皮弁手術のコラボレーションが徐々に行われるようになってきた．

❶ 本疾患の病態・概念

- 開放骨折では骨折部が外界と交通し，感染や周辺軟部組織の損傷が存在する．そのため，開放骨折治療における重要なポイントは，合併している感染と軟部組織損傷を最小限とすることである．これらの骨癒合や患肢機能低下防止に直結する重要な初期治療が開放骨折の予後を左右する．

❷ 救急外来における診察，検査と治療

- 高エネルギー外傷であることが多く，外傷プロトコールに沿った全身状態の評価を行い，必要があれば蘇生を行う．状態が安定すると同時に損傷部位の評価と処置が必要となる．

i 損傷部位の評価と処置

- 受傷機序，受傷時間の把握，創部の状態（大きさ，深さ，汚染度，軟部組織状態など），循環，神経損傷の有無をチェック．写真撮影も評価に重要である．
- 大きな異物があればこれを除去して簡単に洗浄をする（待機時間があれば）．創部感染の大部分は二次的院内感染であるため，最小限の1回で短時間の観察とする．
- X線による骨折分類や軟部組織状態の評価を行う（図1）（注意：Gustilo分類はデブリドマンなどの術後に評価するものである，表1）．
- コンパートメント症候群の有無も評価する．必要であれば内圧測定を行う．
- 清潔操作にて被覆しておく．

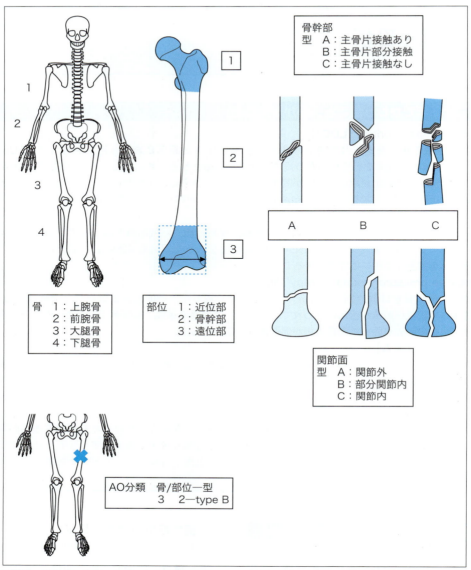

図1 AO（Arbeitsgemeinschaft für Osteosynthesefragen）分類

- 術前計画を立てる．
- 予防的抗菌薬投与の有用性が報告されており感染率の低下をもたらす．一方，開放骨折はすでに汚染されており，感染に対する抗菌薬治療を開始する．
  - type Ⅰ，Ⅱ：第一，第二世代セフェム系抗菌薬，1〜2日投与．
  - type Ⅲ：第一，第二世代セフェム系抗菌薬＋アミノグリコシド系もしくはペニシリン系抗菌薬，3〜5日投与．
  - 土壌汚染はクロストリディウムなど：ペニシリンG，セフェム系．
  - 河川海洋汚染はビブリオ，エロモナスなど：テトラサイクリン，キノロン．
- 破傷風トキソイド，テタノグロブリン投与．

❸ 患者への説明のコツ

- 開放骨折の感染率は決して低いものではなく，化膿性関節炎，急性骨髄炎を招く可能性がある．そのため，初期には頻回の手術や処置を要

することが多い.
- これらの合併症をきたした場合には治療期間の延長や治癒しない場合には切断にまでいたることもありうる（表2）[3].
- 骨以外では軟部組織の状態もわるく，皮弁術などの身体の他の部位から正常な軟部組織を移植することも必要となることがある.
- たとえ感染が制御できて癒合までいたった場合でも変形や短縮が残存し，機能障害をきたすことが多い．関節近傍の開放骨折ではほとんどの場合，隣接関節の可動域制限が残存する．以上の点を説明することが治療経過における患者との意思疎通の手助けとなる.
- 急性期においては説明自体が十分に行われなかったり，第三者のいないところでの説明となったりする場合があり，文書を併用することも有用であろう.

❹ 専門医への紹介・手術のタイミング

- 専門医への紹介は搬入と同時に連絡を行い，最低限デブリドマンは開放骨折治療経験が豊富な整形外科医が行うべきであり，挫滅創を早期に清浄化することが重要である．冒頭のように，かついわれたようにデブリドマンに時間の制約はないが，できる限り早く迅速に行われることには異論はないであろう．可能な限り迅速に手術が実施できるように，一連の流れを日ごろより策定しておくことが必要である.
- 正常な創治癒には感染の制御，酸素，血流が必要で，これらの局所環境が整わない限りdefinitive fixationを行うことは禁忌となる.
- 受傷後1〜7日は炎症期であり，局所は血管拡張と透過性が亢進する．局所ではマクロファージや好中球が集簇して壊死組織を貪食するため，酸素が消費され低酸素状態となり感染をもたらすこととなる．したがって，この時期での壊死組織の適切なデブリドマンが感染制御に有用な理由である．この局所の酸素や血流の評価はwrinkle signや色調，腫脹の程度などで総合的に判断して手術のタイミングを計る.

表1　Gustilo 分類

type	
I	1 cm以下の開放創をもつ．汚染は軽度であり，単純な骨折が多い
II	1 cm以上の開放創をもつ．軟部組織の軽度の損傷
IIIA	広範な軟部組織の損傷．手術で骨折部分を軟部組織で被覆できる 粉砕骨折が多い
IIIB	広範な軟部組織の損傷．骨膜がはがれ，骨が露出されている 手術でも骨折部を軟部組織で被覆することが困難である 著しい汚染や粉砕骨折，骨欠損があることが多い
IIIC	修復を要する主要動脈損傷がある

表2　Gustilo分類による感染，切断率

type	感染	切断
IIIA	4%	0%
IIIB	52%	16%
IIIC	42%	42%

［文献3より］

❺ 最近の手術方法

- 開放骨折は重度の軟部組織損傷を伴っており，手術によるさらなる侵襲は可能な限り避けなければならない．骨折部を完全に露出して解剖学的に整復して固定する従来の方法は，骨折部周辺の血流が阻害され癒合不全をきたし内固定材の破綻にいたることを繰り返してきた．そのため周辺軟部組織に優しい手技が開発され，現在頻用されている．低侵襲手術であるminimally invasive plate osteosynthesis（MIPO）法は，骨折部には侵襲を加えず離れた位置に切開を加えて骨膜上にプレートを滑り込ませて固定する方法であり，骨幹部の粉砕骨折には有用な固定方法である（図2）.
- 開放骨折に合併する骨感染創に対しては，抗菌薬含有セメントを作成してこれを充填させることで抗菌薬の徐放性を利用して局所の抗菌薬濃度を維持する方法もある．併せて抗菌薬の全身投与も行い，感染を鎮静化してdefinitive fixationに移行する.
- 開放骨折では大きな第3骨片を伴うことも多いが，活性のないこの骨片を温存することで大幅

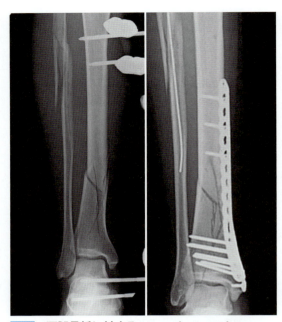

図2　下腿骨折に対する staged procedure
創外固定による LDC を行い，MIPO を用いた staged operation を施行する．

に感染率が上がるという報告もある．したがって，やむをえずデブリドマンの際に感染源となりうる第3骨片を取り除いた後に生じる骨欠損部に対しては，近年前述の抗菌薬入りセメントを用いた Masquelet 法がある．この方法は一定期間骨欠損部にセメントを充填させておき，数週間後にセメント周囲に生じる誘導膜（新生骨膜）がある種のサイトカインや骨誘導因子を有する性質を利用したもので，この骨欠損部に海綿骨を移植する[4]．

❻ 逆紹介時のポイント

- 受傷から搬入までの経緯や治療の詳細を情報提供することが必要である．
- 特に救急外来での処置の内容（洗浄液の量，使用抗菌薬の情報，肉眼的所見，骨折型など）やその後の経緯と手術内容，リハビリテーションの進捗状況や今後疑われる合併症などを記載しておくことが逆紹介先の施設にとって大変役立つ．

❼ リハビリテーションのポイント

- 骨折部のしっかりした内固定があってはじめて，荷重や可動域訓練などの局所に対するリハビリテーションが可能となる．しかし，開放骨折の場合には創外固定などの処置がなされ早期からの関節可動域訓練や荷重が制限される場合が多い．こういった場合でも制限されている範囲内での部分荷重や電気刺激装置による筋収縮を促すリハビリテーションが機能予後に非常に重要である．このように急性期よりリハビリテーションが関与することが重要で，特に多発外傷などの場合には早期離床をめざし多職種にわたるチーム医療が必要不可欠である．

❽ 再発防止のための注意点

- 開放骨折における重大な問題は，preventable trauma disability を起こしてしまうことである．この避けうる機能障害を減少させるためには，自施設の開放骨折治療に対する設備（含む人員）を整え，開放骨折に対する知識，意識を向上させることが必要である．しかし，各施設の状況によっては十分な開放骨折治療ができない場合もあり，初期治療のみを行い，経験，設備の揃った施設に紹介する連携をとることが大切である．このような場合でも開放骨折の予後を左右する最も重要な点は，いかに初期治療を施すかであり，正しい知識と手技に基づいて初期治療を開始することが求められる．

■文献

1) Marsh JL et al：Fractures of the tibial plafond. AAOS Instructional Course Lectures, Vol.56, p331-352, 2007
2) Khatod M et al：Outcomes in open tibia fractures：relationship between delay in treatment and infection. J Trauma 55：949-954, 2003
3) Gustilo RB et al：Problems in the management of type Ⅲ（severe）open fractures：a new classification of type Ⅲ open fractures. J Trauma 24：742-746, 1984
4) Chong KW et al：Induced membranes：a staged technique of bone-grafting for segmental bone loss：surgical technique. J Bone Joint Surg Am 93［Suppl 1］：85-91, 2011

8　壊死性筋膜炎，ガス壊疽，破傷風

a. 壊死性筋膜炎

> **ここ10年でかわったこと，わかったこと**
> - 臨床所見および起炎菌から，2つの病型に分類されるようになった．
> - II型の劇症型A群レンサ球菌感染症は，toxic shock-like syndrom（TSLS）からstreptococcal TSSと呼ばれるようになった．
> - 起炎菌確定前の経験的抗菌薬投与が標準化されつつある．

❶ 本疾患の病態・概要

- 筋膜炎を主座とする壊死性軟部組織感染症である．
- 軟部組織感染症には感染巣が限局し，膿瘍を形成する化膿性の種類と感染の境界が不明瞭で水平に広がりやすい壊死性の種類がある．壊死性感染の場合，主座となる組織により蜂窩織炎，筋膜炎および筋炎がある[1]．
- 血流の乏しい筋膜および脂肪を中心に広がる筋膜炎では，組織の高度な破壊，全身の毒性障害，および高い死亡率を特徴とするため，一般人向けの出版物では，「人食いバクテリア」（flesh-eating bacteria）として紹介されている．
- 適切な治療は，早期の外科的介入と抗菌薬投与である．
- 壊死性筋膜炎は，起炎菌から主に2つに分けられる．多菌種による感染症（I型：polymirobial infection）とA群レンサ球菌感染症（II型：group A streptococcal（GAS）infection）とがある（表1）．
- I型壊死性筋膜炎には次のような特徴がある．
  ▷ 少なくとも1つの嫌気性菌（最も多いのは*Bacteroides*, *Clostridium*，または*Peptostreptococcus*）が，通性嫌気性レンサ球菌（GAS以外）や腸内細菌科（*Escherichia coli*（*E. coli*），*Enterobacter*, *Klebsiella*, *Proteus*など）と1つまたは複数の菌とともに分離される．緑膿菌などの好気性菌の混入はまれである．
  ▷ 感染巣にガスが存在するため非クロストリジウム性ガス壊疽とも呼ばれ，ガス壊疽（*Clostridium perfringens*など）との鑑別が必要である．
  ▷ 基礎疾患に糖尿病，末梢性血管障害または免疫不全を有し，術後感染，口腔や尿路系感染が原因となる．
  ▷ う歯や咽頭炎が原因となって生じる頸部壊死性筋膜炎では，炎症が縦隔に広がると死亡率は40〜60％にいたるといわれている．
  ▷ 会陰部の筋膜炎はFournier壊疽と呼ばれ，嫌気菌（*Bacteroides*, *Fusobacterium*, *Clostridium*, 嫌気性または微好気性のレンサ球菌）と通性菌嫌気性（*E. coli*, *Klebsiella*, *Enterobacter*）とによって引き起こされる．
- II型壊死性筋膜炎には次のような特徴がある．
  ▷ 単一の起炎菌で引き起こされる軟部組織感染症で，代表的な起炎菌はGASである．他のβ溶血性レンサ球菌が単独または黄色ブドウ球菌と複合で原因となることもある．
  ▷ GASによる壊死性筋膜炎の約半数が急性腎不全，急性呼吸促迫症候群（ARDS），播種性血管内凝固症候群（DIC）など重篤な全身症状を発現し，重症化する．従来，黄色ブドウ球菌によるtoxic shock syndrome（TSS）と区別してtoxic shock-like syndrome（TSLS）といわれてきたが，近年，streptococcal TSSと呼ばれる．初期症状からショック出現まで数時間であり，急激に進行する．
  ▷ 既往症のない健康人に突然生じる．年齢も広

表1 代表的な軟部組織感染症と臨床上の特徴

臨床所見	壊死性筋膜炎 I型*	壊死性筋膜炎 II型*	ガス壊疽	化膿性筋炎	寄生虫/ウイルス性筋炎
起炎菌	嫌気性菌を含む複数菌	単一菌（GASなど）	クロストリジウム属	黄色ブドウ球菌など	寄生虫/ウイルス
熱	++	++++	+++	++	++
びまん性疼痛	+	+	+	+	++++¶
局所疼痛	++	++++△	++++	++	++
全身毒性	++	++++	++++	+	+
組織内のガス	++	−	++++	−	−
明らかな進入路	++++	±◇	++++§	−	−
糖尿病	++++	±	−	−	−

*：I型とII型は、壊死性筋膜炎の形態をさす．
¶：インフルエンザの場合はびまん性筋肉痛であり，胸の局所痛は胸膜痛である．旋毛虫症の場合は痛みが厳しいと局在化できる．
△：重度の疼痛はGAS感染による壊死性筋膜炎の特徴であるが，糖尿病を合併しているI型では神経障害のため必ずしも強い痛みではない．
◇：GAS感染症による壊死性筋膜炎の50%は細菌進入路が不明である．
§：外傷に起因したガス壊疽はClostridium perfringens（C. perfringens），C. septicum，またはC. histolyticumによって引き起こされ，通常，細菌進入路が明らかである．一方，C. septicumiによって引き起こされる特発性ガス壊疽は進入路を明らかにできないことが多い．

［文献1より］

範囲である．

- GASは皮膚の擦過，熱傷，手術，分娩，注射，水痘などから侵入すると推定されるが，約50%は進入路が不明である．
- なお，GAS以外に Vibrio vulnificus, Aeromonas hydrophilia, Edwardsiella tarda も単一菌で独立した壊死性筋膜炎を引き起こす．水中で創傷後や牡蠣などの生海産物を食した肝硬変患者に発症しやすいとされる．
- 死亡率はI型で21%，II型で14〜34%（死因はstreptococcal TSS），頸部感染では22%，Fournier壊疽では22〜40%，新生児感染では59%であるという[1]．

❷ 臨床症状

- 局所所見は境界不鮮明な紅斑，熱感，光沢のある腫脹，圧痛を認める．局所所見以上に疼痛が強い．直下の筋肉を摘めないほど皮下組織は緊満している．リンパ管炎やリンパ節炎の所見は乏しい．数日で，赤紫色から青みがかった灰色に変色する．発症3〜5日で水泡が崩壊し，下に壊死組織がみえる．この時期，圧痛がなくなり，循環障害のため知覚鈍麻の範囲が広がる．この知覚鈍麻の範囲が皮膚壊死より広い．

❸ 診察と検査のポイント

- 初期，蜂窩織炎としての皮膚所見が乏しい反面，局所の熱感，疼痛，腫脹が強いことが深在性感染症の存在を示唆する．
- X線，CT検査による評価は，ガス産生の有無および切開の範囲を決定するのに役立つ．
- 外科的切開こそが唯一の診断法である．進展範囲および深さを確認すると同時に，組織および滲出液の検体を検鏡し，培養に提出する．塗抹標本によるGram染色検査は必須である．ただし，培養による菌同定率はII型で60%，I型では20%にとどまる．

❹ 治療

- 壊死組織の除去と洗浄，ドレナージを行い，可能性の高い起炎菌を想定した経験的抗菌薬の投与を開始する．
- streptococcal TSSでは，必要に応じて呼吸管理や抗ショック療法，抗DIC療法，免疫グロブリン投与，持続血液透析濾過法やエンドトキシン吸着療法を考慮する．

- 起炎菌が確定される前の抗菌薬の経験的投与では，Gram 陽性，陰性および嫌気性菌にも効果のありそうな広域スペクトルムを選ぶ．特に，GAS およびクロストリジウムを視野に入れる．メチシリン耐性黄色ブドウ球菌（MRSA）も考慮し，以下の三者併用が推奨される[2]．
  ① タゾバクタムナトリウム・ピペラシリンナトリウム配合（ゾシン®）4.5 g（力価），8時間ごとに点滴静注．
  ② クリンダマイシン（ダラシンS®）注射液，600～900 mg を 8 時間ごとに点滴静注．
  ③ バンコマイシン 0.5 g（力価），6 時間ごとに点滴静注．
- 起炎菌が同定されれば，感受性のある抗菌薬に変更する．
- GAS が原因と確定した場合はペニシリンと毒素産生を迅速に抑制するクリンダマイシンまたはテトラサイクリンとの併用療法を行い，デブリドマンの必要性がなくなるまで継続する．
  ① ベンジルペニシリンカリウム（ペニシリン G カリウム®）注，1 回 300 万～400 万単位，4 時間ごとに点滴静注．
  ② クリンダマイシン（ダラシンS®）注射液，600～900 mg を 8 時間ごとに点滴静注．

❺ 専門医への紹介と患者への説明

- 非化膿性（壊死性）の軟部組織感染症を疑った時点で，全身管理および外科的対応が可能な医療機関（救命救急センターなど）に紹介する．
- 「治療方針決定のために，他の起炎菌による壊死性軟部組織感染症との鑑別も含め，ただちに局所の切開，検鏡，菌培養および全身管理が必要である」と説明する．

b. ガス壊疽

ここ 10 年でかわったこと，わかったこと

- ガスの存在と感染範囲の評価に，CT や MRI が常套手段となった．

❶ 本疾患の病態・概要

- 壊死性軟部組織感染症のうち，筋壊死とガス産生を特徴とするクロストリジウム属による感染症で，生命を脅かす重篤な感染症である．
- 創傷や手術創の汚染で生じる場合（通常，起炎菌は Clostridium perfringens（C. perfringens）と腸管由来で血行性に播種される場合（起炎菌の多くは C. septicum）とがある．
- クロストリジウム属は嫌気性陽性桿菌であり，血行の乏しい組織や低酸素の環境で増殖し，ガスを産生する．
- C. perfringens は溶血性の毒素（α毒素）と細胞破壊性の毒素（θ毒素）を出す．このため，組織壊死が高度な反面，好中球浸潤が乏しい．α毒素による心機能抑制と θ毒素による末梢血管拡張により循環不全が生じる．
- 軟部組織感染症の層区分から，創傷汚染，嫌気性蜂窩織炎，壊死性筋膜炎，筋壊死（ガス壊疽）がある．筋肉内に浸潤すると筋壊死が生じ，ショック，臓器不全など重篤な全身症状が出現する．
- 体幹に感染源を有する場合，ショックを呈する状態での治療開始例では死亡率が高い．死亡率は 20% 程度とする報告がある．

❷ 臨床症状

- 創傷や手術創に疼痛が出現する．潜伏期間は 6 時間から数日とされるが，多くは 24 時間以内である．
- 皮膚の色調は，最初，蒼白であり，青銅色，紫そして赤へと変色する．創は腫脹し，時に水疱を形成する．圧痛を認める．
- 全身の症候として，頻脈，発熱，ショックを認め，血管内溶血，肝不全（肝細胞壊死），腎不

全などの多臓器不全を併発する．

❸ 診察と検査のポイント
- 疼痛を呈する前述の皮膚所見とガスの存在が診断の糸口となる．触診による握雪感など身体観察でガスの存在を疑うことが重要である．X線撮影でガスの存在を認めれば，CTやMRIでガスの局在と進展範囲を評価する．
- 創を開放時に組織片と血液を検体として，嫌気性，好気性培養を行う．組織検鏡では，Gram陽性，陰性の杆菌が混在することがあるが，培養の検鏡でGram陽性杆菌が出れば確定する．
- 創の開放で観察される筋肉組織では，出血が乏しく，筋収縮を認めない．浮腫状で赤みのある青黒色にみえる．

❹ 治療
- 外科的デブリドマン，全身管理および抗菌薬の投与が原則である．10年間，破傷風の予防接種を受けていない外傷の患者は，破傷風トキソイドを注射する．
- 救命，患肢温存および合併症回避には，徹底した外科的観察と壊死組織および異物の除去が基本である．血行は温存し，創口は開放する．数日間にわたる創の洗浄，デブリドマンが必要なこともある．
- 確定診断前の経験的抗菌薬の選択は，壊死性軟部組織感染症として壊死性筋膜炎の時と同様である[2]．
- 確定診断後はGASと同様，ペニシリンとクリンダマイシンの併用を行う[2]．

❺ 専門医への紹介と患者への説明
- 壊死性筋膜炎と同じである．

c. 破傷風

ここ10年でかわったこと，わかったこと
- わが国では，1967年以前に生まれた人において破傷風抗体価陽性率が低く，かつ抗体価も低いため，予防上の観点でリスク因子にあげられるようになった．

❶ 本疾患の病態・概要
- 土壌や動物の口腔内に存在する偏性嫌気性のClostridium tetaniによって発症する全身の感染症である．
- 錆びたくぎ，木片などが刺入した小さな創傷から侵入し，2〜38日（平均8日）で発症する．
- 同菌が産生する神経毒素（tetanospasmin）により運動神経や自律神経の過緊張が生じる．痙笑，開口障害，嚥下困難など筋肉のこわばりから始まり，全身の強直性痙攣にいたる．呼吸筋の障害と交感神経過緊張の合併が生命予後をわるくする[3]．
- わが国では抗体価の低い高齢者を中心に年間100人前後が発症している．
- わが国での死亡率は約10%程度である．

❷ 臨床症状
①第1期（前駆期）：全身倦怠感，頭重感，咽頭痛，項部痛，肩こりに加え，落ち着きのなさが認められる．
②第2期（開口障害期）：開口障害，顔面筋の緊張，痙笑など破傷風顔貌を呈する．
③第3期（全身痙攣期）：全身の発作的な強直性痙攣，呼吸筋障害から呼吸不全となる．交感神経過緊張となり循環動態が不安定になる．
④第4期（回復期）

❸ 診察と検査のポイント
- 細菌学的な診断ではなく，臨床症状により診断する．
- ワクチン接種歴が10年以上前または不明な患

者において，臨床症状と外傷の既往から破傷風を疑う．ただし，約30％に先行する創傷を確認できないことがあるので注意する．

②ベンジルペニシリンカリウム（ペニシリンGカリウム®）注，1回200万〜400万単位，1日4〜6回，点滴静注．

❹ 治療
- 細菌進入路と思われる創傷があれば，開放し，洗浄する．
- 抗毒素療法と抗菌薬療法を開始し，痙攣と交感神経過緊張に対して十分な鎮静と循環管理を行う．
- 抗毒素療法とワクチン接種：毒素を中和するために抗破傷風ヒト免疫グロブリン（TIG）を投与し，再発予防に破傷風トキソイドを注射する．
  ①ポリエチレングリコール処理TIG（テタノブリンIH®）注，3,000〜4,500 IU，1回のみを点滴静注．
  ②沈降破傷風トキソイド注，1回0.5 mL，筋注，3〜8週間後に2回目の追加投与．
- 抗菌薬療法：次のいずれかを7〜10日間投与する．
  ①メトロニダゾール注射液（アネメトロ注®）1回500 mg，1日3〜4回を点滴静注．

❺ 専門医への紹介と患者への説明
- 本症を疑った段階で，集中治療管理が可能な高度医療機関（救命救急センターなど）に紹介する．
- 第1〜第3期の時間が48時間以内である場合は予後不良であるため，重症度を十分説明する．

■文献
1) Stevens DL et al：Necrotizing soft tissue infection. 〈https://www.uptodate.com/contents/necrotizing-soft-tissue-infections?source=search_result&search=necrotizing%20fasciitis&selectedTitle=1〜101〉［Accessed 21 December 2016］
2) Stevens DL et al：Practice guidelines for the diagnosis and management of skin and soft tissue infections：2014 update by the Infectious Diseases Society of America. Clin Infect Dis 59：e10-e52, 2014. Erratum in：Clin Infect Dis 60：1448, 2015
3) Sexton DJ：Tetanus. 〈https://www.uptodate.com/contents/tetanus?source=search_result&search=tetanus&selectedTitle=1〜150〉［Accessed 21 December 2016］

9　骨髄炎，関節炎

ここ10年でわかったこと

【頻度】
- 高齢者人口の増加に伴い，高齢者における化膿性骨髄炎（骨髄炎）ならびに化膿性関節炎（関節炎）の発生頻度の増加傾向がみられる．
- 慢性全身疾患としての糖尿病，慢性腎不全，慢性肝疾患，膠原病および悪性腫瘍また免疫抑制薬やステロイド投与など易感染性宿主における発生頻度が高くなっている．

【起炎菌】
- 骨髄炎の起炎菌としては黄色ブドウ球菌が最も多く，最近ではメチシリン耐性黄色ブドウ球菌（MRSA）の比率が高くなっている．その他，緑膿菌，表皮ブドウ球菌および大腸菌などの弱毒菌感染がみられる．
- 関節炎の原因菌を検討した報告がみられる．2003～2011年に経験された37例の原因菌は黄色ブドウ球菌が20例，メチシリン感受性黄色ブドウ球菌（MSSA）とMRSAが各10例，コアグラーゼ陰性ブドウ球菌（CNS）と連鎖球菌が各3例およびGram陽性桿菌（GPR）と大腸菌は各2例などであった．37例中29例がGram陽性菌であった．また関節炎例には高率に菌血症の合併がみられる[1]．
- 骨髄炎ならびに関節炎とも，起炎菌の多様化と耐性菌の出現が問題となっている．

【診断の問題点】
- 骨関節結核患者数の急速な減少に伴い，整形外科領域では結核性骨関節感染症はまれな疾患となっている．臨床の現場でも本症と遭遇する機会が少なくなり，診断や治療の点でいわゆるdoctor's delay がみられている．骨・関節結核例（結核性脊椎炎を除く）48例中，doctor's delay に該当する症例は26例（54.2%）であった[2]．また，結核性脊椎炎においてはdoctor's delay が1997年に23.3%であったが，2008年には62.5%に増加している．

【手術法の変遷】
- 骨髄炎に対する手術的治療は病巣郭清，腐骨摘出および骨移植術が行われてきたが，近年，Ilizarov法を用いた手術法が応用されるようになり良好な成績の報告がみられている[3]．
- 関節炎に対する手術法としては，関節切開，デブリドマンおよび関節持続洗浄が原則であるが，近年では持続洗浄における灌流障害や管理の煩雑さを考慮して，鏡視下洗浄，デブリドマンおよび閉鎖式ドレーン留置が行われている．

❶ 本疾患の概念・症状

i　概念

- 骨髄炎・関節炎は起炎菌が骨・関節に感染し，菌の増殖により骨・関節に炎症反応を惹起させるもので，重篤な四肢・体幹・関節の機能障害を呈する．
- 感染経路としては血行感染，隣接感染組織からの波及，外傷，手術，関節内注射などによる直接感染がある．
- 代表的な起炎菌は黄色ブドウ球菌（Staphylococcus aureus）であるが，近年では抗菌薬の使用過多に伴う耐性化によりMRSA感染と弱毒性微生物による増加がみられる．
- 骨髄炎は従来より難治性病変といわれ，高い死亡率と四肢切断の適応も多いとされてきたが，近年，抗生物質の進歩により死亡率は激減し，四肢切断例も減少している．
- 関節炎は早期診断と早期治療が重要で，発生後の超早期治療により関節機能の温存と完全治癒が期待されうる．
- 乳児，小児の大腿骨近位部の骨髄炎はしばしば化膿性股関節炎に移行し，成長障害と機能障害

を後遺することが多いため，特に早期診断と早期治療が重要である．

ii 症状

- 骨髄炎では局所の疼痛，圧痛があり，腫脹，発赤および熱感を呈する．症状が増強すると膿瘍形成による局所の波動や膿汁の流出をみることもある．化膿性脊椎炎では腰痛の増強により立位・歩行不能となる場合もある．全身症状としては，発熱，頻尿と悪感戦慄などの菌血症症状もみられる．
- 関節炎では罹患関節の腫脹，発赤，熱感および圧痛などの炎症症状を呈し，関節は疼痛のため関節運動不能となる．関節内への膿や滲出液の貯留により関節跳動がみられる．また，荷重関節の関節炎では起立，歩行が不能となることも少なくない．

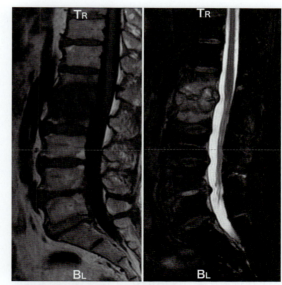

図1 化膿性脊椎炎のMRI所見

❷ 診察と検査のポイント

i 診察

- 局所の炎症所見の把握とともに，褥瘡，下肢潰瘍，外傷による開放創，歯周病および足部の壊疽など全身の感染源となりうる病変の有無を検索する．
- 糖尿病，悪性腫瘍，腎不全および関節リウマチなどの合併症の有無と抗癌薬やステロイドの投与の既往歴など易感染性宿主となりうるかどうかの聴取を行う．また，結核病変の既往把握を行う．
- 症状の発現時期と誘因ならびに発症から来院までの期間を正確に聞き取ることが重要である．

ii 検査

- 血液生化学検査にて白血球数増加，白血球分画の左方移動，白血球γグロブリン増加，赤沈の亢進およびCRP値の上昇などの炎症所見がみられる．
- 膿瘍と関節液の貯留がみられる場合は早期に穿刺を行い，培養，塗抹鏡検を行う．穿刺液の性状と化学的検査も重要である．培養により菌体が検出されれば診断は確定される．
- X線では骨髄炎・関節炎とも早期には異常所見がみられないが，骨髄炎では経過に伴い骨萎縮像，骨破壊像，腐骨の抽出や骨膜反応がみられる．結核性骨椎炎では骨萎縮像や空洞形成が出現する場合もある．関節炎では関節裂隙の狭小化や軟骨下骨の骨萎縮像がみられ，最終的に関節破壊像を呈する．
- 骨髄炎のMRI所見では病巣部に脂肪抑制T2強調画像で高信号，T1強調画像で低信号がみられ，早期診断に有用である（図1）．また，膿瘍像の抽出には特に優れている．関節炎では関節液貯留の抽出が可能である．
- 骨シンチグラムでは骨髄炎の病巣に集積がみられ，骨髄炎の活動性が著しいほど集積も著明となり，活動性と非活動性の区別が可能となる．

❸ 治療法の選択

- 骨髄炎については保存的治療の有効性が高く，早期の手術的治療の適応となることは少ない．
- 関節炎については早期の関節穿刺や関節切開が必要で，特に大関節の場合は関節切開に加えて，持続洗浄が必要である．
- 生活上の注意点：易感染性宿主となりうる糖尿病やステロイド投与例では原疾患の治療による病態の管理を徹底する．

❹ 外来における治療

i 関節穿刺・膿瘍穿刺・関節切開
- 関節炎において関節内に貯留した膿や滲出液は可及的早期に除去する必要があり，関節穿刺により排液する．手指や足趾の小関節では関節切開による排膿を行う場合もある．また，骨髄炎における膿瘍についても同様に穿刺・洗浄を行う．

ii 局所の安静
- 疼痛対策：骨髄炎ならびに関節炎においては感染病巣の安静が必要となり，症例によってはギプス固定やシーネ固定による安静を図る必要がある．固定範囲は骨折治療に準じて上下2関節固定を行う．局所の疼痛対策として非ステロイド性抗炎症薬（NSAIDs）を投与し，感染部位によっては局所のクーリングを行う．

iii 化学療法
- 骨髄炎・関節炎と診断されれば，抗菌薬の全身投与を行う．抗菌薬の選択にあたっては，起炎菌の同定と感受性検査が判明するまでは広範囲スペクトルの抗菌薬投与，すなわちGram陽性菌に強い抗菌力をもつ第一世代セフェム系，第二世代のセフェム系あるいはペニシリン系薬を第一選択とする．起炎菌が同定されれば，感受性を有する適切な抗菌薬に変更する．MRSAが起因菌の場合は，バンコマイシン，アルベカシンなどを用いるが，近年リネゾリドの使用も増加している．投与期間は通常4～6週間が推奨されている[4,5]．

❺ 専門医への紹介・手術のタイミング

i 専門医への紹介
- 著明な疼痛，特に夜間痛を呈する場合，関節運動障害ならびに歩行障害などの運動機能障害がみられる場合および四肢麻痺ならびに下肢麻痺を伴う場合はすみやかに紹介する．
- 外来での保存的治療を行うも短期間に臨床症状ならびに血液生化学検査にて炎症所見が改善しない場合は紹介する．
- 膿瘍・関節穿刺の穿刺液培養にて起炎菌が同定され可及的早期に外科的治療の適応となる場合は紹介する．

ii 手術のタイミング
- 乳児股関節炎では可及的早期の関節切開・洗浄が推奨される．
- 股関節や膝関節のような大関節では早期に関節切開と持続洗浄を行うことが望ましい．
- 骨髄炎については骨膜下膿瘍の存在や腐骨形成がみられる場合や保存的治療での無効例や抵抗例が手術適応となる．

❻ 最近の手術方法
- 化膿性脊椎炎や結核性脊椎炎に対して病巣郭清・骨移植術に加えて局所の強固な内固定，早期離床および外固定の簡素化を目的として脊椎インストゥルメンテーションを併用した固定術が行われるが，化膿性脊椎炎ならびに結核性脊椎炎での適応には意見が分かれる．
- 化膿性脊椎炎に対する手術侵襲の少ない経皮的病巣掻爬ドレナージが行われており，良好な治療成績が報告されている．
- 骨髄炎に対する局所陰圧閉鎖療法：局所陰圧閉鎖療法は皮膚形成の肉芽形成や表皮形成促進を促す治療手術であり，近年では骨髄炎の治療にも適応されている[6]．
- 関節炎に対して関節鏡視下のデブリドマンに加えてダブルルーメンチューブによる持続洗浄が行われている[7]．
- 手指の骨髄炎・関節炎に対してナイロン糸を用いて創部より血液や膿汁を排出するナイロン糸ドレナージ法が行われ，良好な成績が得られている[8]．

❼ リハビリテーションのポイント
- 関節炎のリハビリテーションの開始時期は，一般的には炎症症状が活発な急性期では炎症の再燃や沈静化遅延が生じる可能性があるため，炎症が沈静化した後が望ましい．しかしながら，長期の安静により二次的な関節可動域制限や重篤な関節機能障害が残存すると予測された場合は，細心の注意を払いつつ，できるだけ早期から開始するべきである．

❽ 再発防止のための注意点

- 治療後，約6ヵ月くらいは1～2ヵ月に1回診察ならびに血液生化学検査による経過観察が必要である．

■文献

1) 水谷　哲：化膿性関節炎37例の原因菌の検討．骨関節感染症 **26**：47-51, 2012
2) 藤田正樹：骨関節結核（脊椎カリエスを除く）のdoctor's delay について．骨関節感染症 **13**：18-21, 1999
3) 星　亨：高齢者骨髄炎の治療成績と問題点．骨関節感染症 **23**：12-15, 2009
4) Mandell GL et al：Bone and joint infection：chapter 98, infections arthritis of native joints. Principles and Practice of Infecstious Diseases, 6th Ed, ed by Livingstone C, A Harcourt Health Sciences Company, Pennsylvania, p1311-1322, 2005
5) Mathews CJ et al：Bacterial septic srthritis in adults. Lancet 375：846-855, 2010
6) 大饗和憲：感染症に対するVAC療法．Bone Joint Nerve **2**：459-464, 2012
7) 佐藤公昭：化膿性関節炎に対する経皮的病巣掻爬ドレナージの治療成績．骨関節感染症 **23**：54-57, 2009
8) 土肥有二：ナイロン糸を用いたドレナージ療法．骨関節感染症 **27**：128-134, 2013

10 骨・軟部腫瘍

ここ 10 年でわかったこと

【頻度】
- 全国骨・軟部腫瘍登録（2013 年）でみると[1]，骨原発良性腫瘍および骨腫瘍類似疾患は 2,241 例で，内軟骨腫が 415 例，骨軟骨腫 408 例，単発性骨嚢腫 244 例などであり，骨原発悪性腫瘍は 591 例で，骨肉腫が 207 例，軟骨肉腫が 104 例などである．良性軟部腫瘍は 6,470 例で，脂肪腫が 1,656 例，神経鞘腫 826 例，血管腫 478 例などであり，悪性は 1,628 例で，脂肪肉腫が 581 例，未分化高悪性多形肉腫（UPS）316 例などある．本登録には経過観察とした良性腫瘍は含まれていないため，実際に日常診療でみる骨・軟部腫瘍の多くは良性腫瘍である．悪性の頻度は 10 万人対比でみると骨原発悪性腫瘍は約 0.5 名，軟部肉腫は約 2 名と他の癌種に比べてきわめての低頻度であるが，診断に迷う場合は専門医に紹介し慎重に対応すべきである．

【分類】
- 2013 年の WHO 分類では，2002 年の軟部腫瘍分類に準じ，骨腫瘍にも良性と悪性の間に中間性（局所侵襲性，低頻度転移性）の概念が導入された．細胞起源や病態などから骨巨細胞腫，骨芽細胞腫，軟骨芽細胞腫，動脈瘤様骨嚢腫，Langerhans 細胞組織球症などが中間性に分類された．軟部腫瘍で中間性とされるものは高分化型脂肪肉腫，デスモイド型線維腫症，皮膚隆起性線維肉腫，孤立性線維性腫瘍などである．

【遺伝子】
- 骨・軟部腫瘍の種類はきわめて多く病態もさまざまなため，組織診断に際し病理医泣かせの領域とされる．近年，分子生物学的研究の進歩により腫瘍に特異的な融合遺伝子が明らかとなり，診断に応用されてきている．骨・軟部腫瘍にみられる主な融合遺伝子としては，滑膜肉腫の *SYT-SSX1*，*SYT-SSX2*，Ewing 肉腫・原始神経外胚葉性腫瘍の *EWSR1-FLI1*，粘液型・円形細胞型脂肪肉腫の *FUS-DDIT3*，胞巣型横紋筋肉腫の *PAX3-FOXO1A*，隆起性皮膚線維肉腫の *COL1A1-PDGFB*，軟部明細胞肉腫の *EWSR1-ATF1* などがある．

【治療】
- 良性腫瘍に手術を行う場合，可能であれば低侵襲が原則であり，腫瘍搔爬部にはリン酸カルシウム・人工骨の補填が行われ，孤立性骨嚢腫に対する除圧術，類骨骨腫に対する CT ガイド下経皮的焼灼術などの手術が行われている．また，解剖形態の複雑な脊椎や骨盤などでは，ナビゲーションを用いてより適正な切除が試みられている．
- 骨巨細胞腫に対する抗 RANKL 抗体であるデノスマブは，手術的治療では限界があった再発例や骨盤・脊椎発生例，肺転移例に有効な治療法である．
- 骨・軟部肉腫のうち，高悪性腫瘍に対しては化学療法や放射線治療を併用した集学的治療が行われている．抗癌薬はアドリアマイシン，シスプラチン，メトトレキサート，イホスファミドなどが key drug であり，軟部肉腫に対する分子標的治療薬としてパゾパニブがある．
- 骨・軟部肉腫の手術的治療は，年齢や発生部位など，症例ごとに適正な治療計画を設定し，患肢温存手術が広く行われている．主要な神経や血管の切除縁確保が問題となる症例では，放射線治療の併用や，切除縁を確保してから術野を隔離して神経・血管の温存が可能かを判断する *in situ* preparation 法（術中評価法）が行われている（図 1）．
- 広範切除後の再建では，延長型を含めた腫瘍用人工関節置換，血管柄付き骨移植，処理骨移植（液体窒素，温熱処理など），骨・人工関節のコンポジット移植，形成外科的複合組織移植など，さまざまな再建が行われている．
- 切除非適応な骨・軟部肉腫に対して粒子線治療が保険適用となった．仙骨脊索腫は比較的高齢者に発症し，上位仙骨まで及ぶ病変は手術侵襲や術後の機能障害などの点から，重粒子線照射の

よい適応と考えられる．一方，原子炉などから発生する中性子と，中性子に増感効果のあるホウ素の反応を利用して，正常細胞にはあまり損傷を与えず癌細胞のみを選択的に破壊するホウ素中性子捕捉療法は，今後，骨・軟部腫瘍領域での応用に期待がかかる．

【生活の質（QOL）】
- 集学的治療の進歩により，初診時肺転移のない骨肉腫のわが国における5年生存率は70～80％である．手術的治療の局所制御率も安定した成績が得られるようになり，骨・軟部肉腫の治療においては，長期生存例の late complication，若年発症者の生殖能や二次がんへの対応など，術後の QOL も治療の重要な要素となってきている．近年，若年のがん克服患者（cancer survivor）が増加し，妊孕性についてのアンケートでは多くが挙児希望であり，悪性腫瘍治療後の生殖能についても考慮すべき時代となってきている[2]．

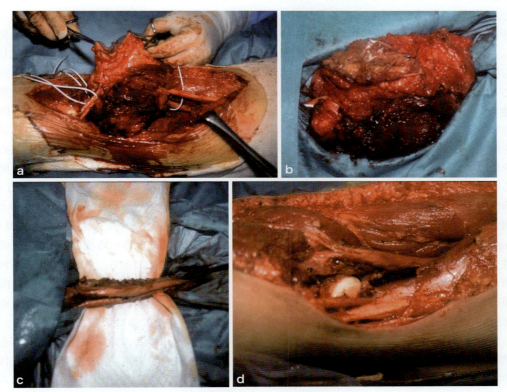

図1 *in situ* preparation 法（術中評価法）
36歳，女性．大腿遠位後面粘液型脂肪肉腫．
a：腫瘍と接した大腿動脈，脛骨・腓骨神経を中枢・末梢で連続したまま広範切除する．
b：腫瘍を含めた術野を防水シートで密封し，新しい術野を作成する．
c：密封した術野内で，大腿動静脈，脛骨・腓骨神経を展開する．本例では，腫瘍と大腿動脈の間に脂肪組織が介在し，腫瘍浸潤なしと診断し，大腿動脈，脛骨・腓骨神経を温存することとした．
d：剥離した大腿動静脈，脛骨・腓骨神経は6分間の無水アルコール処置後，防水シートを除去してもとの術野に戻す．
本例は術後9年経過し，無病生存中である．

❶ 概念・症状

i 疫学

- 原発性骨腫瘍の多くは良悪性とも小児期から思春期に発症する．好発部位は長管骨の骨幹端部である．
- 良性軟部腫瘍はあらゆる年齢層に発生する．軟部肉腫は横紋筋肉腫や滑膜肉腫などを除くと中高年の発生頻度が高い．
- 良性腫瘍は，骨，軟部とも長期間経過しても進行しない静止病変や緩徐な経過で進行するものが多い．悪性腫瘍は組織型により化学療法の感受性が高いもの，低いもの，浸潤性，非浸潤性など病態が異なるので，治療に際しては病理組織診断が重要となる．粘液線維肉腫（myxofibrosarcoma）は局所浸潤性発育を示し，MRIでも腫瘍の浸潤範囲が診断困難で治療に難渋することがある．

ii 症状

- 良性骨腫瘍では，骨軟骨腫や類骨骨腫は骨性隆起を触知するが，骨内に発生する腫瘍は，進行例を除けば自覚症状がないか軽微な疼痛がみられる程度である．無症状で経過し，病期が進行し病的骨折をきたして受診することも多い．良性骨腫瘍で疼痛がみられるのは類骨骨腫やLangerhans細胞組織球症などである．
- 悪性骨腫瘍では，骨肉腫やEwing肉腫は発症初期から疼痛などがみられるが，軟骨肉腫や脊索腫の初期病変では自覚症状は乏しい．
- 軟部腫瘍は良・悪性とも境界明瞭な結節性腫瘤として触知されることが多い．血管性腫瘍や神経鞘腫などでは疼痛がみられる．腱鞘巨細胞腫は手指の比較的硬い結節性腫瘤，デスモイド型線維腫症は境界不明瞭な硬い腫瘤として触知される．
- 皮下腫瘍は比較的早期に腫瘍の存在に気づくが，筋膜下腫瘍は気づかれず大きくなってから医療機関を受診する例も多い．実際の診察でも筋膜下腫瘍は見落としに注意が必要である．滑膜肉腫や類上皮肉腫，明細胞肉腫は四肢末梢に発生した場合，小腫瘤のことがあるので注意が必要である．

❷ 診察と画像検査

- 骨・軟部腫瘍の患者を最初に診察する際，重要なポイントは良・悪性の鑑別を含めた診断である．良性と悪性では治療法が大きく異なるため，良・悪性の鑑別に迷う場合や悪性が疑われる場合は，専門医に診断と治療を委ねるほうがよい．
- 診察では，必ず局所の触診を行い，腫脹や疼痛の有無を確認する．骨肉腫やEwing肉腫は骨周囲の腫脹や圧痛がみられる．軟部肉腫は弾性硬，無痛性の結節性腫瘤として触知されることが多く，特徴的な所見が乏しい．

i 骨腫瘍の画像検査

- 骨腫瘍の診断に際しては，X線検査が簡便で最も有用である．良性骨腫瘍の多くは地図状と表現される境界明瞭な骨吸収像を認め，緩徐に発育するため骨吸収像周辺の骨硬化や骨皮質の膨隆像がみられる．類骨骨腫はnidusと周囲の骨硬化，線維性骨異形成はすりガラス様陰影に横径の増大と骨皮質の菲薄化などが認められる．骨盤や脊椎の腫瘍はX線検査で診断困難なことがあり，腫瘍を疑う場合はMRIやCTなどの画像検査を用いて評価したほうがよい．
- 悪性骨腫瘍を示唆するX線所見は，虫食い状，浸透状などと表現される境界不明瞭な骨吸収像や骨膜反応などである．骨硬化像がみられる場合は骨肉腫との鑑別が必要である．骨肉腫やEwing肉腫は疼痛などがみられても，初期病変はX線検査で診断困難なことがある．発生頻度がまれなため，骨原発悪性腫瘍の存在を意識していないと初期病変を見落とす危険性がある．異常なしと診断しても疼痛が持続する場合などは，局所の腫脹などをチェックし，再度X線検査や，必要に応じてMRIなどの画像検査を用いて診断するのがよい．

ii 軟部腫瘍の画像検査

- 軟部腫瘍の診断は良性腫瘍では前述した臨床所見を参考に，必要に応じMRIなどを行って診断する．脂肪腫以外の腫瘍はT1強調画像低～等信号，T2強調画像高信号を示すことが多く，信号強度で良・悪性の鑑別は困難である．また，腫瘍内に壊死や出血があると不均一な信号

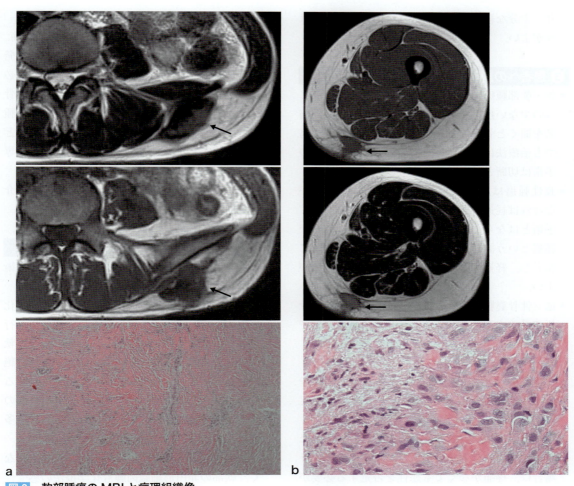

図2　軟部腫瘍のMRIと病理組織像
MRI T1強調画像（上），T2強調画像（中），生検による病理組織像（下）．
a：41歳，女性．左腰部軟部腫瘍（デスモイド型線維腫症）．MRIで，左腰部皮下にT1，T2強調画像で低信号を呈し，周囲との境界が不明瞭な軟部腫瘍が認められる（矢印）．病理組織学的には周囲に膠原線維の豊富な異型性に乏しい紡錘形細胞の増殖を示す腫瘍であり，デスモイド型線維腫症と診断された．
b：36歳，女性．右大腿類上皮肉腫．MRIで，右大腿後面皮下にT1強調画像で低信号，T2強調画像で低〜等信号を呈し，周囲との境界が不明瞭な軟部腫瘍が認められる（矢印）．病理組織学的には紡錘形から多角形を呈し，好酸性細胞質を有する異型細胞の増殖が認められ，類上皮肉腫と診断された．

強度を呈する．実質性腫瘍で，速い経過，大きさ5 cm以上，筋膜より深層の発生，MRIで内部不均一などが悪性を疑う所見である．滑膜肉腫は囊腫状変化を伴うことがあり，筋膜下・深層の囊腫状腫瘍は本腫瘍の可能性も意識して対応するのがよい．

- 骨・軟部腫瘍領域でも，FDG-PETが良・悪性の鑑別，治療効果判定，病期診断などに用いられるようになった．悪性腫瘍はstandard uptake value（SUV）max値が高値を示すことが多いが，悪性以外でも骨巨細胞腫，軟骨芽細胞腫，神経鞘腫などは高値を示すことがある．

iii 生検

- 骨腫瘍で良・悪性の鑑別が必要な場合，軟部腫瘍では脂肪腫，血管腫，神経鞘腫以外の実質性腫瘍で確定診断が必要な場合は生検による病理組織診断が必要となる（図2）．小さな実質性軟部腫瘍では診断を兼ねて切除生検を行う．生検の方法として針生検と切開生検があるが，検体の採取部位や止血など細かな注意が必要であ

り，十分な経験がない場合は専門医に委ねたほうがよい．

❸ 患者への説明のコツ

- 骨・軟部腫瘍は低頻度のため一般社会ではなじみの少ない疾患である．今なお骨腫瘍という病名を聞くと骨肉腫と思ってしまう人，良性腫瘍でも治療法は手術と思っている人，悪性腫瘍の手術は切断と思っている人も多い．
- 良性腫瘍は，日常生活動作（ADL）に支障がなければ経過観察でよい場合も多いこと，すぐ手術とはならないことなどを説明する．患者が腫瘍という診断名に不安をもつ場合は専門医に紹介し，経過観察でよいか判断してもらうのがよい．
- 孤立性骨嚢腫や内軟骨腫は，病的骨折や切迫骨折で受診することがある．骨折の治療を行っても修復が不十分な場合は手術となる旨を説明する．
- 一方，骨原発悪性腫瘍を疑う場合，骨肉腫やEwing肉腫などは集学的治療が必要で，一定の治療期間を要すること，18歳未満の場合，小児慢性疾患医療費助成制度があり，経済的な負担は少ないことを説明する．軟部肉腫を疑う場合は，疼痛がなくても悪性を否定する必要があること，肉腫と診断された場合は根治的な治療が必要であることを説明する．

❹ 外来における治療と専門医への紹介

- 良性腫瘍の病態はほぼ明らかとなり治療方針も確立されている．骨，軟部とも発生頻度の高い腫瘍は，局所所見，X線検査，MRIなどから診断は比較的容易である．良性と診断し経過観察とする場合，1ヵ月後くらいに診察し病変の進行がなければ，年2回くらいの診察とする．必要に応じ画像検査を行い腫瘍の進行の有無などをチェックする．良性と診断しても，経過観察としてよいか判断に迷う場合は，専門医に紹介し診断と治療方針を指示してもらうのがよい．血管腫や神経鞘腫は局所の打撲などに注意するよう指導し，運動制限などは行わず，経過でADLに支障が出るようなら，専門医に紹介する．
- 良性骨腫瘍では，病的骨折や切迫骨折，疼痛，変形，可動域制限などが手術適応となる．多発性外骨腫や線維性異形成は長期の経過観察が必要であり，変形や短縮が進行する場合は矯正骨切り術や脚延長術などが行われる．良性軟部腫瘍では，疼痛，整容面での問題，切除希望などが手術適応となる．これらに該当する場合は専門医へ紹介する．
- 悪性が疑われる場合はすみやかに専門医へ紹介する．

❺ 治療

- 先に述べたごとく，良性腫瘍には低侵襲な手術が行われる．
- 骨・軟部肉腫のうち，高悪性腫瘍に対しては化学療法や放射線治療を併用した集学的治療が行われる．骨では骨肉腫やEwing肉腫など，軟部では横紋筋肉腫や骨外Ewing肉腫などが絶対的適応となる．化学療法は，骨肉腫に対するNECO95JやJCOG0905プロトコール，軟部の非円形細胞肉腫に対するJCOG1306などの多剤併用プロトコールが施行されている[3,4]．一方，軟骨肉腫や脊索腫に有効な化学療法はなく，軟部の非円形細胞肉腫も化学療法の感受性の問題から，治療は手術的治療が中心である．
- 悪性腫瘍には広範切除術が行われ，患肢温存手術が広く行われている．局所再発は予後不良因子であり，病理学的悪性度，MRI所見，化学療法効果などをもとに切除縁を設定する．非浸潤型は2 cm，浸潤型は3 cm以上のwide marginが必要とされ，術前療法著効例には切除縁を縮小した手術も試みられている．
- 広範切除後の組織欠損に対する再建では，延長型を含めた腫瘍用人工関節置換，血管柄付き骨移植，処理骨移植（液体窒素，温熱など），骨・人工関節のコンポジット移植，複合組織移植を含めた形成外科的再建など，さまざまな手術が行われている．

■文献
1) 日本整形外科学会骨・軟部腫瘍委員会（編）：全国骨

腫瘍登録一覧表, 国立がん研究センター, 東京, 2013
2) Schover L et al : Knowledge and experience regarding cancer, infertility, and sperm banking in younger male survivors. J Clin Oncol **20** : 1880-1889, 2002
3) Iwamoto Y et al : Multiinstitutional phase II study of neoadjuvant chemotherapy for osteosarcoma (NECO study) in Japan : NECO-93J and NECO-95J. J Orthop Sci **14** : 397-404, 2009
4) 松本嘉寛ほか:化学療法―骨肉腫. 関節外科 **34** : 332-336, 2015

11 静脈血栓塞栓症

ここ10年でわかったこと・本疾患の概念

【肺血栓塞栓症と深部静脈血栓症】
- 肺血栓塞栓症（pulmonary thromboembolism：PTE）は深部静脈にできた血栓（深部静脈血栓症（deep venous thrombosis：DVT）が静脈から右心房・右心室を通って肺動脈に塞栓をきたしたものである．したがって，PTEとDVTは関連して生じているため，合わせて静脈血栓塞栓症（venous thromboembolism：VTE）と呼ぶようになった．
- 肺梗塞は肺動脈の塞栓によって末梢が壊死に陥った状態をさすため，急性のPTEの場合は肺梗塞とはいわない．
- VTEは一般の日常生活をしていても生じることがあるが，安静や不動に関連して起こることが多い．長時間の航空機搭乗や乗用車の中での長時間の避難などで生じた事例がよく知られている．

【頻度】
- 一般的な日常生活をしていて治療が必要なPTEが生じる確率は，アジア人では欧米人に比較して1/5といわれている[1]が，手術後のPTEについては日本人でも欧米人と大きく異なるわけではない．
- 日本麻酔科学会が2002年から行っている周術期肺血栓塞栓症調査で，手術に関連したPTEの発生頻度が明らかになっている．2009〜2011年を対象とした調査では，手術1万例当たり脊椎手術では3.41例，股関節・四肢の手術では5.94例のPTEが生じており，この調査でのPTE発症後の死亡率は14.1%となっている[2]．

【病態】
- 多くはヒラメ静脈に生じた血栓が拡大し，下肢のDVTとなる．この血栓が血流にのって上行し，右心系を通って肺動脈を閉塞したものがPTEである．

【治療か予防か？】
- PTEの多くは突然発症する．発症後の治療は蘇生とカテーテルあるいは開胸しての血栓除去であるが，広範囲なものでは救命できない．
- PTEは治療するよりも予防する病態で，そのためにDVTの治療や予防が重要となる．
- DVTを診断すれば治療を行うが，臨床症状を出さないことも多いため，みつけて治療するよりも予防するほうがよい．

❶ 本疾患の症状

i PTEの症状
- 胸部苦悶感，咳，血痰などの臨床症状が出る場合と，突然心肺停止で発症する場合がある．

ii DVTの症状
- 閉塞性のDVT（深部静脈が血栓で閉塞され血流がない状態，図1）では，表在静脈の怒張，Homans徴候（腓腹部の圧迫で疼痛を生じる），下肢の腫脹などが生じる．
- 非閉塞性のDVT（血栓の周りに血流が保たれている浮遊血栓，図2）では，前述のような臨床症状がはっきりしないことが多い．手術後のDVTは非閉塞性のことが多く，臨床症状からDVTの診断をするのは困難である．

❷ 診察と検査のポイント

i 診察
- 外傷や手術がなく，突然の片側下肢の腫脹を主訴に受診した患者ではDVTを疑う．疾患としては循環器科の領域であるが，下肢の異常では

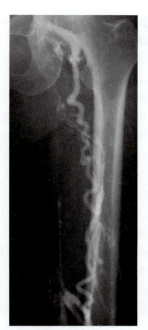

図1 閉塞性のDVT
大腿静脈は完全に閉塞しており，側副血行路も認められる．

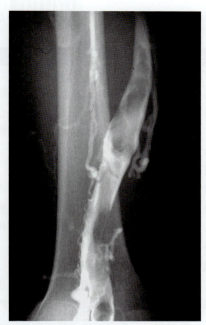

図2 非閉塞性のDVT
大腿静脈の中に浮遊した血栓が認められるが，周囲の血流は保たれている．この状態では静脈閉塞による下肢の腫脹，表在静脈の怒張，Homans徴候などの臨床症状は認められないことが多い．

整形外科に受診することも少なくない．
- 下肢外傷でシーネやギプス固定を行っている患者で患肢の腫脹が生じた場合にはDVTを強く疑う．
- 手術（下肢・脊椎・腹部など）後3ヵ月以内の患者で，前述のDVTの症状がある場合には，DVTを疑う．

ii 検査
- 外傷や手術後でなければ，Dダイマーを測る．正常値（1μg未満）であればDVTやPTEは否定できる．外傷後や手術後ではDダイマーは正常値ではないので，参考にならない．
- PTEの確定診断は肺動脈造影か造影CTで行う．造影CTでは下肢のDVTの診断も同時に可能となり，緊急検査で行える．肺動脈造影ではカテーテルによる血栓破砕やカテーテル先端からの抗凝固薬・血栓溶解薬の投与などの治療も同時に行うことができる．
- DVTの確定診断は静脈造影であるが，超音波検査や造影CTが多く用いられ有効である．

❸ 患者への説明のコツ
i 合併症としての説明
- 患肢の安静が必要な下肢の外傷では，PTE・DVTが合併症として生じる可能性がある．
- 手術（整形外科手術に限らない）や内科的治療での安静などで，合併症としてPTE・DVTが生じる可能性がある．
- 症例数はわずかであるが，アキレス腱断裂の手術後ギプス固定中にPTEで死亡した例も報告されている．
- PTE・DVTは医療を行わなくても，長時間の不動（たとえば長時間の坐位・安静）でも生じる疾病である．

ii 可能な予防法
- PTE・DVTにはいろいろな予防法があり（後述），状態に応じて実施可能な予防法を行うが，予防することでの合併症も存在する．

iii 最善を尽くすが最悪もある
- 種々の予防法を行ってもPTE・DVTは生じることがあり，広範囲なPTEの場合には最大限

の治療を行っても救命できない場合がある．

❹ 外来における治療と専門医への紹介
i PTE治療中の患者への対応
- 過去にPTEになり，再発防止のために服薬中の患者（二次予防という）を診療する場合がある．このような場合には，抗凝固薬を内服中のため止血機能が低下している．
- 膝関節腫脹などで関節穿刺を行った場合，通常の関節液が吸引された場合でも一定時間の圧迫止血が必要である．また，関節穿刺で血腫を吸引した場合には，抗凝固薬処方中の医療機関に連絡して紹介する必要がある．

ii 救急搬送が必要となる場合
- 下肢の外傷などでギプス固定をしている患者が胸部や呼吸の異常を訴えた場合には，PTEを疑って循環器科のある病院へ救急搬送が必要である．サチュレーションモニターを備えている場合には，サチュレーションが低下していることが確認できればより確実である．
- 下肢の人工関節置換術や脊椎手術の術後3ヵ月以内に，同じように胸部の不快感や呼吸の異常を訴える場合も，上記と同様の対応でよい．

❺ 整形外科手術時の最近の予防方法
- 2004年のガイドライン[3]発刊，2008年の日本整形外科学会によるガイドライン[4]発刊を通じて，整形外科手術時のPTE・DVTの予防は一般的になっている．以下に基本的な予防法を示す．予防法の選択は症例・手術法により異なる．

i 機械的予防法
- 早期離床：周術期の安静期間を短縮し，早期に歩行を確立する．
- 足関節自動運動：臥床期間から足関節の自動運動を励行する．
- 弾性ストッキング：表在静脈を圧迫し，深部静脈の拡大を防止することで静脈血流を増加させる．周術期から使用する．
- 間欠的空気圧迫法：下腿の筋肉を圧迫するタイプと足底の静脈叢を圧迫するタイプがある．脊椎手術では術中から使用できる．
- 以上の予防法のうち実施可能な予防法を行う．

ii 抗凝固療法
- 薬剤投与により凝固機能を低下させて血栓形成を防止する．
- 古くは未分画ヘパリン，ワルファリンが使用された．この10年間で整形外科周術期に使用できる抗凝固薬が3薬品追加されたので薬品名と適応をあげる．抗凝固薬は副作用として止血機能の低下があることを認識しておく．
- エノキサパリン（クレキサン®）[5]：注射剤．2,000単位を1日2回皮下注．血中半減期は3～5時間．適応は，人工膝関節全置換術（total knee arthroplasty：TKA），人工股関節全置換術（total hip arthroplasty：THA），股関節骨折手術（hip fracture surgery：HFS）の術後．術後24時間以上経過して止血を確認して開始．手術後10～14日間投与．腎機能低下例などでは2,000単位1日1回に減量．
- フォンダパリヌクス（アリクストラ®）[6]：注射剤．2.5 mgを1日1回皮下注．血中半減期は16時間．適応はTKA，THA，HFSの術後に加えてVTEの発症リスクの高いと考えられる下肢手術の術後．術後24時間以上経過して止血を確認して開始．手術後10～14日間投与．腎機能低下例などでは1.5 mgに減量．
- エドキサバン（リクシアナ®）[7]：経口剤．30 mgを1日1回内服．血中半減期は10～12時間．適応はTKA，THA，HFSの術後．術後12時間以上経過して止血を確認して開始．手術後10～14日間投与．腎機能低下例などでは15 mgに減量．

❻ ギプスなどの保存的治療における予防方法
i 機械的予防法
- 固定装具のために，患肢に対して弾性ストッキングや間欠的空気圧迫法は使用できない．
- ギプスの中でも足関節や足趾の自動運動（主に等尺性運動）を可能な場合は行うよう指導する．

ii 抗凝固療法
- 一般にギプスなどの固定を下肢に行った患者では，歩行が不自由なために転倒のリスクが高い

と考えられる．転倒による頭部打撲（脳出血）などを考えれば，抗凝固療法は勧められない．前述のガイドラインでも推奨されていない．
- PTE の既往がある患者や，先天性の凝固亢進状態の患者については，抗凝固療法による出血性副作用と PTE のリスクとを評価して抗凝固療法実施を検討する．

■文献
1) Klatsky AL et al：Risk of pulmonary embolism and/or deep venous thrombosis in Asian-Americans. Am J Cardiol 85：1334-1337, 2000
2) 黒岩政之ほか：2009-2011年周術期肺塞栓症調査結果から見た本邦における周術期肺血栓塞栓症の特徴―（公社）日本麻酔科学会安全委員会周術期肺塞栓症調査報告．麻酔 62：629-638, 2013
3) 肺血栓塞栓症/深部静脈血栓症（静脈血栓塞栓症）予防ガイドライン作成委員会：肺血栓塞栓症/深部静脈血栓症（静脈血栓塞栓症）予防ガイドライン，メディカルフロントインターナショナルリミテッド，東京，2004
4) 日本整形外科学会肺血栓塞栓症/深部静脈血栓症（静脈血栓塞栓症）予防ガイドライン改訂委員会（編）：日本整形外科学会静脈血栓塞栓症予防ガイドライン，南江堂，東京，2008
5) 中村耕三ほか：会告．クレキサン使用上の注意について．日整会誌 82：598-600, 2008
6) 中村耕三ほか：会告．アリクストラ使用上の注意について．日整会誌 81：846-848, 2007
7) 岩本幸英ほか：会告．リクシアナ使用上の注意について．日整会誌 86：1093-1094, 2012

12 骨端症

> **ここ10年でかわったこと，わかったこと**
> - MRIにより骨端症と他の炎症や腫瘍性疾患などとの鑑別診断が容易となった．特にPerthes病初期の症例も診断可能となり，早期から手術適応を検討できるようになった．

❶ 本疾患の病態・概念
- 骨端症とは骨端核の軟骨内骨化が障害されている状態で，病理学的には一過性の無腐性壊死とその再生過程がみられる．原因としては繰り返される小外傷や血行障害が考えられているが，明らかな原因は不明である．知っておくべき骨端症としては，大腿骨頭に生じるPerthes病（好発年齢6～8歳，以下同），上腕骨小頭のPanner病（7～9歳），脛骨結節のOsgood-Schlatter病（10～14歳），踵骨のSever病（7～12歳），足舟状骨のKöhler病（3～7歳），第2または第3中足骨のFreiberg病（13～17歳，女性）がある[1]．

❷ 診察のポイント
- Osgood-Schlatter病では脛骨粗面部の疼痛，腫脹があり，疼痛はスポーツ時のみにみられる場合が多い．圧痛は脛骨粗面部に限局してみられる．膝X線側面像で脛骨結節の分節状の骨化や透亮像がみられる．
- Perthes病では跛行と股関節の可動域制限（特に外転，内旋制限）がみられる．Perthes病の初期ではX線像でほとんど異常はみられない．硬化期では骨端部全体の骨硬化像がみられ，軽度扁平化する．分節期では壊死により骨が吸収され，骨透亮像を呈する部分と骨壊死を生じなかった部位が明瞭となり，骨頭の扁平化が進行する．再生期では骨新生像がみられ，骨頭は徐々に円形または楕円形となってくる．
- Sever病では足部X線側面像で踵骨骨端核の硬化像を認めるが（図1），無症状でもみられる場合がある．
- Köhler病では足部X線像で舟状骨の扁平化と硬化像がみられる（図2）．

❸ 患者への説明のコツ
- 基本的には予後良好であるが，負担軽減のためスポーツの休止などを要する．
- Perthes病だけは放置すると重度な大腿骨頭変形を遺残し，一生にわたって疼痛や機能障害を生じることがある．

❹ 外来における治療
- Osgood-Schlatter病ではスポーツ活動を休止させ，安静を指示することで軽快することが多い．スポーツを再開する時は大腿四頭筋のストレッチングを念入りに行うように指導する．予後は良好であるが，脛骨結節部の骨膨隆が残存することがある．
- Sever病では疼痛が強い時は免荷による局所安静や踵骨の物理的刺激を減らすために底が厚くて軟らかい靴を着用させる．多くは運動制限に

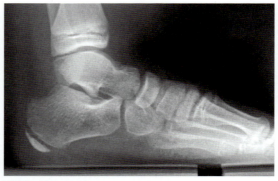

図1 Sever病
足部X線側面像で踵骨骨端核の硬化像を認める．

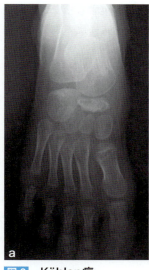
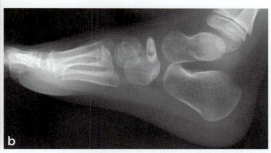

図2　Köhler 病
a：足部 X 線正面像，b：足部 X 線側面像．
舟状骨の扁平化と硬化像がみられる．

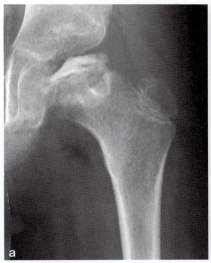
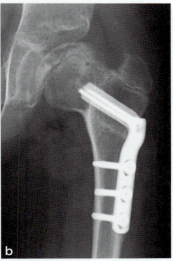

図3　左 Perthes 病
a：術前の X 線正面像で骨頭の扁平化がみられる．
b：大腿骨内反回転骨切り術後 1 年で，骨頭変形は改善している．

より 2〜3 ヵ月で症状は軽減する．
- Köhler 病は安静，湿布などで症状が軽快することが多い．跛行があり，疼痛が強い場合には 1〜2 週間シーネ固定で免荷すると症状は消失する．

⑤ 専門医への紹介・手術のタイミング

- 跛行と股関節の可動域制限が持続する場合には X 線像で異常がなくても，MRI で異常信号を呈することがある．Perthes 病の初期では単純性股関節炎との鑑別が困難なことも多い．すでに骨頭の変形が明らかな場合には，すぐに専門医へ紹介する．他の部位で骨端症と思われるも

のでも，症状が重く持続する場合には炎症（踵骨骨髄炎など）や腫瘍のこともあるので，精査目的に紹介すべきである．

⑥ 最近の手術方法

- Perthes病は免荷装具による保存的治療が主流であるが[2]，近年では長期に入院治療できる施設が少なくなったため手術的治療が行われることが多くなった．大腿骨内反骨切り術や骨盤骨切り術が，単独または併用して行われている．しかし，手術を行っても骨頭がある程度修復してから荷重を許可しないと成績は不良である．神奈川県立こども医療センターでは保存的治療による治療困難な例にAtsumiらの開発した内反回転骨切り術[3]を行ってきた（図3）．術後も骨頭が修復するまで免荷期間をおいているので，他の術式に比べ成績は良好である[4]．

■文献

1) 町田治郎：骨端症．小児整形外科テキスト，日本小児整形外科学会教育研修委員会（編），メジカルビュー社，東京，p157-163, 2004
2) 中村直行ほか：Perthes病に対する保存的治療成績．整形外科 58：135-140, 2007
3) Atsumi T et al：Modified Sugioka's osteotomy：more than 130 degrees posterior rotation for osteonecrosis of the femoral head with large lesion. Clin Orthop Relat Res 334：98-107, 1997
4) Nakamura N et al：Rotational open-wedge osteotomy improves treatment outcomes for patients older than eight years with Legg-Calvé-Perthes disease in the modified lateral pillar B/C border or C group. Int Orthop 39：1359-1364, 2015

13　末梢神経麻痺

> **ここ10年でかわったこと，わかったこと**
> - 画像技術の発達により，神経の可視化が可能になり診断の向上が図られている．核磁気共鳴画像法（magnetic resonance imaging：MRI）で異常神経が捉えられるようになり，エコーで神経束レベルでの神経のくびれもわかるようになってきた．
> - 人工神経の登場により自家神経移植に伴う自己神経の犠牲がなく神経移植が可能になった．
> - マイクロサージャリー技術の向上により，より細い神経，血管の縫合が可能になった．

❶ 本疾患の病態・概念
- 末梢神経は体性神経（運動，感覚）と，内蔵・血管などの自動的制御に関わる自律神経系に大別される．この末梢神経が障害される状態を末梢神経麻痺という．
- 本項では四肢の末梢神経麻痺について解説する．

❷ 病因
i 圧迫
- 血流や軸索流の障害，脱髄が起こる．太い神経は圧迫に弱い．最初に伝導遅延が起こり，その後伝導ブロックが起こる．

ii 断裂
- 外傷によって神経の連続性が断たれる．基底膜の連続性はなく手術が必要である．

iii 虚血/梗塞
- 血管炎や動脈硬化性病変によって起こる．軸索損傷パターンをとる．上腕遠位の正中神経と尺骨神経が侵されやすい．神経伝導速度の遅延は起こらず，基底膜は残存している．

iv 放射線
- 急性一過性や遅発性の神経障害が起こる．遅発性の障害は慢性痛を引き起こし麻痺は進行性で回復はしない．

v 炎症
- 特発性や感染（ヘルペスウイルス，Epstein-Barr（EB）ウイルスなど）により引き起こされ感覚，運動障害が起こる．

vi 変性
- 神経細胞が脱落していき，数ヵ月の単位で進行するものが多い．

vii 代謝性
- 糖尿病，尿毒症，甲状腺機能低下症，ビタミン欠乏症，アルコール多飲などで起こり，多発性神経障害のパターンをとる．

❸ 臨床症状
- 障害された神経領域に応じて感覚，運動，自律機能の障害が起こる．各々の神経の支配領域，固有領域を知ることが重要である．

❹ 検査
i 身体所見
1）触覚，圧覚
- 太い A-β 線維が主に関わっており圧迫障害で侵されやすい．筆で軽く触れる．

2）痛覚
- 針刺（つまようじなど）で行う．挫傷など外力では最も侵されにくいため完全断裂の有無の判断に有用である．神経再生時に最も早く回復する．鋭い痛みは A-δ 線維，鈍い痛みは C 線維により伝達される．

3）温度覚
- 温水（40〜45°）と冷水（10°前後）を入れた管を皮膚に3秒間接触させる．線維は痛覚と同じである．

4）振動覚
- 音叉をあてて振動の止まるまでの時間を調べ

る．後索障害の有無を確認する．太いA-β線維が関与している．

5) 2点識別覚
- 静的2点識別（3～5 mm）と動的2点識別（2 mm）を調べる．

6) Tinel徴候
- 変性時に髄鞘におおわれていない軸索を叩打刺激することで起こる．神経再生する場合は，髄鞘化が軸索再生の後に起こるため再生した軸索の伸長状況を検索するのに有用である．

7) 徒手筋力テスト（manual muscle testing：MMT）
- 重力に抗して動く状態をMMT 3として0～5の6段階に分ける．

8) 反射
- 生理的反射：上下肢の腱反射を調べ左右差，亢進，減弱，消失をみる．
- 病的反射：上位ニューロン障害でみられる．

9) 発汗テスト
- 神経損傷により発汗が減退消失するため，アセチルコリンを皮膚に浸潤させ，軸索反射による発汗を発汗計で定量する．

ii 神経伝導速度
- 有髄線維は年齢や環境（皮膚の厚さ，温度）に影響されるが，髄鞘の厚さや絞輪間距離に規定される．記録電位は神経線維の総和の複合である．
- 軸索変性は軽度の伝導遅延と低振幅の誘発反応を示し，脱髄は伝導速度の著明な遅延（20～30％以上）または著明な時間的分散を示す[1]．
- 最も速い神経線維を反映しており，運動線維の中のいくつかが正常な伝導速度を有している限り神経延滞の運動神経伝導速度は基準値を示す．

iii 筋電図
- 急性に脱神経に陥った筋線維から安静時活動で線維自発電位と陽性鋭波はほとんど同時に出現する．運動ニューロンの軸索変性，神経筋接合部障害，筋疾患で出現し，通常は下位運動ニューロン疾患を示唆する．受傷後7～21日で出現し，筋線維が再神経支配を受けたり，完全萎縮に陥ると消失する[1]．

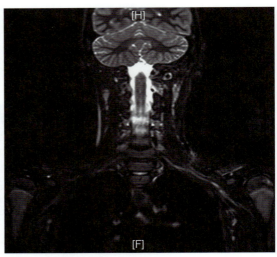

図1 T2強調画像

- 神経再生では収縮時低電位のnascent unit→多相性波→高振幅波の順に出現する[1]．
- 神経疾患では多相性波，高振幅波を含む運動単位活動電位の減少した粗放電となる．
- 筋疾患では運動単位筋線維数が減少し低振幅波の干渉波になる．

iv エコー
- 神経の圧迫や絞扼の状態を確認でき，動的な観察も行える．腱の滑走や筋肉収縮も捉えることが可能である．

v MRI
- 神経が障害された部位や脱神経筋はT2強調画像やshort TI inversion recovery（STIR）で高信号変化を認める（図1）．
- 筋肉が脂肪変性した場合はT1強調画像で高信号変化を認めるようになる．
- 腫瘍性病変などによる神経圧迫病変を捉える．

⑤ 末梢神経損傷の分類
- Sunderland分類およびSeddon分類（表1）は治療法を考えるうえで有用である[2]．

⑥ 診察と検査のポイント──部位・レベルの診断
- 解剖学に基づき脊髄性障害，髄節性障害，末梢神経障害を判断する．
- 神経束レベルでの評価が必要であり，その神経

表1　神経損傷の分類

Sunderland 分類	Seddon 分類	損傷	回復	治療
type I	neurapraxia	一時的な伝導停止 軸索断裂なし	完全回復（1日～2ヵ月）	保存的治療
type II	axonotmesis	軸索のみ断裂	完全回復（2～4ヵ月）	保存的治療
type III	axonotmesis	軸索断裂 神経内膜チューブ断裂	さまざま ゆっくり，不完全	場合により手術的治療
type IV		神経上膜のみ残存	なし	手術的治療
type V	neurotmesis	神経幹断裂	なし	手術的治療
type VI*	neuroma in-continuity	複合	予測困難	場合により手術的治療

＊：Mackinnon・Dellon による修正．

[平沢泰介（監訳）：末梢神経の外科，金芳堂，京都，p39，1992 より]

のトポグラフを考慮しなければならない．たとえば前骨間神経麻痺であっても分枝後ではなく，上腕部の神経束で障害されている可能性もある．
- 神経伝導速度と筋電図を併用することで神経の状態を確認する．

❼ 患者への説明のコツ

i 手術の必要性
- 外傷による連続性が断たれた場合を除き，まずは原則保存的に経過を観察する．
- Seddon 分類の neurapraxia においても最大で2ヵ月を回復に要するものがある．また筋肉は神経損傷後，9ヵ月を経過すると機能回復がわるくなるため，1 mm/日の神経再生が遅延するようであれば神経剥離や除圧を検討する[1]．

ii 生活上の注意点
- 力が入らず物を落とすことがある．
- 感覚低下による火傷や外傷に注意する．

❽ 外来における治療 ── 投薬および保存的治療
- 病因によってはステロイド，ビタミンB製剤，非ステロイド性抗炎症薬（NSAIDs）の内服を行う．
- 鎮痛目的に神経ブロックを行う．
- 装具を用いて筋力不均衡を是正して機能的姿位を保持する．
- 関節拘縮予防，血流改善，感覚再教育，筋の再教育，筋力増強のために運動療法や物理療法を行う[1]．

❾ 専門医への紹介・手術のタイミング
- 切断された神経を2，3日以内に修復することで線維化を少なくし，修復時の緊張が強くなることを避けられる[3]．
- 骨折に伴う麻痺ではエコー，MRIなどで神経が骨折部に巻き込まれていることが確認されれば，手術が必要である．

❿ 手術方法

i 神経縫合術
- 緊張がかからないように（10％以上伸長すると疼痛と麻痺を生じる）神経同士を直接縫合する．
- 3 cm 以上のギャップがある場合は神経移植が必要である．
- 瘢痕化した末梢断端は軸索再生が阻害され末梢断端には軸索が伸びないため，断端部は鋭的に切除し，正常な神経を確認したうえで縫合する．
- 損傷神経の近位が強い損傷の場合は他の神経へ end-to-side で縫合することがある．

ii 神経移植術
- ギャップが大きく端々縫合が不能な場合に適応となる．
- 移植のドナーとしては自家神経，同種神経，人工神経があるが，わが国では自家神経移植，人工神経が使用可能である．

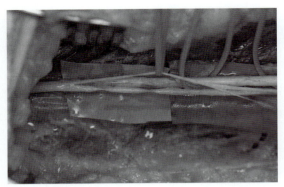

図2 神経のくびれ

- 移植神経としては採取による後遺障害と血流の観点から皮神経が用いられる．腓腹神経，大腿外側皮神経，伏在神経，前腕内側および外側皮神経，橈骨神経浅枝，浅腓骨神経皮枝，深腓骨神経，尺骨神経背側枝，肋間神経などが使用される[1]．
- 太い主幹神経を移植神経として用いる場合は中心性壊死を起こすので血管柄付きで用いる[1]．

iii 神経再生誘導術

- 人工神経は主に指神経や橈骨神経浅枝の損傷に用いられる．人工神経は関節周囲に使用すると，人工神経が硬いため，指の屈曲の際に縫合部がはずれることがある．

iv 神経剥離術

- 圧迫，絞扼している原因を取り除く．太い運動神経が侵されやすく，知覚は鈍麻になるが，知覚異常を訴えることが多い．
- 神経上膜剥離術は神経の周囲組織との癒着，瘢痕や絞扼に対して行い，神経束間剥離術は神経内に瘢痕形成がある場合に行う．いわゆる，「くびれ」がみられることもある（図2）．

v 神経交差縫合術

- ドナーとなる神経を，損傷した神経の末梢側と交差縫合することで機能回復を図る．

vi 腱移行術

- 麻痺筋腱に対し，力源となるとなる腱をドナーとし移行することで機能再建する．

vii 筋肉移植術

- 麻痺した筋肉のかわりに，健全な神経血管付きの筋肉を移植し機能再建する．

⓫ リハビリテーションのポイント

- 麻痺期：麻痺筋や関節の拘縮を予防，麻痺筋の過度な伸長を防止，腱や神経の滑走維持を行う．麻痺に応じて静的，動的，機能的な装具を使用する．
- 回復期：MMT 0〜1 では補助を加えて収縮運動を行い，MMT 1〜2 では自動介助運動，MMT 3 では重力を除いて自動収縮（等張性運動），MMT 4〜5 では重力に抗して自動等張性運動から等尺性運動を行う．抵抗運動は over work weakness を起こさないように低負荷・多数回反復を行う[1]．

■ 文献

1) 山野慶樹：末梢神経の臨床—診断・治療・リハビリテーション，医歯薬出版，東京，p17-102，2011
2) Grinsell D et al：Peripheral nerve reconstruction after injury：a review of clinical and experimental therapies. Biomed Res Int 2014：698256，2014
3) Griffin JW et al：Peripheral nerve repair and reconstruction. J Bone Joint Surg Am 95：2144-2151，2013

14　筋筋膜性疼痛症候群（線維筋痛症，リウマチ性筋痛症も含む）

> **ここ10年でかわったこと，わかったこと**
>
> - 筋筋膜性疼痛症候群（myofascial pain syndrome：MPS），線維筋痛症（fibromyalgia：FM），リウマチ性筋痛症（polymyalgia rheumatica：PMR）など原因不明の全身性疼痛疾患の存在が認知されるようになってきた．一方で各々の原因・病態は十分に解明されておらず，その定義，病態の異同，関連などに混乱があり，十分なコンセンサスは得られていない．したがって，医療関係者でもこれらを正しく認知している者は少ないのが現状である．

❶ 疾患の病態・概念

- MPS は，1983年の Travell と Simons による報告，『Myofascial Pain and Dysfunction：The Trigger Point Manual』が嚆矢とされる[1]．その発生機序はいまだ完全には解明されてはいないが，以下の仮説がある．

- 運動や外傷により筋肉内部に微小な損傷が発生しなんらかの原因で修復が阻害され，運動終板や筋紡錘からアセチルコリンが放出され異常興奮による筋の過剰収縮が持続し索状硬結発生へとつながる．索状硬結ならびにその周囲は酸素不足となり血中からブラジキニンなどの発痛物質が放出されて感覚神経受容器を刺激して疼痛が発生する．索状硬結に物理的に力を加えると痛みを強く感じる圧痛点が認められるようになり，その中でも神経終末が障害され広範囲に痛みを発生させる圧痛点を発痛点（トリガーポイント（trigger point：TP））と呼び，そこからの疼痛を感じた脳・脊髄が反射により交感神経を興奮させ，さらに硬結周囲の血管を収縮させ酸素欠乏による組織障害からの発痛物質放出という悪循環が生じる．

- 「慢性疼痛患者の30〜80％が本症である」，「女性に圧倒的に多い」などの報告はあるものの，詳細な疫学は不明である[2]．

- FM は，原因不明の全身性疼痛（widespread pain）が主症状であり，種々の程度の疲労，倦怠感，微熱，こわばりなどの全身症状や不眠，うつなどの精神症状，過敏性腸症候群，過活動性膀胱などの自律神経症状を伴うことが多い．ドライアイやドライマウスなど Sjögren 症候群様の乾燥症状をきたす例も少なくない．外傷，手術，感染などの外因にストレス，うつなどの内因が加わり，神経・内分泌・免疫系の異常を生じ，疼痛伝達系，特に下行性疼痛抑制系に異常をきたし，全身の疼痛，多彩な精神・身体症状を呈すると考えられている．筋肉，関節など四肢を中心に全身に激しい疼痛が広がり，かつ長期間続くため日常生活動作（ADL）が障害され，生活の質（QOL）の低下が著しく，時に寝たきりとなる．一方で医療関係者ならびに社会での認知が乏しく，詐病と間違われることも少なくない．わが国でも人口の約1.7％にみられ，推定患者は200万人ともいわれている．好発年齢は40〜50歳代で，1：8〜9と圧倒的に女性に多い[3]．

- PMR は，発熱，こわばり，倦怠感などの全身症状と主に肩・膝・手などの筋肉痛がみられる炎症性疾患である．感染症などが本症発症の引き金といわれているものの，やはり明確な病因は不明である．巨細胞性動脈炎（側頭動脈炎）との合併が多く，ともに HLA-DR4 という遺伝子のある特殊な型が関係しているとの説がある[4]．症状が急速に出現し，2週程度の比較的短期で極期を迎える．高齢者に多く，発症年齢は平均65歳であり，1：2で女性に多い．

❷ 診察と検査のポイント

- MPS では Simons が1990年に発表した診断基準（表1）が用いられることが多く，TP の存

表1 MPSの診断基準（Simons, 1990年）

[大基準]
- 局所的な疼痛の訴え
- 筋筋膜の圧痛点から関連痛として予測しうる部位での疼痛あるいは違和感
- 触れやすい筋肉での索状硬結の触知
- 索状硬結に沿った1点での強烈な圧痛点（ジャンプサイン）の存在
- 測定可能な部位では、可動域のある程度の制限

[小基準]
- 圧痛点の圧迫で疼痛の訴えや違和感が再現される
- 圧痛点付近で索状硬結を弾いたり、圧痛点に注射針を刺すことで局所的な筋のひきつれがみられる
- 筋肉を引き伸ばしたり（ストレッチング）、圧痛点への注射により疼痛が軽快する

診断には大基準5項目すべてと、少なくとも1つの小基準を満たす必要がある

［文献2より］

表2 FMのACR分類基準（1990年）

1. 広範囲にわたる疼痛が3ヵ月以上持続する
   - 広範囲とは右・左半身、上・下半身、体軸部（頚椎、前胸部、胸椎、腰椎）
2. 全身18ヵ所の圧痛点のうち11ヵ所以上に疼痛を認める
   - 両側の後頭部、頚椎下方部、僧帽筋上縁部、棘上筋、第2肋骨、肘外側上顆、殿部、大転子部、膝関節部）

［文献3より］

在を証明することが重要とされる[2]。FMでは米国リウマチ学会（ACR）の分類基準（表2）が広く用いられている[3]。さらに2010年には同学会がその多彩な全身症状や合併症候を加味した新たな予備診断基準を公表したが、いまだ広く用いられるにはいたっていない。MPSとFMは別の病態と考えられているが、同一の患者に対してMPSとFMSの専門家が個別に診察をすると、それぞれ両者の診断を受けることが多いとの報告がある。

- PMRでは、こわばり、発熱、食思不振、体重減少、全身倦怠感などの全身症状、頚部、肩、腰部、殿部、大腿などの筋肉痛、肩・膝・手などの関節痛がみられ、FMに似た症状を呈するが、経過が早く、赤沈、CRPなどの炎症反応が高値となることから鑑別は比較的容易である。関節リウマチのようにリウマトイド因子が陽性となったり、筋萎縮、関節破壊などが生じることはない[4]。

- いずれも悪性腫瘍、感染症、骨折などの外傷、リウマチ性疾患（関節リウマチ、痛風、脊椎関節炎など）を確実に除外する必要があるが、時としてこれらを合併することがあるため注意を要する。また、五十肩、緊張型頭痛、テニス肘、腰椎椎間板ヘルニア、腰部脊柱管狭窄症、腰部椎間板症、腰椎すべり症、変形性関節症、頚肩腕症候群、腱鞘炎、半月板障害などとして長期間治療されている例が少なくない。

❸ 患者への説明のコツ

- いずれも直接生命に関わる疾患ではないこと、適切な治療をすれば症状を軽減させることができること、一方で長期の治療を要することをよく説明し、治療からの離脱による重症化を防ぐ必要がある。

❹ 外来における治療

- MPSの治療は、TPの筋硬結を解除することで筋硬結→血流障害による低酸素→発痛物質の放出→疼痛発生→脳・脊髄反射により増悪する関連痛という悪循環を断つことに主眼がおかれる。そのため、局所麻酔薬によるTPブロック注射と罹患筋のストレッチングが治療の中心となる[2]。その他指圧や鍼療を勧める報告もある。

- 一方FMは、薬物療法が中心となる。発症早期で疼痛はあるがADL障害が少ない時点では、プレガバリンを第一選択とし、必要に応じガバペンチン、セロトニン・ノルアドレナリン再取込み阻害薬（SNRI）（デュロキセチン、ミルナシプラン）を使用しながら、運動療法やカウンセリングを行うことで症状の軽減に努める。症状が増悪し疼痛によりADLが困難となった例では上記薬物に向精神薬などを加えつつ、認知行動療法を行うなど集学的治療が必要となる。特に、乾燥症状が強い例ではピロカルピン、筋付着部の疼痛が強い例ではサラゾスルファピリジンや非ステロイド性抗炎症薬（NSAIDs）、不安、うつ症状の強い例では抗不安薬や三環系抗うつ薬の併用も勧められている[3]。

- PMRは、経験的にステロイドが著効することが知られている。重症度や合併症（体重、糖尿

病，高血圧，骨粗鬆症，緑内障など）に注意しながらステロイドの初回投与量を決定する．多くの場合，プレドニゾロンで10〜20 mg/日の少量のステロイド内服ですみやかに反応し，数時間から数日で痛みやこわばりが大幅に改善する．もし1週間以内に症状が改善しない場合は，1週間ごとにプレドニゾロンを5〜10 mg/日程度，最大30 mg/日程度まで増量する．症状が改善すれば臨床症状や検査データをみながらステロイドを減量する．1年程度でステロイドを中止できる例もあるが，症状の再発により再開・長期継続する必要のある例も少なくない．側頭動脈炎を合併した場合は中等量〜大量投与（30〜60 mg/日）が必要となる[4]．

❺ 専門医への紹介・手術のタイミング

- これらの全身性疼痛疾患で手術を要することはない．ただし，腰椎椎間板ヘルニア，腰部脊柱管狭窄症，頚椎症性脊髄症などの診断で手術を受けたものの改善がなく，後にMPSやFMの診断を受け問題となった報告が散見されるため，まず正確な認知に基づく診断が重要である．FMは時として集学的治療が必要となり，PMRもステロイド投与量の加減がむずかしいことから集学的ペインセンターやリウマチ専門医への紹介が望ましい．

■文献

1) Travell G et al：Myofascial Pain and Dysfunction：The Trigger Point Mannual, Williams & Wilkis, Baltimore, 1983
2) 北見公一：器質性疾患と慢性疼痛との関係—筋筋膜性疼痛症候群を中心に．日臨 **59**：1768-1772, 2001
3) 日本線維筋痛症学会（編）：線維筋痛症診療ガイドライン，日本医事新報社，東京，2013
4) 寺井千尋：膠原病とアレルギー性疾患—治療困難な症例の治療の実際 リウマチ性多発筋痛症，側頭動脈炎．Med Pract **11**：531-534, 1994

2 体幹

1 変形性脊椎症

> **ここ10年でかわったこと，わかったこと**
>
> - 高齢者の腰痛患者をみた際に，明らかな神経症状がなくX線で椎間狭小化，骨棘形成，骨硬化像などの加齢性変化がみられた場合，患者に変形性脊椎症と告げ，投薬，腰椎牽引，理学療法といった画一的な治療が長年行われてきた．一方で，こうした画像所見が必ずしも臨床症状と関連しないことをわれわれ臨床医は経験的に感じていた．
> - 欧米では1990年代後半から明らかな器質的原因が見当たらない非特異的疼痛の概念が普及し，診療ガイドラインが多数公表されてきた．わが国でも2000年代後半になり，神経障害性疼痛といった従来の痛み，すなわち，侵害受容性疼痛とは異なる機序による痛みや疼痛認知への心理社会的因子の影響が認識されるようになったことを端緒として，非特異的腰痛という概念が徐々に認知され始め，2012年の「腰痛診療ガイドライン」発刊以降，一般臨床医にも広く知られるようになった．それに伴い腰痛診療に「トリアージ」が導入され，さらに患者全例にX線検査を行うことは必ずしも必要ではない，安静は治療として推奨できないなど，従来の治療体系を覆すような大きな変革が起きた．
> - 最近では変形性脊椎症はあくまでの画像診断名であり，器質的疾患が除外された「高齢者の非特異的腰痛」との位置づけがなされるようになった．

❶ 疾患の病態・概念

- 加齢に伴う椎間板変性が端緒となり，椎間板内圧の低下の結果生じる椎間狭小化・不安定性に伴い椎体や椎間関節に負荷がかかり，椎体には骨棘形成や骨硬化など増殖性の変化が，椎間関節にはいわゆる関節症性変化が生じる．X線では本症に特有の椎間腔狭小化，骨棘，骨硬化などの変化，腰椎生理的前弯の減少，時として後弯，側弯，すべりなどの配列異常が現れる（図1）．しかし，こうした変化は程度の差はあれ加齢に伴い誰にでも生じるものであり，ただちに疼痛の原因となるわけではない．一方で，こうした加齢性変化に伴い脊椎の可動性は減少し，前弯の減少や体幹筋力の低下も相まって腰痛，下肢しびれなどの症状をきたしやすくなることも事実であり，腰痛症の有病率は加齢とともに上昇することから，画像上現れる変化が腰痛発症に影響することも否定できない．
- 吉村らの大規模疫学研究によるとX線上変形性脊椎症を有する者は3,790万人にも上ると推定されている[1]．

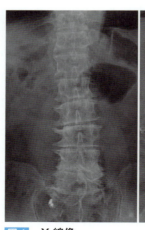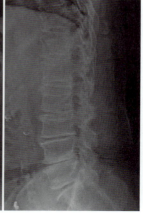

図1 X線像

❷ 診察と検査のポイント

- 高齢者の腰痛をみた場合，「腰痛診療ガイドライン」に則りまず病歴，身体所見より危険信号（レッドフラッグス，表1）の有無に注意し，腫瘍，感染，外傷などの重大な脊椎疾患を確実に除外することが重要である[2]．次いで，下肢神経症状の有無を確認し，腰椎椎間板ヘルニア，腰椎すべり症，脊柱管狭窄症などを鑑別す

表1　重大な脊椎疾患を疑うべき危険信号（レッドフラッグス）

- 発症年齢20歳以下，または55歳以上
- 最近の激しい外傷（転落，交通事故など）
- 時間や活動性に関係のない進行性の絶え間ない痛み
- 胸部痛
- がんの既往，長期ステロイド・免疫抑制薬の使用，ヒト免疫不全ウイルス（HIV）陽性
- 全体的体調（栄養）不良
- 原因不明の体重減少
- 高度の脊椎可動域制限
- 構築性脊椎変形
- 発熱
- 膀胱直腸障害とサドル麻痺

［文献2より］

る．そのうえで明らかな原因がなくX線で特徴的な所見があれば変形性脊椎症との診断を下すこととなるが，あくまで画像診療上の病名であることを銘記すべきである．レッドフラッグスや下肢神経症状がある場合，必要に応じてMRI，CT，骨シンチグラフィなどの画像や血液検査を実施し器質的原因を追究する．

❸ 患者への説明のコツ

- 器質的疾患を除外したうえで，手術につながるような重大な疾患がないことを丁寧に説明する．安易に，「異常はない」，「歳のせい」といった説明をすると，不満・不安を募らせたり一生治らないと悲観して治療を諦め，代替療法へと向かわせることになりかねない．そもそも代替療法の多くは捻挫，打撲などの外傷による腰痛以外は適応がなく，種々の保存的治療より有効であるとのエビデンスはない．また，器質的原因が明らかでないにもかかわらず急性腰痛症の約半数が再燃あるいは慢性化すること，しかし，その場合も特に病態が悪化しているわけではないことをよく説明し，無用な心配を与えないよう配慮する[2]．必要以上に腰痛に対する恐怖心をもち自己判断で安静にしたり日常生活動作を制限することは回復の妨げになること，痛みを完全に取り去ることをめざすのではなく，痛みを緩和しつつ通常の日常生活が送れることを目標に，根気よく治療を続ける必要性を伝える．

❹ 外来における治療

- 非特異的腰痛として薬物療法，装具療法，理学療法，運動療法などを適宜選択しながら保存的に治療する．まずは疼痛のコントロールが重要でありアセトアミノフェン，非ステロイド性抗炎症薬（NSAIDs）など鎮痛薬の投与が基本となる．アセトアミノフェンは，1回1,000 mg，1日4,000 mgまで投与可能であり，十分量を使用すれば高い鎮痛効果が期待できる．ただし，肝障害のある患者には注意が必要である．一方NSAIDsは，有効性は高いものの胃腸障害，腎障害など副作用への注意が必要であり，長期投与例では選択的シクロオキシゲナーゼ（COX）-2阻害薬が推奨されている．第二選択薬として筋弛緩薬，抗うつ薬，抗不安薬，オピオイドがあげられる．いずれの薬剤も効果がない場合や副作用が疑われる場合は躊躇なく変更・中止し，漫然と投与すべきではない．従来，急性腰痛に対しては安静が推奨されたが，痛みに応じて可能な限り活動性を維持させることが疼痛軽減，機能回復に有効であることが示された現在では，むしろ推奨されない[2]．

❺ 専門医への紹介・手術のタイミング

- レッドフラッグスや下肢神経症状がある場合は，器質的疾患の可能性があるため，時期を逃さず脊椎・脊髄病専門医へ紹介すべきである．また，いったんは非特異的腰痛と判断した場合でも，症状が持続あるいは経時的に増悪する場合には，もう一度神経所見やX線を確認するかMRIを撮像して，見逃しを防ぐべきである．腰痛に対する脊椎固定術と集中的リハビリテーションの成績に明確な差はないことから，手術適応は重度慢性腰痛症のごく一部を除ききわめて限定される[2]．

❻ リハビリテーションのポイント

- 温熱療法は急性・亜急性腰痛に短期的には有効であるが，牽引の有効性のエビデンスは不足しているため漫然と継続しない．コルセットは腰痛患者の機能回復に有効とされている．特に，慢性疼痛に対しては運動療法が強く推奨される

2. 体 幹 ｜ 1. 変形性脊椎症

一方で，適切な運動の種類や量，期間などは明らかでない[2]．筆者は，高齢者にも無理なく長く続けられる散歩，ラジオ体操などから始めるよう指導している．

❼ 再発防止のための注意点

- 明らかな器質的原因がない非特異的腰痛でも1年後に60%が再燃，あるいは慢性化しているという事実がある．運動療法や小冊子による患者教育は予防に有効との高いエビデンスがある

ため，筆者は腰痛パンフレットを必ず渡し，症状軽快後も日常生活動作上の注意に加え，無理のない範囲で体操を続けるよう指導している．

■文献

1) Yoshimura N et al：Prevalence of knee osteoarthritis, lumbar spondylosis and osteoporosis in Japanese men and women；the research on osteoarthritis/osteoposis against disability study. J Bone Miner Metab **27**：620-628, 2009
2) 日本整形外科学会ほか（監），日本整形外科学会診療ガイドライン委員会ほか（編）：腰痛診療ガイドライン 2012，南江堂，東京，2012

2　脊柱靱帯骨化症——後縦靱帯骨化症（OPLL），黄色靱帯骨化症（OLF）

ここ10年でわかったこと

【遺伝性】
- 頸椎後縦靱帯骨化症（ossification of posterior longitudinal ligament：OPLL）患者の兄弟の発生率は30％，一卵性双生児は85％であり，本症の成因には遺伝的背景があることが知られていたが，1,000例を超える患者血液の全ゲノム相関解析（GWAS）によって，後縦靱帯骨化の発生と強く相関するいくつかのゲノム領域が発見された．今後，疾患感受性遺伝子の特定が期待される．

【頻度】
- 頸椎X線でOPLLがみつかる頻度は3％で50歳前後に発症し，男女比では2：1と男性に多いのに対し，胸椎OPLLは女性に多い．
- 胸部CTによる調査では，無症状例における黄色靱帯骨化症（ossification of ligamentum flavum：OLF）の頻度は36％である．
- 2013年度厚生労働省特定疾患医療受給者証保持者数はOPLLが35,070人，OLFが3,088人であった．
- 頸椎OPLL患者の，胸椎・腰椎のOPLLあるいはOLF合併率は50％である．

【病態】
- 連続型OPLLであっても，CT機能写（前屈と後屈でCTを別に撮影する）でみると，可動性が残されていることが少なくない．
- OPLLの最も強い狭窄部での可動性が脊髄症発症に大きく影響する．

【手術的治療】
- 後方椎弓形成術の成績は術直後は良好であるが，後弯の増強と骨化の増大が生じると成績が徐々に低下する．
- 頸椎後弯例や骨化占拠率が50％を超える大きな骨化の場合には，後方椎弓形成術より前方除圧固定術の術後成績がよい．
- 椎弓形成術にインストゥルメンテーションを併用した後方除圧固定術の成績は比較的良好であるが，後弯例では前方除圧固定術には及ばない．
- 大きな骨化と頸椎の側面アライメントが後弯を呈している場合の手術は，基本的に前方除圧固定術が勧められるが，次善策としては椎弓形成術＋固定術がよい．

【胸椎OPLLの手術的治療】
- 椎弓切除術にインストゥルメンテーション併用による固定術の成績がよい．
- 後方除圧固定術において神経合併症が40％に達するので，脊髄機能モニタリングが有用である．
- 胸椎前方除圧固定術の手術成績は良好であるが，髄液漏など合併症対策が重要である．

【胸腰椎OLFの手術的治療】
- 単純な椎弓切除術でも比較的良好な成績が期待できる．
- 椎間関節が温存できない場合には，インストゥルメンテーション併用固定術を追加する．

【難病助成】
- 厚生労働省の難病にかかる医療費助成の制度により，所得に応じた一定額の負担で治療を受けることができる．
- 靱帯骨化症によって要介護状態になった場合，40歳以上65歳未満の場合には第2号被保険者として介護給付を受けることができる．

❶ 本疾患の概念・症状

i 概念

- 脊椎椎体の後縁を連結する後縦靱帯が骨化し，脊髄，神経根を圧迫することで神経障害をきたすOPLLと，上下の椎弓を連結する黄色靱帯の骨化により脊髄，馬尾が圧迫されるOLFがある．
- 前縦靱帯骨化症は，大きくなるとまれに嚥下障害の原因となることがあるが，単独で神経症状は出ない．
- OPLLは頚椎に発生することが多く，次いで胸椎に発生し，腰椎発生例はまれである．OLFは胸椎が多く，次いで腰椎に発生し，頚椎発生はまれである．ただし，頚椎では別の疾患であるが黄色靱帯石灰化症が起きる．
- 骨化発生には，糖尿病や骨代謝疾患，これに影響するホルモンなどの異常の関与が指摘されている．
- 全身の他部位にも骨化が認められることがあり，びまん性特発性骨増殖症（diffuse idiopathic skeletal hyperostosis：DISH）の部分症状と解釈する概念もある．

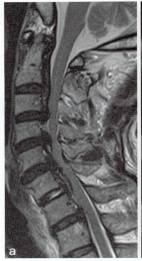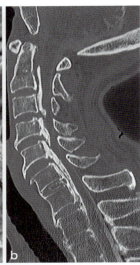

図1 頚椎MRI，CTの対比
a：MRI T2強調画像，b：ミエロ後CTの矢状断再構成像．

ii 症状

- 頚椎OPLLは，初発症状は項・頚部痛，上肢のしびれ，痛みで始まることが多い．進行すると下肢のしびれ，痛み，歩行障害，膀胱直腸障害を呈する．
- 多くの場合，進行は緩やかであるが，外傷を契機に症状が急激に悪化することがある．
- 無症状例が軽微な頚椎外力により，脊髄損傷による重度麻痺を呈することがある．
- 胸椎OPLLおよびOLFは下肢のしびれ，歩行障害，膀胱直腸障害を呈する．

❷ 診察と検査のポイント

i 診察

- 頚椎の可動性および放散痛の確認の際に，後屈は神経症状を悪化させることがあるので慎重に行う．
- 上肢病的反射（Hoffmann反射，Trömner反射）が陽性の場合には頚椎病変，上肢腱反射が正常で下肢腱反射が亢進している場合には胸椎病変

を疑う．
- 下肢のしびれを訴える場合，下肢前面のしびれがあれば頚椎あるいは胸椎病変を疑う．下肢後面だけの神経症状は，腰部脊柱管狭窄症の可能性が高い．

iii 検査

- 画像検査によって診断を確定するが，症状，診察所見と画像所見の整合が重要である．
- X線では骨化がみえないことも少なくない．
- 四肢に神経症状がある場合には，神経学的所見に基づいて主病巣部位を推定しMRIを検査する．
- MRIでT1，T2強調画像とも低輝度の病変がある場合には（図1a），骨化の存在を疑ってCTを追加する．
- 骨化の存在証明はCTで行う（図1b）．

❸ 患者への説明のコツ

i 手術の必要性

- 偶発的に頚椎X線で骨化がみつかった場合，神経症状がなければすぐに手術が必要とはいえない．
- 骨化占拠率が50％程度の骨化であっても無症状である場合もあるが，骨化は数年をかけて大きくなるので，無症状であっても年に1回の専

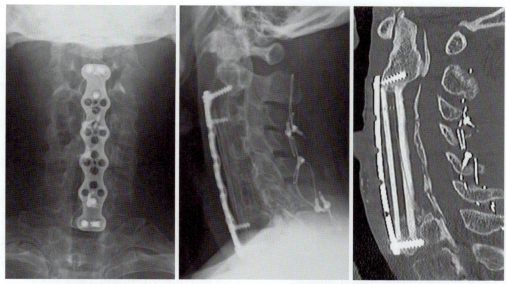

図2 頚椎前方除圧固定術の術後X線像とCT（C2〜C7遊離腓骨移植，棘突起ワイヤリング追加）

門医受診を勧める．
- 1〜2ヵ月間でしびれから運動障害が出現する進行性の脊髄障害の場合には手術が適応となる．

ii 生活上の注意点
- 転倒や交通事故などの軽微な外傷により，神経症状の急速悪化や重度脊髄損傷が発生することがある．
- 頚椎OPLLでは，徒手的な施術によって急激な外力が加わることのないようにする．
- 下肢の運動機能障害が軽くても，わずかな飲酒でも思いのほか歩行障害が増強し，転倒しやすくなる．

❹ 外来における治療と専門医への紹介
i 投薬および保存的治療
- 頚部痛が主症状である場合には，頚部の安静，温熱治療，鎮痛薬服用など対症療法は試みてもよい．
- 頚椎の間欠牽引や徒手治療は，神経症状が悪化する場合があるので注意を要する．
- 安静時にじりじりするような脊髄性疼痛を四肢に伴う場合には，神経障害性疼痛に適応がある薬剤を処方する．

ii 専門医への紹介
- 巧緻運動障害や歩行障害などの運動機能障害がみられる場合は，すみやかに紹介する．
- 上下肢のしびれのみの場合には，症状の経過を慎重に観察して（2〜4週間おき），しびれの範囲の拡大や手指の巧緻運動障害が出現したら，専門医に紹介する．
- 神経症状がなくても，X線で骨化占拠率が50%を超える頚椎OPLLでは，神経症状が急速に悪化したり，脊髄損傷受傷の可能性があるので専門医を紹介する．
- 神経症状がなく骨化占拠率が50%以下，MRIでも脊髄圧迫が比較的軽度の場合には，前述の保存的治療と定期的診察を行う．

❺ 最近の手術方法
i 手術方法のトレンド
- 脊髄除圧とインストゥルメンテーションを併用した固定術の組み合わせが基本術式である．
- 頚椎OPLLに対する前方除圧固定術ではプレートを用いる．移植骨には3椎間以上では遊離腓骨移植（図2），それ以下の場合には腸骨あるいは人工材料が用いられることもある．
- 頚椎OPLLに対する後方法では，椎弓根スクリュー，外側塊スクリューによる固定術を追加

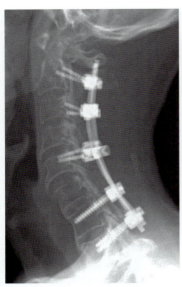

図3 頚椎後方除圧固定術（図1と同一例）

することがある（図3）.
- 胸椎OPLLに対しては，前方除圧固定術あるいは後方除圧固定術を行うが，成績に差はない.
- 胸腰椎OLFには椎弓切除術が行われるが，大きな骨化では椎弓根離断とインストゥルメンテーションが必要なことがある.
- 手術中の神経症状（特に脊髄障害）悪化を早期に発見するために，脊髄機能モニタリングによる監視が有用である.

ii　手術成績と合併症

- 頚椎OPLLに対する椎弓形成術の短期成績は良好であるが，骨化占拠率50％以上，あるいは頚椎後弯を伴う場合には神経症状が再悪化することがある.
- 骨化占拠率50％以上，あるいは頚椎後弯を伴う頚椎OPLLに対する手術成績は，前方除圧固定術＞後方除圧固定術＞椎弓形成術の順である．全身状態により術式選択が行われる.
- 周術期合併症は前方除圧固定術で多く，呼吸器合併症，嚥下困難に十分な注意を要する.
- 手術的治療による脊髄症状の悪化の頻度は前方，後方とも2～3％で同等である．ただし，C5麻痺は前方で10％超とかなり多い.
- 胸椎OPLLに対する腹臥位手術では，体位変換時やスクリュー刺入時に脊髄機能モニタリングの波形低下が起きることがある.

❻ 後療法

- 固定術の場合，骨癒合は術後6ヵ月を要する．頚椎前方除圧固定術では頚椎装具を3～6ヵ月，胸腰椎除圧固定術ではコルセットを3ヵ月装着する．頚椎後方手術では頚椎カラーを短期間装着する.

3 脊椎炎

a. 強直性脊椎炎

ここ10年でわかったこと

- これまで血清反応陰性という冠詞をつけられて関節リウマチ（RA）に対する除外診断的な立場であったものが，脊椎関節炎（spondyloarthritis：SpA）という疾患概念がほぼ確立し，その中で体軸性脊椎関節炎（axial SpA）の病像を呈する代表疾患が強直性脊椎炎（ankylosing spondylitis：AS）である（図1）．後述するように，腫瘍壊死因子（TNF）を阻害する抗サイトカイン療法が炎症による症状を改善し，さらに新たな病変の発生を抑制することが示され，治療の面でも飛躍的な進歩を遂げた．

❶ 本疾患の病態・概念

- SpAにはASの他に，乾癬性関節炎，反応性関節炎（Reiter症候群など），ぶどう膜炎関連SpA，炎症性腸疾患関連SpA，分類不能SpAが含まれる．ASは特にHLA-B27の陽性率が高いことで有名であるが，わが国においては一般人口におけるHLA-B27の保有率が他のアジア諸国と比較しても少なく，そのためにASの有病率は欧米に比べると極端に少ない．ただし，わが国ではHLA-B27陰性のASも少なくないとされている．
- SpAに含まれる疾患は相互に症状が重複することがある．ASにぶどう膜炎が併発しやすいことは有名であるが，経過中に乾癬や潰瘍性大腸炎を併発することもある．逆に，乾癬性関節炎においても，しばしば無症候性に脊椎の部分強直を発症していることがある．また，ASはaxial SpAを代表する疾患であるが，末梢の関節炎を併発することもめずらしくない．
- SpAに共通する骨関節病変は靱帯付着部炎

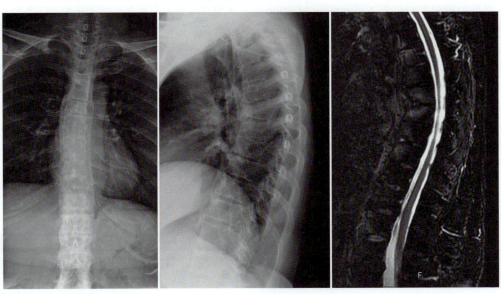

図1　AS（61歳，女性）

（enthesitis）であるが，疾患あるいは症例により滑膜炎（synovitis）が主体となったり，指炎（dactylitis）が目立ったりする．enthesitis が慢性化・進行すると炎症が鎮静化しても骨化して靱帯骨棘（syndesmophyte）を形成する．したがって，炎症を未然に防ぐことが強直を予防するために重要である．

- 一般に AS では炎症マーカーが上昇していることが多いが，まれに正常範囲内の場合もある．このような場合，仙腸関節炎の有無はびまん性特発性骨増殖症（diffuse idiopathic skeletal hyperostosis：DISH）との鑑別に重要であるとされている．ただし，早期に仙腸関節炎を確認するためには MRI や PET が必要である．

❷ 診察と検査のポイント

- AS に最も多い初期症状は腰痛であるが，腰痛はきわめて一般的な症状であるため，本疾患を念頭におくか否かが早期診断のためには非常に重要である．安静時の痛みであるか，起床時や動作開始時の痛みであるかなどは個人差が大きく，実際にはあまり鑑別の役に立たない．AS の診断基準としては1984年の改訂 New York 診断基準が用いられてきたが，前述したように炎症を生じてから鎮静化を達成しても骨増生は抑制できずに強直に陥っていくため，早期診断・早期治療のためにも Assessment of SpondyloArthritis international Society（ASAS）による axial SpA の分類基準を参考にすることも勧められる．
- 改訂 New York 診断基準は，腰背部痛，腰椎可動域制限，胸郭拡張制限の臨床所見と仙腸関節の X 線所見を組み合わせたものであるが，早期診断には向かない．ASAS の axial SpA 分類基準は仙腸関節の MRI または X 線所見と身体所見・血液検査・家族歴などを組み合わせたものであり，早期診断も念頭においている．近年，PET が靱帯付着部炎も検出できるために有用であるとの報告がある．

❸ 患者への説明のコツ

- 病状に個人差はあるが自然治癒が望みがたい疾患であることをまず説明して理解してもらわなければならない．無投薬で痛みが改善するようになるころには脊柱の可動域制限を生じていることが多いので，可能な限り効果の高い薬物を積極的に用いることを検討する必要があるが，それでも進行を止められない場合もあることを最初から説明しておくほうがよい．

❹ 外来における治療

- 運動療法が基本であり，症状に応じて非ステロイド性抗炎症薬（NSAIDs）を処方する．しかし，進行を抑えられるのは TNF 阻害薬のみである．TNF 阻害薬のうち，AS に対して保険適用があるのは，インフリキシマブ（IFX）とアダリムマブ（ADA）で，前者は点滴投与で後者は皮下注射投与である．また，投与間隔は IFX が最初の3回を除いて6〜8週間隔であるのに対して，ADA は隔週投与である．どちらも高額な薬剤であり，可能であれば高額療養制度の利用を検討したい．また，最近難病指定もされたので，病状の条件が合えば医療費の軽減に利用できる．進行した AS では骨脆弱性を有することも多いため，骨粗鬆症に対する治療も必要に応じて検討する．

❺ 専門医への紹介・手術のタイミング

- 慢性腰痛を主訴として来院することが多いが，炎症反応が高い場合，あるいは MRI で仙腸関節炎や椎間板に接する椎体前方隅角などに炎症所見がある場合は本疾患の可能性を考慮して専門医に紹介するほうがよい．一般に手術適応となることは少ないが，股関節の可動域制限により人工股関節置換術の適応となることはある．安定した術後成績のためには，炎症がコントロールされていることが望ましい．また，脊柱管狭窄による脊髄・馬尾症状に対する手術が必要になる場合もある．

❻ 手術時の注意

- 病状が進行すると腰椎の可動域が制限され，腰椎穿刺が困難になる．また，同様に気管内挿管も容易ではない．前述したように骨強度は低下

していることが多く，手術時に骨折を生じないように気をつける必要がある．

❼ リハビリテーションのポイント

- 日常生活動作（ADL）レベルを保つためには日常のリハビリテーションが重要であるとされている．脊柱，大関節の可動域制限をきたしやすい疾患であるため，日ごろから可動域チェックを意識した自主的可動域訓練が必要である．しかし，進行を抑制するためにはやはり炎症コントロールが重要であり，早期からの積極的な薬物療法の併用が望まれる．

❽ 再発防止のための注意点

- 疾患の重症度には個人差が大きい．一般に根治療法といえる治療法はないため生涯にわたって治療を続けなければならないという説明を行うが，実際には部分的な強直を生じた後，薬物が不要になる症例もある．また，長期の薬物不要寛解の後に再燃した症例もあり，自覚症状が良好でも定期受診は継続する必要がある．

b. 感染性脊椎炎

ここ10年でわかったこと

- 感染症による脊椎炎の代表は，化膿性脊椎炎と結核性脊椎炎である．結核感染に対するツベルクリン反応はBCG接種による偽陽性が問題であったが，結核菌に対する特異的免疫反応であるinterferon gamma release assay（IGRA）が開発された．本検査は陳旧性結核感染に対しても陽性になることがあるが，陰性であれば活動性の結核感染は否定的である．抗酸菌の同定には核酸増幅法による短時間での同定が可能になっている．また，細菌感染症に対しては他の炎症との鑑別に利用できるプロカルシトニン（PCT）やプレセプシン測定が保険適用（敗血症）になっている．なお，2015年に米国感染症学会が化膿性脊椎炎のガイドラインを出している．

❶ 本疾患の病態・概念

- 感染性脊椎炎は穿刺や術後など局所が感染源である可能性もあるが，別に感染源があり血行性に脊椎に感染を生じることも多い．化膿性脊椎炎の原因菌としては黄色ブドウ球菌が最多であるが，大腸菌などのGram陰性桿菌も多いとされている．結核性脊椎炎のほとんどは呼吸器結核感染が感染源と考えられる．

❷ 診察と検査のポイント

- 腰背部痛を主訴として来院した場合に，強直性脊椎炎を含めて炎症性疾患の可能性を念頭におくことが重要である．糖尿病や肝硬変などの合併症がないか，肺結核などの既往歴・家族歴がないか，腰背部への穿刺を受けたかなどの病歴聴取が診断のヒントになることも多い．化膿性脊椎炎の場合は急性の症状で発症することが多いが，結核性脊椎炎や真菌による脊椎炎は化膿性脊椎炎と比較して緩徐な経過をたどるために進行してから診断されることが多い．X線像では骨病変のみでなく周囲の軟部組織にも注目しなければ腸腰筋膿瘍に気づかない．炎症性疾患の疑いがある場合は血液検査を行うが，結核や真菌感染ではCRPが上昇しないことも多い．末梢血分画や赤沈はもちろん，前述のPCTなどもチェックしたい．結核性脊椎炎の可能性がある場合は胸部X線像やCTと喀痰検査も必要である．
- 画像検査のうちMRI検査は必須である．STIRや脂肪抑制T2強調画像により骨髄浮腫や軟部組織の炎症像をチェックする．造影を行うと炎症像は増強される．

❸ 患者への説明のコツ

- 症状に重篤感がない場合でも敗血症などの生命に関わる事態に陥ったり，非可逆的な脊髄麻痺になる可能性があることを説明しておく．また，薬物による保存的治療が基本であるが，診

断のために侵襲的な検査を行ったり，薬物に対する反応が不十分で手術が必要になる可能性があることを説明しておく．

❹ 専門医への紹介
- 感染性脊椎炎が疑われた時点で専門医に紹介すべきである．結核菌の排菌があれば専門施設へ紹介しなければならない．

❺ 手術のタイミング
- 神経学的な脱落徴候の進行，脊椎変形の進行，脊椎の不安定性がある場合は手術を考慮する．

❻ 抗菌薬の継続期間・リハビリテーション
- 抗菌薬の継続期間は，米国感染症学会のガイドラインでは6週間となっているが一定の見解はない．結核の場合は通常1年である．ギプスベッドによる安静やギプス・装具による局所安静期間は画像評価をしながら症例ごとに決める．

4 側弯症

ここ10年でかわったこと，わかったこと

【思春期特発性側弯症（adolescent idiopathic scoliosis：AIS）の分類】
- King分類からLenke分類[1,2]（図1）へ．

【思春期特発性側弯症矯正固定法の変遷】
- いわゆるhybrid法[3]からpedicle screw（PS）法[4]へ．

【早期発症側弯症（early-onset scoliosis：EOS）（図2）概念の導入と手術法の変遷】
- 年齢による新しい分類である．これは10歳未満に発症し，原因疾患は問わないとされている．早期発症側弯症に対してgrowing rod（GR）法[5]，vertical expandable prosthetic titanium rib（VEPTR）法[6]が開発された．

【運動器検診の導入】
- 学校保健安全法が一部改正され，2016年4月より側弯症検診は運動器検診の1つとして行われている．これより側弯症の発見率の向上，早期発見，装具の早期治療が行われ手術例の減少が期待される．

【遺伝子解析】
- 特発性側弯症は原因不明であるが，最近の遺伝子解析により，側弯症発症および進行に関与する遺伝子の解明が進んでいる[7]．

curve type	PT	MT	TL/L	curve type	approach
1	NS	S*	NS	main thoracic（MT）	ASF or PSF
2	S	S*	NS	double thoracic（DT）	PSF
3	NS	S*	S	double major（DM）	PSF
4	S	S*	S*	triple major（TM）	PSF
5	NS	NS	S*	TL/L	ASF or PSF
6	NS	S*	S*	TL/L-main thoracic	PSF

S：structural，NS：non-structural
*：major curve（largest Cobb）vs. minor curve–all others

structural criteria
（minor curve）
PT：side bending Cobb＞25°
　　T2～T5：kyphosis＞20°
MT：side bending Cobb＞25°
　　T5～L2：kyphosis＞20°
TL/L：side bending＞25
　　T10～L2：kyphosis＞20°

lumbar spine modifier：A，B，C

CSVL to lumbar apex
A：CSVL between pedicle
B：CSVL touches apical body
C：CSVL completely medial

sagittal thoracic modifier：−，N，＋

thoracic sagittal profile
T5～T12
− （hypo）：＜10°
N （normal）：10～40°
＋ （hyper）：＞40°

図1 Lenke分類
6つのカーブタイプと2つのmodifierがあり，カーブタイプや矢状面アライメントを分類に取り入れ，タイプ別に手術進入路の選択基準を示した分類である．
PT：近位胸椎，MT：主胸椎，TL/L：胸腰椎/腰椎，S：構築性，NS：非構築性，ASF：前方固定，PSF：後方固定，CSVL：center sacral vertical line（仙骨正中垂線），lumber apex：腰椎カーブ頂椎．

［文献1, 2より］

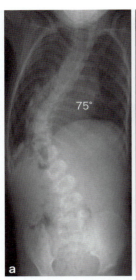 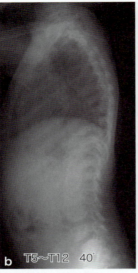 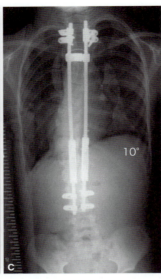 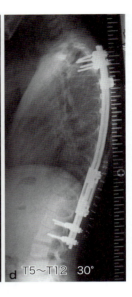

図2 早期発症側弯症に対する dual GR 法
a：術前X線正面像，b：術前X線側面像，c：最終観察時X線正面像，d：最終観察時X線側面像．
1歳10ヵ月初診．装具療法を行うも急速に進行し，2歳9ヵ月で dual GR 法を行った．Cobb 角は術前75°から術後21°に矯正され，その後，約6ヵ月ごとに伸長し，その間にコネクター，ロッドの入れ替えも行った．最終観察時12歳8ヵ月時では Cobb 角は10°(c)，身長は術前82 cm から136 cm となり，胸郭の発育も良好である．

❶ 脊柱側弯症の概念・症状

- 冠状面における脊柱の弯曲異常であり，非構築性と構築性に分けられる．後者は脊柱の回旋，椎体の楔状化を伴う側方弯曲であり，進行し重症化する場合がある．発症時期により乳幼児期，若年性，思春期側弯症，成人側弯症に分類される．思春期特発性側弯症は容姿や外観上の変化が中心で，腰痛や背部痛はまれである．早期発症側弯症や思春期特発性側弯症で，脊柱や胸郭変形が高度に進行した場合には，成人期に心肺機能障害や腰背部痛の原因となり予後不良である．成人脊柱側弯症は，特に脊柱の骨盤-脊椎矢状面アライメントの不良が腰背部痛や健康関連の生活の質（QOL）の低下の原因となっている[8]．

i 特発性側弯症（idiopathic scoliosis）

- 特発性側弯症は構築性かつ三次元的であり，原因疾患が不明である．側弯症の70〜80％を占める．

1）乳児期特発性側弯症（infantile idiopathic scoliosis）（図2）

- 3歳未満で発症し，男児に多く，自然寛解を認める例もある．この時期は成長のスピードが速く，脊椎，胸郭，肺の発育にとってきわめて重要な期間である．また脊柱変形，胸郭変形の進行は肺胞数，肺容量の発育に大きな影響を与える．

① 早期発症側弯症：年齢による新しい分類である．これは10歳未満に発症し，主な疾患は乳児期特発性側弯症，先天性後側弯症（congenital kyphoscoliosis）と症候群性側弯症（syndromic scoliosis）がある．

② 胸郭形成不全症候群（thoracic insufficiency syndrome：TIS）[9] は「inability of the thorax to support normal respiration or lung growth」と定義されており，早期発症側弯症に多く認められる．先天性側弯症では肋骨癒合，脊椎分節異常，形成不全により胸郭の形成不全を生じ，早期より高度な肺の成長障害を生じる．VEPTR 法[6] の適応となる場合がある．

2）若年性特発性側弯症（juvenile idiopathic scoliosis）

- 3歳以上10歳未満で性差はないが，低年齢ほど男児が多く年齢が上がるほど女児に多くなる．前述の早期発症側弯症が用いられることが多くなってきている．

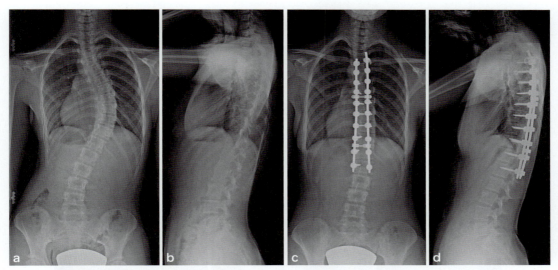

図3 思春期特発性側弯症に対するPS法
PS法の術前後のX線像（16歳，女性）．
a：術前X線正面像，b：術前X線側面像，c：術後8ヵ月のX線正面像，d：術後8ヵ月のX線側面像．
PS法によりT4～L1を固定し，Cobb角：術前53°→術後8°，矢状面胸椎後弯角：術前16°→術後25°，腰椎前弯角：術前37°→術後40°になった．

3）思春期特発性側弯症（図3）

- 10歳前後に発症し18歳未満の側弯症である．女性が約80％以上を占める．思春期特発性側弯症の分類にはLenke分類[1]が現在，広く用いられている．この分類は6つのカーブタイプに加え，矢状面の要素，側屈による可撓性（flexibility）を取り入れた分類であり，タイプにより前方あるいは後方法の進入経路を示した点は手術法の選択にも有用である（図1）．

ii 先天性後側弯症（図4）

- 先天性の椎骨の発育障害による，側弯・後弯などの脊柱変形である．椎骨の形成不全（半椎，蝶形椎など）と分節障害および両者の合併がある．側弯症のみならず後弯症が矢状面アライメントの異常に関与しているため矢状面バランスの獲得が治療上，重要である．

iii 症候群性側弯症

- 神経筋原性側弯症などの二次性側弯症は症候群性側弯症としてまとめられている．乳幼児期，若年期から進行性のものが多い．原疾患の根治が困難であり，骨盤からの固定を余儀なくされる場合も多い．頻度の高い症候群はArnold-Chiari症候群，Marfan症候群，Ehlers-Danlos症候群，脊髄係留症候群，脳性麻痺などがあげられる．

❷ 診察と検査のポイント

i 視診

- 前屈試験により肋骨隆起，腰部隆起の精査および肩のバランス，肩甲骨の高さ，脇線の左右差が重要である．
- 神経学的所見：思春期特発性側弯症では高度な側弯症以外は認めないが腹壁反射などの左右差はArnold-Chiari症候群，脊髄空洞症による側弯症の鑑別診断として重要である．

ii 画像検査

- 全脊柱立位X線2方向撮影が必須である．読影のポイントは先天性側弯症の骨奇形のチェックである．乳幼児期はCobb角やrib-vertebral angle difference（RVAD）の計測[10]があり，RVADは頂椎の左右の肋骨の角度差が20°以上や肋骨頭が脊椎に重なる陰影は進行性であるとされている．また，画像計測ではCobb角，椎体回旋（Nash and Moe法），Risser signまた脊椎骨盤矢状面パラメータが重要である[11,12]（図5，「成人脊柱変形」の図2参照）．先天性

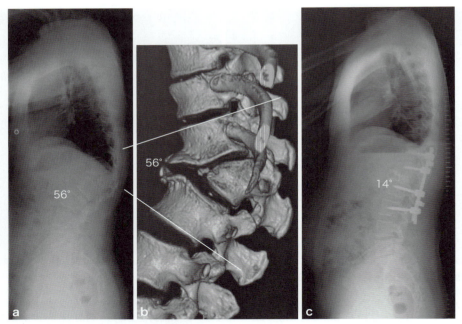

図4 先天性後弯症に対するPSO
34歳，男性．PSO：pedicle subtraction osteotomy（椎弓根進入椎体楔状骨切り術）．
a：術前X線側面像，b：術前3D-CT，c：術後24ヵ月のX線側面像．
L1後方半椎，後弯角56°．L1のPSOとT11〜L3のPSを行い，後弯角は14°になり，原職に復帰した．

側弯症の診断および手術計画には3D-CTが有用である（図4b）．神経症状を有する場合はMRI検査により脊髄空洞症，Arnold-Chiari症候群，脊髄係留症候群，割髄症などの神経疾患の診断が容易である．

❸ 患者への説明のコツ

- 思春期特発性側弯症において，手術適応にはCobb角，頂椎中央とC7プラムラインとの距離（apical vertebral translation：AVT），冠状面非代償（coronal decompensation：CD），Risser signを参考にしている（図5）．Cobb角は胸椎側弯でおよそ45°以上，胸腰椎，腰椎側弯ではおよそ40°を手術適応とし，AVTはおよそ30 mm以上のバランス異常，Risser signによる骨成熟度を手術適応の参考にしている．早期発症側弯症でRisser sign 0〜2未満の場合はGR法を選択する場合がある．

❹ 外来における診療

- 経過観察，装具療法が中心となる．側弯体操や運動療法単独が側弯症の矯正，治療に対する有効性の検証にはいたっていないが，装具コンプライアンスの向上には効果があると考えられ，結果的に好成績につながる場合がある．

❺ 専門医への紹介・手術のタイミング

- 外来での経過観察は定期的に行い，特に骨成熟前，初潮開始前後は4，5ヵ月に一度，立位X線2方向による経過観察を行い，Cobb角で5°以上の進行，Cobb角25°以上の側弯症で骨未成熟な場合は側弯症専門医に紹介し装具療法を行う．
- 最近，良好な冠状面バランスの獲得のみならず矢状面アライメントでは胸椎後弯，腰椎前弯獲得，良好な骨盤・脊柱アライメントの獲得が重要とされ，明らかな両者の進行は手術適応があるため早期に側弯症専門医での手術を考慮する（図5，「成人脊柱変形」の図2参照）．

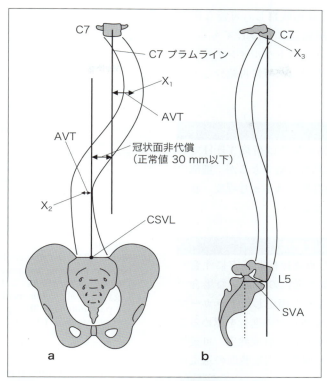

図5 冠状面バランス（a）と矢状面バランス（b）
a：冠状面においてはC7プラムラインとCSVLとの距離および各々とカーブの頂椎中央からの距離（AVT）（いずれも正常値は20〜30 mm未満）により判定する．X_1，X_2：頂椎の対角線の交点とする．
b：矢状面バランスはC7プラムラインとS1後上縁との距離（sagittal vertical axis：SVA）にて判定する（正常値は50 mm未満）．X_3：C7の対角線の交点とする．

［文献12より］

❻ 最近の手術方法

ⅰ 早期発症側弯症の治療

- 早期発症側弯症の治療は成長期終了までに最大限の脊椎長と可動性を獲得することと，胸郭容量と機能を同時に獲得することである．わが国では現在2つの脊椎成長を温存した手術的治療が行われており，VEPTR法[6,9]とdual GR法[5]（図2）がある．いずれの方法も側弯症専門施設で行われるが治療期間が長期期間で，感染，インプラントの破損などの合併症が多い．また，GR法は伸長部に自然骨癒合が生じ，それらの対策が今後の課題である．

ⅱ 思春期特発性側弯症の手術的治療（図3）

- 現在，脊柱変形の後方矯正固定法はすべて脊椎インストゥルメンテーションを用いている．硬い側弯カーブに対しては，rib mobilization[13]，下関節突起切除やPonte骨切り術[14]を施行し，矯正前に十分に可橈性をもたせる．最近，繁用されているPS法について述べる．

- PS法[3]は腰椎レベルのみならず胸椎PSを用いることにより，椎体に直接，回旋矯正力をかけて矯正固定する方法である．最近は三次元矯正装置を用いると，側弯のみならず胸椎後弯，腰椎前弯などの三次元矯正がさらに容易に行えるようになっている[15,16]（図3）．

❼ 逆紹介時のポイント

- 手術患者の居住地が近隣であれば術後の経過は手術施設で経過観察する．遠方からの紹介，受診であれば地元の施設において半年から1年に

一度受診してもらい経過観察し，可能な限り1〜2年に一度は手術施設に受診してもらう．ただし，深部感染，インストゥルメンテーションの不具合，脱転などはただちに再紹介してもらう．

❽ 後療法

- PS法による矯正手術の場合は術後3日目で起立歩行し，術後の装具も省略できるが，創部の安定，大きな動作の抑制には1ヵ月程度，胸腰椎硬性装具を使用している．

❾ 再発防止のための注意点

- 広範囲固定であるため隣接椎間障害に注意する．また，固定範囲の選択の不適切な場合では，adding on，すなわち固定した上下カーブの非代償により非固定カーブの進行を認めることがある．手術前計画の際，骨成熟度，可撓性（flexibility）などより慎重な固定範囲の選定が重要である．

■ 文献

1) Lenke LG et al：Adolescent idiopathic scoliosis：a new classification to determine extent of spinal arthrodesis. J Bone Joint Surg Am 83：1169-1181, 2001
2) 山崎　健ほか：思春期特発性側弯症の後方矯正固定法の進歩．別冊整形外 64：88-93, 2013
3) Asher M：Isola instrumentation for scoliosis. Spinal Instrumentation Techniques, ed by Brown CW, Scoliosis Research Society, Milwaukee, 1994
4) Suk SI et al：Thoracic pedicle screw fixation in spinal deformities：are they really safe？ Spine 26：2049-2057, 2001
5) Akbarnia BA et al：Dual growing rod technique followed tree to eleven years until final fusion：the effect of frequency of lengthening. Spine 33：984-990, 2008
6) Campbell RM Jr et al：Expansion thoracoplasty：the surgical technique of opening-wedge thoracostomy：surgical technique. J Bone Joint Surg Am 85：51-64, 2004
7) Kou I et al：Genetic variants GPR126 are associated with adolescent idiopathic scoliosis. Nat Genet 45：676-679, 2013
8) Schwab F et al：Scoliosis Reserch Society-Scwab adult deformity classification：a validation study. Spine 37：1077-1082, 2012
9) Campbell RM Jr et al：The characteristics of thoracic insufficiency syndrome associated with fused ribs and congenital scoliosis. J Bone Joint Surg Am 85：399-408, 2003
10) Mehta MH：The rib-vertebra angle in the diagnosis between resolving and progressive infantile scoliosis. J Bone Joint Surg Br 54：230-243, 1972
11) Legaye J et al：Pelvic incidence：a fundamental pelvic parameter for 3D regulation of spinal sagittal curves. Eur Spine J 7：99-103, 1998
12) 山崎　健：脊柱側弯症—乳幼児期から成人期側弯症まで．関節外科 31：158-167, 2012
13) 河野克己ほか：胸椎側弯に対する後方固定術時の肋骨隆起矯正の試み（preliminary report）rib mobilization と hook rotation maneuver. 日本インストゥルメンテーション学会誌 8：16-20, 2009
14) 日本脊椎脊髄病学会（編）：Spinal osteotomy 脊椎骨切り術．脊椎脊髄病用語辞典，東京，改訂第4版，南江堂，東京，p167-168, 2010
15) Lenke LG et al：Multi-Axial Reduction Screw（MARS）：techniques and considerations for spinal correction in the sagittal, coronal, and axial planes. Surgical Techniques（Medtronic），Technical note：1-12, 2009
16) 山崎　健ほか：思春期特発性側弯症に対する三次元矯正固定法—vertebral column manipulation（VCM）を用いた矯正法．J Spine Res 1：1812-1817, 2010

5 成人脊柱変形

> **ここ 10 年でかわったこと，わかったこと**
> - 成人脊柱変形は，非常に多くの潜在患者がいるものの，治療適応のむずかしさ，手術的治療の侵襲の大きさ，困難さ，合併症の多さから，日常生活動作（ADL）に大きな障害を呈する例においても一部の施設を除いて積極的に治療は行われてこなかった．しかし近年，術者，患者自身の認識の変化や手術器機，技術の進歩により手術にいたる症例が急激に増加しており，それに伴い病態や手術法，手術成績の報告も急増している．疾患については，その成因や病態，画像所見に基づいたいくつかの分類がなされているが[1,2]，何をもって成人脊柱変形とするかという定義については，いまだ統一されておらず議論がある．病態の特徴として，成人脊柱変形による生活の質（QOL）低下には，冠状面の変形よりも矢状面の変形である後弯や，矢状面アライメント・バランス異常，骨盤の後傾がより大きく関与していることが報告され，共通の認識となってきている[3,4]．

❶ 成人脊柱変形とは

- 成人期の脊柱変形をきたす原因としては，① *de novo* と呼ばれる椎間板変性を主とする脊椎支持組織の変性によって生じる側弯，後弯，後側弯変形，②椎体奇形や特発性側弯症を含む小児期の側弯変形の遺残または増悪，③外傷，④神経・筋疾患，⑤骨粗鬆症性椎体骨折，⑥強直性脊椎炎やびまん性特発性骨増殖症，⑦感染を含む椎体・椎間板炎，⑧腫瘍，⑨固定術や除圧術後の医原性などがある．

- 変形の形態分類については，国際側弯症学会（Scoliosis Research Society：SRS）が，成人脊柱変形の分類として 30°を超える冠状面側弯の他に，矢状面評価として骨盤形態角（pelvic incidence：PI）－腰椎前弯角（lumber lordosis：LL），sagittal vertical axis（SVA），骨盤傾

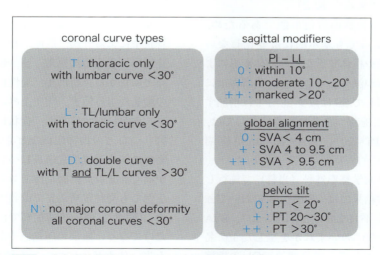

図1 成人脊柱変形における SRS-Schwab 分類
変形形態を coronal curve type（冠状面側弯タイプ）と sagittal modifier（矢状面弯形）で分類し，特に PI－LL，SVA，PT には健康関連 QOL（HRQOL）をもとに基準値を設けている．

［文献5より］

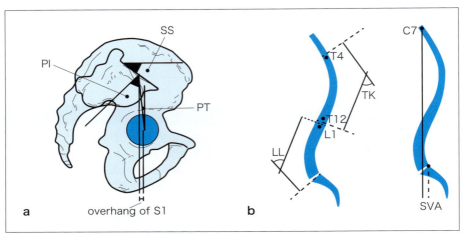

図2 PI, SS, PT の計測と脊椎骨盤矢状面パラメータ
a：(骨盤) 形態角 (PI), 仙骨傾斜角 (SS), 骨盤傾斜角 (PT) の計測と各々の関係. ［文献6より］
b：胸椎後弯角 (TK), 腰椎前弯角 (LL), SVA の測定部位. ［文献4より］

斜角（pelvic tilt：PT）をあげている（図1）.

- この矢状面分類は，健康関連 QOL に影響を及ぼす成人の脊柱パラメータの解析をもとに作製された[5]．この基準が示す変形を論じるにあたって，重要な脊柱骨盤形態の捉え方を知っておかねばならない．それは Lagaye らが提唱した，個人固有の骨盤と大腿骨の解剖学的位置を示す PI と姿勢や脊柱のバランスによって変化する仙角傾斜角（sacral slope：SS），PT の関係（PI＝PT＋SS）である[6]（図2）.

- PI は個人固有の矢状面解剖形態であるため，脊柱の変形によっても基本的には変化しないが，椎間の変性や椎体骨折などの椎体変形により，腰椎の前弯が減少していくと，代償作用により骨盤は後傾して SS は減少し，PT は増加する．逆に，QOL を保つための目標値としては，PI－LL≦10°，PT＜20°，SVA＜40 mm が提唱されている[6].

- 一方，浜松医科大学整形外科（当科）で施行した一般住民検診結果では，SRS 分類において強いアライメント不良を示す PI-LL＞20°，SVA＞9.5 cm，PT＞30°のいずれかを呈した 167 名の高齢検診者において，腰痛関連 QOL の指標である Oswestry Disability Index（ODI）が 41 以上となる強い QOL 障害は 10.1％であったのに対し，55.6％の検診者では ODI 20 以下であり，半数以上の対象者はほとんど QOL 低下がない生活を送っていた．患者の X 線パラメータ変化は QOL に影響を与える大きな因子ではあるが，それのみを治療適応基準とすることなく，治療，特に手術適応については患者の症状の有無を大前提としなければならない.

❷ 成人脊柱変形診断のポイント

- まず，どのような症状が ADL を障害しているかを確認することが重要である．脊柱変形で生じる症状については，椎体間の不安定性や脊柱管狭窄による脊髄，馬尾，神経根症状の他，脊柱変形による姿勢異常，筋・椎間関節・椎間板などにかかる負荷増加，変性に由来する疲労性の腰痛，歩行障害，腹圧上昇による逆流性食道炎，整容に対する不満，症状に起因する不安・抑うつなどの精神症状など非常に多彩である．変形に伴う逆流性食道炎については，合併頻度が高く，また，内服治療でコントロール不良な症例でも脊柱後弯矯正で改善することがあるため[7]（図3），強い後弯症例では疼痛や神経所見だけでなく，腹部の圧迫感や消化器症状，食欲不振，体重減少についても聴取が必要である．また，Parkinson 病などの神経筋疾患の有無についても確認が必要である．立位維持に障害のある患者では肘をついて家事をするため，キッ

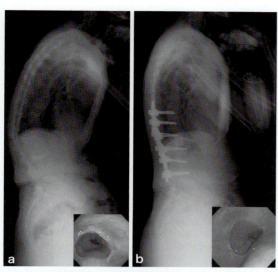

図3 椎体骨折後後弯変形矯正による矢状面アライメント矯正と逆流性食道炎の改善
a：術前，b：術後．
68歳，女性．腰痛，体幹前傾，胃部圧迫間による食欲不振を主訴に受診．L1椎体圧潰による脊柱後弯を認めた．また，薬物療法に抵抗する逆流性食道炎があり，上部消化管内視鏡では食道粘膜に粘膜のびらんがみられる（a）．L1 VCRによる後弯矯正にて，腰痛，矢状面アライメント矯正を得た（LL（T12/S1）：−10°→42°，PT：34°→15°，SVA：130 mm→55 mm）．さらに胃部不快消失．内服治療を行わずに内視鏡所見も改善している（b）．

表1 当科における成人脊柱変形術式選択基準

	I	II	III	IV	V
下肢痛	+	+	+	+	+
腰痛	−	+	+	+	+
不安定性	−	+	+	+	+
腰椎側弯＞30°	−	−	−	±	±
腰椎後弯（smooth）	−	−	+	椎間癒合 20°≦矯正	−
腰椎後弯（sharp）	−	−	−	−	+
SVA＞50 mm	−	−	+	+	+

レベルI：除圧
レベルII：除圧＋固定
レベルIII：LLIF（腰椎側方進入前方固定術）＋後方固定術
レベルIV：PSO（経根弓根的楔状骨切り術）
レベルV：PVCR（後方脊柱切除術）

〈不安定性〉
・前後屈で3 mm以上のすべり15°以上の後方開大
・側屈で2 mm以上のすべり10°以上の開大

変性側弯，後弯ではレベルIII，椎体骨折後後弯症では，変形形態によりレベルIV，Vとなることが多い．

チンエルボーサインと呼ばれる肘の色素沈着をみることがあり，上肢の観察も重要である．また，骨盤の傾斜による股関節への影響，体幹前傾の代償として膝を屈曲している例があり，下肢の観察も必要である．強い痛みによるADL障害を呈した患者では，変形矯正を必要とするのか，神経除圧や局所固定でよいのかを確認することが後の手術方針に大きく関与することから，十分な問診聴取と身体所見，X線，CT，MRIなどの画像所見，神経根ブロックなどから変形由来の痛みなのか狭窄由来の神経症状なのかを判別する必要がある．

- 脊柱変形診断の際には，矢状面変形やアライメントの状態を評価するため，局所のみならず必ず全脊柱立位のX線撮影を行う．また，膝の屈曲や下肢形態の把握のために下肢全長も撮影することが望ましい．

❸ 治療——手術方針

- 本項では特に手術的治療の方針について述べる．

i 矯正目標

- 変形の矯正にあたっては3つのポイントがある．1つは矢状面矯正の目標値であり，Schwabら[5]のPI−LL≦10°，Roseら[8]のLL＋PI＋胸椎後弯角（thoracic kyphosis：TK）≦45°，Le Huecら[9]の大腿骨の傾きも考慮した予測式が代表的なものとして報告されている．しかし，これらの目標値は欧米人の標準値をもとに算出されており，われわれ日本人に適応するのか検証が必要である．Yamatoら[10]は日本人検診者データを基準とし，われわれの術式や固定範囲の方針に沿った術後アライメントの予想値と組み合わせ，個々のPIに合わせた目標LLを設定する式，LL＝0.45×PI＋31.8を報告しており，われわれは矯正指標としてこれを用いている．

ii 矯正方法

- 第二のポイントは矯正の方法である．当科ではSilvaらの報告[11]を改変し，成人脊柱変形患者を，①神経症状，②腰椎側弯，③後弯の形態，④脊柱矢状面バランスなど7項目のパラメータ

で5つのレベルに分け，レベルごとに術式を決定している．表1にレベルごとの術式選択を紹介する．

iii 固定範囲

- 固定範囲については，アライメント不良の状態と年齢で異なる．60歳以上の骨盤後傾を伴う患者では固定上位は後弯の頂椎を超え rib cage に達する胸椎（ほとんどが T10 以上），下位固定端は腸骨スクリューを併用し骨盤までとする．ただし，胸椎の後弯40°を超える胸椎後弯が強い症例や，T1 スロープが40°を超える頸胸椎以降部の傾斜が強い症例，Parkinson 病などの神経筋疾患合併例では下位胸椎を固定上端とすると上中位胸椎で代償ができず，さらなる後弯を生じやすいため，固定端を T3〜T5 の上位胸椎とする．胸椎は直線化または前弯化した患者では T9，T10 までの固定を行うことによって，その上位胸椎は生理的後弯に変化する．

- 固定最上位端には無理な矯正力がかかると，骨粗鬆症合併患者ではスクリューの引き抜けやフックによる肋横突起骨折をきたすため，最上位端では無理な矯正力をかけないように脊柱の形状に合わせて軽い後弯をつけたロッド形成を心がける．

- 以上，成人脊柱変形の診断から手術的治療を記した．現在，手術的治療の長期予後についてはわかっていない．今後，現在手術的治療を行っている患者の予後について詳細な経過観察を行い，適応，矯正固定などについてよりよい治療方針を確立していく必要がある．

■ 文献

1) Aebi M：The adult scoliosis. Eur Spine J **14**：925-948, 2005
2) 鈴木信正ほか：多椎間障害—変性側弯．腰椎変性疾患—基礎知識とチェックポイント，鈴木信正ほか（編），メジカルビュー社，東京，p105-111, 2004
3) Glassman SD et al：Correlation of radiographic parameters and clinical symptoms in adult scoliosis. Spine **30**：682-688, 2005
4) Lafage V et al：Pelvic tilt and truncal inclination：two key radiographic parameters in the setting of adults with spinal deformity. Spine **34**：99-606, 2009
5) Schwab F et al：Scoliosis Research Society-Schwab adult spinal deformity classification. Spine **37**：1077-1082, 2012
6) Lagaye J et al：Pelvic incidence：a fundamental pelvic parameter for threedimensional regulation of spinal sagittal curves. Eur Spine J **7**：99-103, 1998
7) Sugimoto M et al：Improvement of gastroesophageal reflux disease in Japanese patients with spinal kyphotic deformity who underwent surgical spinal correction. Dig Endosc **20**：50-58, 2016
8) Rose PS et al：Role of pelvic incidence, thoracic kyphosis, and patient factors on sagittal plane correction following pedicle subtraction osteotomy. Spine **34**：785-791, 2009
9) Le Huec JC et al：Thoracolumbar imbalance analysis for osteotomy planification using a new method：FBI technique. Eur Spine J **20**：669-680, 2011
10) Yamato Y et al：Calculation of the target lumbar lordosis angle for restoring an optimal pelvic tilt in elderly patients with adult spinal deformity. Spine **41**：E211-E217, 2016
11) Silva FE et al：Adult degenerative scoliosis：evaluation and management. Neurosurg Focus **28**：E1, 2010

6 頚椎症，頚椎椎間板症，頚部脊髄症，頚部神経根症，crowned dens syndrome

ここ10年でかわったこと，わかったこと

【遺伝的要因】
- 椎間板変性は1,000名を超える患者からの全ゲノム相関解析（GWAS）を用いて強く関連するいくつかのゲノム領域（CILP，COL11A1，THBS2）が報告されている．

【頻度】
- 米国における頚部痛患者数は900万人と報告されている．
- 頚椎症性脊髄症は50歳以降に多く，男性は女性より約2倍多いと報告されている．

【病態】
- 椎間板変性に炎症性サイトカインが関与することが明らかとなってきた．
- 膜貫通型ヘパラン硫酸プロテオグリカンであるシンデカン（syndecan）-4は椎間板髄核の組織恒常性維持の一端を担っている．
- 頚椎症性脊髄症の悪化因子として全周性の脊髄圧迫や頚椎前方すべりが指摘されている．
- 健常人においても頚椎椎間板変性は存在し，加齢とともに進行する[2]．健常人に対するMRIを用いた10年間の長期縦断研究では，頚椎椎間板変性の進行は椎間板輝度低下59.6%，脊柱管前方圧迫61.4%，椎間板後方突出70.0%，椎間板高狭小化26.9%，椎間孔狭窄9.0%に認めた．初回検査時に無症状であったものでも10年後に臨床症状をきたしたものは34.1%であった．
- 頚椎後方伸筋群の筋力低下は肩こりなどの臨床症状をきたす頻度が高いが，頚椎椎間板変性には関連しない．
- 頚椎アライメントが非前弯型のものは頚椎椎間板変性の進行をきたしやすい．
- 腰椎椎間板ヘルニア患者では健常人よりも頚椎の椎間板変性を多く認める．

【治療】
- 非ステロイド性抗炎症薬（NSAIDs）以外に，慢性疼痛（オピオイドの一種であるトラマドール，ブプレノルフィン）や神経障害性疼痛（プレガバリン）に対する内服薬や経皮吸収製剤が登場した．従来よりも症状の軽減化に対し選択肢が増えている一方で，眠気や嘔気などの副作用には注意が必要である．
- 脊椎手術の低侵襲化を目的として，以前は腰椎が主体であった内視鏡手術が頚椎疾患に対しても限定的に施行されている．
- 椎弓形成術では頚椎後方伸筋群の走行に着目し，術後の筋萎縮や創部痛軽減化のために筋肉温存型の後方法の手術成績が報告されている．
- 筋肉温存手術や脊椎インプラントの開発により，頚椎カラーなどの外固定の簡略化が可能となってきた．

❶ 本疾患の概念・症状

i 頚椎症，頚椎椎間板症

- 頚椎椎間板は健常人においても加齢とともに無症候性に変性が進むことが知られている[1,2]．画像上のみの変性では症状がない場合が多いが，頚椎および椎間板の過度の変性は肩こりや頚部の疼痛を引き起こす．頚椎の変性により頚部および肩甲部にかけて疼痛が出現したものは頚椎症，頚椎椎間板の変性により臨床症状をきたした場合は頚椎椎間板症という．臨床症状は手のしびれは伴わず，局所症状にとどまる．

ii 頚部神経根症

- 頚椎症および頚椎椎間板ヘルニアなどによって生じる．頚椎の変形性変化により神経根の圧迫

をきたした場合を頚椎症性神経根症，ヘルニアが神経根の圧迫をきたした場合には頚椎椎間板ヘルニアと診断される．頚部，肩甲部の疼痛以外に一側上肢のしびれ，脱力を生じる．

iii 頚部脊髄症

- 頚椎症，頚椎椎間板ヘルニア，靱帯骨化症により，脊髄の圧迫をきたした際に生じる．緩徐に進行する四肢麻痺となることが多く，両上肢のしびれ，巧緻運動障害，歩行障害をきたす．重症例では膀胱直腸障害を生じる．

iv crowned dens syndrome

- 前述の変性疾患とは異なり炎症性疾患に分類される，偽痛風の一病態である．急性に発症する激しい頚部痛と頚椎可動域制限をきたし，その原因は C2 歯突起周辺のピロリン酸カルシウムの沈着であることが多い．一般的には高齢者に何の前触れもなく発症するが，中年以降 30～50 歳代での発症も報告されている．他の関節に起こる偽痛風と同じように白血球数や CRP など炎症反応の上昇がみられ，NSAIDs を使用した保存的治療により通常 2 週間ほどで軽快する．多くの症例では神経症状はきたさず，手術の必要のない予後良好な疾患である．

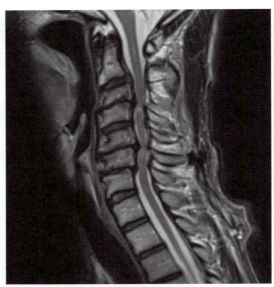

図1 頚椎 MRI 矢状断像
頚椎症性脊髄症．C3/C4，C5/C6 椎間にて脊柱管狭窄による脊髄圧迫を認める．また，同高位に脊髄高輝度領域を認める．

❷ 診察と検査のポイント

i 診察

- 頚部痛，肩甲部痛がどこにあるのか，いつ起きるのかを確認する．局所症状のみなのか，しびれや脱力などの上肢症状があるのかどうか，どのような姿勢，日常生活での動作により悪化するのかを確認する．上肢症状がある場合には，Jackson テスト，Spurling テストにより上肢の放散痛が出現するかどうか，徒手筋力テストでは筋力低下がないかどうか，上肢のみならず下肢の深部腱反射，病的反射の有無を確認する．

ii 検査

- X 線像では頚椎の変性の程度，高位ごとの骨棘や椎間板高狭小化，頚椎アライメント，椎間不安定性がないかどうかを確認する．上肢症状を伴っている場合には，神経学的診察により主病巣を想定したうえで MRI を撮像する．MRI では脊髄や神経根の圧迫の有無，脊髄輝度変化が

ないかどうかを確認する（図1）．
- 靱帯骨化症が疑われる場合や骨棘による圧迫の程度を詳細に評価するためには，脊髄造影後 CT による精査が必要となることがある．

❸ 患者への説明のコツ

- 頚椎の変性は誰にでも起こりうる変化であるが，年齢相当の変化なのか，治療が必要な状態なのかを伝える．
- 頚椎椎間板症，頚椎椎間板ヘルニア，頚椎症性神経根症の症例はほとんどが保存的治療により症状の改善が見込める．疼痛やしびれなどの症状が持続し，日常生活動作（ADL）を著しく低下させている場合のみ手術の適応がある．
- 進行性の脊髄症状をきたしている場合には，早期の手術が必要となる．より症状が急激に悪化することがあるために転倒には十分注意するように説明する．

❹ 外来における治療

- 処方および保存的治療：頚部痛が主体の場合には温熱治療や運動器リハビリテーションによる理学療法，主に NSAIDs を用いた内服・外用

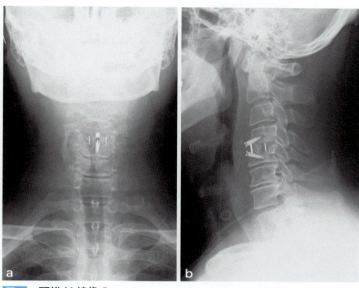

図2　頚椎X線像1
a：正面像，b：側面像．
C4/C5の頚椎椎間板ヘルニアによる脊髄症状に対してスクリューとケージが一体となったインプラントを用いた頚椎前方固定術を施行した．

剤の適応である．

【処方例】
- 頚部痛，肩甲部痛のみの場合：ロルノキシカム（4 mg），クロルフェネシンカルバミン酸エステル（250 mg），テプレノン（50 mg）を1回1錠，1日3回にて処方する．4週間以上症状の軽快が得られない場合には，トラマドール塩酸塩・アセトアミノフェン配合錠（37.5 mg＋325 mg）1回1錠，1日3回を追加処方する．
- 上肢のしびれを伴う場合：プレガバリン（25 mgまたは75 mg）1回1錠，1日1回眠前内服．より症状の改善をみて漸増→1回1錠，1日2回にするが，眠気などの症状が出た場合にはメコバラミン（500 μg）1回1錠，1日3回に変更し症状の変化をみていく．

❺ 専門医への紹介・手術のタイミング

- 進行性の四肢麻痺や歩行障害がある場合には，手術的治療の適応であるためにすみやかに脊椎専門医に診察を勧める．
- 一側上肢のみでも，脱力が明らかな場合には早期の手術が必要な場合がある．
- 脱力を伴わない上肢のしびれのみの場合には，2～3ヵ月間は局所の安静や理学療法，内服治療などの保存的治療を行う．改善がみられず本人の希望があれば，手術的治療の適応かどうかを判断するために専門医への受診も選択肢として提案する．
- 頚部痛などの局所症状のみであってもMRIで脊髄圧迫が高度な場合には，将来的な神経症状の悪化や軽微な外傷でも脊髄損傷をきたすことがあるために，手術的治療が必要かどうか専門医に判断してもらうように受診を勧める．

❻ 最近の手術方法

- 一般的に継続する頚部痛および神経根症状による一側上肢の症状に対しては前方固定術が，多椎間の脊髄圧迫により四肢麻痺をきたしている場合には後方からの椎弓形成術が適応となる．
- 近年，脊椎インプラントの進歩により前方固定術施行時のスクリューとケージが一体となったインプラントが開発されている（図2）．除圧操作に関しては従来法との差はないものの，術後後療法の簡略化や骨移植のための腸骨採骨による痛みの軽減化が可能となり，入院期間の短縮や早期のADL獲得が可能となってきている．

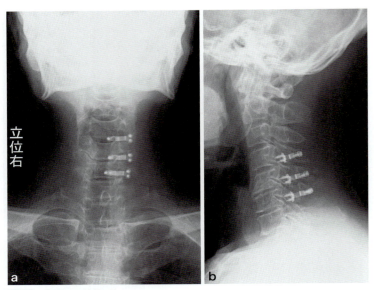

図3 頚椎X線像2
a：正面像，b：側面像．
進行性の頚椎症性脊髄症に対して頚椎椎弓形成術用インプラントを用いた頚椎椎弓形成術を施行した．

- 前方法の合併症として，嗄声，血管・食道損傷，血腫による術後呼吸困難，移植骨の脱転，隣接椎間障害などが報告されている．
- 後方法では椎弓形成術が gold standard[3] であったが，不安定性を伴ったものに対しては外側塊もしくは椎弓根スクリューを用いた固定術が施行される．
- 従来は椎弓形成術では関節包への縫合を行うが，近年開発された頚椎椎弓形成術用インプラント（図3）を用いることで拡大した椎弓をスクリューにより固定し，早期の安定化を図ることが可能となってきている．
- 椎弓形成術の合併症として，術後の軸性疼痛，術後の上肢の一過性筋力低下が主となるC5麻痺など，後方固定術ではインプラントに関連したものや椎骨動脈損傷が合併症として報告されている．

❼ 逆紹介時のポイント

- 頚椎手術後の安静期間は頚部に対する積極的な可動域訓練などは推奨できないが，上肢および下肢の運動訓練は早期より可能である．前方固定術の場合は頚椎装具を2～3ヵ月，後方法である椎弓形成術の場合には頚椎ソフトカラーを2週間，後方固定術の場合には頚椎装具を2～3ヵ月装着する．

❽ リハビリテーションのポイント

- 頚部痛および上肢痛が発症して間もない時には可動域訓練や筋力訓練を行うと悪化のおそれがある．発症後3～4週間経過し，維持期となってから温熱療法や筋力訓練，ストレッチングなどを開始する．神経根症状に対しては従来より牽引治療が行われているものの，施行後の悪化例も存在するために症状の経過を慎重にみることが重要である．脊髄症状が出現している場合には手術による除圧が早期に必要となるために漫然とリハビリテーションを継続することは推奨できない．

❾ 再発防止のための注意点

- 長時間の前屈位や，過度の後屈位など姿勢に注意を要することが必要になる．また不規則な生活にならないようにも指導する．頚部痛や神経症状の改善がみられた場合にも，本疾患は変性疾患であることから生活習慣により症状が再発

する可能性を説明し，悪化の際には再度受診することを説明する．

■文献
1) Matsumoto M et al：MRI of cervical intervertebral discs in asymptomatic subjects. J Bone Joint Surg Br 80：19-24, 1998
2) Okada E et al：Aging of the cervical spine in healthy volunteers：a 10-year longitudinal magnetic resonance imaging study. Spine 34：706-712, 2009
3) 岡田英次朗ほか：頚部脊髄症に対する片開き式脊柱管拡大術．MB Orthop 27（2）：49-54, 2014

7 頚椎症性筋萎縮症

ここ10年でわかったこと

【症状】
- 頚椎症性筋萎縮症（cervical spondylotic amyotrophy：CSA）は，頚椎症すなわち，頚椎の加齢性変化を基盤に発症する一側上肢の筋萎縮と筋力低下を主訴とする疾患であり，感覚障害は認めないか，あってもごく軽微であるのが特徴としてあげられる．
- 近位型（近位筋に運動麻痺），遠位型（遠位筋に運動麻痺）の分類がある．近位型が95％を占めている．近位型では通常は患側の三角筋，棘上筋，棘下筋や上腕二頭筋（C5髄節障害）に筋萎縮を認め，肩の挙上困難や肘の屈曲障害を認める．
- 遠位型は前腕から手内筋（C8-T1髄節障害）の筋萎縮を認め，手指の伸展障害（下垂指）や指の内転・外転障害を認める．
- いずれのタイプでも感覚障害は存在しないか，あってもごく軽度である．発症様式としては患側上肢の疼痛が先行し，その後筋力低下を生じることが多い．

【頻度】
- 最近の報告によると頚髄症，神経根症のうち本疾患は7％以下との報告が多くまれである[1]．このうち近位型が圧倒的に多いとの報告が多い[2,3]．近位型のCSAはKeegan[4]が1965年に「dissociated motor loss」としてはじめて報告したもので，遠位型のCSAは平山ら[5]が報告した前腕尺側から手内筋に筋萎縮と筋力低下を認める若年性一側性筋萎縮症と同じものと扱われることもあるが，病態は異なっている．中高年男性に多い．
- 神経内科疾患（神経痛性筋萎縮症，筋萎縮性側索硬化症（ALS）など）との鑑別が必要であるが，病期によっては電気生理学的検査を実施しても鑑別困難なこともある．

【診断法の進歩】
- 近年，電気生理学的手法でALSや神経痛性筋萎縮症などの神経内科疾患と鑑別する方法が確立されてきた．特に，近位型は神経痛性筋萎縮症との鑑別が問題となるが，①C5レベルの傍脊柱筋の安静時脱神経徴候，②障害筋がC5（一部C6）髄節支配域に限局していること，の2点が本疾患の診断根拠となる．
- ALSとは遠位型の頚椎症性筋萎縮症との鑑別が必要となることが多い．経頭蓋磁気刺激筋誘発電位（MEP），体性感覚誘発電位，針筋電図，複合筋活動電位（CMAP）などの組み合わせで鑑別が容易となり，また予後や手術適応も判断できるようになってきた．
- 画像診断は通常の頚髄症や神経根症に比し機械的な圧迫所見が明らかでないことがあり，画像のみから本疾患を診断することは困難なことがある．しかし，通常では頚椎の横断像で椎間孔狭窄を認めたり，脊髄に対し前方より椎間板や椎体後縁の骨棘などによる圧迫性病変を認めた場合，その高位と身体所見を比較し，合致すると判断できれば重要な診断根拠となる（図1）．すなわち，脊髄でのC5髄節はC3/C4であり，神経根レベルでのC5髄節（C5根）はC4/C5レベルとなる．

【手術的治療】
- 前方固定による除圧法[6]と後方から椎弓形成術と椎間孔拡大術を施行する方法[7,8]がある．いずれも近位型であればC5髄節の除圧を目的にしているが，前述の解剖学的特徴より病態が脊髄内の前角か神経根レベルの前根かで手術高位が異なることに注意が必要である．現在では，後方より椎弓形成術と椎間孔拡大術を併用する方法が一般的である．

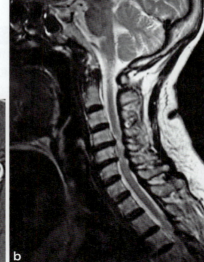

図1 C3/C4レベル前角障害による脊髄症合併例
a：CTM（C3/C4レベル横断像），b：MRI，c：ミエログラム．

❶ 本疾患の病態・概念

- 頚椎症すなわち，加齢性変化により椎間板や椎体などが変性し，椎間板の膨隆やヘルニア，骨棘形成などにより脊髄あるいは神経根が圧迫されて発症する疾患である．通常の頚髄症が四肢の痙性麻痺で，神経根症が一側上肢のしびれや疼痛で発症する．一方，本疾患は一側上肢の筋萎縮と筋力低下，すなわち運動麻痺のみで発症する一特異型である．

- 1965年Keeganが剖検例をdissociated motor lossとしてはじめて報告した[4]ことより，本疾患はKeegan型頚椎症と呼ばれることがある．

- 病態としては運動路のみの圧迫で発症するため，脊髄内の前角か神経根内の前根が機械的・選択的に圧迫されることにより発症する．近位型の場合，より正中部の前角の障害の場合にはC3/C4（C5麻痺：三角筋麻痺の場合）レベルが，もし外側部の前根障害の場合にはC4/C5レベルの障害が存在することになるため注意を要する（図2）．遠位型はC8髄節の障害で生じることが多い．この場合には前角ではC6/C7高位の脊髄，前根ではC7/C8椎間孔部の圧迫性障害で発症する[9]．

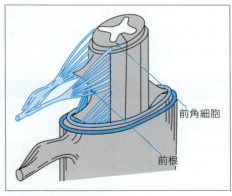

図2 圧迫部位の解剖

❷ 診察と検査のポイント

- 近位型に関しては，一側の肩の挙上困難を主訴に来院する．診察のポイントは三角筋の筋力低下とともに上腕二頭筋，すなわち，肘屈曲力の低下を左右差を確認しながら評価することが重要である．通常は，C5のKeegan型頚椎症では肘屈曲筋力は徒手筋力テスト（MMT）4程度に低下していることが多い．これは上腕二頭筋がC5-C6の支配を受けており，そのC5の支配の比率により筋力低下の程度が決定される．また，棘上筋，棘下筋麻痺により外旋障害も出現する．前腕以遠の筋では筋力低下を認めない．また，通常三角筋，上腕二頭筋には筋萎縮

を認めることが多い．感覚障害はほとんどの例で認められないが，まれに肩外側部（三角筋部）にごく軽度の感覚鈍麻を認めることがある．肩挙上困難のみをみると腱板断裂や拘縮型との鑑別が必要となるが，最近ではMRIで腱板損傷は明確に確認可能であり比較的鑑別は容易である．

- 遠位型の場合には，下垂指とともに手内筋の萎縮と筋力低下を認めるが，園生[9]の報告によると正中神経支配の短母指外転筋はT1支配であり，尺骨神経支配の骨間筋，深指屈筋はC8支配であることを理解しておくことが重要である．このため，遠位型（C8髄節障害）では下垂指とともに骨間筋萎縮と指の内・外転障害が生じることが理解できる．
- 術前検査として，Erb点刺激-三角筋記録のCMAPを両側測定し振幅を比較することが重要である．左右差で健側の10%以下となったり，絶対値で0.5 mV以下である場合には早期の手術が推奨されている[10]．

❸ 患者への説明のコツ

- 患者は通常多少の筋力低下（MMT 4程度）では日常生活での不自由を自覚しないことより，来院することはまれである．外来受診時にはすでに患肢の筋萎縮を認めることがほとんどであり，筋力がMMT 3以下となって慌てて来院することが多い．
- 通常，疼痛が先行することが多いが，筋力低下をきたすころには疼痛が消失し，筋力低下のみを自覚症状に来院する．このため，外来を受診した時には肩の障害であると考えている患者が多く認められる．
- この鑑別には他動的に肩関節に可動域制限がなく，また肩に圧痛などの局所所見がないこと，C5-C6領域に限局した筋力低下を認めること，画像所見と筋力低下の髄節が合致することを丁寧に説明することが重要である．
- 心配して来院する患者が多いことを念頭におき，保存的治療でも回復する例があることや，手術によりほとんどの例で日常生活に支障をきたさない程度の筋力の回復が得られることも説明している．

❹ 外来における治療

- 外来ではまず精密検査を行う．X線に加え，頚椎のMRIと筋電図検査が必要である．X線では6方向撮影が必要で，前後側面での椎間板のLuschka関節の変性を観察し，両斜位で椎間孔の狭小化を観察する．
- MRIでは脊柱管の狭窄の有無と，sagittal像の外側部での椎間孔の狭小化を確認する．また，ミエログラフィでは横断像で脊柱管外側部から椎間孔部の狭窄の有無を確認する．
- 筋電図検査では，針筋電図による麻痺筋の髄節を明らかにし，傍脊柱筋から神経原性変化が得られることを確認する．これは神経痛性筋萎縮症やALSなどとの鑑別に重要で，神経内科疾患との鑑別に必須の検査である．
- 外来での保存的治療は診断がつき次第開始する．ネックカラーによる頚椎の可動域制限，頚椎牽引，ビタミンB_{12}投与を行っている．疼痛がまだ存在している時期には神経根ブロックを施行し除痛を図っている．

❺ 専門医への紹介・手術のタイミング

- 筋電図検査で三角筋のCMAPを左右で記録することにより，診断とともに予後予測や手術適応の決定が可能である．関西医科大学総合医療センター整形外科（当科）ではCMAP左右差で10%以下か，絶対値で0.5 mV以下の場合には，すでの大多数の神経線維がWaller変性に陥っていると判断できることより，手術適応としている（図3）．
- 初診時にこれ以上のCMAP振幅が得られる場合には，3〜4ヵ月経過観察を行い，回復徴候が得られない場合には手術を施行している．
- 開業医や脊椎が専門外である整形外科医が診察した場合には，いたずらに保存的治療や経過観察を施行せず，肩関節疾患との鑑別がつき次第，あるいは肩よりも頚椎由来である可能性が高いと思われた時点で，日本脊椎脊髄病学会の指導医などの脊椎の専門医に紹介する必要がある．これは，まず神経内科疾患との鑑別が経過

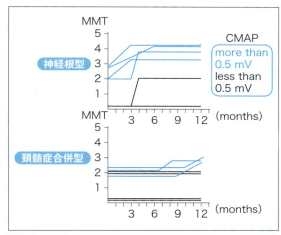

図3 術前に記録したCMAP振幅別にみた三角筋筋力の回復経過

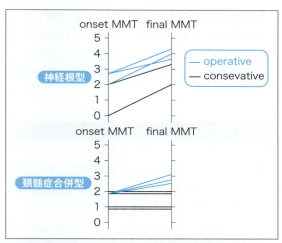

図4 治療法別にみた三角筋筋力の回復経過

観察の絶対条件であることや，手術のタイミングを失うと術後の予後が著しく不良となることによる．

- われわれのデータでは頚髄症を伴う（四肢腱反射の亢進や四肢痙性麻痺の存在する「頚髄症合併型」例）患肢挙上困難例は予後がわるく，一側上肢のみの挙上困難例で他の上下肢に異常を認めない「神経根型」例では比較的予後良好である（図4）．

⑥ 最近の手術方法

- 手術法は後方法と前方法がある．どちらの報告も遜色ない結果が得られており，一方に明らかな優位性は認められない．しかし，本疾患が現時点では電気生理学的手法を駆使してもC5の前角レベルの異常か，前根レベルの異常かは鑑別が困難なことより，両者を同時に除圧可能な術式がよいと思われる．
- 当科では後方法で除圧を施行しており，C5の髄節障害の場合，C3/C4の脊髄障害の解除，すなわち，C3/C4の椎弓形成による脊髄の除圧と，C4/C5レベルの椎弓根（外側部）の除圧，すなわち顕微鏡下椎間孔拡大術（microscopic cervical foraminotomy：MCF）の両方を同時に実施することとしている．これによりC5髄節の運動神経は前角から前根まですべて除圧されることになり，C5髄節の完全解放が可能となる．これを前方固定で施行するためには2椎間の固定が必要となることから，特に若年者の場合，隣接椎間障害による再手術が懸念されるため選択しにくくなる．

⑦ 逆紹介時のポイント

- 術後の患者をリハビリテーション病院や，紹介先の開業医に逆紹介する時には，予後について明確に説明しておく必要がある．
- すなわち，ほとんどのC5神経線維がWaller変性に陥っている場合（CMAP振幅が0.1 mV以下），手術で十分なC5根の除圧が達成されていても回復には1～1.5年程度を要することが予想されるため，その旨の説明が十分になされていないと転院した先で待ちきれず不満をもつ可能性がある．
- 予後不良因子としては，①CMAP振幅の著しい低下とともに，②経過期間が長期（1年以上）および筋萎縮が顕著なこと，③脊髄障害を合併している場合（前角細胞障害の可能性が高いため）の3点があげられる．これに該当する場合の説明は注意を要する．
- 当科での経験によると，このCMAPによる評価をもとに手術適応を決め，遅きに失しないようにすれば，ほぼ全例で筋力はMMT 3以上に回復する．
- よって，専門医で電気生理学的検査を実施し，

治療法の適切な選択がなされていれば決して予後がわるい疾患ではないことも十分に説明し，患者が安心してリハビリテーションに励める環境をつくることも逆紹介のポイントとして重要である．

❽ リハビリテーションのポイント

- リハビリテーションで最も重要なことは，麻痺側の肩関節および肘関節を他動的に動かし，拘縮をつくらないことである．最終的に回復のピークを迎えるのはほとんど1〜2年後となるため，特に重症例の術後6ヵ月は厳重に拘縮予防に努める必要がある．その後，少しずつ筋力の回復が自覚できるようになってくると患者のモチベーションが上がり，リハビリテーションも軌道に乗る．
- 初期の筋力の回復は，浮力により上肢の重量の負担がない状態で行うと自覚しやすいため，入浴時に運動をし筋力のチェックを自ら毎日行うように勧めている．最終目標の設定はむずかしいが，まずは途中経過の目標として，頭に手が届くようになること，次に茶碗をもって味噌汁やご飯が食べられるようになることを設定すると意欲がわきやすい．
- 本疾患のリハビリテーションのポイントは，リハビリテーションの施行者が予後をある程度に予測したうえで患者に各ポイントでの目標を明確に設定し，モチベーションを維持し続けることに尽きる．

❾ 再発防止のための注意点

- 保存的治療で回復した場合には，再発により再び患肢が挙上困難になる可能性が数％程度存在しているが，手術による除圧が十分に得られている場合には同じレベル（C5，C6）での再発例は経験していない．
- 本疾患は男性が多く，しかも職業性に発症する場合もあり（頸椎の頻回な伸展動作など），再発予防のためには，筋力低下を再度自覚した時はすぐにネックカラーを装着し，再診するように説明しておくことが重要である．しかしながら再発の頻度は低いため，いたずらに患者に不安感をもたせないように注意が必要である．

■文献

1) Wang HL et al：Evaluation of characteristics and surgical outcomes in cervical spondylotic amyotrophy. Indian J Orthop 48：511-517, 2014
2) 平山恵造ほか：変形性頚椎症の神経障害と臨床病型―108 例の分析．神研の進歩 37：213-225 1993
3) 亀山　隆：頚椎症性筋萎縮の臨床特徴と病態．脊椎脊髄ジャーナル 15：513-520, 2002
4) Keegan JJ：The cause of dissociated motor loss in the upper extremity with cervical spondylosis. J Neurosurg 23：528-536, 1965
5) 平山恵造：若年性一側上肢筋萎縮症（平山病）歴史的背景と臨床・病理．病理と臨 3：982-986, 1985
6) Zhang JT et al：Anterior decompression in the management of unilateral cervical spondylotic amyotrophy. Orthopedics 35：e1792-e1797, 2012
7) Takebayashi T et al：Minimum invasive posterior decompression for cervical spondylotic amyotrophy. J Orthop Sci 18：205-207, 2013
8) Inui Y et al：Clinical outcomes and predictive factors relating to prognosis of conservative and surgical treatments for cervical spondylotic amyotrophy. Spine 36：794-799, 2011
9) 園生雅弘：遠位型頚椎症性筋萎縮症．臨神生 43：99-108, 2015
10) Imajo Y et al：Prediction of surgical outcome for proximal-type cervical spondylotic amyotrophy novel mode of assessment using compound action potentials of deltoid and biceps brachii and central motor conduction time. Spine 37：1444-1449, 2012

8　上位頸椎疾患

この10年でわかったこと

【診断】
- CTによる画像診断能の向上により，任意の断面（MPR像）および三次元再構築像を作成することが可能となった．これにより，上位頸椎の形態異常の詳細が評価できる．
- 上位頸椎の手術例，特に先天性の骨奇形を合併する例では，高頻度に椎骨動脈の骨内・骨外走行異常を伴うため，術中の血管損傷のリスクが高い．したがって，術前の椎骨動脈の走行評価は必須である．
- 術前の手術プランニングに際しては，三次元CTアンギオグラフィ（3D-CTA）によって，椎骨動脈の走行を詳細に評価可能である．

【手術的治療】
- 従来の上位頸椎の手術では，後方ワイヤリング法＋骨移植が行われていた．しかし固定力が劣るため，矯正損失，偽関節が少なくなかった．また，術後にハローベスト固定などの外固定が長期間必要であり，患者の負担が大きかった．
- 最近のスクリューをアンカーとする脊椎インストゥルメンテーションを用いた術式では，強固な整復固定が可能となった．これにより術後の後療法が簡略化され，手術成績が著しく向上した．通常は術後の頸椎カラーの装着は不要であり，早期の社会復帰が可能である．

❶ 本疾患の概念・症状

i　概念
- 後頭骨からC1（環椎），C2（軸椎）に生じる病変をいう．
- 関節リウマチ，先天奇形などの素因が存在する場合が多い．
- 比較的頻度の高いものとしては，①関節リウマチ，②環椎後頭骨癒合（環椎後頭骨化），頭蓋底陥入，歯突起骨などの先天性骨奇形，③Down症に伴う環軸椎亜脱臼があげられる．
- 他の疾患としては，環軸椎回旋位固定，非リウマチ性歯突起後方偽腫瘍などがあげられる．

ii　症状
- 画像検査で病変が認められても無症状のことが多い．
- 治療の対象となるのは，①頭痛，後頸部痛などの局所症状，②痙性四肢麻痺などの索路症状，③嚥下障害，顔面感覚異常，舌の偏位・萎縮，眼振などの延髄症状，④構音障害などの小脳症状などを呈した場合である．

❷ 診察と検査のポイント

i　診察
- 脊髄症状の有無を確認する．診察時は肩甲上腕反射などの上位頸椎病変に特徴的な腱反射所見に注意する．

1）関節リウマチ
- 手指関節変形が強い場合，myelopathy handの評価は困難なことが多い．
- 人工関節置換術後の症例では当該関節における深部腱反射の評価が困難であることが多い．

2）先天性頭蓋頸椎移行部奇形
- 頭蓋頸椎移行部では胎生期の発生過程が複雑であることから，骨・血管・神経を含めた先天異常が生じやすい．複数の先天奇形が同一症例でみられることが多い．
- 骨系統疾患や，Down症などに合併することが多く，既往症，家族歴の問診を詳細に行う．歯突起骨は外傷を契機に症状が出現することも多い．

3）環軸椎回旋位固定
- 先行する外傷の有無，感染歴，手術歴などを確

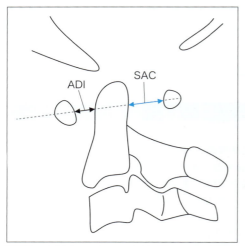

図1 環軸椎亜脱臼の診断のためのX線計測法

atlantodental interval（ADI）：小児で5mm，成人で3mm以上が異常であり，環軸椎亜脱臼と診断される．
space available for the cord（SAC）：10mm以下では脊髄症発症の危険性が高い．13〜14mm未満でも不安定性が加われば危険である．

［文献1より］

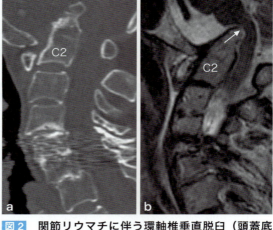

図2 関節リウマチに伴う環軸椎垂直脱臼（頭蓋底陥入症）
a：CT正中矢状断再構築像．
b：T2強調MRI正中矢状断像．歯突起先端が延髄・上位頚髄を圧迫（矢印）．

［文献2より］

認する．
- cock robin positionと呼ばれる特徴的な斜頚位を確認する．

ii 検査
- X線では正側2方向，前後屈動態撮影，開口位の撮影を行う（図1）[1]．
- CTではMPR像および三次元再構築像を作成することにより，骨の形態異常の詳細が評価可能である（図2, 3）[2,3]．
- MRIでは脊髄・延髄圧迫や歯突起後方偽腫瘍の評価，Arnold-Chiari奇形の有無，脊髄空洞症の有無を評価できる（図2）[2]．

❸ 患者への説明のコツ

i 手術の必要性
- 脊髄症を発症した場合は手術適応となる．
- 脊髄症を発症していない場合は，基本的には経過観察とし，転倒しないように指導する．
- 脊髄症を発症していなくとも，頑固な頚部痛が持続する例や高度の環軸椎不安定性を呈する例では，予防的な手術の選択もありうる．ただし，本人および家族が手術のリスクを納得したうえで手術を希望する場合に限る．

ii 今後の検査などの説明
- MRIで脊髄圧迫の評価が不十分な例では，術前に脊髄造影およびCTミエログラフィを行い，脊髄圧迫の詳細，特に動的圧迫所見の評価を行う必要がある．
- 上位頚椎の手術例，特に先天性骨奇形を有する例では，高頻度に椎骨動脈の骨内・骨外走行異常を伴う[4]．術前の椎骨動脈の走行評価は必須である．
- MRアンギオグラフィ（MRA）は血管走行のスクリーニングとして用いられる．
- 3D-CTAは，術前の手術プランニングに際して，椎骨動脈の骨内・骨外走行評価に有用である．

iii 生活上の注意点
- 頚椎の不安定性や脊髄圧迫を医師から指摘されている場合は，転倒や交通事故などに注意する．
- 四肢のしびれや動かしにくさなど脊髄圧迫による症状が出現した際は，早めに医療機関を受診する．

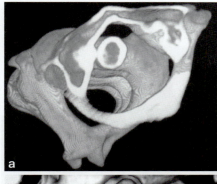
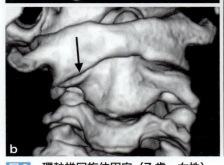
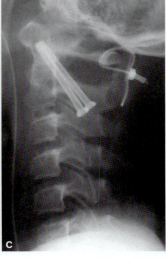
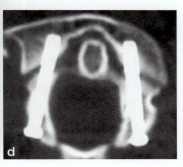

図3　環軸椎回旋位固定（7歳，女性）
a, b：CT 三次元再構築像．右側の環軸関節面の変形（b，矢印）のため，整復位の保持が困難であった．
c：術後 X 線側面像．
d：術後 CT，スクリューに沿った MPR 像．環軸関節貫通スクリュー（Magerl スクリュー）＋ワイヤリング（McGraw 法）による環軸椎固定術が行われた．

［文献3より］

④ 外来における治療と専門医への紹介

i 保存的治療

- 後頚部痛など，局所症状のみの場合は各種鎮痛薬投与，頚椎カラーによる局所の安静が有効である．

ii 専門医への紹介

- 脊髄症を発症している場合，保存的治療に抵抗性の耐えがたい疼痛を訴えている場合は手術適応であり，ただちに専門医へ紹介する．
- 無症候性の場合は通常経過観察とするが，脊髄圧迫所見が強い場合，環軸椎亜脱臼が重度の場合，不安定性が著しい場合は予防的手術も考慮される．

⑤ 最近の手術方法

i 手術方法のトレンド

- 環軸椎亜脱臼が整復性の場合，不安定性を制御するために環軸椎後方固定術が一般に行われる（図3, 4）[1,3]．
- 環軸関節貫通スクリュー（Magerl スクリュー）の導入以降，術後の後療法が簡略化され，手術成績が著しく向上した（図3）[3]．
- 最近の環軸椎後方固定術では，C1 外側塊スクリューと C2 椎弓根スクリューあるいは椎弓スクリューを併用する術式が選択されることが多い（図4）[1]．
- 環軸椎不安定性に加え後頭骨環椎不安定性を有する症例や，環軸椎亜脱臼が整復不能でC1 後弓切除が必要な症例に対しては，後頭骨頚椎後方固定術が検討される（図5）[5]．
- 椎弓根スクリューや後頭骨スクリューをアンカーとする強固な脊椎インストゥルメンテーションが開発され，従来では整復が困難であった環軸椎亜脱臼例に対しても，後方単独手術で一期的な整復固定が可能となっている（図5）[5]．

ii 手術成績と合併症

- 術前の麻痺が重度でなければ，手術により神経

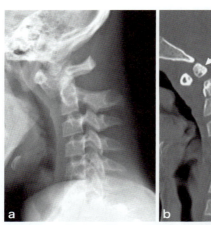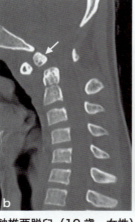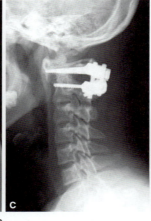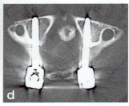

図4 Down 症候群に伴う環軸椎亜脱臼（10 歳，女性）
a：X 線前屈像．
b：CT 正中矢状断像．歯突起骨を認める（矢印）．脊髄は C1 後弓で圧迫され，軽度の脊髄症を呈していた．
c：術後 X 線側面像．
d：術後 CT 水平断像（C1 高位）．外側塊スクリュー（C1），椎弓根スクリュー（C2）および椎根スクリュー（C2）を用いた環軸椎固定術が行われた．

［文献1より］

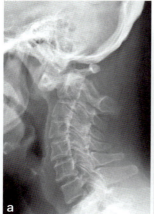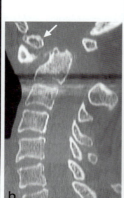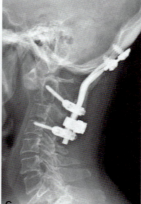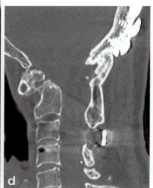

図5 先天骨奇形に伴う環軸椎亜脱臼（60 歳代，女性）
a：X 線側面像．
b：CT 正中矢状断像．歯突起骨を認める（矢印）．脊髄は C1 後弓と C2 で挟まれ，重度の両上下肢麻痺を呈していた．
c：術後 X 線側面像．
d：術後 CT 正中矢状断像．椎弓根スクリュー（C2，C4）および後頭骨スクリューを用いた後方単独の一期的な除圧整復固定が行われた．

［文献5より］

症状の回復が期待できる．重度の麻痺例では回復はむずかしい．
- 環軸関節貫通スクリューや C2 椎弓根スクリューの導入以降，手術成績が向上し，術後の後療法も簡略化された．しかし，同時に術中の椎骨動脈損傷のリスクが無視できなくなっている．
- Down 症候群患者では上位頚椎の手術に伴う術中および術後の合併症（感染，偽関節，脊髄症悪化，突然死など）が高率に生じるとの報告があり，注意を要する．

❻ 後療法

- 従来は，後方ワイヤリング法＋骨移植が行われていた．しかし，固定力が劣るため，矯正損失，偽関節が少なくなかった．また，術後にハローベスト固定などの外固定が長期間必要であり，患者の負担が大きかった．
- 最近の強固な脊椎インストゥルメンテーションを用いた術式では，通常は術後の頸椎カラーの装着は不要であり，早期の社会復帰が可能である．

文献

1) 山崎正志：脊椎・脊髄疾患．整形外科 **66**：1204-1213, 2015
2) 山崎正志：頭蓋底陥入症．日臨 別冊Ⅳ：221-225, 2014
3) 古矢丈雄ほか：環軸椎回旋位固定．整災外 **55**：443-449, 2012
4) Yamazaki M et al：Anomalous vertebral arteries in the extra- and intraosseous regions of the craniovertebral junction visualized by 3-dimensional computed tomographic angiography：analysis of 100 consecutive surgical cases and review of the literature. Spine **37**：E1389-E1397, 2012
5) 山崎正志：難治性脊椎疾患に対する治療—最近の診断・治療の進歩と脊髄再生の臨床試験．日整会誌 **89**：236-246, 2015

9　頚肩腕症候群

> **ここ10年でわかったこと**
> - 画像診断の技術が向上したおかげで，従来頚肩腕症候群としてまとめられていた疾患のかなりの部分が頚椎疾患あるいは肩関節，上肢疾患由来であることが明らかになってきた．したがって，各々の疾患についての治療を適用することが可能となっている．

❶ 本疾患の病態・概念

- 頚肩腕症候群は文字どおり解釈すると頚部から肩，腕にかけての疼痛を中心とした症候群ということになり，広義の頚肩腕症候群としてはこのように解釈できる．
- 頚部から上肢にかけての疼痛が愁訴となる疾患は多く，変形性頚椎症，頚椎症性脊髄症，頚椎症性神経根症，頚椎椎間板ヘルニア，後縦靱帯骨化症，頚椎・頚髄腫瘍，脊椎炎などのあらゆる頚椎疾患，肩関節疾患，胸郭出口症候群，肘部管症候群，手根管症候群などの絞扼性末梢神経障害，上腕骨外上顆炎，上肢変形性関節症などに加えて高血圧，肺疾患（特にPancoast腫瘍など），耳鼻科疾患などがある．
- これらの原疾患が除外できた場合に（狭義の）頚肩腕症候群と診断する．これは長時間のデスクワーク，モニター画面の注視やタイピング操作などに由来することも多く，作業関連筋骨格系障害と考えられている．
- 日本産業衛生学会頚肩腕障害研究会によると頚肩腕障害は，「作業態様に関わる負荷が上肢系の筋骨格系組織に作用することにより生ずる機能的または器質的障害である」とされており，基礎疾患のある特異的障害と基礎疾患のない非特異的障害（狭義の頚肩腕症候群に相当）に分けている．

❷ 診察と検査のポイント

- 頚肩腕痛を訴える患者をみた場合に，まず問診において疼痛部位（限局しているか，広範か，左右差があるか），疼痛の性状，疼痛を生じる時間（日内変動，季節変動），疼痛を増悪させる要因（頚椎，上肢の肢位など），疼痛以外の症候の有無を確認する．もちろん発症時期，これまでの症状の推移，治療歴，既往歴，職業歴，運動歴などを明確にしておく．
- 問診の時点で頚椎疾患が疑われたら四肢深部腱反射，筋力評価，知覚評価などの神経学的診察を行う．
- 頚部脊髄症の場合は上肢病的反射が陽性になり，膝蓋腱反射が亢進していることが多い．
- 頚部神経根症の場合は支配筋に限局した筋力低下を見出すことができれば診断に有用なデータとなる．特に頻度の高いC7神経根症では罹患側の上腕三頭筋筋力が低下するので時間をかけて厳密に左右差を評価する．神経根症であっても誘発テストで上肢放散痛を誘発できることはむしろ少なく，単に頚部痛が増悪するだけのことも多い．むしろ頚椎の一定の肢位で上肢に電撃痛が放散することを患者自身が自覚していることも多く，問診のポイントである．
- 検査としては，まず頚椎X線検査が必要である．神経根症を念頭においた場合，斜位像を含めた4方向撮影が必要で，椎間孔狭窄の有無をみる．特に目立った椎間孔狭窄がない場合は椎間板ヘルニアによる神経根症の可能性もあるのでMRIも追加する．もちろん，MRIでは脊髄圧迫の有無も確認できる．
- 肩腱板損傷，肩関節周囲炎を疑った場合は発症の契機となった外傷の有無，夜間痛，肩水平位での使用頻度などについて聞き，診察においては肩関節可動域（自動的，他動的），翼状肩甲

骨の有無，三角筋や棘下筋萎縮の有無をみる．通常，肩関節由来の痛みは肩から上腕に放散するが，時に肘以遠に痛みを訴えて頚椎疾患との鑑別に困難することもあるので注意を要する．肩の場合もX線検査が基本で，MRIや超音波検査では腱板の状態を観察することができる．
- 絞扼性末梢神経障害では障害神経支配領域の知覚，筋力，筋萎縮を調べ，障害部位でのTinel徴候もみておく．さらに，知覚神経・運動神経の終末潜時，神経伝導速度の測定ができれば確定診断につながる．

❸ 患者への説明のコツ

- 精査の結果，基礎疾患が判明した場合はその疾患の説明を行う．
- 基礎疾患がない場合，つまり狭義の頚肩腕症候群ではまず，特に心配するような病態ではなく，基本的には保存的治療で軽快することを説明する．ただし，仕事や作業において繰り返す動作が頚肩腕痛の増悪をきたしていることが明らかな場合は，休憩や体操を取り入れたりする工夫について検討してもらう．

❹ 外来における治療

- 頚髄症の場合は麻痺の程度によっては除圧手術が必要なこともある．
- 頚部神経根症は基本的には保存的治療によく反応する．以前はステロイド内服薬が使用されることが多かったが，現在は神経障害性疼痛に対する薬剤としてプレガバリン（リリカ®カプセル）を使用することも多い．ただし，めまいや眠気といった副作用が出ることもあり，仕事に差し障りがあるようなら昼間はステロイドを，眠前にプレガバリンを使用するという方法もある．痛みがかなり強い急性期には頚椎間欠牽引は使用しないほうがよい．
- 肩関節疾患や狭義の頚肩腕症候群では非ステロイド性抗炎症薬（NSAIDs），筋弛緩薬および湿布を使用する．ホットパックやマイクロウェーブなどの温熱療法も有効である（腱板断裂直後はアイシング）．肩拘縮に対する可動域訓練も行うが，疼痛を伴うような無理な可動域訓練はかえって病状を悪化させる．痛みが強い場合は肩峰下滑液包内に局所麻酔薬＋ステロイドあるいはヒアルロン酸を注入する．
- 絞扼性末梢神経障害では消炎鎮痛薬，ビタミン製剤，局所へのブロック注射などを行う．

❺ 専門医への紹介・手術のタイミング

- 痙性四肢麻痺がありMRIで脊髄圧迫がある場合は，時に手術を要するので専門医への紹介を考慮する．
- 頚部神経根症で手術を要することはまれであるが，保存的治療に抵抗する場合は頚部硬膜外注射や星状神経節ブロックの適応についてペインクリニックに相談することも選択肢となる．
- 若年者で受傷がはっきりしているような肩腱板断裂を頚肩腕症候群と診断することはまずないが，中高齢者で腱板の変性が基礎にある断裂の場合には頚肩腕症候群として加療されていることも多い．NSAIDsや温熱療法，関節注射にても痛みがとれない場合や肩挙上困難で日常生活動作に障害がある場合には，手術適応の有無について専門医へ紹介する．
- 絞扼性末梢神経障害では筋力低下，筋萎縮が明らかな場合は手術適応となることも多いので専門医へ紹介する．

❻ 最近の手術方法

- 頚髄症は発育性脊柱管狭窄を基礎に生じていることが多いので椎弓形成術が適用されることが多い．術式そのものはすでに30年以上の歴史があるが，近年では術後の軸性疼痛を減らしたり力学的安定性を担保したりする工夫がなされている．
- 頚部神経根症では前方固定術，椎間孔拡大術（後方から）とも同様の成績が得られている．前方固定術ではケージを使用することにより移植骨の転位，脱転，圧潰がかなり減り良好な成績が得られている．腸骨からの採骨量も少なく採骨部の疼痛も少ない．
- 肩関節疾患，絞扼性末梢神経障害の手術的治療については別項に譲る．もちろん狭義の頚肩腕症候群については手術適応はない．

❼ 逆紹介時のポイント
- 最近では椎弓形成術の術後はカラーなどの外固定装具を使用せず，退院時にはすでに頚椎の動きに制限を設けていない．もちろん，創内の組織炎症は残っているのでスポーツ活動は術後2ヵ月程度は控えてもらう．
- 前方固定術の後は，施設にもよるがフィラデルフィアカラーを4週間ほど装着してもらう．除去後は制限はない．前方後方手術を問わず，頚椎術後には頚部の等尺性運動を行ってもらうようにする．

❽ リハビリテーションのポイント
- 頚椎術後は手指巧緻性障害に対する作業療法，痙性麻痺に対する理学療法などが中心となる．肩を挙上させる運動は軸性疼痛を悪化させる可能性があるのであまり頻繁には行わない．

❾ 再発防止のための注意点
- 狭義の頚肩腕症候群は，仕事や作業において繰り返す動作が頚肩腕痛の増悪をきたしていることも多いので，症状の発症や増悪に関連することが明らかな場合は，休憩や体操を取り入れたりする工夫について検討してもらう．

10 斜　頸

a．（先天性）筋性斜頸

ここ10年でわかったこと

- 発生頻度においては以前と大きくかわらず，0.3〜2％とするものが多い．治療法においては以前行われた徒手筋切り術の実施報告例はほとんどなくなり，乳児期は生活指導のみで積極的な治療はほとんど行わないとする医師が多い．一方，国外の文献では乳児期の保存的治療にストレッチングの有用性を報告しているものが少なくない[1]．

❶ 本疾患の病態・概念

- 新生児期からみられる片側の胸鎖乳突筋の短縮による頸部変形（斜頸位）を呈する疾患である．難産例に多いことから胸鎖乳突筋の分娩時外傷と考えられてきたが，帝王切開でも観察されることから，胎内圧迫など先天的要因も関与するといわれている．胸鎖乳突筋の浮腫と続発する筋の変性，線維化により短縮が生じる．
- 症状は新生児において，罹患した胸鎖乳突筋を固いしこりまたは緊張した索状物として触れ，一側の胸鎖乳突筋が罹患した場合，同筋が短縮するため頸部は健側に回旋，患側に側屈し，特徴的な斜頸位を呈する．
- 生後1週目ごろより胸鎖乳突筋に一致した腫脹や硬結，特徴的な姿勢や頸部の回旋制限などが生じ，一般的にはおおむね生後3〜4週目に腫脹や回旋制限のピークを迎えるが，その後，腫脹の消褪とともに可動域制限は改善する．
- ただし，一部の重症例では改善がみられず，頸部の可動域制限に加えて向き癖による後頭部の変形やさらには顔面の変形，脊柱側弯などを呈することになる．両側の罹患はまれである．
- 鑑別診断は，①骨性斜頸（頸椎の奇形や環軸椎回旋位固定など），②炎症性斜頸（頸部リンパ節炎など），③眼性斜頸（斜視による）などを考える必要がある．また，向き癖の影響で同側の発育性股関節形成不全の合併に注意する．

❷ 診察と検査のポイント

- 生後1週前後で，特徴的な斜頸位と胸鎖乳突筋の硬結や腫脹で診断は容易である．時に腫瘤のように触れることもあり，筋内腫瘍との鑑別が必要な症例もある．逆に筋の緊張しか触れない症例もあり，その程度はさまざまである．1ヵ月を過ぎるころより硬結や腫脹は軽減し，可動域も改善するので自然経過からも本疾患を診断することが可能である．
- 超音波検査により罹患部位や範囲はより明確になる．また，MRIでも同様に腫脹や線維化の範囲は明瞭になるが，診断には必ずしも必要ではない．X線検査では骨性斜頸との鑑別が可能であるが，本疾患では基本的に異常はない．年長例では鎖骨枝鎖骨付着部の牽引による骨隆起像がみられることがある．

❸ 患者への説明のコツ

- 新生児期に斜頸位を呈していても，自然経過により1歳までに90％以上の患者が治療不要になる．
- マッサージや不用意なストレッチングをしてはいけないが，後頭部の変形などを防ぐための生活上の管理は必要である．
- 1歳を過ぎても改善しない場合は手術的治療が必要になるが，治療を受けることにより頭部の姿勢異常や顔面の変形などは改善する．
- 手術の時期は，変形などが著しい場合は1歳過

ぎで実施することもあるが，術後のリハビリテーションなどのやりやすさから3歳以降に実施することが多い．
- 手術をしても再発の可能性は否定できないため，長期的に経過観察が必要である．
- 以上を説明する．

❹ 外来における治療
- 乳児期においては自然治癒傾向が高いため，基本的には経過観察を行う．二次的な後頭部変形などを防ぐために向き癖を修正する指導を行うことが多く，これには他動的な運動ではなく，声かけや遊びを向き癖の反対側から行い，患者自身に反対側を向くように仕向ける．ドーナツ枕は無効なことが多いので重度例では臥位時にロールクッションなどを使用して反対側への側臥位をとらせる指導を行う．

❺ 専門医への紹介・手術のタイミング
- 1歳を過ぎても硬結や腫脹を触れ，可動域制限が残存した場合は，専門医に紹介，または手術的治療の時期を考えながら経過をみる．
- 緊張が強いと後頭部の変形や顔面の非対称，さらに側弯症などを生ずる．変形が著しければ1歳過ぎで手術的治療を実施することもあるが，一般的には3, 4歳まで経過をみることが多い．
- 手術は罹患した筋線維や周囲の癒着部の取り残しによる再発率が高いため，専門医での治療を勧める．
- 10歳以降は手術をしても顔面変形などの矯正はむずかしくなるが，可動域や不良肢位，疼痛や肩こりなどの症状の改善は期待できるので手術適応がある．

❻ 最近の手術方法
- 術式は単なる切離から遠位端の部分摘出，上下端切離，さらに全摘まで種々の報告がある．小児を専門とする整形外科医へのアンケート調査では，胸鎖乳突筋の遠位端部分摘出術が行われることが最も多い[2]．再発防止のため，徹底した組織の切離，摘出を行う．特に鎖骨枝の外側では頸横神経の走行，底部では肩甲舌骨筋の走行を確認できるまで，瘢痕組織の切離を行う．近位端切除や全切除では副神経損傷に注意する．手術創の閉鎖時には，瘢痕癒着が重度の場合や年長者では，浅頸筋は縫合せず皮下，皮膚のみ縫合する．

❼ 逆紹介時のポイント
- いかなる術式の手術的治療を行っても再発の可能性があるため，成長終了まで長期的に経過観察する必要がある．ラテラルバンドといわれる鎖骨枝外側の瘢痕による緊張が残ることが多いが，可動域や頭位に問題がなければ再手術の必要はない．

❽ リハビリテーションのポイント
- 手術後は，単純な筋切り術の場合はギプスやさまざまな装具による矯正位の保持が必要である．部分切除を含む筋切除の術式では基本的には術後固定は不要であるが，通常は術直後の痛みを軽減するために牽引やカラーなど簡易な固定を使用することは多い．
- 疼痛が軽減したら，できるだけ早期からの自動運動による頸部の運動療法が勧められる．術式や術後療法にはさまざまな方法が用いられており，再発防止のためには今後も検討が必要である．

❾ 再発防止のための注意点
- 手術時に術式によらず，正確な手技による徹底した瘢痕の除去を行うことが重要である．単なる筋線維のみの切離では再発率が高い．また，術後早期からの可動域訓練も確実に行うよう指導する．

b. 痙性斜頸

ここ10年でわかったこと

- 痙性斜頸は以前は原因が特定されず心因性の疾患に分類されることが多かったが，近年はジストニアという疾患の1つとされ，治療法も薬物療法からボツリヌス毒素の注入療法，手術的治療などが行われるようになった．

❶ 本疾患の病態・概念

- 頭頸部の異常な筋緊張によって斜頸位を呈する疾患であり，局所性ジストニアの1つである．ジストニアとは，大脳基底核など中枢神経の障害に起因する筋の異常収縮によって起こる特異的な姿勢や運動を特徴とする症候であり，症状は症例により異なるが，その症例にとっては定型的（常同性）であることが特徴である[3]．
- ジストニアの原因は一次性または特発性といわれる他に原因疾患がないもの，二次性として脳性麻痺や脳炎，Parkinson病など神経変性疾患によるものなどがある．
- 特発性ジストニアによる痙性斜頸は，外国では女性に多いがわが国では男性にやや多く，好発年齢は30〜50歳である．発症には職業上のストレスや外傷などが契機になる例がある．

❷ 診察と検査のポイント

- 痙性斜頸では筋緊張の異常が胸鎖乳突筋，僧帽筋，頭板状筋などにみられ，頭位の異常がみられるが常に出るわけではなく，特定の動作や姿勢で出現したり，増悪したりする．これを動作特異性といい，先の常同性とともに本疾患の特徴である．
- 痙性斜頸では頬や後頭部を少し支えるだけで症状が軽減（または増悪）することもあり，その動作を感覚トリックという．
- 診察の際にはどういった姿勢や運動で斜頸が出現したり軽減するかを観察する．また，その異常姿勢や運動がどの筋の収縮によって生じているかを観察することにより，次の治療に役立つ．

❸ 治療について

- 薬物療法としては，レボドパ（L-dopa）などの抗Parkinson薬や精神安定薬などが奏効する場合がある．近年，局所的なボツリヌス毒素の注入療法が広く用いられるようになった．脳外科的に大脳基底核に対する定位脳手術が行われることがある．

■ 文献

1) Cheng JC et al：Clinical determinants of the outcome of manual stretching in the treatment of congenital muscular torticollis in infants. J Bone Joint Surg Am 83：679-687, 2001
2) 品田良之：筋性斜頸アンケート調査の結果—20年前との比較（抄録）．日小児整外会誌 21：182, 2012
3) 梶 龍兒ほか：ジストニアのABCとボツリヌス治療の展開．Prog Med 28：1087-1161, 2008

11　首下がり

ここ10年でわかったこと

【原因疾患】
- 首下がりをきたす原因疾患が幅広く報告された．最近報告されたものとしては，放射線治療後，Lambert-Eaton症候群などである．

【手術的治療】
- 頚椎インストゥルメンテーション手術が一般的に普及したことに伴い，首下がりに対する後方矯正固定術の報告例が増加している．
- 脊椎矢状面バランスの概念が，胸腰椎に引き続いて頚椎においても注目されるようになったことから，首下がりの脊椎因子，矯正の目標角度などが明確化されつつある．
- C2〜T2, T3またはT5までの後方矯正固定術がよい．前方解離・固定術併用の必要性は症例ごとのカーブの硬さ次第である．

❶ 本疾患の概念・症状

i　概念

- 首下がりとは著明な頚部伸筋群の筋力低下により頭位を保持できず，他動的に矯正可能なchin-on-chest deformityをきたすものをいう．強直性脊椎炎による後弯など他の頚椎後弯症と大きく異なるのは，首下がりでは他動的に頚椎を伸展し，整復可能な点である．
- 種々の神経筋疾患などにより首下がりが起こる．首下がりの原因疾患として過去に報告されているのはParkinson病，多系統萎縮症，筋萎縮性側索硬化症，ジストニア，重症筋無力症，多発筋炎，低カリウム血症，甲状腺機能低下症などがある．したがって，「首下がり」は疾患ではなく症候群として捉えられるのが一般的である．
- 精神科的・神経内科的に異常が認められない首下がりは，isolated neck extensor myopathy（INEM）やprimary cervical myopathyなどとも称され，筋生検で傍脊柱筋に限局した筋線維変性・再生所見，壊死，炎症細胞浸潤など筋炎として矛盾しない所見が報告されている．
- INEMの発症機序としては，加齢による胸椎後弯増加に伴う頚椎矢状面バランス不全（center of gravity headの前方移動による前方注視時の頚部伸筋群への負担増大）に頚部伸筋群の筋力低下や損傷が加わり，頭位を維持できなくなるという説が有力である．

ii　症状

- 症状としては，頭部が著明に下垂してしまうため前方注視障害が主訴となる．重症例以外では短時間であれば自力で頭部下垂の矯正が可能であることも多い．
- 頚部伸筋群は著明な萎縮をきたし，頚部・肩などの強い痛みを訴えることも多い．嚥下障害も起こりうる．
- 首下がり患者では立位時に，胸椎・腰椎の極端な前弯化（後屈）および骨盤の極端な後傾により代償し立位バランスを維持しようとするため，首下がりに伴って腰部脊柱管狭窄症等腰椎疾患の症状が増悪し，腰痛・下肢痛を強く訴える患者もいる．このような症例の中には頚椎の矯正固定術後に腰椎過前弯が軽減し，結果として腰部症状が軽減する例がある．

❷ 診察と検査のポイント

i　診察

- 姿勢から首下がり自体の診断は容易である．立位・坐位で頭を保持できず下垂してしまうが，他動的または臥位をとることで整復が得られる．

- 首下がりの原因となりうる神経内科疾患・精神科疾患の鑑別が重要である．原疾患の治療により首下がり症状も改善しうること，また原疾患によっては（たとえばジストニアなど）手術侵襲により悪化するとされているためである．

ii 検査

- 頚椎X線側面像では，必ず前後屈の機能撮影を行い，カーブの硬さを確認する必要がある．臥位頚椎X線側面像でも容易にカーブの硬さが評価できる．また，必ず立位全脊椎側面像で，胸椎カーブ，特に上位胸椎の後弯を評価する．
- CTでは，椎間の癒合が確認できる．長期経過した症例では椎間が癒合することもある．
- 頚椎MRIは脊髄圧迫の有無を確認する意味と，臥位でリラックスした状態でのアライメントによりカーブの硬さが評価できるという意味もあり，必須である．T2強調画像での伸筋群の高信号変化は筋炎の診断に役立つ．

❸ 患者への説明のコツ

i 診断

- 首下がりの原因として種々の神経筋疾患が潜んでいる可能性があるので，神経内科での精査が必要である．神経筋疾患の場合は原疾患の治療が優先される．原疾患の治療により首下がりも改善される可能性がある．

ii 手術の必要性

- 首下がりによる日常生活上の支障が大きければ手術を考慮する．頚の動きは制限されてしまうが，前を向けるようになる．

❹ 外来における治療と専門医への紹介 —— 投薬および保存的治療

- まずは保存的治療が行われるが，エビデンスのある保存的治療の体系はない．
- 頚部〜肩の痛みが主訴で，前方注視障害や嚥下障害が比較的軽度な症例では鎮痛薬・筋弛緩薬や外固定などで経過観察する．
- 頚部屈筋伸張・頚椎〜骨盤・四肢の可動性を高める理学療法が約半数に有効であったという報告もある．
- 神経内科疾患などの場合は，原疾患の治療が優先される．原疾患の治療により首下がり症状も軽減しうる．たとえば，筋炎による首下がりがステロイドで治癒した報告がある．

❺ 最近の手術方法

i 手術適応

- 神経内科疾患や精神科疾患が除外された場合には，患者の日常生活動作（ADL）/生活の質（QOL）障害や全身状態に応じて矯正固定術が検討される．

ii 術式（図1）

- 前方固定術は固定椎間が多すぎるので通常適応になりにくい．
- 臥位頚椎X線側面像またはMRIで十分な整復位が得られない症例では，硬い椎間に対して前方解離＋固定を併用した前後合併矯正固定術を適応する．
- 比較的柔軟なカーブをもつ症例では，後方矯正固定術単独で対処可能である．後方矯正固定に伴ってC5麻痺をきたしうる．C5麻痺予防のためにはC4/C5・C5/C6椎間関節切除および頚椎前方除圧固定術（ACDF）の追加などが考えられる．
- 固定上位端はC2までとしている報告が多い．C2棘突起には頚半棘筋が付着しているため，C2より尾側までの固定では整復位保持が困難であることと，C2は椎弓根スクリューによる強固なアンカー設置が比較的容易に行えることなどが理由である．後頭骨・上位頚椎間での頚椎前後屈および回旋が可能になることからC2より頭側は固定しないことが考慮される．
- 固定下位端の決定は困難でいまだにコンセンサスは得られていない．T2またはT5付近までとする報告が多いが，上位胸椎後弯の程度を考慮して検討する．

❻ 後療法

- カラー固定3ヵ月ほどという報告が多い．通常，ハローベストの追加は不要である．

❼ 予後

- INEMでは自然経過では症状改善は得られがた

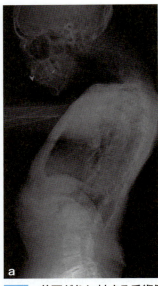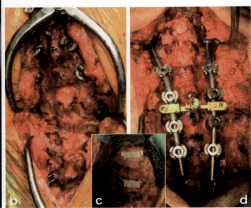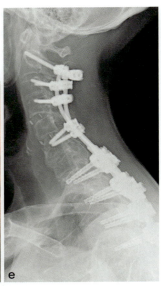

図1 首下がりに対する手術例
術前立位全脊椎側面像（a）．著明な chin-on-chest deformity をきたしていた（他動的に容易に矯正可能）．代償性腰椎過前弯もみられ，腰下肢痛の訴えも強かった．手術は，後方からスクリュー設置および C4/C5・C5/C6 椎間関節切除（b），次いで C4/C5・C5/C6 前方固定（c），その後ロッド連結して矯正（d）の順に行った．良好な整復位が得られ，前方注視が可能となり腰痛も著明に軽減した（e）．

いとされている．
- 術後長期経過についてはまだ明らかにされていない．
- 長範囲の固定術に伴う頚部可動域制限により ADL 障害が出現して満足度が低下する症例も報告されているので，可動域制限については十分すぎるほどに説明しておく．前方注視障害や頚部痛，腰部症状などは良好に改善しうる．

12　胸郭出口症候群

> **この10年でわかったこと**
>
> **【症状の多様性】**
> - 胸郭出口症候群と一口にいっても，絞扼されるものが神経（腕神経叢），動脈（鎖骨下動脈），静脈（鎖骨下静脈）によって，また部位が斜角筋間，肋鎖間隙，小胸筋直下などによって，発現する症状はさまざまである．また，そのいくつかが重複して発症することもありうる．患者自身の肢位，姿勢や筋力などでも圧迫程度がかわりうるため，日によって，あるいは職場などの環境によって症状が変化する．
>
> **【精神疾患的背景】**
> - 症状が多彩で診断がむずかしく，外来診療で本病態が見逃されているケースが多いことは以前よりいわれているが，患者にとってはそのような状況が不安や精神的緊張を高め，症状増悪因子になる．不定愁訴と思われる訴えが多いのは確かであり，実際胸郭出口症候群患者の心身症合併率が高いことなどが明らかになっている．このことは一方では，病態の把握と理解によって患者の精神的な安定が得られた後に症状が改善する例にもつながる．
>
> **【double crush syndrome】**
> - 頚椎症や肘部管症候群，手根管症候群などの合併により症状はさらに複雑になる．それらの1つ1つは軽症であっても，同一神経が近位と遠位の2ヵ所以上で圧迫や障害を受けることで強い症状を呈することもあり，このような疾患概念をdouble crush syndromeと呼ぶ．

❶ 本疾患・傷害の概念・症状

i　概念

- 頚部から上肢に向かう神経束（腕神経叢）は鎖骨下動脈とともに，①前および中斜角筋の間（斜角筋間）から出て，②鎖骨と第1肋骨の間（肋鎖間隙）を通り，③小胸筋の背側を通って腋窩へと走行する．この間を胸郭出口と総称し，もともと狭い間隙が体格的特徴（猫背，なで肩）や肩甲帯の筋力低下，アンバランスによって鎖骨が引き下げられると，ますます神経や血管が圧迫されることになる．
- 神経や血管が圧迫される部位により，斜角筋症候群，肋鎖症候群，過外転症候群と呼ばれるがその区別は必ずしも容易でない．胸郭出口症候群はそれらを総称しての症候名である．

ii　症状

- 安静位の姿勢で肩下り（なで肩），脊椎の後弯（猫背）を認めることが多く，片側性の場合と両側性の場合がある．①上肢のしびれ・異常知覚・筋力低下，②冷感・疼痛，③むくみ・だるさなど多彩な愁訴を有する．①は神経性，②，③は血管性（②は動脈，③は静脈）と理解されるが，実際には症状はオーバーラップし厳然と区別できるもののほうが少ない．
- 腕神経叢では最も下位，内側に位置する下位神経幹〜内側神経束，すなわち尺骨神経支配領域の不全麻痺症状が出やすい．ただし，肘部管など末梢性の尺骨神経障害に比較すると正中神経障害とのオーバーラップがみられることが多いことで鑑別できる．
- 血管性の症状が主な例では明瞭な末梢神経障害として説明することはむずかしく，上肢全体の冷感や浮腫，痛み，だるさなどを訴える．

❷ 診察と検査のポイント

i　診察

- 肩周囲のだるさや上腕での痛み，腕を外転して挙上しているというような，ある特定の肢位での手のしびれや疼痛などでは本症を疑う．
- 腕神経叢障害をきたしている場合では下位型の

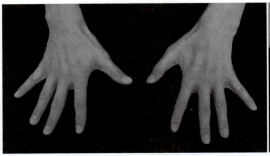
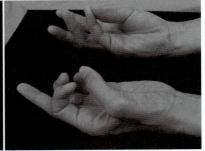

図1 左手内在筋萎縮
骨間筋（尺骨神経支配）だけでなく母指球筋（正中神経支配）にも萎縮がみられる．

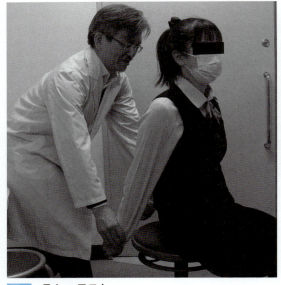

図2 Eden テスト
患者に胸を張らせた状態で腕を後下方に引くと患肢の橈骨動脈が触知できなくなる．

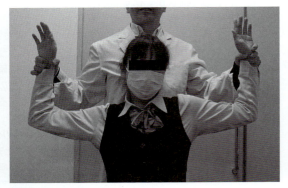

図3 Wright テスト
肩 90°外転・肘 90°屈曲位で橈骨動脈の脈が触知できなくなる．

パターンが多くみられ，典型例では手内在筋の萎縮（図1）を認める．
- 症状誘発テストが診断上有用である．胸郭を狭くするような動作や肢位をとらせることで症状の誘発や増悪をみる．鎖骨上窩〜斜角筋三角部を圧して痛みなどの症状が誘発される（Morley テスト），患者に胸を張らせた状態で腕を後下方に引くと患肢の橈骨動脈が触知できなくなる（Eden テスト，図2），肩 90°外転・肘 90°屈曲位で橈骨動脈の脈が触知できなくなる（Wright テスト，図3），Wright テストの肢位で手指の屈伸動作を3分間続けさせ，それが疼痛やだるさで継続できない（Roos テスト）などが代表的である．ただ，正常人でも偽陽性があり注意が必要である．

ii 検査

- 画像検査：X 線像での頸肋の存在（頸肋症候群），頸椎 X 線側面像で T1〜T2 まで写ってみえる（肩下り：droopy shoulder syndrome），鎖骨下動脈の血管造影や造影 CT で（特に肩外転位にて）狭窄（図4）がみられるなどが有用な所見となる．
- 生理機能検査：神経伝導速度検査や体性感覚誘発電位検査（SEP）などの生理機能検査にて鎖骨下での神経伝導障害，指尖容積脈波やサーモグラフィなどで末梢の血流低下が認められる．
- ただし，前述のように症状が神経絞扼によるもの，牽引によるもの，また血管の圧迫によるもの（動脈性および静脈性）など原因が複雑かつ

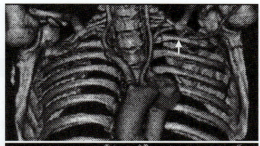
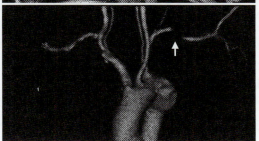

図4 上肢挙上位造影CTで左鎖骨下動脈の圧迫所見（矢印）

多岐に及ぶために，誘発検査や画像検査，生理機能検査なども決定打とはなりえない．症状の再現性と検査の組み合わせなどにより総合的に診断される．

❸ 患者への説明のコツ

i 身体的特徴と肩甲帯の筋力アンバランス

- なで肩，猫背など姿勢のわるさが一因となっており，これを自己矯正することである程度症状の改善が得られる．症状増悪姿勢と改善肢位をマスターさせ，普段の生活の見直しをさせる．長時間のデスクワークの際には途中休憩して背筋を伸ばすなど，胸郭を広げるような体操を取り入れることで自身で治していくことを指導する．
- 精神的な不安が症状増悪因子となる．病態を理解させて不安を取り除くことで，症状も改善することがある．

ii 器質的な原因による場合

- 明らかな物理的要因が存在する場合には，手術が有力な治療法となる．頸肋（およびそれに連続する異常索状物）による圧迫，鎖骨偽関節，腕神経叢腫瘍などでは手術で神経や血管を剥離したうえで適切に処理されれば改善する可能性がある．ただし，中枢部に近い大血管，重要神経叢への手術となるため，必ずしも安全な手術とはいえない．リスクとベネフィットをよく考えて決断することが必要である．

❹ 外来における治療と専門医への紹介

i 保存的治療

- 姿勢矯正と生活指導を行う．「患者への説明のコツ」に述べたように，肩甲帯の筋力をつけて，肩下がり，猫背の姿勢を矯正する．装具による肩甲帯挙上位の保持なども時に有効である．
- 鎮痛薬，特に神経障害性疼痛の治療薬であるプレガバリンやトラマドールなどが有効なことがある．牽引療法や温熱療法も同様である．症状が緩和されて姿勢がよくなればさらに継続して治癒の方向に進むこともできるが，増悪する場合には中止する．
- 斜角筋間ブロック，星状神経節ブロックなどが時に効果を示すが，気胸に注意が必要である．

ii 専門医への紹介

- 精神的な要素が大きい場合には，専門医を受診することが患者の安心につながり症状を改善させる場合もある．必ずしも手術を，というのではなく，病態の理解と指導を仰ぐために専門医を受診させるのがよい．
- 器質的障害があり物理的圧迫が認められるような例など手術が勧められる場合には，当然，専門医受診を勧める．

❺ 最近の手術方法

i 第1肋骨切除術

- 肋鎖間隙での腕神経叢や鎖骨下動静脈圧迫が疑われる例に対して施行する．鎖骨上から（時には鎖骨骨切りして）アプローチする場合と，腋窩からアプローチする場合がある．同時に前斜角筋の付着部を切離して斜角筋間の緊張もゆるめることができる．

ii 頸肋切除術

- 頸肋やそれに伴う異常索状物が存在すると，通常以上に肋鎖間隙が狭くなり，胸郭出口症候群が発症しやすい．これを索状物とともに切除して神経・血管を除圧する．

iii 小胸筋切離術

- 過外転時に症状が強くなる症例では，鎖骨下で烏口突起の小胸筋付着部を切離することで，同部での絞扼が改善する．

❻ 後療法，リハビリテーションのポイント ——肩甲帯筋力の強化，バランスの改善

- 多くの患者は肩甲帯の筋力が弱く，腕の重みが肩鎖関節を介して鎖骨を引き下げて肋鎖間隙が狭まっている．僧帽筋，肩甲挙筋，菱形筋，前鋸筋などを鍛えて，肩下り・肩甲骨の前方回旋を矯正するよう指導する．
- スポーツ選手などで大・小胸筋など胸郭前方の筋肉の過剰発達によるアンバランスから起こっているような場合もあり，均等な筋力訓練とストレッチングによるバランス改善を指導する．
- 疼痛が強く腕が支えきれないような強度の肩下がり（droopy shoulder）の場合には，一時的に装具や三角筋などで患肢を固定する．

❼ 注意点

i 血栓症への注意

- 動脈の狭窄やそれによる血管内膜損傷があったような例では，血栓を形成していることがある．手術による急激な血流・流速の改善が血栓・塞栓症をきたす可能性があり，血管系の症状の場合の術後には特に注意をする必要がある．

ii 精神疾患合併の可能性

- 精神的なうつ状態が症状を悪化させている例がある．元来の素因か，痛みなどのストレスによる二次性のものかの区別はむずかしく，時に精神科的コンサルトも考慮すべきである．

13　腕神経叢損傷

ここ10年でわかったこと

- 神経本幹の損傷では，腓腹神経など細い神経を束ねcable graftとして修復することが多いが，ドナーに限りがある．全型麻痺などでは回復の見込みの少ない尺骨神経を血管付きで挙上して他の神経再建のドナーに用いる，血管柄付き神経移植などが応用されつつある．
- 脊髄からの神経根引き抜き損傷（節前損傷）など重症例に対しては，他の部位に分布する運動神経を主要な目的の筋肉機能を再建するために切離して移行する神経交差縫合術や，下肢からの遊離筋肉移植による再建技術が発展してきた．
- 今後はiPS細胞の発展など，この分野での再生医療の発展，寄与が期待される．

❶ 本疾患・傷害の概念・症状

i 概念

- 上肢に分布する主要5神経（腋窩・筋皮・橈骨・正中・尺骨神経）の起始部分にあたるC5神経根からT1神経根までの5本の神経根が形成する神経叢が腕神経叢であり，頚部から鎖骨の下をくぐって腋窩にいたる部分での神経損傷を総称して腕神経叢損傷という．オートバイ事故，スキー外傷など高速での事故で肩と側頭部が地面に叩きつけられるような転倒により，あるいは作業中機械に巻き込まれて腕を引き抜かれるように牽引されることで，腕神経叢に強い牽引力が生じて起こる．
- 腕神経叢周辺の開放骨折や切創や銃創でも生じうるし，腕神経叢周囲に発生した腫瘍やその治療（Pancoast腫瘍，乳癌の直接浸潤や放射線治療，神経原性腫瘍の切除術など）が原因となることもある．
- 出産時，骨盤位分娩や難産で児頭に対する強い牽引力がかかった場合にも上肢麻痺をきたすことがあり，分娩麻痺と呼ばれるが，その病態は娩出に伴う腕神経叢損傷である．
- 外傷性神経損傷は不全損傷であればかなりの程度自然回復し，完全断裂でも神経修復術（神経縫合や移植）である程度回復する．しかし腕神経叢は身体の中枢に近い部分での損傷であり，ここでの神経損傷では標的臓器である筋肉までの距離が長いため，早期に神経の修復・再生が始まらないと神経筋接合部が変性してしまい，機能回復は期待できない．待機して回復を待つ部分と，積極的に外科的治療する部分の見極めが重要になる．

ii 症状

- 損傷部位により，上位型（肩甲上・腋窩・筋皮神経と一部橈骨神経の麻痺．肩の挙上や回旋，肘の屈曲が障害され，肩から上腕および前腕の外側の知覚低下をきたす），下位型（橈骨神経の一部と正中・尺骨神経の麻痺．手首や手指の屈伸が障害され，手の内在筋麻痺により指が鷲手変形をきたす．前腕や手の主に尺側に知覚低下をきたす），全型（肩以下の上肢全部の麻痺と知覚低下）に分類され，また程度により完全麻痺と不全麻痺に分かれる．
- 各々の神経根について脊髄から神経根の引き抜かれた節前損傷（いわゆる，根引き抜き損傷）と後根神経節より遠位で損傷された節後損傷があり，節前損傷では損傷神経根は自然修復も手術による回復も見込めない．
- 節後不全損傷では近位の筋群より徐々に回復がみられる．下位型と呼ばれるものは，当初全型麻痺であったものの近位の機能が回復して遠位筋群の麻痺が残ったものが多く，最近ではその病態から不全回復型とすべきとされている．
- 神経損傷に伴う知覚低下とともに異常知覚や疼痛を訴える例も多く，切断肢にみられる幻肢痛に近い難治性疼痛にいたる例もある．

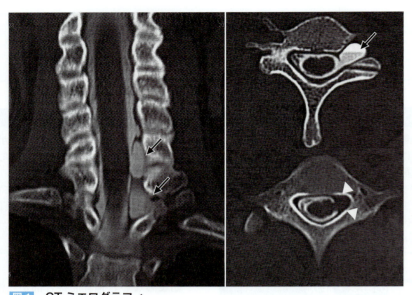

図1 CTミエログラフィ
偽性髄膜瘤（矢印）や造影欠損像（△）がみられる神経根は，引き抜き損傷である可能性が高い．

❷ 診察と検査のポイント

i 診察

- 神経の分布を想起しながら各筋肉の筋力や知覚のチェックをする．受傷直後は頭蓋病変や重要腹部臓器の損傷などもあって正確な神経症状の把握が困難なことも多いので，全身状態の回復を待ちながら丁寧に神経症状について診察する．
- 完全麻痺でも節後有連続性の損傷であれば日を追って徐々に回復する可能性があり，定期的な評価が重要である．
- 損傷部位として，神経根の椎間孔から出た直後に分岐する長胸神経支配筋である前鋸筋の麻痺や，合併損傷でHorner徴候（頸部交感神経損傷による眼裂狭小，瞳孔縮小，眼球陥凹）などがみられる場合には，神経根の引き抜き（節前）損傷が疑われる．

ii 検査

- CTミエログラフィやMRIで脊髄損傷との鑑別，神経根引抜き所見（偽性髄膜瘤の形成や神経根糸の欠損像，図1）をみる．
- 筋電図で麻痺筋の活動電位の有無や脱神経に伴うfibrillationを検出することで麻痺筋の評価を行う．また，sensory nerve action potentials（SNAPs）の導出は後根神経節との連続性を意味し，知覚脱失がありながらSNAPsが導出できるならば，節前損傷を意味する．
- 臨床所見と検査所見から損傷部位と程度，回復の予後予測を行って，治療方針や機能回復の目標を決定する．

❸ 患者への説明のコツ

i 神経損傷の場合の回復の仕方

- 神経損傷には種々の程度（神経圧迫（neurapraxia），軸索損傷（axonotmesis），神経断裂（neurotmesis））があり，完全断裂でなければ神経軸索が再生して自然回復することが期待できる．
- 末梢神経の再生・回復の速度は，1日1mm程度といわれている．いたずらに長期間待機して神経筋接合部の変性が起こってしまってからでは，神経の再生が起こっても機能回復は望めない．通常，麻痺を呈してから1年以内に回復が起こらないと接合部の変性により筋肉の機能は回復が期待できないとされており，運動機能の回復は時間との勝負であるともいえる．一方，知覚神経の再生には時間的制約はなく，神経線維の再生が進む限り長期にわたって徐々に回復していく．

- 麻痺の回復状況を定期的に観察し，回復がわるければ時期を失わずに外科的治療の必要性を判断することが大切である．

ii 手術の必要性
- 明らかに神経断裂と診断されている場合（開放創や神経原性腫瘍の切除後など医原性損傷），神経修復は早ければ早いほどよい．
- 受傷後1～2ヵ月程度で近位筋（肩周囲筋や上腕二頭筋，三頭筋など）の回復が認められればneurapraxiaであった可能性があり待機でよい．3ヵ月経っても回復徴候がなければ重症の神経損傷の可能性が高く，機能回復のための手術が勧められる．

iii 機能予後の予測
- 肘屈曲など近位筋（上腕二頭筋）での単純動作では神経修復（縫合，移植，交差縫合術など）で半年から1年後に回復が見込める．
- 手指の内・外転や対立（手内在筋など遠位筋）は腕神経叢から遠くかつ機能が複雑なため，手術しても機能回復はむずかしい．前腕筋が機能していれば，腱移行など残存筋による機能再建が選択される．

iv 異常知覚，神経障害性疼痛
- 損傷部位での瘢痕による痛みなどの異常知覚は，神経剥離や神経移植によって改善が見込めるが，時に難治性の神経障害性疼痛に対しては，専門医へのコンサルトが必要である．

❹ 外来における治療と専門医への紹介
i 投薬および保存的治療（経過観察の重要性）
- 神経麻痺の所見を詳細に記録する．1ヵ月ごとに観察し，その間に回復徴候が出てくれば引き続き自然回復を待つ．
- 異常知覚や神経障害性疼痛については，長期にわたるケアが必要となる．非ステロイド性抗炎症薬は無効なことが多く，プレガバリンやトラマドールなど神経障害性疼痛の治療薬が奏効することがある．

ii 専門医への紹介
- 神経の再生には長期間を要するために，前述のように手術のタイミングも逃してはならない．完全麻痺など重症例や3ヵ月待って回復徴候のない症例では早目に専門医に紹介し，手術適応や時期の検討を依頼する．
- 神経障害性疼痛が強い場合には，ペインクリニック専門医へのコンサルトも時に必要である．

❺ 最近の手術方法
i 神経剥離
- 有連続性の損傷では，手術用顕微鏡も用いて瘢痕切除，神経剥離を行う．術中に神経刺激器や体性感覚誘発電位（SEP）測定などを行って神経の生理機能をモニターしながら行う．

ii 神経移植
- 断裂した神経（節後損傷）については修復をめざす．末梢神経損傷の神経修復では神経縫合が基本であるが，バイク事故など牽引損傷では広範な瘢痕化のために通常神経縫合は困難である．瘢痕を切除したうえで，末梢の細い神経を採取して数本束ねて欠損部分を架橋するcable graftを行う．
- ドナーサイトとしては下腿後面の腓腹神経，内側前腕皮神経などが代表的である．全型引き抜き損傷などでは前述のごとく，尺骨神経の回復を断念し移植のドナーとすることがある．

iii 神経交差縫合
- 節前損傷など中枢側からの再生が期待できない場合には，他の部位に分布する運動神経を主要な目的の筋肉機能を再建するために切離して移行する，神経交差縫合術が種々試みられ発展してきた．
- ドナーとしては肋間神経（図2），副神経が主であり，最近では横隔神経，健側第7頸椎神経，尺骨神経分枝，橈骨神経三頭筋枝（の一部）など脱落症状の少ない神経が種々検討され，臨床応用されている．

iv 遊離筋肉移植（図3）
- 薄筋などを神経血管柄付きで採取して移植し，血管は吻合，神経は肋間神経や副神経などと交差縫合を行う．難易度が高いが，それぞれ元来機能している筋肉，神経を用いるため成功すれば回復がよい．ある程度陳旧化した麻痺手でも適応可能である．

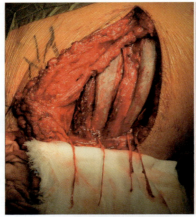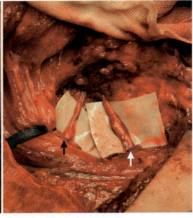

図2 肋間神経移行（交差縫合）術
T2〜T5の4本の肋間神経を剥離し，大胸筋の下を腋窩に通して筋皮神経（黒矢印）および正中神経（白矢印）に縫合する．縫合部はフィブリン糊でラップしている．

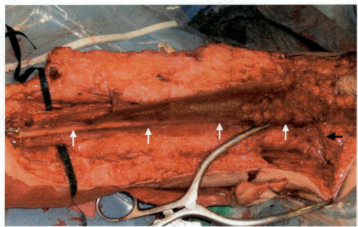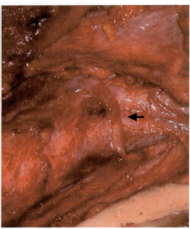

図3 遊離筋肉移植術
大腿から薄筋を神経血管付きで採取し上腕に移植する（白矢印）．緊張をかけて腱を上腕二頭筋に縫合し血管吻合したうえで，本例では尺骨神経の分枝と神経縫合（黒矢印）．

6 後療法，リハビリテーションのポイント

i 受傷後経過観察中のリハビリテーション

- 関節の拘縮予防は常に必要である．廃用筋の線維化に伴い関節拘縮が起こってくるので，その予防のための受動可動域訓練を指導する．

ii 術後のリハビリテーション

- 術後も筋力が回復するまでは術前と同じく麻痺肢の拘縮予防が必要である．筋力が回復してくれば，神経回復に応じた訓練のメニュー追加を行う．

- 肋間筋を採取した場合には，呼吸筋の機能訓練も時に必要となる．上位型や全型の重症例では，まれに横隔神経麻痺を合併していることがあり，特に注意を要する．

7 注意点──病態理解と治療戦略の立て方

- 本来重症な病態であり，後遺障害を残すことが多い．自然回復の見込める領域と機能予後不良の領域を，時期を逃さず判断して外科的再建術につなげることが重要である．

14　腰痛症

ここ10年でわかったこと

【腰痛の頻度】
- 文献によると腰痛は約80％の人が生涯一度は罹患しているとされる．わが国の統計では腰痛を抱えている人は全国で2,800万人と推定されており，1,000万人以上が腰痛のために医療機関を訪れているとの試算がある．厚生労働省が提示している2013年度の国民生活基礎調査によると，腰痛の有訴者は，男性では第1位で人口1,000人当たり92.2人，女性では第2位で同118.2人であった．しかも2010年の同調査と比較して腰痛の頻度は増加している実態が明らかとなっている．

【腰痛を取り巻く社会的背景】
- 腰痛がもたらす社会的損失がきわめて大きいことが指摘されている．2012年の『Lancet』には，世界中で疾病により失われた生命や生活の質（QOL）の総合計が掲載された．その論文のデータでは，years lived with disability（疾患を抱えながら生活する年数）として腰痛が最も大きい要素であることが報告されている．米国ではプライマリ・ケアを受診する患者の2番目に大きい理由が腰痛であり，腰痛の社会的費用は毎年200億～500億ドルに上ると見積もられている．

【腰痛の病態】
- 腰痛は腰における器質的障害によって起こるという概念から，腰痛は生物・心理・社会的疼痛症候群の一症状として捉えるべきであるという考え方が，近年主流となってきている．腰痛には原因が明らかでない非特異的腰痛があり，約85％がこのカテゴリーに含まれるとされている．
- さまざまなストレスが腰痛に深く関与しており，特に家族，人間関係，仕事の満足度といった社会的要因やうつ，不安，落胆などの心理的要因が腰痛の原因になりうることが明らかにされてきた．
- 近年の脳内ドーパミンシステムの研究により，心理社会的要因がなぜ慢性腰痛と関係するのかが解明されつつある．さらに機能的脳画像法（脳イメージング）による痛みの可視化の研究が行われている．これによると腰痛患者では前頭葉や側頭葉の脳萎縮や低形成があり，脳血流シンチグラフィで血流低下を指摘できる．
- 一方，局所においては腰椎椎間板に痛みの起源を求める研究が行われており，腫瘍壊死因子（TNF）-αや神経成長因子（NGF）などのサイトカインが椎間板性腰痛の原因である可能性が指摘されている．

【腰痛における遺伝的背景（遺伝子を用いた研究）】
- 腰椎椎間板変性の疾患感受性遺伝子として，*CILP*, *ASPN*, *COL11A1*, *GDF5*, *SKT*, *THBS*, *MMP9* などが明らかにされてきた．これは主にわが国，香港，フィンランドの研究者によって報告された知見である．また，腰痛に直接関わる遺伝子としてインターロイキン（*IL*）-*1β*, *CASP-9*, *GDF5* があげられている．

【痛みの捉え方の整理】
- 疼痛を原因別に侵害受容性疼痛（nociceptive pain），神経障害性疼痛（neuropathic pain），心因性疼痛（psychologic pain）に分類することが提唱され，一般的概念として定着してきた．それぞれのメカニズムが明らかになりつつあり，この概念に基づいた治療薬が開発されてきた．

【腰痛における評価法の開発】
- 腰痛にまつわる以下の評価法が用いられるようになった．これによって各種治療法の有効性を客観的に論じることができるようになった．
- 腰痛の程度：visual analogue scale（VAS），numeric rating scale（NRS），face rating

- scale (FRS).
- 腰痛の質的評価：McGill Pain Questionnaire.
- 腰痛の精神医学的問題：Minnesota Multiphasic Personality Inventory (MMPI), Brief Scale for Psychiatric Problems in Orthopaedic Patients (BS-POP), Self-rating Depression Scale (SDS).
- 腰痛のQOL：①包括的QOL尺度：SF-36, EQ-5D (EuroQol), ②疾患特異的QOL尺度：Roland-Morris Disability Questionnaire (RDQ), Oswestry Low Back Pain Disability Questionnaire (ODI), JOA Back Pain Evaluation Questionnaire (JOABPEQ), Japan Low Back Pain Evaluation Questionnaire (JLEQ).

【腰痛に関する画像診断の進歩】
- X線撮影は腰椎2方向（正面，側面），前屈，後屈，斜位の他，立位全脊椎2方向で撮像し，脊椎全体のアライメント異常の有無をpelvic tilt (PT), pelvic incidence (PI), lumbar lordosis (LL) などのパラメータを用いて計測した評価基準が設けられるようになってきた．局所の病態の把握にMRI, CTはほぼルーチンに用いられる検査となったが，一方，脊髄腔造影，椎間板造影は施行例が限られるようになってきた．また，functional MRI, PET, diffusion MRIなどの画像検査が，痛みの可視化を目的に研究されている．

【腰痛診療ガイドラインの発刊】
- 現在までのところ，腰痛診療ガイドライン（ガイドライン）は少なくとも世界15ヵ国で発刊されている．ガイドラインの基盤になったものは『Cochrane Database of Systematic Reviews』であり，これは随時改定されている．2006年には欧州ガイドラインが多職種の研究者をメンバーとして作成された．2007年には米国ガイドラインが米国内科学会と米国疼痛学会で作成された．これを受けてわが国のガイドラインが脊椎外科医をメンバーとして作成され，2012年11月に初版が発刊された[1]．

【腰痛に対する治療概念の変化】
- 医療者側に腰痛の治療には，腰椎の局所治療から全人的な痛みの治療を考える必要があるということが理解されるようになってきた．すなわち，患者の腰痛治療においては「cure」から「care」へと認識をかえる必要があることが提唱された．

❶ 本疾患の概念・症状

- 「腰痛症」という名称は，1990年に世界保健機関（WHO）が定めた疾病分類（ICD-10）の1つに登録されているが，これは疾患ではなくあくまでも腰痛という症状を主体とする病態の総称である．ガイドラインには，触知可能な最下端の肋骨と殿溝の間の領域に痛みがある時，腰痛とすると定義されている．また腰痛は発症時期から急性期（発症からの期間が4週間未満），亜急性期（発症からの期間が4週間以上3ヵ月未満），慢性期（発症からの期間が3ヵ月以上）に分類されている．

❷ 診察と検査のポイント

- まずは，腰痛を引き起こす多くの原因を想定しつつ，いわゆるレッドフラッグスと称される疾患，すなわち放置すると死にいたる可能性がある病態（悪性腫瘍など）や重篤な神経症状を引き起こす可能性のある病態（感染性疾患，外傷性疾患など）を見逃さないことに留意する．そのためには，注意深い問診と入念な身体診察が必要である．
- 問診では安静時痛，発熱，体重減少の有無や既往歴などを聞く．身体診察では神経症状の有無のチェックと局所状態の把握を行う．これらに異常がある場合や4〜6週間の保存的治療においても改善が得られない場合には，画像検査を勧めることがガイドラインに記載されている．しかし，どの時期に画像診断を行うかについては医師の裁量に任されている．

❸ 患者への説明のコツ

- 以下，腰痛患者に対して筆者が心していることを列記する．

①安易に原因不明とはいわない
- 非特異的腰痛は原因が明らかでないものと定義されているが，このままの説明を行うと患者は不安に思う．よって，X線やMRIなどの画像検査では明らかにはできないが，痛みの原因は何かありうると説明し，患者の逃げ道を防がないようにしている．

②心因性腰痛という説明をできるだけ行わない
- 心因性の要因が強く疑われる患者に対しても，単に心の問題として腰痛を片づけないように説明している．

③安易に痛みを年齢のせいにしない
- 年のせいであるから仕方がないという説明は行わないようにしている．

④患者の家族背景，仕事などの生活様式を聞く
- 家族，生活様式の聴取は腰痛の原因を理解するのみでなく，治療法の選択に役立つ．また，このことによって患者との距離も近づくと考えている．

⑤治療は痛みをゼロにすることではないことを理解してもらう
- 慢性腰痛は単独で大きな効果が期待される治療法はない．また，慢性腰痛患者の痛みはおそらくゼロになることはないことから，たとえ痛みがあっても，痛みとともに日常生活動作（ADL）やQOLを保つことが重要なことを患者に理解してもらう．

⑥手術的治療については慎重に考えることを説明する
- 手術による治療は例外的であること，またたとえ手術を行ったとしても腰痛がすべて改善するわけではないことを説明している．このことで患者には手術に対する過剰な期待をもたせないようにしている．

⑦ラポールを形成するように努める
- 痛みはあくまでも主観的な訴えであるため，できるだけ患者の話を妨げることなく傾聴し，親身になって信頼を得られる姿勢を貫く．

❹ 外来における治療

- レッドフラッグスが否定されれば，腰痛の治療は保存的治療が主たるものとなる．具体的には，薬物療法，物理・装具療法，運動療法，患者教育・心理行動的アプローチ（認知行動療法），ブロック，注射，マニピュレーションなどが行われる．急性腰痛の場合は，安静よりも痛みに応じた活動性維持を指示するほうが，早期の機能の回復や社会復帰に有用であるとされている．
- ガイドラインでは，薬物療法の第一選択は急性および慢性腰痛とも非ステロイド性抗炎症薬とアセトアミノフェンとなっている．一方，慢性腰痛は単独で大きな効果が期待される治療法はないため，上記の治療法を組み合わせる場合が多い．外科的手術が考慮される場合もあるが，適応はきわめて限定的である．

❺ 専門医への紹介・手術のタイミング

- レッドフラッグスが疑われる場合，生活に差し支えるほどの痛みが3ヵ月以上継続する場合，神経症状が明らかな場合，心因性腰痛が強く疑われる場合などは専門医による精査が必要となる．
- 脊椎および精神科の専門医の加療が必要であると判断すれば，適切な専門医に紹介する．手術は局所の器質的変化が明らかで，それによって痛みが生じている可能性が高く，手術によってその病態を解決できると考えられる場合に考慮される．

❻ 最近の手術方法

- 脊椎手術では，神経除圧，脊椎固定，矯正が行われる．腰椎椎間板変性が痛みの原因である可能性が高く，局所の不安定性が強い場合に脊椎固定術が選択されることがある．固定術としては，posterior lumbar interbody fusion（PLIF），transforaminal lumbar interbody fusion（TLIF），anterior lumbar interbody fusion（ALIF），lateral lumbar interbody fusion（LLIF）などが選択される．これらにはそれぞれ長所と短所がある．

- 一方，ガイドラインには腰痛治療において脊椎固定術と集中的リハビリテーションには明確な差はないと記載されており，腰痛に対する手術適応については今後科学的なエビデンスの構築が必要である．

❼ 逆紹介時のポイント

- 目の前の患者に対し，患者を中心に医療者側全員が協力して腰痛治療にあたっているということを理解してもらえるように配慮することが重要であると考えている．紹介する場合は紹介先に患者の痛みの性状のみでなく，生活，家族背景をできるだけ詳細に伝えるようにする．

❽ リハビリテーションのポイント

- 運動療法は慢性腰痛の基本的な治療である．慢性腰痛に対する運動療法はその効果を否定する論文はなく，慢性腰痛に対する保存的治療の1つとして強く推奨されている[1]．具体的には活動性維持を基盤にストレッチングと体幹筋力強化訓練を行う．体幹筋は背筋を中心に強化するように指導している．ウォーキングなどの全身運動を少し汗ばむ程度で30分程度行うように，そして運動を継続するように説明する．運動の継続には理学療法士の協力を得て行ったほうがよい．また運動療法と薬物療法の関連については，運動療法が適切にできない症例に運動療法を行うきっかけとして，またこれまでの日常生活を取り戻すために，短期間の鎮痛薬の使用を考える．

❾ 再発防止のための注意点

- ガイドラインには，急性腰痛は発症後1ヵ月で改善するが約60%は12ヵ月後も持続する，また約60%は腰痛の再発を経験するとある．このことから腰痛の再発は起こりうると考えられる．また，心理社会的因子は腰痛遷延の要因となるとの記載がある．このことから患者に対しては，心理的サポートを行いつつさまざまな治療法を駆使し，ラポールを形成するように努める．そしてその訴えに根気強く付き合いながら，効果がある方法を探していく．治療効果が得られれば，患者とともに喜ぶ．腰痛治療には，以上のような共感的トータルマネジメントの姿勢が必要であると考えている．

■文献

1) 日本整形外科学会ほか（監），日本整形外科学会診療ガイドライン委員会ほか（編）：腰痛診療ガイドライン2012，南江堂，東京，2012

15　腰椎椎間板ヘルニア

> **ここ 10 年でわかったこと**
> - 自然消褪する例がある（図1）．
> - 自然縮小しやすいヘルニア塊として，大きい，遊離脱出している，MRIでリング状に造影される，などがある．
> - 下肢痛がなく腰痛のみの腰椎椎間板ヘルニアがある．
> - 骨性終板を含む椎間板ヘルニアは自然消褪の可能性が低い．

❶ 本疾患の概念・症状

i　概念

- 椎間板の変性過程で椎間板の膨隆や脱出が生じる．ヘルニアの神経組織への直接圧迫とともに炎症性サイトカインが痛みの原因である．
- 典型例では：
  ① 神経根障害としての症状である神経根痛や麻痺がみられる．
  ② 下肢伸展挙上（SLR）テストなどの神経根のテンションサインが陽性．
  ③ 上記から診断するレベルに合致する画像所見を有する．
- 中・高齢者では椎間板膨隆を伴った脊柱管狭窄症が多く，テンションサインも陰性である．

ii　症状

- 初発症状としての腰痛が多くみられる．
- 数日〜数週後に腰痛の軽快と同時に下肢症状が出現する．
- 下肢症状は片側性が多く，痛みやしびれ，麻痺が起こる．これらは障害神経根のデルマトームおよび支配筋に一致する．
- 自然消褪例では画像変化に先行して症状も軽快に向かう．
- 自然消褪の多くは発症から 2〜3 ヵ月以内に生

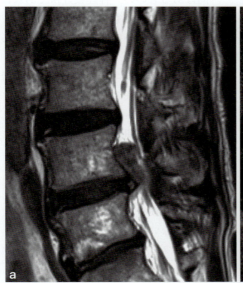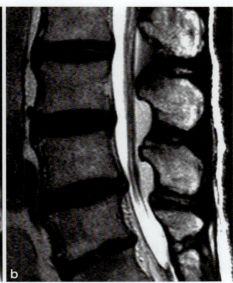

図1 自然消褪した腰椎椎間板ヘルニアの症例．MRI T2 強調矢状断像
a：初診時，b：9 ヵ月後．

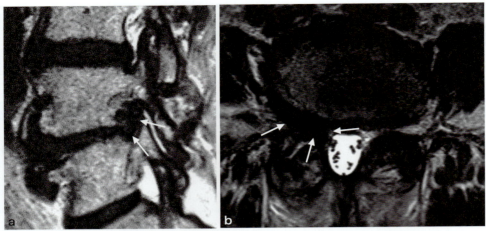

図2　椎間孔内の腰椎椎間板ヘルニア（矢印）
a：MRI T2強調傍矢状断像．椎間孔部での神経根周囲の脂肪の消失がある．
b：MRI T2強調水平断像．

［遠藤照顕先生のご厚意による］

じる．
- 巨大ヘルニアの場合には馬尾症候群としての尿閉や会陰部のしびれが生じることがある．

❷ 診察と検査のポイント

i　鑑別と頻度など
- 神経根痛をきたすほとんどの症例は，腰椎椎間板ヘルニアと神経根型・混合型の腰部脊柱管狭窄症である．
- 決して少なくない病態として，椎間孔・椎間孔外の圧迫性障害とともに転移性脊椎腫瘍と骨粗鬆症性脊椎骨折に伴う神経根障害があり注意を要する．
- 頻度は低いが，骨盤内腫瘍や悪性神経鞘腫など脊椎よりも末梢の病態もある．
- 腰椎椎間板ヘルニア自体の頻度は人口の1%程度である．
- 男女比は約2〜3：1．
- 好発年齢は20〜40歳代．
- 好発部位はL4/L5, L5/S1．

ii　診察
- 下肢痛・しびれや麻痺の範囲，深部腱反射から障害神経根を推定する．
- 下肢痛・しびれの範囲が最も有用な情報である．
- 下位腰椎ではSLRテスト，上位腰椎では大腿神経伸展テスト（FNST）が陽性となる．若年者ではSLRの感度は高い．

iii　検査
- X線は不安定性の評価の他，疾患の鑑別としても重要である．
- MRIが最も有用である．
- 椎間板ヘルニアが大きいほど症状が重くなる傾向はあるものの，神経根近傍であれば小さな椎間板ヘルニアでも有症状となる．
- 見逃されやすい病態として椎間孔から椎間孔外での圧迫がある．
- 椎間孔内のヘルニアはMRI T2強調傍矢状断像での神経根周囲の脂肪の消失（図2）が有用である．
- 椎間孔から椎間孔外の圧迫では通常よりも1レベル頭側の神経根が障害される．
- 大きく移動した脱出ヘルニア（図3）は腫瘍など他疾患との鑑別が必要になる．
- 脊髄造影検査は明確な病態では省略することも少なくない．
- 神経根ブロックは仙骨硬膜外ブロックとともに治療目的で行われることが多い．
- 局所麻酔薬とともに副腎皮質ステロイドを混入するほうが効果は高い．

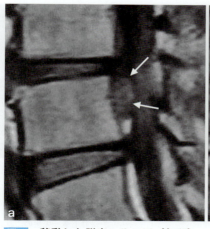 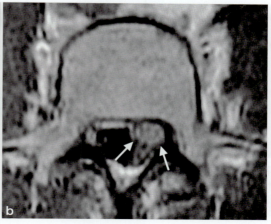

図3 移動した脱出ヘルニア（矢印）
脊髄腫瘍などと鑑別する．
a：MRI T1強調傍矢状断像，b：MRI T2強調水平断像．

[遠藤照顕先生のご厚意による]

- 神経根ブロックをレベル確定のために行う場合には，薬液量を1 mL程度に少なくする．治療目的同様の用量では薬液が近位へ流れて多根へ影響するため，レベル診断としての意義はない．
- 椎間板造影と椎間板ブロックは椎間板性腰痛を診断できる可能性があるが，感度・特異度は確立していない．

❸ 患者への説明のコツ

i 手術の必要性
- 保存的治療が原則である．
- 手術的治療の最大の利点は早期の痛み緩和と社会復帰である．
- 高度の麻痺や膀胱直腸障害がある場合には手術的治療が優先される．
- 特に尿閉では早期の手術が望ましい．

ii 生活上の注意点
- 腰椎に負荷のかかる労働や介護では悪化する可能性がある．

❹ 外来における治療と専門医への紹介

i 投薬および保存的治療
- 馬尾障害を除くほとんどの患者に薬物を主体とした保存的治療を行う．
- 痛みや生活障害の強い患者には回数を限定したブロック治療を行う．

【処方例】
- 下肢痛が主体の場合：
  プレガバリン1日50〜150 mg
  　年齢，腎機能，痛みの強さにより用量を決定し，効果あるいは副作用が出現するまで漸増する．
- 腰痛が主体の場合：
  ①ロキソプロフェン（60 mg）1回1錠，1日3回，テプレノン（50 mg）1回1カプセル，1日3回
  ②ジクロフェナク坐剤25〜50 mg頓用
  ③ケトプロフェン貼付剤
  　①，②は単用，③は併用．

ii 専門医への紹介
- 高度の麻痺や膀胱直腸障害がある場合にはすみやかに紹介する．
- 痛みのコントロールが不良の場合も専門医を紹介する．
- 巨大ヘルニアの場合には馬尾障害が出現した場合の迅速な対応が望ましいので，専門医へ紹介したほうがよい．

❺ 最近の手術方法

i 手術方法のトレンド
- ヘルニア塊を摘出する除圧術がスタンダードで

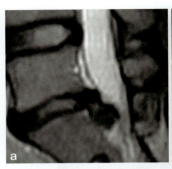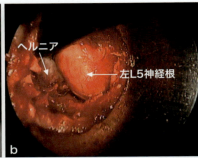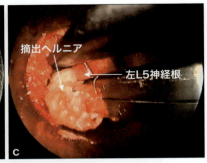

図4　内視鏡下腰椎椎間板摘出術（MED）による内視鏡を用いた腰椎椎間板ヘルニア切除
a：術前 MRI T2 強調矢状断像．
b：摘出前．神経根をよけてヘルニアを同定．
c：摘出中．椎間板ヘルニアの摘出．

［井上泰一先生のご厚意による］

ある．
- 通常の後方切開，顕微鏡手術，内視鏡手術がある．
- 内視鏡手術が増加している（図4）．
- 不安定性の強い症例では同時に固定術を行う場合もある．

ii　再手術
- 5年後で4〜15％である．
- 同一レベルでの再発率は術後1年で1％，5年で5％である．

❻ 後療法
- 早期の制限のない社会復帰は再発のリスクがある．内視鏡手術で若干高い．
- 術後2〜3ヵ月は過負荷を避ける社会生活を指導する．

■ 文献
1) 日本整形外科学会診療ガイドライン委員会ほか（編）：腰椎椎間板ヘルニアガイドライン，改訂第2版，南江堂，東京，2011

16　脊椎分離症（分離すべり症）

ここ10年でわかったこと

【頻度】
- わが国の成人における腰椎分離症の頻度は5.9%で，男女比は2：1と男性に多い（男性7.9%，女性3.9%）[1]．一方，潜在性二分脊椎を有する症例の内分離合併例が16.2%であるのに対して，二分脊椎のない症例での分離合併例は5.0%であり，腰椎分離症に遺伝性の関与が示唆されている．
- わが国での分離すべり症は，片側分離より両側分離から移行することが多く，女性に頻度が高い[2]．分離症の発生は男性に多いが，分離に合併したすべりは女性に起こりやすい．

【病態】
- 分離症に続発して起こる発育期のすべりは，椎間板でなく終板で発生する[3]．発育期では力学的に脆弱である椎体成長軟骨板がSalter-Harrisの骨端線損傷のように解離して前方にすべる．発育期，特に小学生の低学年で発症した分離症では，すべりの発生を厳重に経過観察する必要がある．
- 偽関節分離症での腰痛や下肢痛は，communicating synovitisと呼ばれる隣接椎間関節や偽関節部の滑膜炎が原因である．

【診断】
- 分離症では早期の治療開始により骨癒合の可能性が高まるので，早期診断はきわめて重要である．CTでは骨吸収が不明瞭な時期でも，MRI STIR像では椎弓根部の骨髄浮腫を高輝度所見として捕えることが可能であり，早期診断にきわめて有用である（図1）[4]．
- 分離症の発生は常に尾側より起こるので，CTでの矢状断再構成像（sagittal reconstruction）が早期診断に有用である．

【治療】
- 骨癒合能力の判定にはMRIが有用である．保存的治療による骨癒合率は，分離初期では94%，進行期で椎弓根部の高信号があるものでは64%，高信号がないものでは27%，終末期では0%と報告されている[5]．

❶ 本疾患の概念

- 脊椎分離症は，発育期における代表的な腰部スポーツ障害の1つにあげられる．本疾患は，スポーツ活動による反復ストレスに起因する椎弓（関節突起間部）の疲労骨折である．したがって，発育期からスポーツ活動を続けている者に発生頻度が高い．一般日本人における分離症の発生率は約6%とされているのに対し，スポーツ選手では15〜40%に認められる．
- 脊椎分離症の発育期には脆弱な椎体成長軟骨板が解離して椎体の前方すべりが起こる．長期経過のうちに椎体間のすべりが発生する．この状態は脊椎分離すべり症と呼ばれ，L5椎体に最

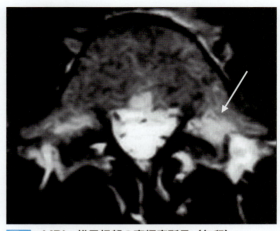

図1　MRI．椎弓根部の高輝度所見（矢印）

も多く発生する．
- 発症初期の段階で適切な治療を行えば分離部の骨癒合を得ることが可能である．したがって，本疾患に対しては，早期の診断治療を行うことが要求される．

❷ 診察と検査のポイント

- 脊椎分離症の主な症状は腰痛である．特に腰椎伸展時の疼痛が特徴的である．
- 脊椎分離症例で下肢痛（根性疼痛）を呈する場合がある．分離発生初期においては，疲労骨折に伴う出血・浮腫が神経根周囲に及ぶことにより下肢痛を発生する．また，分離末期では，偽関節をおおう滑液包や隣接椎間関節の滑膜に炎症が発生し（communicating synovitis），下肢痛や腰椎伸展時痛の原因となる．
- 成人症例では，分離部に形成された線維軟骨塊により神経根が圧迫され下肢痛・しびれを発生することがある．脊椎分離すべり症例でも下肢痛を伴い，神経根性間欠跛行を呈する場合がある．
- 脊椎分離症の診断には，X線斜位像やCTが有用である．分離の程度から，初期，進行期，終末期に分類される．初期は，骨吸収（骨折線）が部分的にみられる時期で，この変化は関節突起間部の尾側から始まる．そのため，CT sagittal reconstruction像が早期診断に有用である．進行期では，骨折線は全周性に及ぶ．終末期はいわゆる偽関節の状態である．
- MRIは脊椎分離症の早期診断に有用である．分離初期においては，分離部に隣接する椎弓根部が浮腫を反映してT2強調画像で高信号，T1強調画像で低信号を呈する．T2強調画像での高信号を脂肪髄と鑑別するためにはSTIR像が有用である．分離初期の症例では，100％が椎弓根部の高信号を示す．進行期では，高信号を示すものと示さないものがあり，終末期では全例が高信号を示さない．MRIは神経根や硬膜管の圧迫・狭窄の有無や程度の評価にも有用である．

❸ 患者への説明のコツ

- 脊椎分離症では，早期の発見・治療により骨癒合を得ることが可能である．
- 若年者のスポーツ選手で腰椎伸展時痛を呈する場合は，早期にMRIを施行し，椎弓根部の高信号領域の有無を確かめる．分離初期と判断される場合は，患者本人や保護者に骨癒合を得ることの意義や治療方針をよく説明し，スポーツ休止への理解を得ることが重要である．
- 一方，骨癒合の見込みのない症例に対しては，分離が遺残しても必ずしも重大な障害をきたすものではないことを説明し，無用な心配を与えずに理学療法などの治療をしっかりと行わせることが肝要である．

❹ 外来における治療

- 分離初期〜進行期で，分離部の骨癒合能力がある症例には保存的治療を行う．保存的治療として，コルセットを3〜5ヵ月間装着する．痛みが強い場合には非ステロイド性抗炎症薬（NSAIDs）を処方する．コルセット装着期間は，スポーツ活動を休止することが原則である．定期的にX線像かCTを撮影し，骨癒合の状態を評価する．詳細な骨癒合の判定にはCTのほうが有用である．
- コルセットとしては，腰椎伸展に加えて回旋も制限できる硬性コルセットが望ましい．患者のコンプライアンスを考慮し，背部に伸展制限機能を高めた軟性コルセットを使用する場合もある．
- 骨癒合が得られた時点でコルセットを除去し，理学療法を開始し，スポーツへの復帰をめざす．理学療法としては，体幹筋のストレッチング，強化訓練の他に，タイト・ハムストリングスの改善を行うことが重要である．骨癒合が得られなかった場合でも疼痛が軽減していれば，徐々に理学療法を行い，スポーツ復帰をめざす．初診時から終末期で骨癒合能力がないと判定された症例も同様である．

❺ 最近の手術方法

- 数ヵ月間の保存的治療によっても症状の改善が

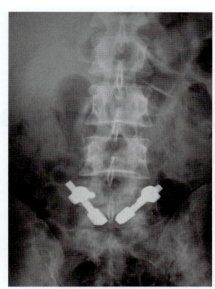

図2 分離部修復術後X線像．pedicle screw hook-rod法による分離部修復術

なく，スポーツの継続が困難な症例や日常生活にも支障をきたす症例には，手術的治療が考慮される．
- 脊椎分離症に対する手術では，神経症状の有無，不安定性の有無により術式を考慮する必要がある．症状が腰痛（分離部痛）のみで，下位椎間板変性や椎間すべりがない〜軽度の症例では，椎間可動性を温存するintra-segmental repairである分離部修復術が選択される．その際，分離部に局所麻酔薬を注入する分離部ブロックにより疼痛が軽減することを確認する．分離部修復術には，従来，segmental transverse wiring法やBuck法などが行われてきたが，最近はpedicle screw hook-rod法などがある（図2）．
- 腰痛がないか，軽度で神経根症状を呈する症例は，分離部除圧術の適応となる．下位の椎間板変性が著しい場合や椎間不安定性を認める場合には，インストゥルメンテーションを併用した脊椎固定術が選択される．

文献

1) Sakai T et al：Incidence of lumbar spondylolysis in the general population in Japan based on multi detector computed tomography scans from two thousand subjects. Spine **34**：2346-2350, 2009
2) Takao S et al：Radiographic comparison between male and female patients with lumbar spondylolysis. J Med Invest **57**：133-137, 2010
3) Sairyo K et al：Vertebral forward slippage in immature lumbar spine occurs following epiphyseal separation and its occurrence is unrelated to disc degeneration：is the pediatric spondylolisthesis a physis stress fracture of vertebral body? Spine **29**：524-527, 2004
4) Sairyo K：MRI signal changes of the pedicle as an indicator for early diagnosis of spondylolysis in children and adolescents：a clinical and biomechanical study. Spine **31**：206-211, 2006
5) Sairyo K et al：Conservative treatment of lumbar spondylolysis in childhood and adolescence：the radiological signs which predict healing. J Bone Joint Surg Br **91**：206-209, 2009

17 腰部脊柱管狭窄症

ここ10年でわかったこと[1]

【自然経過】
- 腰部脊柱管狭窄症の軽度または中等度のうち，1/3ないし1/2程度の症例は自然経過でも良好な予後が期待できる．
- 重度の腰部脊柱管狭窄では手術的治療に移行することが多い．

【手術成績】
- 手術的治療の臨床成績にはさまざまな因子が関与するが，術前のうつ症状は負の影響を与える．
- 不安定性のない腰部脊柱管狭窄症に対する除圧術の2年成績は，保存的治療よりも優れている．
- 除圧術後も下肢のしびれは残存しやすい．
- 75歳以上の高齢者の除圧術の臨床成績は，65歳以上75歳未満の症例の臨床成績に劣らない．
- 明らかな不安定性のある腰部脊柱管狭窄症では，除圧術単独より固定術併用の臨床成績が優れている．
- 固定術を施行した症例の5年以上の長期臨床成績では，骨癒合不全は成績不良因子となる．

❶ 本疾患の概念・症状

- 日本脊椎脊髄病学会（編）の『脊椎脊髄病用語辞典』には，「脊柱管を構成する骨性要素や椎間板，靱帯性要素などによって腰部の脊柱管や椎間孔が狭小となり，馬尾あるいは神経根の絞扼性障害をきたして症状の発現したもの．絞扼部によってcentralとlateralに分けられる．特有な臨床症状として，下肢のしびれと馬尾性間欠跛行が出現する」[2]と記載されている．高齢社会の現在，本疾患を治療する機会は増加の一途にある．
- 本疾患群には，椎間のすべりを伴わない狭窄性病変のものと，椎間のすべりを伴う変性すべり症が含まれる．腰椎分離すべり症や，若齢者でも発症する発育性狭窄症は，この疾患群には含まない．
- 臨床症状は，殿部から下肢の疼痛やしびれを有し，特に殿部から下肢の疼痛やしびれは立位や歩行の持続によって出現あるいは増悪し，前屈や坐位保持で軽快するといった間欠跛行の症状（神経性間欠跛行）を呈する．
- 腰痛単独の症状であれば，本疾患から除外する．
- 症状が進行すれば，安静時の下肢筋力低下や会陰部のしびれ，排尿遅延などの膀胱直腸障害を呈する．まれではあるが，男性では歩行時に間欠性勃起を起こすことがある．通常，間欠性勃起に痛みは伴わない．

❷ 診察と検査のポイント

i 診察

- 問診で，歩行により増悪する下肢のしびれや脱力があり，前かがみなどの姿勢変化で症状が軽快することを確認する．一方，自転車こぎは制限なくできることが多い．
- 神経根障害や椎間孔の狭窄がある場合には，腰椎の後側屈で下肢への放散痛が悪化するKemp徴候がみられる．
- 神経根型の障害では，障害された神経根が支配する領域での知覚低下や筋力低下がある．馬尾型の障害では，肛門周囲の知覚が低下していることもあるので，患者に検査の必要性を説明し看護師などの同席のもと肛門周囲の知覚検査を行う．
- 左右の足背動脈の拍動を指先で触知し比較する．血管性跛行との鑑別に重要である．

ii 検査

- X線像での変性側弯症やすべり症の有無を確認

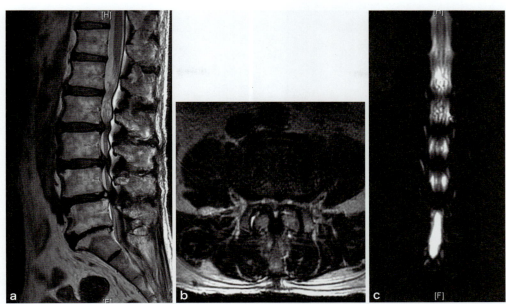

図1 多椎間にわたる腰部脊柱管狭窄症例のMRI（75歳，男性）
a：矢状面T2強調画像．下位腰椎に多椎間にわたる狭窄病変がある．
b：L4/L5レベルの横断像．脊柱管は著明に狭小化している．
c：MRミエログラム．造影剤を使用したミエログラムと同様な画像を観察できる．

する．
- 椎間不安定性を確認するために，X線で側面機能撮影を行う．
- MRI（T1，T2強調画像，ミエロ画像）で矢状面，横断面，冠状面の画像を撮像する．椎間孔狭窄の病態がある場合には，矢状面や冠状面が診断に有効である（図1）．
- ペースメーカの使用や閉所恐怖症の症例では，脊髄造影検査と造影後CTを撮影する．
- 障害神経根の確認や椎間孔での狭窄病変の確認には，神経根造影とブロックが有効である．保存的治療としての効果も期待できる．
- 脊柱管や椎間孔の狭窄病変を画像診断で確定するが，症状ならびに診察所見との整合性を確認することが最も重要である．血管性病変やサルコペニアに伴う筋筋膜性疼痛などを除外する必要がある．
- 下肢の閉塞性動脈硬化症による間欠性跛行を鑑別するために，上肢と下肢の収縮期血圧の比率（ankle brachial pressure index（ABI）0.9以下）が閉塞性動脈硬化症の検出に有用である．動脈硬化を有する症例では施行すべき検査である．

❸ 患者への説明のコツ

i 病態と自然経過の説明

- 変性変化とともに腰部脊柱管が狭窄し，神経を圧迫することで症状が出ていることを説明する．神経根症状のみの症例は，症状が軽快することも多いので保存的治療の有効性を説明する．患者が歩けなくなるという不安を抱えている場合が多いので，すぐに歩けなくなることはないことを理解させる．
- 馬尾障害で膀胱直腸障害がある症例では，保存的治療での症状改善の可能性は低い．手術的治療の適応となることを説明する．

ii 生活上の注意点の説明

- 姿勢により症状が増悪する病態であることを患者に認識させ，症状が悪化するような腰部の伸展や背屈動作は避けるように指導する．
- 長時間の立位や歩行は避け，痛くならないような姿勢をとること（買い物ではカートにつかまりながら歩くなど），下肢痛が出現したら我慢しないで腰をかがめて休むことを指導する．

iii 手術に関する説明

- 神経の圧迫病変を除去する除圧のみであれば，

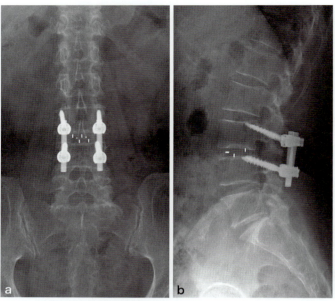

図2 L3変性すべり症に対する後方除圧と後方椎体間固定術
（CBTスクリューを用いた固定）（図1と同一例）
a：X線正面像，b：X線側面像．
CBT：cortical bone trajectory.

決してむずかしい手術ではないことを説明する．手術後1～2日後には歩行できることを説明する．
- 糖尿病治療や抗凝固療法をしている患者の場合には，内科の主治医から病状や治療内容を診療情報として提供してもらう．基礎疾患に対する万全の対策が講じられれば，手術は決しておそれるべきものではないことを理解させる．
- 患者本人のみではなく，家族を含めた説明が必要である．家族がいない場合には，身の回りの世話をしてくれている友人など，本人に近い者へも一緒に説明することが重要である．

❹ 外来における治療
i 薬物療法
- 非ステロイド性抗炎症薬，アセトアミノフェン，プレガバリンなどで神経障害性疼痛に対する治療を行う．神経への局所血流を増加させるためのプロスタグランジンE_1誘導体を投与する．筋弛緩薬やビタミン製剤などを併用することもある．

ii 物理療法
- 温熱療法や末梢神経への低周波治療が症状の軽減に有効な場合がある．骨盤牽引は，姿勢などにより症状が悪化する場合があるので，慎重に行うべきである．

iii 神経ブロック治療
- 腰痛にトリガーポイントブロック，下肢への放散痛に対して神経根ブロックや仙骨裂孔ブロック（硬膜外ブロック）が有効である．ブロックの前に抗凝固療法の有無を確認する必要がある．

iv 装具療法
- 腰椎前屈位の保持と後屈制限のために装具を装着することがあるが，患者のコンプライアンスは低い．歩行時のカートは，使用してくれる場合があるので紹介する価値はある．

❺ 専門医への紹介・手術のタイミング
- MRIなどで明らかな腰椎の狭窄性病変があり，前述の保存的治療を行っても症状が軽快しない症例や，進行性に歩行障害が悪化する症例は専門医に紹介する．

- 買い物などの時に 10 分未満で歩行ができなくなる症例や，下肢の脱力が生じ転びやすくなる症例，膀胱直腸障害がありそうな症例は，専門医に紹介する．

❻ 最近の手術方法
- 脊椎の低侵襲手術が数多く行われている．脊椎内視鏡を用いた腰椎除圧，創が小さな除圧術も多数行われており，従来の手術に比べ低侵襲で出血も少ない手術的治療が主流となった．
- 腰椎すべり症に対しては，除圧術と固定術が施行されている（図 2）．近年，最小侵襲脊椎安定術（minimally invasive spine stabilization：MISt）も開発されており，経皮的椎弓根スクリュー固定や lateral interbody fusion（LIF）などの小さな傷から脊椎固定術を行う治療が多く施行されている．
- 局所麻酔下に棘突起間に金属製スペーサーを設置し，人工的に局所後弯を作成し間接的除圧を行う手術（X-stop）も国内で使用され，短期での有効性が数多く報告された．長期の臨床成績の集積が待たれる．

❼ 後療法
- 除圧術の場合には，術後 1〜2 日で離床し歩行練習を行う．入院期間は通常 1〜2 週間である．固定術の場合には，術後 2〜3 日で離床，歩行練習を開始し，通常術後 3 週までには退院となる．固定術後の骨癒合には術後 6 ヵ月程度を要する．硬性コルセットの装着は術後 2〜3 ヵ月間程度で，その後は軟性コルセットを装着する場合が多い．

❽ リハビリテーションのポイント
- 術後早期から正しい姿勢での歩行練習を開始する．高齢者では前屈姿勢をとりやすいので，前屈位でなくても症状は惹起されないことを理解させ，正しい姿勢で生活するように指導する．

❾ 再発防止のための注意
- 固定術を施行した場合には，固定隣接椎間の変性が進行する場合がある．また，除圧後に同一レベルでの狭窄も起こる可能性がある．有効な予防策はないが，手術後は年に一度程度は定期健康診断を行い，症状の悪化や再燃がないかを確認することを勧める．

文献
1) 日本整形外科学会ほか（監），日本整形外科学会診療ガイドライン委員会ほか（編）：腰部脊柱管狭窄症診療ガイドライン 2011，南江堂，東京，p18-52, 2011
2) 日本脊椎脊髄病学会（編）：脊椎脊髄病用語辞典，改訂第 5 版，南江堂，東京，p120-121, 2015

18　脊椎損傷

ここ10年でわかったこと

【頻度】
- 新規脊髄損傷患者の発生頻度は約30～40人/100万人であり，これは1990年の全国調査時と比較し著変はない．ただし，平均年齢は48.6歳から60歳に上昇し，高齢者の非骨傷性頸髄損傷を中心とした不全麻痺例が増加している．

【中下位頸椎】
- 非骨傷性頸髄損傷は最も頻度の高い頸髄損傷であり，基本的には頸椎過伸展損傷である．画像上明らかな脱臼・骨折はないが，多くの症例で前縦靱帯や椎間板などの軟部支持組織の損傷を伴っている（図1）[1]．しかし，3週間程度のフィラデルフィアカラーによる保存的治療で損傷椎間の安定性が得られやすい．脊柱管狭窄を伴う症例に対しては，近年早期の除圧術を勧める論文が散見されるが，早期手術的治療が真に有用だというレベルの高いエビデンスは存在しない．ランダム化試験では，手術的治療と保存的治療で差がなかった[2]．ただし，受傷後1～3日以内の早期手術が有用である可能性があり，現在前向き試験が進行中である．

【胸腰椎】
- 麻痺発生の因子として，後方靱帯要素（棘上棘間靱帯，黄色靱帯，関節包）損傷の有無が重要である．破裂骨折であっても，後方靱帯損傷がなければ外固定による保存的治療を選択しうる．

❶ 本疾患の概念――骨折型，分類

i　上位頸椎
- 頻度の高い骨折として，環椎破裂骨折（Jefferson骨折），歯突起骨折，ハングマン骨折（軸椎関節突起間部骨折）があげられる．

ii　中下位頸椎
- 外傷メカニズムをもとに分類したAllen-Ferguson分類では，骨折型を8つに分類している[3]．最も頻度の高い骨傷はdistractive-flexion injury（前方脱臼，図2）であり，次にcompressive-flexion injury（涙滴骨折型，図3）の頻度が高い．subaxial cervical spine injury classification（SLIC）では，①骨折形態，②椎間板靱帯損傷，③麻痺による3項目で点数化することにより，手術適応の指針を示せるとしている[4]．

iii　胸腰椎
- Denis分類[5]では脊椎の運動単位をanterior, middle, posteriorに3分割し，骨折型を①圧迫骨折，②破裂骨折，③シートベルト型骨折，④脱臼骨折に分け（表1），middle columnの重要性を強調している．また，不安定性をきた

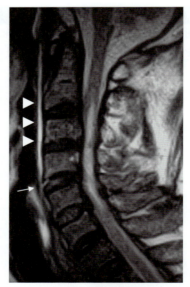

図1　非骨傷性頸髄損傷例のMRI T2強調画像
髄内のT2高信号変化がみられる．椎間板や前縦靱帯の損傷（矢印），椎体前方のT2高信号領域（矢頭）も認められる．

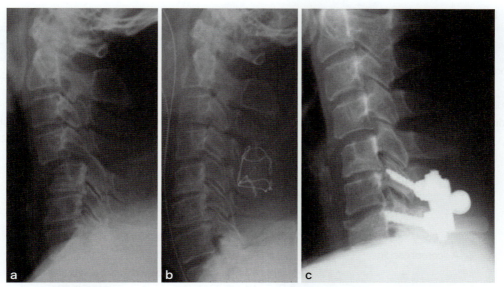

図2　頚椎前方脱臼
a：C4 前方脱臼（distractive-flexion injury）.
b：後方ワイヤリングによる固定.
c：lateral mass screw による固定.

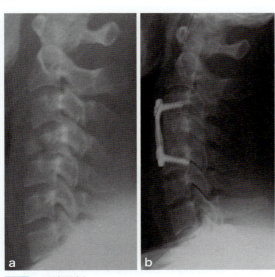

図3　涙滴骨折
a：涙滴骨折を伴う compressive-flexion injury.
b：前方椎体固定術後.

さない minor injury として，横突起骨折，関節突起骨折，外傷性分離，棘突起骨折をあげている．thoracolumbar spine injury classification（TLIC）[6]では，頚椎における SLIC 同様，①骨折形態，②後方靱帯要素の損傷，③麻痺による3項目で点数化し，手術適応の指針とした．

TLIC では棘間棘上靱帯や黄色靱帯，関節包などの後方靱帯要素を重視している．最近，煩雑な AO 分類（Magerl 分類）を大幅に簡略化した新 AO 分類が発表された（表2）[7]．

❷ 診察と検査のポイント

i　診察

- 脊椎局所の圧痛や運動痛とともに，四肢，骨盤，頭部，胸腹部などの合併損傷にも注意する．
- 皮膚外傷の部位により，受傷機転が類推できることがある．たとえば，非骨傷性頚髄損傷であれば前額部などに挫創があることが多く，頚椎過伸展損傷が推定される．
- 神経学的診察は次項「脊髄損傷」に譲る．

ii　画像検査

- 比較的軽傷の頚部外傷患者では，頚椎3方向（正面，側面，開口位），あるいは CT によるスクリーニングが勧められる．
- X線側面像での retropharyngeal space の拡大は，重大な椎間支持組織の損傷を疑う．目安は「6 at 2, 2 at 6」（C2 レベルで 6 mm，C6 レベルで 2 mm）である．

表1 Denis 分類

type of fracture	column		
	anterior	middle	posterior
compression	compression	none	none or distraction
burst	compression	compression	none
seat-belt type	none or compression	distraction	distraction
fracture dislocation	compression, rotation, shear	distraction, rotation, shear	distraction, rotation, shear

［文献5より］

表2 新 AO 分類

大項目		細目
A compression	後壁損傷なし	A0：マイナーな骨折（横突起，棘突起など）
		A1：上位または下位終板骨折
		A2：上位 + 下位終板骨折
	後壁損傷あり	A3：不全破裂骨折（上位または下位終板損傷）
		A4：完全破裂骨折（上位 + 下位終板損傷）
B tension band injury		B1：後方 tension band injury（骨性）
		B2：後方 tension band injury（靱帯性 ± 骨性）
		B3：前方 tension band injury
C displacement/translation		なし

［文献7より］

- 不顕性骨折の鑑別に最も有用な検査は MRI であり，T1 強調画像での低信号，あるいは脂肪抑制 T2 強調画像での高信号が特徴である．
- MRI にて潜在的な椎間支持組織損傷や軟部組織損傷を診断することができる（図1）[1]．損傷脊髄は T2 高信号を呈する．
- 頸椎前方脱臼の自然整復例は見逃しやすく，注意が必要である．医師による慎重な動態撮影により，はじめて前方亜脱臼が判明することもある．初診時の動態撮影で異常がなく，後日坐位での撮影で判明することもある．

❸ 患者・家族への説明のコツ
i 手術の必要性
- 手術の目的は，①脊柱の安定性を確保すること，②脊髄の圧迫因子を除去すること，の2点である．手術を行うことで，脊髄の二次損傷を抑え，早期の離床，リハビリテーションを可能にする．ただ，患者・家族は麻痺に対する過度な期待をもっていることがあるので，障害を受けた脊髄そのものを手術により治療するわけではないことをあらかじめ説明しておくことが重要である．

ii 予後，合併症
- 麻痺患者の予後，合併症は「脊髄損傷」の項に譲る．

❹ 外来における治療
i 上位頸椎
- ハローベストなどによる保存的治療を選択することが多い．不安定性が強い症例は手術を選択する．偽関節となっても問題とならない場合もあり，特に高齢者であればフィラデルフィアカラーでの簡便な保存的治療を選択することもある．

ii 中下位頸椎
- フィラデルフィアカラーを装着し，必要に応じて専門医へ搬送する．場合によりハローベストによる固定を行う．

iii 胸腰椎
- 横突起骨折などの minor fracture であれば，軟性コルセットを作成し痛みに応じた自宅安静を

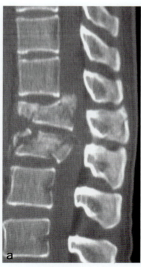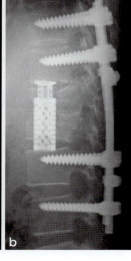

図4　破裂骨折
a：椎体粉砕の強い胸腰椎破裂骨折．
b：後方前方合併手術．

指示する．圧迫骨折や後方靱帯損傷のない軽度の破裂骨折であれば硬性コルセットや体幹ギプスなどで保存的治療を行う．
- 頚髄損傷や胸部合併症を有する胸腰椎損傷では，常に呼吸器合併症に注意を払う．初診時バイタルサインが安定していても，しばしば急変することがある．

❺ 専門医への紹介のタイミング
- 原則的に，麻痺例や手術を要する骨傷例はできるだけ早く専門医への搬送をめざす．

❻ 最近の手術方法
- 頚椎前方脱臼では，整復後後方からの棘突起ワイヤリングが主流であったが，近年では外側塊スクリューが使われることが多い（図2）．頚椎椎弓根スクリューも場合により有用であるが，多くの場合必ずしも必要としない．

- 胸腰椎部破裂骨折に対する後方固定に対しては，透視下に経皮的にスクリューやロッドを挿入する最小侵襲脊椎安定術（MISt）を選択する施設が増えている．ただ，通常の切開手術との優劣は明瞭ではない．椎体の粉砕が強ければ前方椎体置換術を併用する（図4）．

❼ リハビリテーション
- 局所の痛みに応じて日常生活動作（ADL）拡大をめざす．ハローベスト装着例は，呼吸器合併症やピン刺入部の感染，ゆるみなどに注意する．ピンは刺入後24〜48時間で再度トルクを確認し，締め直す．ロッド-リングの接続部は週1回定期的に締め直すようにして，ゆるんでいないことを確認する．
- 麻痺患者のリハビリテーションに関しては，「脊髄損傷」の項に譲る．

文献
1) Maeda T et al：Soft tissue damage and segmental instability in adult patients with cervical spinal cord injury without major bone injury. Spine 37：E1560-E1566, 2012
2) Kawano O et al：Outcome of decompression surgery for cervical spinal cord injury without bone and disc injury in patients with spinal cord compression：a multicenter prospective study. Spinal Cord 48：548-553, 2010
3) Allen BL et al：A mechanical classification of closed indirect fractures and dislocations of the lower cervical spine. Spine 7：1-27, 1982
4) Vaccaro AR et al：The sub-axial cervical spine injury classification system（SLIC）：a novel approach to recognize the importance of morphology, neurology and integrity of the disco-ligamentous complex. Spine 32：2365-2374, 2007
5) Denis F：The three column spine and its significance in the classification of acute thoracolumbar spinal injuries. Spine 8：817-831, 1983
6) Vaccaro AR et al：A new classification of thoracolumbar injuries. Spine 30：2325-2333, 2005
7) Vaccaro AR et al：AOSpine thoracolumbar spine injury classification system. Spine 38：2028-2037, 2013

19 脊髄損傷

ここ10年でかわったこと，わかったこと

【診断および予後予測】
- 受傷時の改良 Frankel 分類からの予後予測によると，Frankel A では歩行可能となるのは4%にすぎないが，改良 Frankel B1, B2 では 20, 30%，改良 Frankel C1, C2 では 60, 97%が歩行可能となっていた．運動完全麻痺でも痛覚が残存している改良 Frankel B3 においては80%が歩行能力を獲得しており痛覚残存は予後が良好である[1]．
- 受傷後1ヵ月程度の亜急性期における MRI T1 強調画像での低信号領域の大きさが，麻痺の予後とよく相関していることがわかった[2]．また，最近では拡散 MRI の導入により予後予測の精度向上が報告されている．

【外科的治療——損傷頚髄除圧の有効性】
- 既存の狭窄を有する非骨傷性頚髄損傷に対する，除圧術の有効性やタイミングはいまだに議論されており，進行中の前向き試験の結果が待たれる．

【薬物療法——ステロイド大量療法の功罪】
- 急性期脊髄損傷に対するメチルプレドニゾロン大量療法は，肺合併症や消化器合併症などの副作用の多さと効果の乏しさから，現在では否定的な意見が多い[3]．

【脊髄再生への挑戦】
- 近年，脊髄再生に関する基礎研究が盛んであり，臨床試験へ移行中のものもある．細胞移植療法として iPS 細胞由来のもの，嗅神経鞘細胞，骨髄間質細胞などがある．細胞移植以外でも肝細胞増殖因子（HGF）や顆粒球コロニー刺激因子（G-CSF）などによる損傷脊髄保護回復における有効性の臨床試験が進行中である．

❶ 本疾患の病態・概念

i 一次損傷，二次損傷
- 脊椎損傷により鈍的な外力が脊髄へ及ぶことによる機械的損傷である一次損傷と，それに引き続いて起こる主に血管系損傷による虚血性壊死である二次損傷により麻痺が形成される．
- 受傷の瞬間の脊柱管と脊髄との間における静的因子と動的因子の相互関係により損傷の程度が決まる[4]．

ii 四肢麻痺，対麻痺
- 完全麻痺では損傷部以下の運動感覚麻痺は永続するが，不全麻痺では経時的にある程度の回復が見込める．
- まれに，麻痺の高位が上行したり，麻痺の程度が悪化する例があるので，神経学的所見の推移を観察する必要がある．
- 中心性損傷という表現は，手指がびりびりする程度の軽度の損傷のものから，下肢がわずかに動く程度の重度不全麻痺まできわめて広範囲の病態に適用されており，混乱を招いている．

iii 全身への影響
- 肋間筋や腹筋の麻痺による呼気障害と，迷走神経優位状態による気道内分泌増加により呼吸器合併症が生じ，急性期死亡原因の第1位である．
- 交感神経遮断と副交感神経優位により，T4より頭側の損傷では徐脈と低血圧を生じる．頻脈ではないところが出血性ショックと異なる点で，脊髄ショックの低血圧の場合は輸液過多に注意する．
- 神経因性膀胱直腸障害により，尿閉および自力排便不可となる．
- 消化器合併症（出血や穿孔），褥瘡，関節拘縮，深部静脈血栓などに注意する．

表1 頚髄損傷横断面評価法（改良 Frankel 分類）

A	完全麻痺 仙髄の感覚（肛門周辺）脱失と運動（肛門括約筋）完全麻痺
B B1 B2 B3	運動完全（下肢自動運動なし），感覚不全 触覚残存（仙髄領域のみ） 触覚残存（仙髄だけでなく下肢にも残存） 痛覚残存（仙髄あるいは下肢）
C C1 C2	運動不全で有用でない（歩行できない） 下肢筋力 1, 2（仰臥位で膝立ができない） 下肢筋力 3 程度（仰臥位で膝立ができる）
D D0 D1 D2 D3	運動不全で有用である（歩行できる） 急性期歩行テスト不能例 下肢筋力 4, 5 あり歩行できそうであるが，急性期のため正確な判定困難 車椅子併用例 屋内平地であれば 10 m 以上歩けるが，屋外，階段での歩行は困難で，日常的には車椅子を併用する 杖独歩例あるいは中心性損傷例 杖独歩例：杖，下肢装具など必要であるが，屋外歩行も安定し車椅子不要 中心性損傷例：杖，下肢装具など不要で歩行は安定しているが，上肢機能がわるいため，入浴や衣服着脱などに部分介助を必要とする 独歩自立例 筋力低下，感覚低下はあるも独歩可能で，上肢機能も含めて日常生活に介助不要
E	正常 神経学的脱落所見なし（自覚的しびれ感，反射亢進はあってよい）

❷ 診察と検査のポイント

i 麻痺の高位および程度の把握

- 麻痺高位や程度は残存する筋力や感覚の範囲や程度で判断する．American Spinal Injury Association（ASIA）による神経学的所見の評価法が用いられている．
- 損傷高位と損傷程度およびリハビリテーションの進捗程度をわかりやすく表現するために，Zancolli 分類をもとにした評価法や，改良 Frankel 分類（表1）が用いられている[1]．
- 肛門周囲の診察と深部腱反射の診察はきわめて重要である．肛門周囲の感覚の残存は不全麻痺の証拠であり，さらに急性期に下肢の深部腱反射が出現していればかなりの回復が期待できる．

ii 随伴する全身合併症の把握

- 呼吸状態の評価が重要である．簡易レスピロメータで 1 回換気量を測り，呼吸管理の目安とする．努力肺活量 500 mL 以下では気管切開を考慮する[5]．

❸ 患者への説明のコツ

i 急性期は家族に対して十分な説明が必要

- 重度の四肢麻痺患者に対し，受傷直後に厳しい説明をすることは困難であると思われるが，家族に対しては麻痺の予後と合併症（肺炎や無気肺などの肺合併症，深部静脈血栓症（DVT），肺血栓塞栓症（PE），尿路感染症，褥瘡）による全身状態悪化・死亡について，厳しく説明することが重要である．

ii 慢性期には患者および家族に対し，病態や合併症予防のための教育が必要

- 退院や社会復帰に向けて，脊髄損傷の病態（後遺症遺残）と合併症予防対策（呼吸器合併症，褥瘡，拘縮，尿路感染など）について十分に理解してもらう必要がある．

❹ 外来における治療

- 急性期頚髄損傷の場合はカラー固定し，頚部の安静に努める．脊髄損傷に対するメチルプレドニゾロン大量療法は，否定的な報告が多い．
- 脊髄損傷後の神経障害性疼痛に対しては，プレガバリンやガバペンチンなどが有効な場合がある．

❺ 専門医への紹介・手術のタイミング

- 歩行困難な程度の麻痺がある患者は，ただちに専門医へ紹介すべきである．ただし，心因反応や詐病による麻痺は鑑別すべきである．重篤な下肢麻痺を訴える患者の膝立をさせ，保持できるか否かで詐病を鑑別する簡便な方法が報告されている[6]．

❻ 最近の手術方法

- 脊髄損傷後の重度痙縮に対するITB療法（植込み型ポンプによるバクロフェン髄注療法）は，きわめて有効で画期的な治療であり普及しつつある[7]．

❼ リハビリテーションのポイント

- 急性期リハビリテーションの目的は合併症予防であり，慢性期の目標は麻痺高位と程度に応じて設定されたゴールへ向かって機能回復し，社会復帰することである．
- 起立性低血圧，拘縮，骨関節筋肉の廃用などの予防のために急性期から起立訓練や関節可動域（ROM）訓練を行う．
- ゴール設定においては，患者の到達目標と同時に住居や移動手段および日常生活動作に関する環境整備が重要である．
- 最近はロボットを用いた歩行訓練の成果が報告されており，今後の発展が期待される．

■文献

1) 芝啓一郎（編）：脊椎脊髄損傷アドバンス—総合せき損センターの診断と治療の最前線．南江堂，東京，2006
2) Matsushita A et al：Subacute T1-low intensity area reflects neurological prognosis for patients with cervical spinal cord injury without major bone injury. Spinal Cord 54：24-28, 2016
3) Ito Y et al：Does high dose methylpredonisolone sodium succinate really improve neurological status in patients with acute cervical spinal cord injury? : a prospective study about neurological recovery and complications. Spine 34：2121-2124, 2009
4) Kawano O et al：Influence of spinal cord compression and traumatic force on the severity of cervical spinal cord injury associated with ossification of the posterior longitudinal ligament. Spine 39：1108-1112, 2014
5) Yugue I et al：Analysis of the risk factors for tracheostomy in traumatic cervical spinal cord injury. Spine 37：1560-1566, 2012
6) Yugue I et al：A new clinical evaluation for hysterical paralysis. Spine 29：1910-1913, 2004
7) 河野 修ほか：重度痙縮に対するITB療法の長期成績．J Spine Res 8：16-22, 2017

20　骨粗鬆症性椎体骨折

ここ10年でわかったこと

【疫学】
- わが国における新規椎体骨折発生後1年間の相対死亡率は10％であり，大腿骨頚部骨折とほぼ同等であることが報告された．
- 高齢者脊椎骨折の入院加療に関する施設特性別全国調査において，計470施設での椎体骨折の入院割合は40％であり，コルセット43％，体幹ギプスは32％に用いられていた．

【病態——負の連鎖】
- 多発椎体骨折→円背→腹圧上昇→食道裂孔ヘルニア→逆流性食道炎→誤嚥→肺炎といった病態が内科的にも証明されてきた．

【手術的治療】
- balloon kyphoplasty（BKP）が導入され，後壁損傷のない椎体骨折偽関節に対する低侵襲手術が施行可能となった．
- lateral lumbar interbody fusion（LLIF）の手技がわが国に導入され，楔状化した骨折椎体上下椎間での矯正・固定を低侵襲に行えるようになり，さらに椎体置換ケージも導入され，局所後弯変形に対する低侵襲手術が普及しつつある．
- 骨盤パラメータを用いた胸腰椎の後弯変形の病態の解明，手術により至適なバランスを獲得するための指標などが明らかになりつつある．

❶ 本疾患の概念・症状

ⅰ 概念

- 椎体骨折は最も頻度の高い骨粗鬆症性骨折であり，わが国では70歳代前半の1/4，80歳以上の40％以上が椎体骨折を有し，さらに70歳以降では，その半数以上が複数個の骨折を有する．
- 平均年齢74歳の2,725名の女性の検討（海外）では，1年目の新規脊椎骨折の累積発生率は6.6％，新規骨折発生の翌年の脊椎骨折の発生率は19％に急増したが，そのうち23％のみが症候性であったことから，無症候性の新規椎体骨折が多く存在する．
- 既存椎体骨折による将来の椎体骨折リスクは，既存骨折が1つあれば3.2倍，2つあれば9.8倍，3つあれば23.3倍にもなる．さらに，死亡リスクは既存骨折が1つあれば1.3倍，2つあれば2.5倍，3つあれば3.9倍になる．
- 新規椎体骨折発生後の1年間の死亡リスクに関して，オーストラリアでの5年間の前向きコホート研究によれば，死亡リスクは女性で1.6倍，男性で2.4倍，わが国における774名の10年間の後ろ向きコホート研究においても死亡リスクはほぼ同等であり，また1年間の死亡リスクは約10％と，大腿骨頚部骨折後1年間の死亡リスクと同等である．
- 言葉の定義として，臨床試験に使用されガイドラインにも頻発する用語は以下である．
  ①既存骨折（prevalent fracture）：ある特定の一時点におけるX線像より判定される骨折．
  ②新規骨折（incident fracture）：2つの時点におけるX線像の比較（椎体変形が20％（4mm）以上進行した場合）により判定される骨折．
- この新規骨折とは2時点の間に発生した骨折であり，急性期の新鮮骨折を意味しない．実際の診療では，陳旧性骨折と新鮮骨折（骨折の急性期を意味し，前述の新規骨折との相違をよく理解する）を用いる．

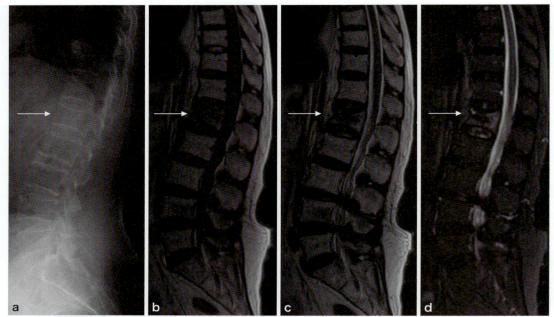

図1 新鮮骨折（矢印）の早期診断．MRI
81歳，女性．2週間前からの腰痛．寝起きで痛みが強い．
a：X線側面像．骨折は不明瞭．
b：MRI T1強調画像．椎体内に低信号領域．
c：MRI T2強調画像．椎体内に低信号領域．
d：MRI STIR像．椎体内の信号強度が高く（白く），典型的な新鮮骨折の所見である．

ⅱ 症状
- 転倒の他，「何もしていないのに」，「ちょっと重いものをもっただけで」腰が痛くなったと来院することが多い．

❷ 診察と検査のポイント
ⅰ 診察
- 仰臥位から立位になる際，立位から仰臥位になる際に最も腰背部の痛みが強ければ，新鮮骨折の可能性が高い．

ⅱ 検査（図1，2）
- X線像上，胸腰椎に椎体圧迫骨折を認めても，新鮮骨折か陳旧性かを判断することは容易ではない．
- MRIを用いると，新鮮骨折ではT1強調画像において椎体内骨髄が低信号，STIR像で高信号を呈するが，陳旧性骨折では変化を示さないことにより診断が可能である．しかし，脊椎炎や転移性脊椎腫瘍も同様の所見を呈することから鑑別が重要であり，時には経過観察による再検査を余儀なくされる（図1）．
- 仰臥位と立位（坐位）のX線側面像において椎体の楔状化が変化することにより新鮮骨折の診断が可能であるが，従来の前後屈像では痛みのために椎体の楔状化の変化が少なく，見逃しやすい．仰臥位・立位でのX線診断法は保存的治療中の椎体骨折の骨癒合判定にも有用である（図2）．

❸ 患者への説明のコツ
ⅰ 保存的治療の方針
- 新鮮骨折に対して従来は入院による保存的治療が行われ，1週間全介助の後，2週目はベッドアップ30〜60°，3週目はベッドアップ60°から端坐位，4週目になってコルセットをつけて起立歩行訓練を行い，約1ヵ月を目処に退院を図る，とされてきた．
- しかし，近年の高齢者脊椎骨折の診療実態に関する全国調査（前述）によれば，入院治療しているのは約40%にすぎない．

- 痛みが軽減するまで約1〜2週間の安静を患者に指示し，その後体幹ギプスや装具を装着して徐々に離床を図る．通常，約1ヵ月で痛みはほぼ軽減し，約3ヵ月で骨癒合が得られる．

ii 手術の必要性

- 椎体が骨癒合せずに偽関節となり腰背部痛が残存する場合，椎体の後壁の骨片が脊柱管に突出して下肢の痛み・しびれ・麻痺や会陰部のしびれ・排尿障害などを生じた場合には，外科的治療（神経除圧および脊柱再建）が考慮される．
- 画像上は偽関節であっても症状が軽微であれば，半年〜1年経過観察してもよい．

iii 生活上の注意点

- 寝たり起きたりの動作が椎体の骨癒合を阻害するという観点から，臥床せずに半坐位でいることも勧められている．

④ 外来における治療と専門医への紹介

i 投薬および保存的治療

- 鎮痛薬を使用して活動性を上げることは偽関節や変形治癒・後弯を招くため，推奨されていない．
- 痛みをアラームとして，入院に準じた自宅療養を指示する．
- 体幹ギプスや装具を処方する．
- 前述のごとく，椎体骨折は次の骨折リスクを増大させるため，骨粗鬆症の評価と投薬の開始・変更を検討する．

ii 専門医への紹介

- 1人暮らしなどで入院に準じた自宅療養が困難な場合には，受傷後早期からの入院加療が望ましい．
- 椎体後壁損傷を伴い，下肢神経症状・会陰部知覚障害・排尿障害などが出現した場合には，すみやかに専門医に紹介する．
- 3ヵ月前後の適切な保存的治療後に骨癒合が遷延し疼痛が持続する場合は，後述のBKPをはじめとする手術の適応があり，専門医を紹介する．
- 椎体楔状変形による局所後弯のために脊柱の重心が大きく前方へ移動し，歩行能力が低下する場合には専門医に紹介する．「肘をついて洗

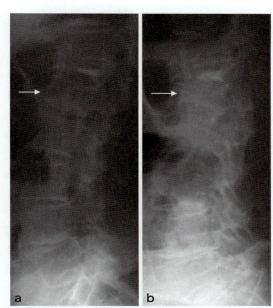

図2 新鮮骨折（矢印）の早期診断．X線像
78歳，女性．2週間前からの腰痛．寝起きで痛みが強い．
a：X線側面像（仰臥位）．T12の椎体圧潰を認める．
b：X線側面像（立位）．立位ではL1（矢印）の椎体高は仰臥位に比し明らかに減少している．圧迫骨折新鮮骨折（または陳旧性骨折の偽関節）の所見である．

このように，新しく発生した圧迫骨折の診断には，MRI STIR像が有用であるが，仰臥位と立位（または坐位）でのX線側面像で同等の診断が可能である．立位・仰臥位での側面像の撮影が困難な施設では，立位から側臥位になってもらい側面像を撮影する．次いで仰臥位になって1〜2分待ってから再び側臥位になってもらい側面像を撮影することで，ほぼ同様の画像を得ることができる．クリニックの外来で初診時に診断できる意義は高い．

面・炊事」が重要な臨床症状である．

⑤ 最近の手術方法

i 手術方法のトレンド

- 椎体の偽関節か楔状変形治癒後の局所後弯か，局所後弯であれば骨折椎体上下椎間がflexibleか否かを明確にして手術戦略を決定する．
- 偽関節で椎体後壁損傷がないか軽微であれば，経皮的に挿入したバルーンを用いて椎体高を回復させた後に，骨セメントを注入するBKPが適応となる．
- 椎体後壁損傷が明らかな場合には，ハイドロキシアパタイトなどを用いた椎体形成に後方からの脊椎インストゥルメンテーションが行われる．
- 椎体の壊死・圧潰が高度な場合には，前方から

の椎体置換ケージを用いた再建手術が適応となり，必要に応じて後方固定を併用する．
- 中下位腰椎の椎体圧壊においては偽関節に比し楔状変形治癒が多く，上下椎間の不安定性を伴ってしばしば強い腰下肢痛をきたす．下肢症状の原因は脊柱管内のみならず椎間孔狭窄である場合も多く，後方からの経椎間孔的腰椎椎体間固定術（TLIF）や側方進入椎体間固定（LLIF）などを用いて，十分な前方支柱再建を行うことで良好な成績が得られる．
- 椎体楔状変形による局所後弯で，上下椎間に不安定性を認めない症例では，後方からの骨切り・短縮術が施行されてきたが，最近はLLIFが選択肢となる症例もあり，低侵襲な外科的治療に期待が寄せられる．
- インプラントのゆるみを予防するための術中の工夫としては，椎弓根スクリュー挿入前に椎体内にハイドロキシアパタイトを充塡する，高分子ポリエチレンテープによる椎弓下テーピングを行う，フックを併用するなどが行われる．

ii　手術成績と合併症
- 骨粗鬆症性椎体骨折に対する外科的治療に特異的な術後合併症は，インプラントのゆるみと術後椎体骨折である．
- 椎体形成術とBKP術後の隣接椎体の骨折率は12～52％と報告されている．
- 腰椎または胸腰椎のインストゥルメンテーションを受けた閉経後の女性が術後2年以内に椎体骨折を発生しやすいこと，隣接椎骨折は術後8ヵ月以内に，遠隔椎骨折は術後8～22ヵ月で発生し，インストゥルメンテーションレベルからの距離が遠ければ遠いほど遅く発生することが報告されている．

❻ 後療法
- いずれの手術においても，体幹装具を3～6ヵ月間使用することが推奨されている．
- 骨粗鬆症性椎体骨折があれば薬物療法の適応であり，手術を予定する時点で薬物療法を開始し，合併症の予防に努める．

21　脊椎・脊髄腫瘍

ここ10年でわかったこと

- 脊椎腫瘍に関しては，悪性腫瘍による高カルシウム血症や骨病変に対して，ビスホスホネート製剤や抗 NF-κB 活性化受容体リガンド（RANKL）抗体投与などを行い疼痛のコントロールを図るとともに，骨病変の進行を防ぐ効果が期待できるようになってきた．
- 抗 RANKL 抗体であるデノスマブは分子標的治療薬であり，転移性のみならず原発性脊椎腫瘍である骨巨細胞腫にも効果があり，近年よく使用されている[1]．腫瘍を縮小させてから腫瘍脊椎骨全摘術（total en bloc spondylectomy）[2]などの外科的治療を行い，再発を防ぐことも可能になってきている（図1）．また，近年は転移性脊椎腫瘍で根治不能であっても，生命予後が3ヵ月以上あり手術に耐えられる全身状態であれば，経皮的椎弓根スクリュー（percutaneous pedicle screw：PPS）を用いた最小侵襲脊椎安定術（minimally invasive spine stabilization：MISt）を行い，患者の耐えがたい痛みの除去や脊椎の安定性の獲得，麻痺の改善や日常生活動作（ADL）の向上を図ることが増えてきている（図2）[3]．
- 脊髄腫瘍に関しては，この10年間に悪性星細胞腫に対する治療方針が脳腫瘍において改めて体系づけられており，これに準じた形で行われている．基本的に中枢神経系腫瘍は手術的治療が中心であり，化学療法や放射線治療に抵抗性であるが，悪性星細胞腫に対しては，近年手術による摘出後にテモゾロミド＋放射線治療を行うことが世界的な標準治療になっている[4]．また，再発腫瘍に対しては，前述の治療に加えて抗 VEGF 抗体であるベバシズマブの併用[5]も行われている．

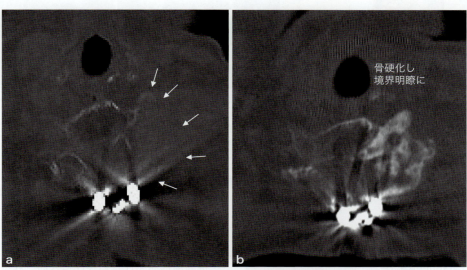

図1 抗 RANKL 抗体による骨病変進行の予防（70歳，女性）
30年前に頸胸椎骨巨細胞腫（矢印）に対して腫瘍掻爬＋前後方固定術を施行したが，術後再発した．
a：抗 RANKL 抗体投与前，b：投与後2年．

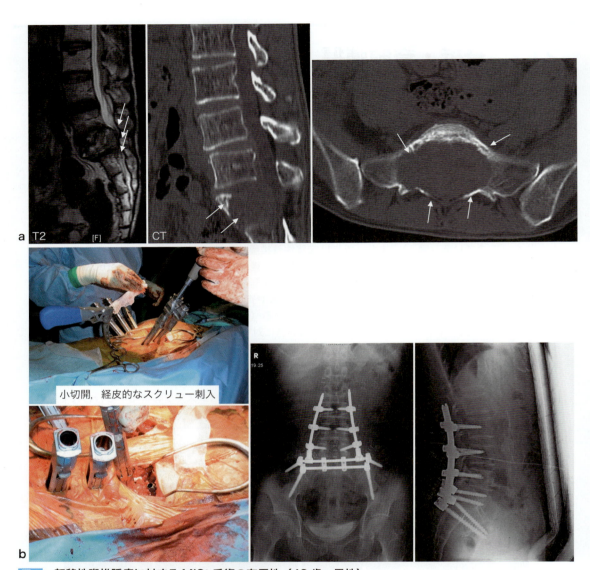

図2 転移性脊椎腫瘍に対するMISt手術の有用性（48歳，男性）
MISt手術により，疼痛・麻痺は改善し，患者のADL向上に役立った．
a：胃癌仙骨転移．腰痛・尿閉・両下肢麻痺（腰痛のため坐位不能）．
　徳橋スコア：6（多発骨転移＋），腰痛VAS値：10，Frankel C．矢印は転移した腫瘍．
b：L3からSまでのMISt．手術時間：280分，出血量：850 mLであった．
　腰痛VAS値：10→1となり疼痛改善．Frankel C→Dとなり麻痺は改善した．術後2週より放射線照射を開始し，術後6ヵ月の現在，疼痛は改善し，杖歩行可能となり緩和ケアを受けている．

［文献3より］

❶ 本疾患の病態・概念

- 脊椎腫瘍とは，脊椎に発生した腫瘍のことをさす．椎体の破壊による脊柱不安定性により著しい局所痛を生じるとともに，脊柱管内への腫瘍の浸潤により脊髄障害をきたす場合もある．脊椎腫瘍は原発性と転移性に大別される．

- 脊髄腫瘍とは，脊髄や脊柱管内に生じ脊髄を圧迫する腫瘍のことをさす．その局在によって，硬膜外腫瘍，硬膜内髄外腫瘍，髄内腫瘍に分類される．

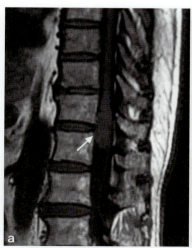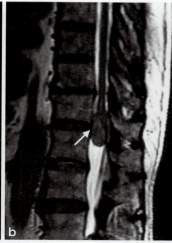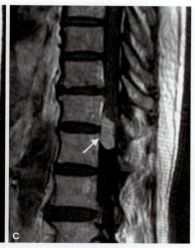

図3　胸髄硬膜内髄外腫瘍（矢印）のMRI
a：T1強調画像，b：T2強調画像，c：ガドリニウム造影T1強調画像．

❷ 診察と検査のポイント

- 原発性脊椎腫瘍においては，良性か悪性かの鑑別が重要である．また，転移性脊椎腫瘍においては，原発巣の検索・同定が治療法の選択に必要不可欠である[6]．いずれも，X線像，CTおよび単純および造影MRIの撮像が必須であるが，全身検索による原発巣の同定のために，近年では腫瘍マーカーなどの血液検査の他にPET-CTが活用されている．その他，骨シンチグラフィは多発骨転移や骨盤転移の把握に，また血管造影検査は腫瘍の栄養血管の把握などのために行うこともある．
- 脊髄腫瘍においては，単純および造影MRIの撮像が必須である（図3）．神経膠腫や粘液乳頭状上衣腫などでは髄腔内播種をきたすことがあるので，脳・全脊髄の単純・造影MRIで確認する場合もある．
- 脊椎・脊髄腫瘍ともに腫瘍が脊柱管内を占拠し脊髄麻痺を呈する場合は，神経学的診断が重要となる．麻痺の高位や程度を正確に把握し，手術的治療のタイミングを逃さないことが重要である．完全麻痺となってから手術的治療を行っても麻痺の回復はきわめて不良である．たとえ不全麻痺であっても麻痺が重篤な場合は，術後リハビリテーションが長期にわたりADLの改善にいたらない場合もあるため，手術的治療のタイミングは麻痺の出現やその進行が認められた比較的早期がよい．

❸ 患者への説明のコツ

- 転移性脊椎腫瘍が疑われる場合は，患者に原発巣の検索が重要であることをしっかりと最初に伝えておく必要がある．原発巣の腫瘍型や他臓器転移の程度・有無により治療方針がかわってくるため，可及的早期に全身検索を行い，診断確定を行う必要があることを患者に理解させる[6]．
- 脊髄腫瘍の場合も，多くは良性であるが脊柱管内で発育し麻痺をもたらすことから，麻痺が生じた場合は早期に手術をすべきであることをしっかりと伝えるべきである．また，特に髄内腫瘍の場合は脊髄内を切開して腫瘍摘出を行うため，術後に一過性でも麻痺の悪化を認めることが多く，リハビリテーションも長期間にわたることを術前から話しておくべきである．

❹ 専門医への紹介・手術のタイミング

- いずれも，可及的早期に専門医への紹介を行うべきである．
- 転移性脊椎腫瘍の場合は，全身検索ができる基幹病院や大学病院などへの転医がベストである．原発性脊椎腫瘍や脊髄腫瘍の場合も，経験

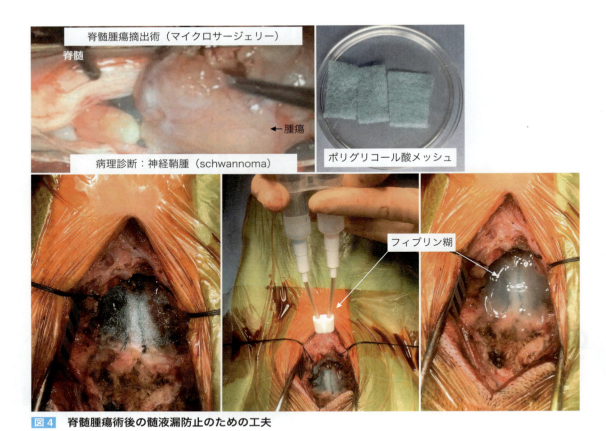

図4 脊髄腫瘍術後の髄液漏防止のための工夫

豊富な専門医のいる病院への転医を早急に勧める．手術のタイミングは，麻痺が生じ進行している場合は可及的早期に行うべきである．

❺ 最近の手術方法

- 前述の MISt に関する慶應義塾大学のデータを紹介する[7]．転移性脊椎腫瘍に対して MISt を行った 21 例（MISt 群）と従来の open 手技で後方除圧固定術を施行した 32 例（open 手技群）の 2 群に関して比較を行ったところ，出血量・輸血実施の 2 点で従来の open 手技群が MISt 群よりも有意に高かった．転移性脊椎腫瘍に対する姑息的手術は，罹患患者の生命予後や全身状態の点からも，低侵襲性が重要である．この点において，PPS を用いた MISt はきわめて有用であると考えられる．
- 脊髄腫瘍，特に硬膜内腫瘍に関しては硬膜縫合後の術後髄液漏が問題となっているが，髄液漏防止のために縫合部に吸収性ポリグリコール酸メッシュを層状に設置し，フィブリン糊を塗布して硬膜修復を行う方法がフィブリン糊単独よりも有効であることが報告され[8]，広く用いられている（図4）．

❻ リハビリテーションのポイント

- 脊椎腫瘍の場合，基本的には脊椎の固定性さえ問題なければ術後早期のリハビリテーションを励行する．脊髄腫瘍の場合も，ベッドサイドリハビリテーションは早期から開始するが，術後髄液漏の防止のため 2〜3 日のベッド上安静期間を経て，起坐位や積極的なリハビリテーションを開始する．髄内腫瘍の術後や術前麻痺が重篤な場合は，術後継続的な長期のリハビリテーションが見込まれる．患者や家族との入念なコミュニケーションのもとで，術前後の管理や指導を行うことが大切である．

■文献

1) Akeda K et al : Effect of denosumab on recurrent giant cell reparative granuloma of the lumbar spine. Spine **40** : E601-E608, 2015
2) 川原範夫ほか：転移性脊椎腫瘍．脊椎脊髄ジャーナル **21**：762-770, 2008
3) 日方智宏ほか：転移性脊椎腫瘍に対するMISt手技の実際．MISt手技における経皮的椎弓根スクリュー法―基礎と臨床応用，日本MISt研究会（監），星野雅洋ほか（編），三輪書店，東京，p140-144, 2015
4) Stupp R et al : Radiotherapy plus concomitant and adjuvant temozolomide for glioblastoma. N Engl J Med **352**：987-996, 2005
5) Lai A et al：Phase II pilot study of bevacizumab in combination with temozolomide and regional radiation therapy for up-front treatment of patients with newly diagnosed glioblastoma multiforme：interim analysis of safety and tolerability. Int J Radiat Oncol Biol Phys **71**：1372-1380, 2008
6) 徳橋泰明ほか：転移性脊椎腫瘍の診断・治療とそのピットフォール．整形外科 **64**：175-581, 2013
7) 日方智宏ほか：転移性脊椎腫瘍に対する最小侵襲脊椎安定術（MISt）．別冊整形外 **66**：213-216, 2014
8) Shimada Y et al : Dural substitute with polyglycolic acid mesh and fibrin glue for dural repair：technical note and preliminary results. J Orthop Sci **11**：454-458, 2006

22 骨盤骨折

> **ここ10年でかわったこと，わかったこと**
>
> 【疾患】
> - 骨盤骨折は骨盤輪損傷と寛骨臼骨折に大別されるが，高齢化に伴う骨粗鬆症関連骨折が近年増加しており，特徴的な損傷を認めることが多い．
> - 骨盤輪損傷では，骨量および骨弾性の減少に伴い，後方要素の損傷が仙骨のストレス骨折として認められることが多い．この場合，仙腸関節に平行に骨折線を認めることが多く，しばしば進行性に破綻が重篤化することがある（図1）．
> - 寛骨臼骨折では3D-CTによる画像診断の向上にもよるが，骨質の低下に伴うmarginal impactionを認めることが多くなった（図2）．
> - 骨盤輪損傷，寛骨臼骨折はともに診断技術と手術手技の向上に伴い，積極的に外科的治療が選択されること多くなった．

❶ 本疾患の病態・概念

- 骨盤骨折はリング構造をした骨盤輪の損傷と，股関節面を含む寛骨臼骨折に大別される．
- 骨盤輪損傷は特に後方要素である仙腸関節部の損傷を認める不安定型において，大量出血をきたす可能性が高く，生命予後を脅かす．
- 一方，寛骨臼骨折は股関節面の転位や不安定性のため，股関節機能障害をもたらす．もちろん，両者を合併した症例も存在するが比較的まれであり（図3），どちらの損傷か確実に診断して初期治療にあたる必要がある．しばしば，寛骨臼骨折例に創外固定を行い，外科的治療に際し，ピン挿入部から感染のリスクが高くなった症例を経験するが，このように初期治療の誤りはその後の治療成績に影響を及ぼす．

❷ 診察と検査のポイント

- 骨盤輪損傷では，正確な骨盤前後像でほとんどの情報が得られる．正しい診断を下すために正確な前後像を撮ることが必須である．骨盤前後像が正確かどうかは下位腰椎の棘突起が椎体の中央に位置することで判断する．

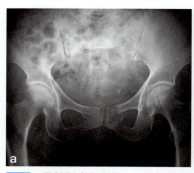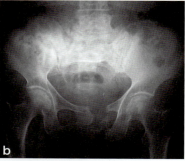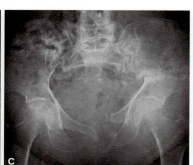

図1 骨粗鬆症を合併した進行性骨盤輪損傷例（74歳，女性）
転倒受傷し左恥骨部の疼痛を認めた．
a：1ヵ月後．左恥・坐骨骨折は明らかである．
b：6ヵ月後．左恥・坐骨の破壊が進行し，右腸骨の骨硬化像を認める．
c：18ヵ月後．右腸骨後方部と左腸骨の破壊を認める．

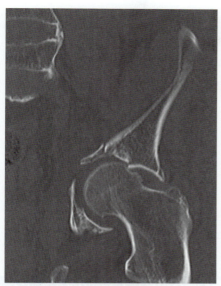

図2 寛骨臼骨折（T字状骨折）（76歳，男性）

marginal impaction は，高齢患者の増加や 3D-CT による診断力の向上によって比較的よくみかけるようになったという印象がある．

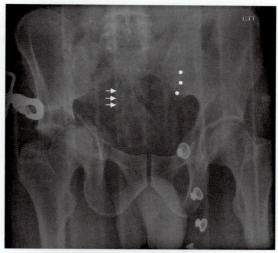

図3 骨盤輪損傷と寛骨臼骨折合併例

右仙骨骨折（矢印），左仙腸関節部離開（丸）の骨盤輪損傷と右寛骨臼骨折（T字状骨折）を認める．

- 仙骨および仙腸関節損傷の有無を詳細に観察することが重要である．X線では腸管内ガスのため診断に難渋することがしばしばあるが，仙腸関節部の離開あるいは圧潰，仙骨裂孔の形と大きさの左右差を比較することで見落としを予防できる（図3）．
- 寛骨臼骨折は骨盤前後像にて90％が診断可能である．分類はLetournel分類[1]が用いられる．診断のポイントは，前柱・後柱と後壁・前壁の4つの要素が損傷しているかどうかということと，寛骨臼関節面が仙腸関節部から連続しているかどうかである．一般的には，臼蓋関節面の転位が2mm以上であることと股関節の安定性が手術適応のポイントとなる．

❸ 患者への説明のコツ

- 骨盤輪損傷例では後方要素の損傷は大出血の危険性があり，生命予後に影響を及ぼす．
- 急速輸液，輸血に反応しない重篤な症例では骨折部の止血を目的とした外科的処置を必要とする．
- 後方要素が損傷している症例では腰仙部の疼痛，骨盤の変形とそれに起因する坐位バランスの障害，歩行障害をきたすことがある．
- 骨盤輪損傷が骨盤腔内臓器損傷に骨構築物の損傷を合併したもので尿道・膀胱損傷，腸管および膣損傷の合併をチェックする．腰・仙椎神経損傷の合併も診断しておく必要がある．
- 寛骨臼骨折では股関節面の転位が2mm以上大きい症例や不安定性を認める症例では，骨折部の転位を残したままでは重篤な股関節機能の障害を残すため手術適応となる．

❹ 外来における治療

- 骨盤骨折は，①緊急治療を必要とする高エネルギー損傷による骨盤輪損傷，②骨粗鬆症に関連した転倒などの軽微な外力に起因した高齢者の骨盤輪損傷，③寛骨臼骨折によって初期外来治療法が異なる．それぞれについて説明する．

i 高エネルギー損傷による骨盤輪損傷

- 骨盤輪損傷の初期治療は骨盤出血をいかにコントロールするかということである．外来（主に救命救急室）での初期治療は標準化した以下のプロトコールを用いる（図4）．

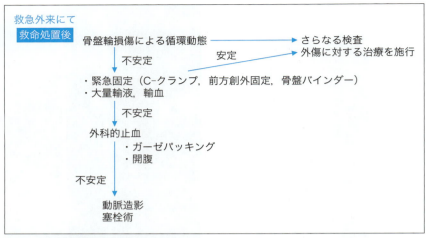

図4　骨盤輪損傷の治療アルゴリズム

①骨盤固定帯を装着し，出血凝固を促進するために骨盤の過剰な動きを抑制する．
②早期輸液・輸血．
③低体温およびアシドーシスの予防．

- このような治療を行っても患者の血行動態が不安定な場合は，ただちに手術的止血や動脈造影・塞栓術を考慮する必要がある．

ⅱ 骨粗鬆症に関連した高齢者の骨盤輪損傷

- 保存的治療が基本であるが，骨癒合が遷延化する場合があり，初期には恥・坐骨骨折しか認めなかったのに，骨盤輪破壊を進行性に認める症例がある（図1）．
- 恥・坐骨骨折を認めた症例では，仙骨を含む仙腸関節のチェックが必須である．腰仙椎部の疼痛の有無を問診し，痛みを認める症例では3D-CTやMRIが早期診断に必要となる．
- 疼痛に応じた保存的治療と副甲状腺ホルモン（PTH）製剤の使用によって疼痛の改善と比較的早期に骨癒合を得られることが多い．
- 1ヵ月間PTH製剤で保存的治療を行っても，骨形成が乏しく疼痛が持続し，骨折部の骨破壊・骨吸収がみられる症例に対して，手術的治療を考慮する．

ⅲ 寛骨臼骨折

- 寛骨臼骨折に対する治療で外来において可能なことは少ない．それは本骨折が関節内骨折であり，良好な治療成績を得るためには整復手技が必要であるためである．

❺ 専門医への紹介・手術のタイミング

- 保存的治療が困難と判断された時点で専門医に紹介すべきである．
- 高エネルギー損傷による骨盤輪損傷例における手術的治療のタイミングは，window of opportunityと呼ばれる免疫的好期が訪れる受傷後5〜10日目が望ましいとされる．

❻ 最近の手術方法

- 破綻した骨盤輪損傷の手術的治療は，後方損傷部位と損傷形態によって選択される．
- 積極的に破綻したすべての構築物を内固定することが望ましいが，近年，ナビゲーションシステムを用いた小侵襲固定術が報告されるようになっている（図5）．
- 寛骨臼骨折に対しては，損傷部位によってアプローチが異なる．前方要素と寛骨臼内側壁のアプローチにはilioinguinal approachが，後方要素にはKocher-Langenbeckのアプローチが選択される．寛骨臼内側壁の大きな転位症例にはStoppa approachが選択されることもある．

❼ リハビリテーションのポイント

- 術後，できるだけ早期に離床，移動訓練を開始する．疼痛に応じた坐位，車椅子移動訓練を行い，可能なら患側のtoe touchから荷重歩行を開始する．
- 骨粗鬆症に関連した骨盤輪損傷では，骨粗鬆症

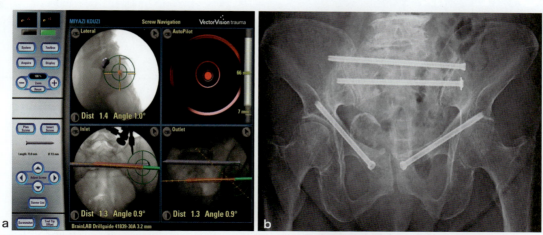

図5 骨粗鬆症合併骨盤輪損傷に対するナビゲーションを用いた経皮的スクリュー固定（78歳，女性）
a：ナビゲーション画像上にスクリューの最適な挿入部位の方向が明示される．
b：術後X線像．IS screw：全ネジ6.5または7.3 mmスクリュー．恥骨：先ネジ6.5 mmスクリューを用いた内固定術．

の治療とともに骨癒合を促進するためにPTH製剤の使用を開始する．

■文献

1) Letournel E et al：Fracture of the acetabulum, 2nd Ed, ed by Elson RA, Springer-Verlag, Berlin, 1993

3 上肢

1 上腕近位の外傷

> **ここ10年でわかったこと**
> - 肩関節脱臼の整復後の外固定について，内旋位よりも外旋位のほうが脱臼の再発が少ないことが示された．
> - 肩鎖関節脱臼に対して，関節鏡視下に人工靱帯を用いて肩鎖関節を再建する手術が試みられるようになった．
> - 鎖骨外側端骨折に対する新しいプレートが開発されている．
> - 上腕骨近位端骨折に対して近位部の固定力を向上させた髄内釘が用いられるようになった．また，ロッキングプレート固定も低侵襲の minimally invasive plate osteosynthesis (MIPO) 法が一般的になった．高齢者の4-パート骨折については，人工骨頭置換術の成績が安定しないことから，一次的にリバース型人工肩関節置換術を行う試みがある．

a. 肩関節脱臼

❶ 概念・症状

i 概念
- 外力によって上腕骨頭が肩甲骨関節窩から逸脱したものである．外傷性脱臼の中で手指関節脱臼に次いで頻度が高い．前方脱臼が98%を占め，後方脱臼はまれである．以下，前方脱臼について述べる．
- 原因は転倒や転落，スポーツの接触プレーなどである．肩関節が外転・外旋，あるいは水平伸展された場合に起こる．

ii 症状
- 脱臼と同時に強い痛みと運動制限が発生する．患者は，健側の手で患肢を支えて来院する．外見上，肩関節外側部の丸みが消失して扁平化し，肩峰の突出が目立つ．肩関節自動運動は不能で，他動運動に対して疼痛と抵抗がある（ばね様固定）．

❷ 診察と検査のポイント

i 診察
- 特有な肢位や所見から脱臼の診断は容易である．肩関節前下方で骨頭を触診して脱臼を確認する．三角筋部の皮膚感覚を調べ，腋窩神経損傷の有無を確認する．

ii 検査
- まずX線撮影（trauma series）を行って脱臼の方向，合併する骨折（大結節，関節窩）を診断する（図1）．

❸ 患者への説明のコツ
- ただちに徒手整復を行う必要がある．整復位が安定しない場合や合併損傷がある場合には後日，手術を行うことがある．若年者ほど反復性になりやすい．

❹ 外来における治療と専門医への紹介

i 徒手整復
- 徒手整復は無麻酔でも可能であるが，痛がっている場合には全身麻酔（静脈麻酔）下に行うほうが安全である．特にX線で大結節骨折が認められる場合や，大きなHill-Sachs損傷と関節窩とが嵌合している場合は，整復操作によって上腕骨解剖頚骨折を起こすリスクがあるので，無麻酔で強引な整復を行ってはならない．
- 徒手整復法としてよく用いられるのは，挙上位整復法（Milch法，Spaso法など），Stimson法，Hippocrates法などである（図2）．
- 整復位をX線で確認し，上肢を体幹につけて内旋位で外固定を行う．外固定期間は原則3週間とする．外旋位固定のほうが再発率は低い

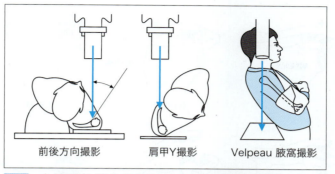

図1 上腕近位部の外傷に対するX線撮影法（trauma series）

互いにほぼ直角にX線を入射する3方向撮影であり，受傷した肩を動かすことなく撮影できる．
[Neer CS II : Shoulder Reconstruction, WB Saunders, Philadelphia, 1990 より]

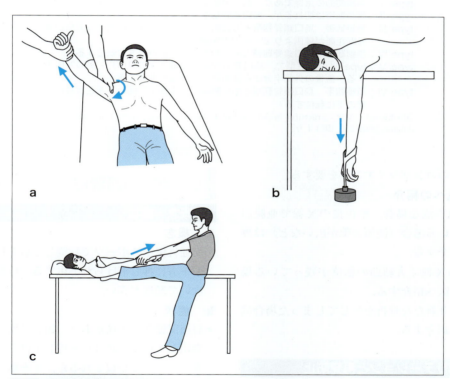

図2 肩関節脱臼の徒手整復法

a：Milch法．右肩脱臼では，術者は仰臥位の患者の右側（図では上肢の頭側）に立ち，左母指を脱臼した上腕骨頭に，他の4指を鎖骨にかける．骨頭が動かないように保持しながら，右手で患者の右腕を外転する．挙上位になった時に左母指で骨頭を上方に押すとともに，患者の腕を上方に引き上げると整復される．

b：Stimson法．高めの台に患者を腹臥位で寝かせ，脱臼した上肢を台の外に垂らす．8 kg前後の重錘を吊り下げて力を抜かせ，10〜15分そのままにしておくと自然に整復される．整復されない時は他動的に患者の腕を内・外旋させる．

c：Hippocrates法．右肩脱臼を例にとれば，術者は仰臥位の患者の右側に左足で立ち，右下肢を伸ばして足底を患者の腋窩にあてる．両手で患者の手関節部を握って遠位方向に強く牽引すると，術者の右足がてこの支点となって整復される．

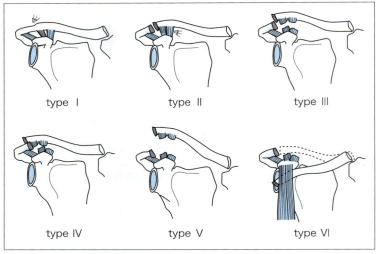

図3 肩鎖関節脱臼の Rockwood 分類
type Ⅰ：肩鎖関節の捻挫であり，靱帯の断裂はない．
type Ⅱ：肩鎖靱帯は切れるが，烏口鎖骨靱帯の断裂はない．
type Ⅲ：肩鎖靱帯，烏口鎖骨靱帯ともに断裂し，鎖骨は上方に転位して烏口鎖骨間距離が健側より 25～100％増大する．
type Ⅳ：肩鎖靱帯，烏口鎖骨靱帯ともに断裂し，鎖骨が後方に転位する．
type Ⅴ：type Ⅲ の重症型で，烏口鎖骨間距離は健側より 100～300％増大する．鎖骨の外側半分から僧帽筋，三角筋が剥離する．
type Ⅵ：肩鎖靱帯，烏口鎖骨靱帯ともに断裂し，鎖骨が肩峰の下または烏口突起の下に転位する．

［Rockwood CA Jr：Fractures in Adults, Vol. 1, 2nd Ed, JB Lippincott Company, Philadelphia, p860-910, 1984 より］

が，患者のコンプライアンスを要する．

ⅱ 専門医への紹介

- 徒手整復不能な場合，整復後の X 線で亜脱臼が残っている場合（関節裂隙が広いなど）は専門医へ紹介する．
- 整復後の X 線で大結節の転位が残っている場合は専門医へ紹介する．
- 整復により新たな骨折を生じてしまった場合は専門医へ紹介する．

❺ リハビリテーションと再発防止

- 外固定期間中は肘以下の自動運動を行わせる．外固定期間終了後は肩甲帯機能訓練，肩関節内・外旋筋の等尺性運動やチューブトレーニングを推奨する．受傷後 2～3 ヵ月でスポーツや重労働に復帰させる．

b. 肩鎖関節脱臼

❶ 概念・症状

ⅰ 概念

- 交通外傷やスポーツで転倒して肩を打ち，肩峰が下方に押し下げられて生じる．肩関節脱臼に次いで頻度が高い．

ⅱ 症状

- 肩鎖関節部に圧痛があり，鎖骨外側端は上方に突出している．鎖骨端を押し下げる（上腕を突き上げる）と整復されるが，手を離すともとに戻る（ピアノキー徴候）．

❷ 診察と検査のポイント

ⅰ 診察

- 外観から脱臼の診断は容易であるが，程度の軽いものは左右をよく比べないとわからない．上下方向の不安定性をみるピアノキー徴候とともに，鎖骨を前後に動かして水平方向の不安定性

も評価する．

ii 検査
- 両側のX線撮影で脱臼の程度を判断する．立位で両手に5 kgの重錘を吊り下げてストレス撮影をすると，脱臼の程度がより明確になる．Rockwood分類のどのtypeかを判定する（図3）．

❸ 患者への説明のコツ
- 脱臼があるからといって必ずしも手術が必要なわけではない．患者のニーズに応じた治療方針を患者本人とよく相談して決めることが重要である．

❹ 外来における治療と専門医への紹介
i 保存的治療
- Rockwood分類type Ⅰ，Ⅱでは，1～2週間，患肢を三角巾または装具（Kenny-Howard装具など）で固定しておくだけで機能障害なく治ることが多い．痛みがとれたら日常生活動作を許可する．若年者や重労働者のtype Ⅲは保存的治療か手術的治療か，意見がわかれるところである．

ii 専門医への紹介
- Rockwood分類type Ⅳ～Ⅵは手術の適応であるので，専門医へ紹介する．
- 保存的治療例で3ヵ月以上経っても痛みがとれない場合は専門医へ紹介する．

❺ 最近の手術方法
- 従来同様，Kirschner鋼線やスクリューによって整復位を維持する方法，自家靱帯で烏口鎖骨靱帯を再建する方法，烏口突起を鎖骨に移行する方法などが行われている．陳旧性で運動痛のあるものは，関節鏡視下の鎖骨外側端切除で除痛が得られる．
- 人工靱帯を用いる関節鏡視下の再建術は，まだ評価が定まっていない．

c. 鎖骨骨折

❶ 概念・症状
i 概念
- 転倒した場合の介達外力，または鎖骨部への直達外力で発生する．どの年齢層においても頻度が高い．外力の集中しやすい中央1/3部分の骨折が約80%を占める．

ii 症状
- 患者は患側上肢を胸郭につけ，健側の手で支えて来診する．近位骨片は胸鎖乳突筋に引かれて上方へ，遠位骨片は上肢の自重によって下方に転位する．鎖骨は短縮し，肩幅が狭くなる．

❷ 診察と検査のポイント
i 診察
- 外観や鎖骨の圧痛から診断は容易である．時に腕神経叢の損傷を合併する．血管損傷はまれであるが，時間とともに血腫が増大しショックにいたった例も報告されており，鎖骨骨折を軽くみてはいけない．

ii 検査
- X線診断では前後方向の他，30°仰角撮影を行って転位の程度や胸郭との関係をみておく．
- 外側1/3の骨折では肩鎖関節2方向撮影によって骨折型を判定する（図4）．

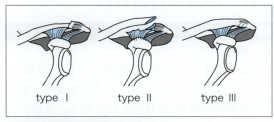

図4　鎖骨外側端骨折の分類
type Ⅰ：烏口鎖骨靱帯より外側の骨折で，転位は小さく安定型である．
type Ⅱ：烏口鎖骨靱帯の損傷があり，近位骨片の転位が大きい．不安定型である．
type Ⅲ：鎖骨外側端の関節面の骨折．鎖骨外側端の骨吸収や変形性肩鎖関節症の原因となる．
[Neer CS Ⅱ：J Trauma 3：99-110, 1963 より]

❸ 患者への説明のコツ

- 骨癒合のよい骨折で保存的に治療できる．ただし，外側端骨折 type II では手術が必要である．

❹ 外来における治療と専門医への紹介

i 保存的治療

- 徒手整復と外固定で治療する．患者を坐位とし，両肩を強く後方に引いて鎖骨の短縮を矯正し，この位置で鎖骨バンドを装着する．夜間は折りたたんだタオルを肩甲間部におき，胸を張った姿勢で仰臥するよう指導する．4〜6週後に異常可動性はなくなり，バンドを除去できる．年少児ではこれよりも短い治療期間で治癒する．

ii 専門医への紹介

- 外側端骨折 type II は手術適応である．
- 中央 1/3 の骨折でも骨折端が皮膚を突き上げている場合，腕神経叢圧迫症状がある場合，多発骨折で管理上骨折の安定性を得たい場合などは手術適応である．

❺ 最近の手術方法

- 従来同様，太い Kirschner 鋼線による髄内釘かプレートで内固定をする．外側端骨折 type II では引き寄せ鋼線締結法またはプレートが用いられる．

d. 上腕骨近位端骨折

❶ 概念・症状

i 概念

- 高齢者が立った高さから転倒し，手または肘からの介達外力によって生じることが多い．最も頻度が高いのは 80 歳代女性である．脊椎圧迫骨折，大腿骨近位部骨折，橈骨遠位端骨折と並んで，骨粗鬆症を基盤とする骨折の代表的なものである．

ii 症状

- 外傷直後から局所の自発痛，運動痛が強く，上肢の挙上ができない．2〜3 日後には皮下出血が患側肩から胸部，上腕に広がる．

❷ 診察と検査のポイント

i 診察

- 局所所見から診断は容易であるが，腋窩神経および腋窩動・静脈の損傷に注意する．腋窩神経損傷の有無は，三角筋部の皮膚感覚と三角筋の収縮を触知できるかどうかによって判定する．

ii 検査

- まず X 線撮影（trauma series）を行う（図 1）．
- 骨折型は AO/ASIF 分類または Neer 分類に従って判定する．AO/ASIF 分類では，関節外に 1 ヵ所の骨折線がある A 型，関節外に 2 ヵ所の骨折線がある B 型，関節内骨折である C 型の 3 つに大別し，脱臼の有無や転位の程度などによってさらに細分する．Neer 分類では，骨頭，大結節，小結節，骨幹部の 4 つのセグメント間の転位の程度によって転位型と非転位型に大別し，転位型骨折はさらに 2-, 3-, 4-パート骨折に分類する（図 5）．

❸ 患者への説明のコツ

- 多くは手術をしないで治療できる．骨粗鬆症に対する治療が必要である．

❹ 外来における治療と専門医への紹介

i 保存的治療

- 1-パート骨折，および外科頚の 2-パート骨折で骨性接触が保てるものは，三角巾のみの固定とし，1 週間以内に振り子運動を開始する．痛みが消褪するに従い他動運動，次いで自動運動を行わせる．
- 上腕骨近位端骨折の発生後 1 年間で大腿骨頚部骨折のリスクが 5 倍になることが知られており，骨折の連鎖を防ぐために骨粗鬆症に対する薬物療法を行う．

ii 専門医への紹介

- 外科頚 2-パート骨折で整復位が保持できない場合，大結節骨折で 5 mm 以上の転位がある場合，ならびに 3-, 4-パート骨折は手術適応である．

❺ 最近の手術方法

- 2-パート外科頚骨折に対しては，横止め髄内

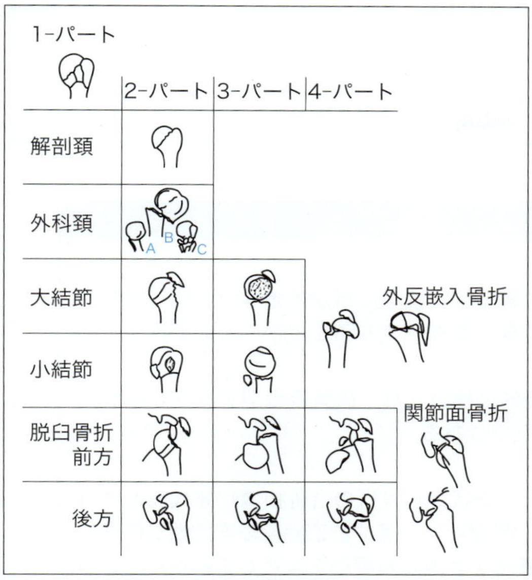

図5 上腕骨近位端骨折のNeer分類（four-segment classification）

骨頭，大結節，小結節，骨幹部の4つのセグメントに注目し，これらが相互に1cm以上の離開，あるいは45°以上の回旋変形がある場合を転位型骨折（2-パート，3-パート，4-パート骨折）とし，これ以下の転位であれば非転位型骨折（1-パート骨折）とする．この他に骨頭自体に骨折のある関節面骨折を別項目として分類する．2002年には従来の分類に4-パート外反嵌入骨折を追加した新バージョンが発表されている．基本的ルールを理解してしまえばこの分類は簡単であり，骨折形態と治療法選択との関係がわかりやすいので，北米およびわが国では頻繁に用いられている．
[Neer CSⅡ：J Bone Joint Surg Am **52**：1077-1089, 1970 および Neer CSⅡ：J Shoulder Elbow Surg **11**：389-400, 2002 より]

ii 症状
- 上腕痛と，通常は外側凸の変形である．

❷ 診察と検査のポイント
i 診察
- 局所の症状で明らかである．橈骨神経麻痺の合併に注意する．

ii 検査
- X線検査で骨折の高位と形態を判定する．

❸ 患者への説明のコツ
- 保存的に治療できる骨折である．程度の軽い変形は機能障害を起こさない．

❹ 外来における治療と専門医への紹介
i 保存的治療
- 斜骨折や螺旋骨折のように接触面の広いものは保存的治療のよい適応である．固定法としては，U字型副子，機能的装具などが用いられる．ハンギングキャストは患者の負担が大きく，あまり好まれない．

ii 専門医への紹介
- 新鮮骨折では横骨折や短い斜骨折で不安定な場合，二重骨折，病的骨折などが手術適応であり，専門医に紹介する．
- 合併する橈骨神経麻痺は，2～3ヵ月待機すると自然回復することが多い．回復の徴候のない場合には専門医に紹介する．

❺ 最近の手術方法
- 内固定法としては，横止め髄内釘を用いた閉鎖式髄内釘固定法が最もよく行われる．プレートに比べて骨膜，軟部組織を損傷しない点が優れている．

釘，またはロッキングプレート固定を行う．2-パート大結節骨折は引き寄せ鋼線締結法または関節鏡視下手術で内固定する．
- 3-および4-パート骨折では種々の固定法を組み合わせた手術が必要となる．高齢者の4-パート骨折（および脱臼骨折）では人工骨頭置換術またはリバース型人工肩関節が行われる．

e. 上腕骨骨幹部骨折

❶ 概念・症状
i 概念
- 直達外力によるものの他，投球や腕相撲の際の捻転力で螺旋骨折を生じる場合がある．

2　肘関節の外傷

ここ10年でわかったこと

【小児の上腕骨遠位顆部骨折と後遺症対策】
- 小児では未骨化の部分が多い肘関節部の外傷ではX線では正確な診断ができない．関節造影やエコー，CT，MRIなどを積極的に利用して正確に診断し整復固定することが，後の変形や機能障害を予防する．
- 後遺症としての内反肘や外反肘などの変形は三次元的に検討され，患者適合型テンプレートの開発などによって正確な変形矯正がされるようになりつつある．

【複合組織損傷の概念と治療】
- terrible triad injury（肘関節脱臼，橈骨頭骨折，尺骨鉤状突起骨折の合併損傷）を代表とする重症複合損傷では不安定性を伴い機能予後がわるい．受傷に伴う骨や軟部組織の安定性を評価することが重要である．最近ではCTによる靱帯の付着部を考慮した評価法なども試みられている（後述）．

【成人の上腕骨遠位端骨折に対する外科的治療】
- 強固な内固定がむずかしく機能障害をきたすことが多かった成人（特に高齢者）上腕骨遠位端骨折に対して，内外両側からのプレートによる強固な内固定が広まった（図1）．さらに，ロッキングプレートの開発により固定力が改善し，治療応用が進んでいる．
- プレートの多用により，合併症として骨折手術後の神経障害（内側プレートによる尺骨神経障害，外側プレートによる橈骨神経障害）が報告されている．
- それでもなお，関節面の粉砕の強い高齢者の受傷例では，骨粗鬆症もあって強固な内固定が困難で骨接合術が失敗に終わる場合が多い．最近の人工肘関節の発展により，初回治療としての人工関節置換も選択肢となりうる．

❶ 本疾患・傷害の概念・症状

i　概念

- 肘関節は上肢のヒンジとして，手という「道具」を適切な場所に配置する重要な役目を担う．伸展は−30°程度まででもリーチ機能としては比較的保たれ障害が少ない．屈曲は130°程度あれば後頭部や胸元などにも手が届き，障害を感じない．回内外は50°ずつあれば問題がない．つまり，外傷後はこれらの機能を再獲得することが治療の目標となる．
- 内反，外反，反張などの変形は外観上の愁訴となる．また，変形したまま長期にわたり使い続けることで遅発性尺骨神経麻痺などの神経症状をきたすことがある．
- 小児では成長に伴う改変により改善する場合と，一方で骨端線障害など成長障害によりさらに悪化する場合があり，その判断や予後予想が

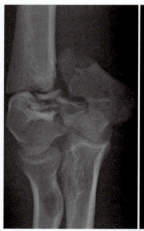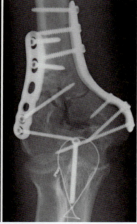

図1　上腕骨遠位端粉砕骨折に対する内外側ダブルプレートによる内固定

求められる.

ii 症状

- 変形と疼痛. 脱臼の場合, 単純な脱臼は少なく, 骨折や靱帯断裂を伴う複合損傷であることが多い.
- 肘周辺の受傷では, 神経損傷をきたすことがある. 閉鎖性の骨折では牽引損傷のことが多く自然回復が期待できるが, 開放骨折例や完全麻痺例, 上腕骨顆上骨折で徒手整復が困難な例などは手術で神経を確認するべきである.
- 早期に可動域訓練を開始できることが機能予後をよくする. 骨折も筋膜の破綻もない単純な脱臼や側副靱帯損傷は, 保存的治療で良好に治癒するが, 著明な腫脹と疼痛や不安定性を伴う受傷では terrible triad injury などの重症複合損傷の可能性があり, 的確な診断のもとに手術が勧められる.

❷ 診察と検査のポイント

i 診察

- 腫脹, 疼痛, 圧痛部位, 変形, 不安定性, 肘関節としての可動域をみる.
- 合併症としての手指の神経症状（屈伸の可否や知覚異常の有無）や循環動態（末梢循環障害）を確認する.
- 痛くない部位から触診して損傷のないところを確認し, 最後に損傷部位に触るようにするのが原則（特に小児において）である.

ii 検査

- X線検査：成人では通常の2方向が基本となるが, 骨端核の未熟な小児では健側との比較のために両側を撮影して比較する. 関節面の適合, 脱臼の有無を確認（骨端線離開との鑑別など）するために, X線像に補助線を引くことが有用となる（図2）.
- 関節造影：小児など骨が未熟で未骨化な部分が多いと, 正確な診断が困難である. 造影剤で関節軟骨表面を描出することで骨端線離開を鑑別できることがある.
- CT：不安定性関節内骨折では今や必須としてよい検査である. 機器の性能が向上して短時間にストレスなく高解像度の三次元画像まで得ら

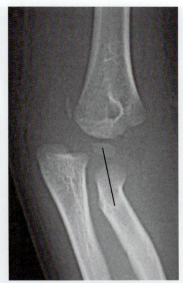

図2 小児上腕骨遠位骨端線離開における外顆骨端線から橈骨骨軸に対して引いた補助線

れるようになり, 手術前の病態把握などにCTは欠かせない（図3）. また, 尺骨鉤状突起骨折では従来, X線側面像により不安定性の有無を判断していたが, 側副靱帯の付着部との関係を加味したCTによる分類（O'Driscoll分類など）が頻用されつつある.

- MRI：X線やCTで描出できない軟骨や軟部組織の描出が可能である. 長時間静止していられることが条件となるが, 関節軟骨面の形態や粉砕の状態, 靱帯断裂や筋肉内挫傷, 骨壊死などの評価を行える.

❸ 患者への説明のコツ

i 早期に愛護的に動かしていくのが基本

- 肘関節の外傷は関節の構造が安定していれば早期運動が可能であり, 2週間以内に運動訓練を開始できれば拘縮をきたすことが少ない.
- 重度の外傷では疼痛や不安定性のため早期運動は困難である. 手術によって早期運動が可能になるなら, 手術が有用な治療法の選択肢となる.
- 無理なリハビリテーションは炎症を長引かせ, 骨化性筋炎など異所性骨化をきたして可動域障

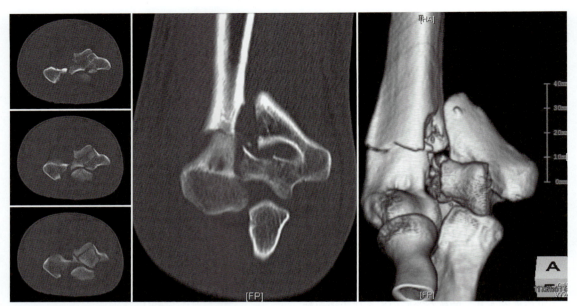

図3 図1と同一例の術前CT
粉砕の部位と程度がよくわかる．

害はむしろ悪化する．愛護的な可動域訓練を行うことが重要である．

ⅱ 後遺症としての変形や小児では成長障害の可能性

- 関節内骨折ではある程度の変形や可動域制限の後遺は必発であるが，機能的な可動域の獲得をめざした治療を行う．
- 小児で骨折の治療後に変形や可動域制限を残した場合には，成長に伴う改変により自然に改善することがある．一方では，骨端線の損傷による成長障害など増悪することもある．経過をみながら矯正骨切りなど二期的手術のタイミングを検討する．

❹ 外来における治療と専門医への紹介

ⅰ 保存的治療

- 転位の少ない関節外骨折，初回受傷の脱臼や靱帯損傷では，まず保存的治療を選択する．単純な側副靱帯損傷（軽度の剝離骨折を含む）ではヒンジ装具などを処方して受傷後2週以内に屈伸運動を開始する．
- 一定の外固定期間の後，自動運動から開始して愛護的可動域訓練を指導し，運動訓練の後はアイシング，ストレッチングなどを励行する．

ⅱ 専門医の紹介

- 関節内骨折で転位の強いもの，合併症として神経麻痺や血流障害を呈するもの，靱帯断裂を伴う不安定型の骨傷は手術が必要なことが多い．
- 内反肘や外反肘を残した場合，特に小児の顆部骨折や骨端線離開では可動域制限や成長障害をきたすこともあり，矯正手術などを考慮する．

❺ 最近の手術方法

ⅰ 新しいツールによる骨折や靱帯損傷の修復

- 高齢者の顆部骨折など骨脆弱部位の固定にロッキングプレートの登場は福音となった．上腕骨顆部粉砕骨折に対するダブルプレート法は従来治療困難であった高齢者の骨折の予後を改善した．
- 関節内骨折の骨接合にはヘッドレススクリューや軟部組織修復のためのsuture anchorが有用である．terrible triad injuryのような治療困難な骨折も修復し，術後早期運動が可能となってきた（図4）．

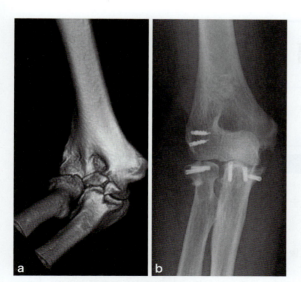

図4　肘の terrible triad injury
a：術前 3D-CT，b：術後 X 線像．

ii　インプラントを用いた手術
- 粉砕が強く修復不可能な橈骨頭に対して人工橈骨頭置換が有用である．さらに，高齢者の関節全体に及ぶ高度複合損傷には人工肘関節が選択される．

iii　遺残変形に対する矯正手術
- 3D-CT やこれをコンピュータ内に取り込んで変形した腕を健側正常画像と重ね合わせることで，正確な変形評価が可能となった．併せてその矯正手術を術前にシミュレーションし，正確に行うためのコンピュータ支援手術がこの領域で発展してきている．

❻ 後療法・リハビリテーションのポイント

i　早期運動の重要性と危険性
- 肘関節の外傷では，受傷後 2 週間以内に運動訓練を開始することが機能的予後をよくする．
- 高度粉砕骨折などで十分な固定性が得られていない例に対する早期運動は骨癒合を阻害し，結果的に不安定な偽関節となった場合の機能障害は大きい．まずは骨癒合をめざした治療がなされるべきである．

ii　愛護的運動の重要性，猛爆矯正は禁忌
- 出血や炎症が収束しないまま無理に動かすと骨化性筋炎など異所性骨化をきたし，可動域障害はむしろ悪化する．抵抗運動など自動運動を中心に，愛護的な可動域訓練を行うことが重要である．猛爆矯正は百害あって一利ない．
- ゴムバンドやダイヤルヒンジなどを組み込んだ装具による後療法も有用である．

3　前腕・手関節の外傷

a. 前腕区画症候群

> **ここ10年でわかったこと[1]**
>
> 【根拠に基づく医療（EBM）】
> - 本疾患にEBMはなかったが，2011年にシステマティックレビュー[1]が報告され，以下のことが判明した．
>
> 【疫学】
> - 男女比は約3：1で男性に多く，年齢は出生直後から67歳に分布している．
>
> 【原因】
> - さまざまな疾患が含まれるが，閉鎖骨折（成人では橈骨遠位端骨折，小児では上腕骨顆上骨折）が最多である．
>
> 【診断】
> - 本疾患の診断基準として臨床所見（図1）は常用されるが，客観的な基準である区画内圧の測定は約半数の実施にとどまる．
>
> 【治療（図2）】
> - 受傷から治療開始までは3時間から16週で，73％の症例に対して手術的治療が施行されている．
> - 手術的治療の大半は筋膜切開であり，掌側のみ74％，背側のみ2％，両側が18％であった．
> - 手根管開放の併施は49％であった．
> - 61％の症例では切開部に植皮を必要とした．
>
> 【合併症（図3）】
> - Volkmann拘縮への進展は2.3％であった．

❶ 本疾患の概念・症状[2〜4]

i　概念

- 区画症候群とは，骨膜，骨，筋膜などの伸縮性に乏しい組織から形成される区画内の組織圧が外傷などで高まり，そこに存在する筋や神経の血行が圧迫で障害され阻血状態になっているもので，これが前腕部で発症した状態が前腕区画症候群となる．
- 本疾患が進行して前腕屈筋群に急速な進行性筋変性，すなわち筋の「ろう様変性」をきたす外傷後遺障害がVolkmann拘縮になる．
- 前腕部そのものに対する挫傷や挫創，または開放骨折などにより回内屈筋群が直接瘢痕化して拘縮が発現するものをVolkmann様拘縮として区別するが，治療法の観点からは同一視してもよい．

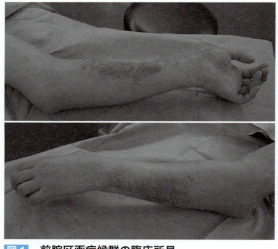

図1　前腕区画症候群の臨床所見
包帯をきつく巻いて発症した前腕区画症候群の初診時所見である．すでに前腕屈側および背側に水疱が形成され，手指の知覚脱失と運動麻痺を認めたが，手部ならびに手指の血行は保たれ，橈骨動脈の拍動も触知された．

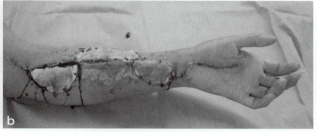

図2 図1と同一例に対する治療
a：筋膜切開術ならびに手根管開放術，b：人工真皮貼付．

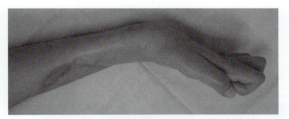

図3 図1と同一例の合併症（Volkmann拘縮）
受傷後6ヵ月で前腕回内，手関節掌屈，示指〜小指の中手指節関節伸展，指節間関節屈曲，母指内転の特有な拘縮肢位を呈している．

ii 症状
- 前腕および手指の著明な腫脹と疼痛で始まり，次第に手指の知覚異常と運動麻痺，緊満と皮膚の水疱（図1）が出現する．
- 手指他動伸展時の激痛が最も重要な所見といえる．
- 手指の蒼白と脈拍消失は動脈損傷に起因する本疾患で認められ，主要動脈が断裂していない場合では生じない．

❷ 診察と検査のポイント[3, 4]
i 診察
- 臨床所見から運動麻痺が出現する以前に本疾患と診断しなくてはならない．

ii 検査
- 区画内圧は客観的指標となり30 mmHg以上が危険とされるが，測定結果は臨床症状より有意なものでないことを認識しておく．
- 横紋筋融解による腎機能障害の有無を血液生化学検査などで確認しておく．

❸ 患者への説明のコツ
- 小児や意思疎通が困難な症例で本疾患が疑われる場合，1〜2時間は経過を観察するが，それでも臨床症状の改善がみられなければ手術的治療が必要なことをあらかじめ保護者に伝えておく．
- 時間経過とともに筋，神経の不可逆性変化が生ずるため，早急に筋膜切開を要することを説明する．

❹ 外来における治療と専門医への紹介
- ギプスなどの外的要因を取り除いて症状の改善を図るが，いたずらに経過観察を続けることは慎まなくてはならない．
- 手指他動伸展時の激痛や知覚異常，水疱形成（図1）を認める場合は，緊急の筋膜切開（図2a）が必要になりかねないため，ただちに専門医に紹介する．
- 本疾患は後遺障害の重傷性に鑑みると，過剰診断でも構わず，診断に苦慮する場合は早急に紹介する．

❺ 最近の手術方法[2〜5]
- 1911年にBardenheuerが前腕区画の除圧を施行して以後，本疾患の手術操作に大きな変化はない．
- 前腕に存在する掌・背側の区画を開放するが，最初に掌側区画を除圧し，それでも背側の区画圧が高いようであれば背側区画を開放する．
- 掌側は浅層（浅指屈筋，円回内筋，長掌筋，橈側手根屈筋，尺側手根屈筋）のみならず，深層（深指屈筋，長母指屈筋，方形回内筋）まで，

- 必ず筋膜切開を実施する（図 2a）.
- 筋膜切開時に上腕二頭筋腱膜の切離と手根管の開放も忘れずに施行する.
- 筋膜切開後の一次創閉鎖は組織圧の増加を招来するため避けるべきである[6].
- 皮膚は無理なく閉鎖できる部分だけ縫合し，その他は人工真皮を貼付しておき（図 2b），腫脹が消褪する 1 週間後程度を目安に二期的創閉鎖（遊離植皮または遊離皮弁を含む）を行う.
- 筋肉内出血が著しく黒変し，将来的に筋の変性が強く疑われる症例では，予防的に中手指節関節 40〜60°屈曲位，指節間関節伸展位，母指対立位（内在筋プラス位）を Kirschner 鋼線で保持する.

❻ 後療法
- 術直後から手関節および手指は副子で機能肢位に保持する.
- 可能であれば術翌日から積極的に自動可動域（ROM）訓練を開始する.
- 予防的に刺入した Kirschner 鋼線の抜去時期は浮腫の消褪や筋性拘縮の発生で異なるが，おおむね 3〜12 週程度となる.

b. Galeazzi 骨折

ここ 10 年でかわったこと[7,8]

【画像】
- X 線像で判断がむずかしい遠位橈尺関節（DRUJ）障害の評価はコンピュータ断層（CT）撮影で行えるようになった.
- 核磁気共鳴画像法や手関節鏡によって，本外傷に合併する三角線維軟骨複合体（TFCC）損傷を細部にわたるまで診断することが可能になった.

【評価】
- 橈骨が遠位関節面中央から 7.5 cm 以内で骨折しているものは DRUJ の不安定性を合併しやすい（図 4a）.
- 橈骨の骨折線が橈側遠位から尺側近位に走行している Galeazzi 骨折は不安定であり，DRUJ の慎重な評価が必要となる（図 4b）.

【治療】
- 合併する DRUJ 損傷は橈骨を解剖学的かつ強固に固定した後，その不安定性を適切に評価して積極的に治療することが主流となった（図 5a, b）.

❶ 本疾患の概念・症状

i 概念[9,10]
- 本疾患は橈骨骨幹部（遠位関節面より 4 または 5 cm〜橈骨粗面まで）の骨折に DRUJ 脱臼を合併する外傷である.
- 4 つの deforming force（手の重量，方形回内筋，腕橈骨筋，母指の外転筋および伸筋）が作用するため，ギプス内で容易に遠位骨片は転位する.

ii 症状
- 橈骨骨折部の疼痛や圧痛，（短縮・角状）変形，腫脹を認め，DRUJ にも圧痛があり，背側脱臼例では尺骨頭の突出がみられる.

❷ 診察と検査のポイント

i 診察
- 病歴（受傷時の肢位）や臨床所見（手関節部の腫れや尺骨頭突出の有無）を丁寧に調査する.

ii 検査
- 本外傷では前腕全長のみならず，手関節および肘関節の X 線撮影を患・健側ともに実施する.
- DRUJ の破綻を示唆する患側の X 線所見として，正面像では尺骨茎状突起骨折や DRUJ 関節裂隙の開大，5 mm 以上の橈骨短縮，側面像では尺骨頭の脱臼がある[11].
- 健側 X 線像との比較では，術中・術後に DRUJ 不適合が生じやすい前腕の塑性弯曲変形

（図6）や過大な掌側傾斜の存在に注意する.
- 疼痛による前腕の回旋制限があれば，患側のCTは撮影可能な肢位での実施にとどまるが，その際は必ず同様の肢位で撮影した健側と比較する[10]．

❸ 患者への説明のコツ
- 成人では保存的治療が無効なため，手術的治療が適応となることを説明する．
- 小児では保存的治療が有効かもしれないが[8, 9, 11]，経過中に再転位する症例では手術的治療になることをあらかじめ保護者に伝えておく．
- 手術的治療施行例でも術後経過中にDRUJの脱臼傾向が生ずれば，再手術が必要となることについて説明しておく．

❹ 外来における治療と専門医への紹介
- 成人のGaleazzi骨折は手術的治療となるため，専門医へ紹介する．
- DRUJ背側脱臼の小児例は徒手整復後に前腕回外位で上腕ギプス固定の保存的治療を試みてもよいが，10歳以上で整復位の保持が困難な症例やX線検査で再転位するような症例は早急に紹介する[9]．

❺ 最近の手術方法[7〜11]
- 橈骨骨折は解剖学的整復の後，DCPプレートスモールまたはLC-LCPプレートスモール

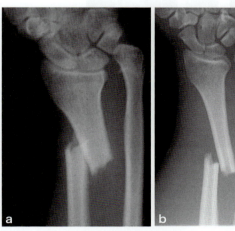

図4 DRUJの不安定性を合併しやすいGaleazzi骨折
a：橈骨が遠位関節面中央から7.5cm以内で骨折しているもの．
b：橈骨の骨折線が橈側遠位から尺側近位に走行しているもの．

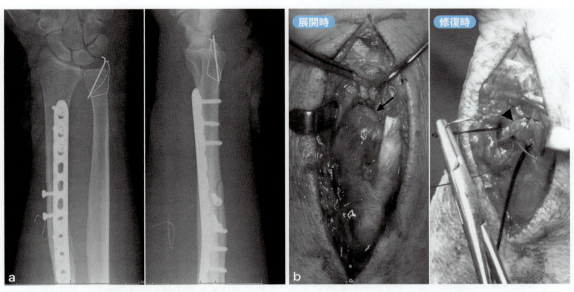

図5 Galeazzi骨折に対する現在の治療主流
a：橈骨は解剖学的かつ強固にプレートで内固定する．
b：DRUJを展開するとTFCCが剥脱して尺骨頭（矢印）が露出していたため，TFCC（矢頭）に縫合糸をかけて修復した．

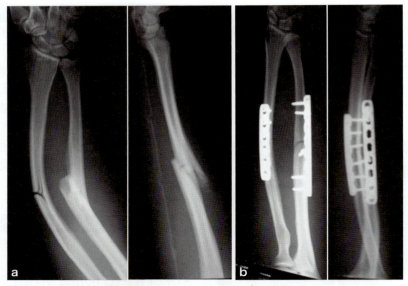

図6　前腕骨の塑性弯曲変形を合併した Galeazzi 骨折
a：受傷時，b：内固定後．
前腕骨に塑性弯曲変形がみられる Galeazzi 骨折では術中・術後に DRUJ 不適合が生じやすい．

（DePuy Synthes）で強固に内固定する（図5a）．
- 手関節鏡または徒手検査で DRUJ の不安定性が示唆されれば，TFCC を含めた軟部組織の修復や尺骨茎状突起骨折を引き寄せ鋼線締結法で内固定する（図5b）．
- 陳旧例では橈骨矯正骨切り術と DRUJ 安定化のための制動術を施行する．

⑥ 後療法
- 手術例では肘関節90°屈曲位，前腕中間位の上腕ギプスで4週間固定する．
- 外固定除去後から手関節，前腕，肘関節の自動 ROM 訓練を開始し，必要であれば術後6〜8週経過してから他動訓練を追加する．

C. 橈骨遠位端骨折

ここ10年でかわったこと[12]

【頻度】
- わが国における発生率は年間人口10万人当たり108.6〜140.3人であるが，経年的に増加しているかは一定の見解が得られていない．

【病態】
- 海綿骨よりもむしろ，皮質骨内部の海綿化や菲薄化に由来する力学的強度の低下が本骨折発生の基盤と考えられる[13]．
- 閉経後骨粗鬆症女性の初発骨折として発生することが多く，大腿骨近位部骨折を将来的に受傷する相対リスクも1.9〜3.22と見積もられ，脆弱性骨折連鎖のはじまりといえる．

【治療】
- ロッキング機構によってプレートとスクリューの角度が一定に保たれる角度安定性（angular stability），固定角一体型プレート（angular plate）を介して遠位骨片が受けた軸圧を近位へ伝達しようとする概念，さらに Orbay が提唱した軟骨下骨支持（subchondral support）を具現

化した掌側ロッキングプレート（PLP）の出現は本骨折治療に大変革をもたらした．
- 「epiphyseal first（最初に遠位骨片とプレートを固定），reduction second（次にそのプレートを用いて骨折部の整復）」を行う condylar stabilizing 法は，わが国における PLP 固定の汎用化に大きな役割を担った．
- わが国の診療ガイドラインで PLP 固定はグレード A（有効であり強く推奨）となっている[14]．
- ロッキング機構を有した髄内釘や手関節部を跨がず骨折部を固定する non-bridging 型創外固定器も，骨折型に応じて使用されている．
- 手関節鏡の導入により鏡視下整復操作，TFCC などの軟部組織の損傷確認や修復が可能となり，治療成績の向上に寄与している．

❶ 本疾患の概念・症状[12, 15)]

i 概念
- 本疾患は橈骨の骨皮質が急激に菲薄化する遠位骨幹端から骨端にかけて生じる骨折で，脊椎圧迫骨折，大腿骨近位部骨折に次いで患者数が多く，救急外来で治療される全骨折の 1/6 を占める．

ii 症状
- 手関節近位部の腫脹と疼痛に加えて，本外傷の大部分を占める背側転位型骨折では側面からみると dinner fork 状（手関節が橈背屈して尺骨頭が突出する）変形を呈する．
- 正中，尺骨神経損傷や長母指伸筋腱断裂に代表される腱損傷の合併を認めることがある．

❷ 診察と検査のポイント[12, 15)]

i 診察
- 職業や既往歴を含めた患者背景は，治療法選択に関係するため必ず聴取する．
- 高齢者であっても合併する尺側軟部組織損傷に対する処置は必要であり，手関節尺側部の身体所見も丁寧にとる．

ii 検査
- 手関節を中心とした正面，側面，45°回内および 45°回外の 4 方向の X 線撮影を行い，必要であれば徒手的に牽引しながら撮影する．
- 骨折線や関節内骨片の位置，転位程度，骨折空隙，整復の指標や足場となる掌側骨皮質がどこに存在するのかを判断するためにも CT 撮影は必ず施行し，多断面再構成画像や三次元画像から詳細に読影する（図7）．

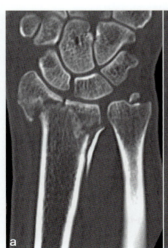
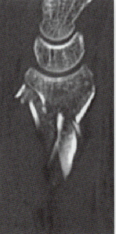
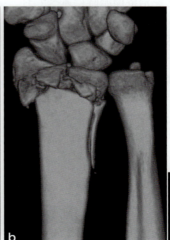
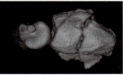

図7 橈骨遠位端骨折の CT
a：多断面再構成画像，b：三次元画像．

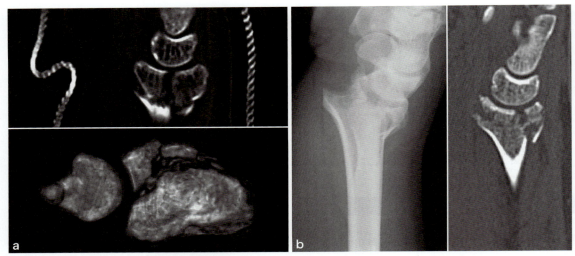

図8　内固定に難渋する橈骨遠位端骨折
a：月状骨窩が掌・背側に二分している症例，b：遠位骨片に含まれる掌側骨皮質が少ない症例．

❸ 患者への説明のコツ[15]

- 掌側転位型骨折は容易に転位しやすく，またわずかな短縮転位でもDRUJ障害を引き起こしうるため手術適応であることを伝える．
- 背側転位型骨折は保存的治療の適応であるが，徒手整復後の状態や外固定中の再転位状況をみながら保存的治療の継続が可能か否かの判断を行っていくことを説明する．
- 本骨折に伴う永続的な愁訴の判断には2～3年の経過観察を要することから，機能改善には長い期間が必要なことを治療開始時に述べておく．
- PLP固定を実施する症例では関節外，内骨折を問わず，術後9ヵ月時点のROMや握力の回復はおおむね対健側比で80％程度であることを術前に伝えておく[16]．
- PLP固定を施行したとしても，術後しばらくは手関節尺側部痛が認められ，最終的に5％程度の症例で遺残しかねないこともあらかじめ説明しておく[17]．

❹ 外来における治療と専門医への紹介

- 背側転位型骨折では可能な限り麻酔下に徒手整復を施行する．
- 徒手整復後に整復位が得られれば手関節を軽度背屈位～軽度掌屈位かつ軽度尺屈位，前腕を中間位から軽度回外位として，3週間は角砂糖はさみ型副子（sugar tong），その後2週間は前腕ギプスで固定する．
- 外固定期間中から患肢の挙上を徹底するように指導し，浮腫軽減のために手指自動ROM訓練を励行させるが，同時に肩関節の自動運動も積極的に行ってもらう．
- 整復位が獲得できない症例や外固定中に再転位が生じた症例では手術的治療が適応となるため専門医へ紹介する．
- 整復後の手関節X線側面像で月状骨窩が掌・背側に二分している症例や遠位骨片に含まれる掌側骨皮質が少ない症例，掌側骨皮質の粉砕が高度な症例は整復位獲得や維持に難渋するため専門医へ紹介する（図8）．

❺ 最近の手術方法[12, 13, 15]

- 骨折部はcondylar stabilizing法または掌側および尺側骨皮質の整復後にPLPで内固定する（図9）．
- 骨折型によってはnon-bridging型創外固定器や髄内釘で固定する．
- 内固定後は手関節鏡でTFCCや手根骨間靱帯の損傷を評価し，DRUJや手根骨の不安定性が

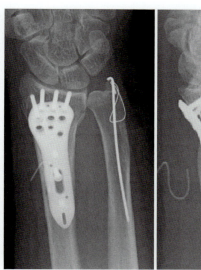

図9 橈骨遠位端骨折に対するPLP固定

生じかねない損傷が認められれば,直視下または鏡視下に修復する.

⑥ 後療法[18]

- 保存的治療では受傷後4週から肘関節のROM訓練と疼痛が許容できる範囲内での前腕回旋運動を開始し,手関節のROM訓練は外固定除去後に自動運動から始める.
- PLP固定時にTFCCの修復を併施した症例では上腕ギプス固定を3週間行い,その後から肘関節や前腕,手関節の自動ROM訓練を開始する.
- 軟部組織の損傷を評価できなかった症例はPLP固定であっても,前腕シーネをはじめとするなんらかの外固定を3週間程度行った後から手関節と前腕のROM訓練を始める.
- 治療法を問わず外固定除去後の運動訓練で,屈筋・伸筋に十分力が入らず,筋腹が硬くならない場合は筋電バイオフィードバックや筋促通法

を試みる.

■文献

1) Kalyani BS et al:Compartment syndrome of the forearm:a systematic review. J Hand Surg Am 36:535-543, 2011
2) 田島達也:阻血性拘縮—Volkmann拘縮,Volkmann様拘縮およびintrinsic plus拘縮.現代外科学大系第44巻—B運動器II,木本誠二(編),中山書店,東京,p393-401, 1971
3) 茨木邦夫:フォルクマン拘縮.新臨床整形外科全書第7巻,佐藤孝三ほか(編),金原出版,東京,p284-316, 1980
4) 成澤弘子:区画症候群(compartment syndrome).手外科診療ハンドブック,第2版,斎藤英彦ほか(編),南江堂,東京,p97-99, 2014
5) Leversedge FJ et al:Compartment syndrome of the upper extremity. J Hand Surg Am 36:544-560, 2011
6) Havig MT et al:Forearm compartment pressures:an in vitro analysis of open and endoscopic assisted fasciotomy. J Hand Surg Am 24:1289-1297, 1999
7) Sebastin SJ et al:A historical report on Riccardo Galeazzi and the management of Galeazzi fractures. J Hand Surg Am 35:1870-1877, 2010
8) Giannoulis FS et al:Galeazzi fractures and dislocations. Hand Clin 23:153-163, 2007
9) 斎藤英彦:前腕の骨折.外傷の救急治療,渡辺好博ほか(編),南山堂,東京,p375-378, 1988
10) 牧 裕:遠位橈尺関節脱臼と亜脱臼の診断と治療.MB Orthop 10(2):63-74, 1997
11) George AV et al:Management of complications of forearm fractures. Hand Clin 31:217-233, 2015
12) 斎藤英彦ほか(編):橈骨遠位端骨折—進歩と治療法の選択,金原出版,東京,2010
13) 森谷浩治:橈骨遠位端骨折.整形外科 65:795-801, 2014
14) 日本整形外科学会ほか(監),日本整形外科学会診療ガイドライン委員会ほか(編):橈骨遠位端骨折診療ガイドライン2012,南江堂,東京,2012
15) 森谷浩治:橈骨遠位端骨折.手外科診療ハンドブック,第2版,斎藤英彦ほか(編),南江堂,東京,p166-176, 2014
16) 森谷浩治ほか:掌側ロッキングプレート固定を施行した橈骨遠位端骨折の治療成績—関節外・内骨折での比較.整形外科 65:1123-1128, 2014
17) 森谷浩治ほか:掌側ロッキングプレート固定後に外固定を用いなかった橈骨遠位端骨折における手関節尺側部痛.日手会誌 28:16-19, 2011
18) 森谷浩治:橈骨遠位端骨折におけるリハビリテーションの実際.整・災外 57:175-181, 2014

4　手・指の外傷

a. 手根骨骨折

70％以上が舟状骨骨折であるので，舟状骨骨折および偽関節について解説する．

> ### ここ10年でわかったこと
>
> 【診断】
> - 以前から嗅ぎタバコ窩（anatomical snuff box）の圧痛ならびにX線の舟状骨5方向撮影により診断がつけられており，不顕性の骨折に対しては近年MRIが頻繁に用いられるようになった．
> - 新しい画像診断装置としてはトモシンセシス（島津製作所）があり，低用量の被曝かつ短時間で撮影できることから，日常診療には有用である．また，これを用いれば骨癒合の判定がX線よりも明確になる．
> - 骨折線の方向や偽関節における骨欠損の程度などは三次元CTが有用である．
>
> 【バイオメカニクス】
> - 従来，腰部の骨折では時間とともにhumpback変形が生じ，近位部の骨折では変形が生じにくいとされていたが，腰部の骨折でもHerbert分類B1骨折（骨折線は舟状骨突起より遠位を通る）では生じにくいことが判明した．
> - すなわち，骨折線が舟状骨突起（背側舟状骨月状骨間靱帯付着部）の遠位にあるか近位にあるかで，予後や治療法がかわってくる．
>
> 【手術的治療】
> - 新鮮骨折の治療に対して保存的治療，手術的治療がある．後療法が容易なことから，小切開によるdouble thread screw（Herbert screw type）を用いた方法が一般的になった．従来，安定型と考えられる骨折に対しても積極的に手術が行われている．
> - 腰部の骨折に対しては掌側からのアプローチが一般的であり，近位部の骨折に対しては背側からのアプローチが勧められる．前述のバイオメカニクスの観点から，Herbert分類B2骨折は背側からのアプローチが有用である．
> - 通常の偽関節に対しては腸骨からの骨移植術が行われているが，近位骨片の壊死例や骨欠損の大きなものに対しては，橈骨遠位端からの有茎血管柄付き骨移植術や大腿骨内上顆からの遊離血管柄付き骨移植術が広く行われている．
> - 関節鏡視下に偽関節部を掻爬して，小さな切開から骨移植を行い，経皮的にスクリューを挿入する方法も最近いくつかの施設から報告され，素晴らしい成績が得られている．
> - 最適な位置にスクリューを挿入するために，ナビゲーション手術手技の応用が試みられている．
>
> 【骨癒合推進の試み】
> - 舟状骨，特に近位の骨折は骨癒合に長時間がかかるといわれてきた．低出力超音波パルス療法は舟状骨骨折，偽関節に対しても有用性が認められ，近年新鮮骨折でもその手術後であれば保険が適用される．

❶ 診察と検査のポイント

- 解剖学的嗅ぎタバコ窩に圧痛があることが最も重要な所見であり，次に舟状骨5方向X線撮影で診断をつける．
- 臨床所見から本疾患が疑われ，X線撮影で骨折線が認められない場合は，シーネあるいは装具による外固定を2〜3週行ってから再度X線検査を施行する．

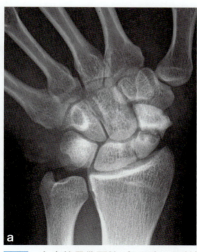 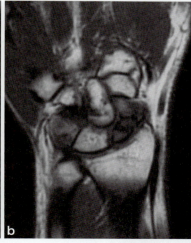 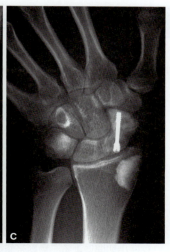

図1 左舟状骨偽関節（19歳，男性）
2年前に手関節を捻挫し，痛みが続いていたが放置していた．他院で左舟状骨偽関節を指摘され，紹介された．
a：術前X線像，b：術前MRI，c：橈骨遠位からの有茎血管柄付き骨移植術後1年6ヵ月．

- それでも診断がつかない時はMRIで確認する．
- 偽関節例はCT撮影を行い，舟状骨の変型や骨欠損の量を判断する．
- 偽関節例に対してMRI検査は手術方法の決定に有用である（図1b）．

❷ 患者への説明のコツ

- X線検査で骨折線が確認できないからといって，「骨折はない」と説明しない．
- 臨床所見がある場合は必ず2～3週後に再度X線検査を受けるように指示する．
- 近位部の骨折ではギプス固定が6～10週必要なこと，そしてそれでも100%骨癒合が得られないこと，そして近位部壊死について説明する．
- 安定型の骨折でも最低6週間はギプス固定が必要なため，小侵襲な手術の利点を説明し，手術を選択する場合は患者とよく話し合いをして決定する．

❸ 外来における治療と専門医への紹介

- Herbert分類A1の骨折は手術適応がなく，ギプス固定による保存的治療を施行する．
- A2タイプは原則的には保存的治療（6週間のthumb spica cast）を行うが，小侵襲手術の利点を説明し，患者が手術を望む場合は，専門医を紹介する．
- Bタイプの骨折ならびに遷延治癒，偽関節の症例は専門医を紹介する．

❹ 最近の手術方法

- 新鮮例に対しては小切開からの中空タイプのdouble thread screwが用いられる．侵入方法は前述している．
- 偽関節に対しては腸骨からの骨移植術，できれば関節鏡視下に施行し，低出力超音波パルスを併用する．
- 近位骨片の壊死が疑われる症例に対しては橈骨遠位からの血管柄付き骨移植術が適応される（図1）．
- すでに橈骨舟状骨関節に関節症を呈している症例に対しては，舟状骨の摘出とfour-corner固定術が行われる．

❺ 後療法

- 新鮮例では術後1週間はbulky dressingを行い，抜糸後は外固定を行わない．ただし，X線検査で骨癒合が確認されるまでは，重労働や手を酷使するようなスポーツは禁止する．
- 偽関節例では1週間のbulky dressingの後，4～5週のthumb spica castをあてがう．重労働やスポーツは，通常X線で骨癒合が確認できる術後3ヵ月ごろから許可する．

b. 三角線維軟骨複合体（TFCC）損傷

TFCC 損傷には外傷によるものと変性によるものがあるが，ここでは外傷性断裂についてのみを記載する．

> **ここ 10 年でわかったこと**
> - 高解像度 MRI により TFCC 損傷の診断が向上した．gradient echo 法 T2 強調画像や脂肪抑制 T1 強調画像で，損傷部位が高信号として描出される（図 2）．
> - 遠位橈尺関節（DRUJ）の安定性に三角靱帯が大きく寄与していることが判明し，その治療が積極的に行われるようになった．
> - 手関節だけでなく遠位橈尺関節に関節鏡を入れて直接三角靱帯を観察することが一般的になってきた．
> - 鏡視下に種々の TFCC の縫合法が開発された．
> - 小切開による三角靱帯修復術が開発された（図 3）．

❶ 診察と検査のポイント

- 訴えは手関節尺側部痛，握力低下，前腕回旋時の痛みやクリックなどである．
- 尺側部痛は安静時痛と運動痛があり，タオルを絞る時やドアノブを回す時などの手関節をひねる動作で疼痛を訴える．
- 尺骨茎状突起と尺側手根屈筋の間（fovea）の圧痛を fovea sign といい，陽性ならば三角靱帯の fovea からの剥離か尺骨三角骨間靱帯の損傷を疑う．
- 手関節を尺屈して軸圧を加える，あるいは尺屈させて回外操作を加えることによって疼痛が誘発されれば TFCC 損傷を疑う．
- DRUJ の ballottement test 陽性の場合，三角靱帯損傷が疑われる．
- 尺骨茎状突起骨折，DRUJ の開大以外は X 線撮影の価値は低い．
- 関節造影（橈骨手根関節からの注入）で DRUJ への漏出や小窩部の pooling 像（DRUJ からの注入）は TFCC 損傷を示す重要な所見である．
- MRI 検査においては通常の T1 強調画像や T2 強調画像では TFCC の描写はあまりよくない

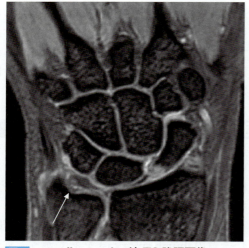

図 2 gradient echo 法 T2 強調画像
fovea に高信号域がみられ，同部位での三角靱帯の損傷が疑われる（矢印）．

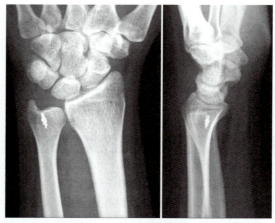

図 3 三角靱帯 fovea 付着部断裂に対して施行した，suture anchor を用いた関節鏡援助下靱帯修復術

が，gradient echo 法 T2 強調画像や脂肪抑制 T1 強調画像は損傷部位の診断に有用である．

❷ 患者への説明のコツ
- 患者の認識が低いため，解剖学的な TFCC の説明をまず行う．
- 保存的治療の有効性と限界について説明する．
- 3 ヵ月の保存的治療で症状の改善を認めない場合は，手術適応となる．

❸ 外来における治療と専門医への紹介
- 手関節を固定するためのギプスシャーレや TFCC 損傷用のサポーターを装着する．
- 2〜3 ヵ月の保存的治療が無効な症例は専門医に紹介する．
- DRUJ の不安定性が強い症例は早期に手術を行ったほうがよいので専門医に紹介する．
- DRUJ の損傷や破壊が強い症例は，Sauvé-Kapandji 法などの関節形成術が適応されるので，その旨を説明し専門医に紹介する．

❹ 最近の手術方法
- 手関節鏡は確定診断をつける意味でも必須であり，まず損傷部位を確定する．その際，直視所見だけでなく，プローブを用いてトランポリンサインの確認やフックテストを行う．
- ulnar plus variance の症例でない場合，TFCC 浅層の中央部損傷では部分切除を行う．
- 橈側および背側の損傷に対しては，鏡視下で TFCC の縫合を行う（out-side in 法または in-side out 法）．
- TFCC 深層の fovea からの断裂に対しては，鏡視下や小切開にて pull-out 法や suture anchor を用いて縫着する．
- ulnar plus variance の症例に対しては，尺骨短縮術を適応する．
- 陳旧例に対しては，長掌筋腱や尺側手根伸筋腱を用いた再建術が行われている．

❺ 後療法
- 保存的治療は 2〜3 ヵ月施行する．
- TFCC 縫合術や再建術，さらに三角靱帯の修復を行った場合は，術後 3 週ほどは上腕からの long arm cast が必要であり，その後はさらに 3 週程度 short arm cast を巻き，ギプス除去後にリハビリテーションを開始する．

c. 指骨骨折

ここ 10 年でわかったこと
- CT が多用されてきたこと以外に診断においては従来とかわっていない．
- 治療法としては，指に対してもロッキングプレートが開発されて，骨幹部骨折に対して使用され，治療成績の向上がもたらされた（図 4）．

❶ 診察と検査のポイント
- 受傷機転，局所の腫脹，変形，圧痛などである程度の診断は可能である．
- X 線検査 2 方向撮影で診断できる．小児の場合は健側との比較が重要である．
- 粉砕骨折や関節内骨折に対しては CT 検査を施行する．
- 小児の基節骨頚部骨折は背側に 90°回転転位しており，X 線側面像を注意深く読影する．
- 中節骨基部関節内骨折の場合は，近位指節間（PIP）関節の脱臼がないか否かをチェックする（正確な側面の X 線撮影）．

❷ 外来における治療と専門医への紹介
- 基節骨骨幹部の横骨折は整復後に安定位が得られるため，保存的治療を選択する．
- 整復後は隣接指にテーピングを行い，屈曲位で交差指変形がないことを確認する．

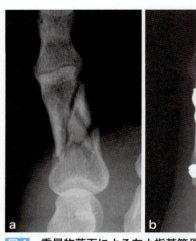
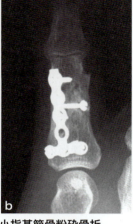

図4 重量物落下による左小指基節骨粉砕骨折
a：術前X線像．
b：ロッキングプレートによる観血的整復固定術後6ヵ月．

- 斜骨折や粉砕がある症例は手術適応で，専門医に紹介する．
- PIP関節脱臼骨折で，掌側の骨片が小さく，屈曲位で容易に整復されるもののみ保存的治療の適応になる（extension block splint）．
- 保存的治療経過観察中に再脱臼が生じたもの，骨片が関節面の1/3以上あるもの，関節面が陥没しているもの，陳旧例は専門医に紹介する．
- 末節骨近位部背側関節内（いわゆる骨性槌指）で，骨片の小さいものは保存的治療を適応する．
- 骨片の大きな症例は，石黒法の適応である．

❸ 最近の手術法

- 基節骨，中節骨骨折の骨幹部粉砕例，基部骨折で骨片の大きな症例に対してロッキングプレートが使用できるようになった（図4b）．
- 従来のミニプレートに比べ固定性がよくなり，早期運動が可能になった．
- ただし，無理に適応を広げると，骨片が割れたり，ルーズニングが生じたりするので，適応は慎重にすべきである．
- 指骨骨折に対しては基本，鋼線による固定を考慮し，可能ならばミニスクリュー，そしてロッキングプレートの使用を検討する．

5 肩鎖関節炎，胸鎖関節炎

ここ10年でわかったこと

【診断の重要性】
- 肩鎖関節炎，胸鎖関節炎の原因となる疾患は多い（図1）．
- 脊椎関節炎のように診断に専門的な知識が必要な疾患や，化膿性関節炎のように早期治療が必要な疾患もあり，幅広い診断知識が必要である．

【胸鎖関節炎，肩鎖関節炎の画像診断】
- 関節エコー：関節エコー装置の進歩によりパワードプラ画像で，外来などでも容易に胸鎖関節，肩鎖関節の診断が可能となった（図2）．装置価格も年々安価になっているため，外来での関節エコー検査が増えている．
- MRI：MRI装置の高磁場化によって解像度が向上し，スライス当たりの撮像時間が短縮した．胸鎖関節炎，肩鎖関節炎の診断だけでなく，STIRで骨髄浮腫の検出も可能である．関節液貯留と滑膜炎の鑑別は単純MRIでは困難な場合があるので，造影MRIを用いることで鑑別が可能である（造影MRIでは液体貯留は低信号，滑膜炎は高信号）．

【脊椎関節炎の診断と治療の進歩】
- 脊椎関節炎はHLA-B27との関連のある脊椎や末梢関節・付着部に炎症を起こす疾患の一群であり，胸鎖関節にも関節炎を生じうる．
- 欧米ではHLA-B27の保有率は7〜14%であるが，わが国では1%以下であり欧米よりも有病率が少ない．診断は遅れがちであり，脊椎関節炎に含まれる強直性脊椎炎のアンケート調査では確定診断まで平均10年と報告されている．
- 脊椎関節炎の多い欧米では，TNF阻害薬などの生物学的製剤の早期治療によって，骨化進行を抑制することが報告されている．
- 脊椎関節炎の新しい分類基準が国際脊椎関節炎評価学会（ASAS）によって作成された．脊椎や仙腸関節を中心とした体軸性脊椎関節炎と，末梢の関節炎も伴う末梢性脊椎関節炎の2つの分類基準である．これによって早期診断と早期治療が可能となった．
- MRIで仙腸関節や脊椎の骨髄浮腫がSTIRで診断可能であり，体軸性脊椎関節炎の分類基準に用いられている．

【関節リウマチの診断と治療の進歩】
- 関節リウマチの治療は生物学的製剤の出現で大きくかわり，早期診断・早期治療によって関節破壊の予防や寛解がめざせるようになった．関節エコーとMRIは，早期診断・薬効判定・寛解基準に有用である．
- リウマチ診療において関節エコーが一般化し，2011年に日本リウマチ学会から『リウマチ診療のための関節エコー撮像法ガイドライン』が出版された．ガイドラインには胸鎖関節や肩鎖関節の滑膜炎の評価方法も記載されている．関節エコーを用いれば見逃しやすい関節リウマチに伴う胸鎖関節炎，肩鎖関節炎を診断することが可能である．

【SAPHO症候群の治療】
- 胸鎖関節炎をきたす疾患にSAPHO（synovitis, acne, pustulosis, hyperostosis, osteitis）症候群があるが，その病因に慢性扁桃腺や歯周病による慢性感染が関与することが判明し，扁桃摘出や歯科治療によって改善したという報告が散見されるようになった．
- 難治性のSAPHO症候群に対して生物学的製剤が著効したという報告が増えているが，逆に掌蹠膿疱症の悪化や新たな皮膚症状の発現も報告されているため注意が必要である．

❶ 本疾患の病態・概念

- 胸鎖関節炎，肩鎖関節炎を生じうる代表的な疾患を概説する．

i 胸肋鎖骨間骨化症

- 胸肋鎖骨間骨化症は，1974年に園崎により胸骨，鎖骨，第1肋骨の間が骨化する疾患として報告された．類似症例の多くに掌蹠膿疱症を合併することから，1981年に掌蹠膿疱症性骨関節炎（pustulotic arthro-osteitis：PAO）の疾患概念を提唱した．
- 軟部組織の炎症性骨化であり，靱帯付着部・関節包の骨化が中心と報告している．
- Stage分類が提唱されており，Stage I（localized type）鎖骨または第1肋骨の肋鎖靱帯付着部に病変が限局，Stage II（generalized type）肋鎖靱帯部全体にはっきりした骨化があり，遠位にも拡大して第1肋骨と鎖骨との間が骨により連結，Stage III（hyperostotic type）胸鎖関節や鎖骨と第1肋骨との間に骨性強直があり，鎖骨が紡錘状に肥大する，となっている．
- CTが胸骨・肋骨・鎖骨間の骨化の確認に有用である．

ii SAPHO症候群

- SAPHO症候群は，掌蹠膿疱症や痤瘡などの皮膚症状を伴い，胸鎖関節・胸肋関節や脊椎の関節炎を特徴としている．1987年にフランスのCharmotらにより提唱された概念である．
- 胸鎖関節を含む前胸壁の骨関節炎が60〜80％で認められる．他に脊椎炎や仙腸関節炎，末梢関節炎も認められる．皮膚症状は60〜80％で掌蹠膿疱症は50〜60％，痤瘡が10〜40％である．
- X線やCTで胸鎖関節の骨びらん，鎖骨や胸骨の骨硬化が認められ，骨シンチグラフィでSAPHO症候群に特徴的な「bull's head」signが認められる．

iii 脊椎関節炎

- 脊椎や仙腸関節などの体軸関節や末梢関節に炎症をきたす疾患であり，強直性脊椎炎や乾癬性関節炎，反応性関節炎，ぶどう膜炎関連脊椎関節炎，炎症性腸疾患関連関節炎，分類不能脊椎関節炎などのHLA-B27との関連がある疾患が

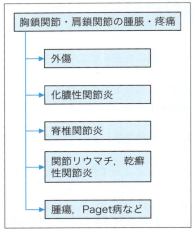

図1 胸鎖関節炎，肩鎖関節炎の鑑別疾患

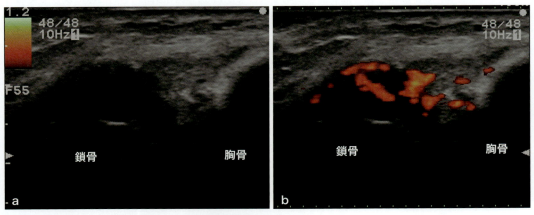

図2 関節エコー（胸鎖関節），化膿性胸鎖関節炎患者
a：Bモード，b：パワードプラモード．

含まれる．HLA-B27との関連のないSAPHO症候群も含める広義の脊椎関節炎の表記がされることもある．いずれも胸鎖関節炎，肩鎖関節炎を生じうる．

- 胸鎖関節炎の他に，脊椎の炎症による炎症性背部痛，末梢関節の滑膜炎，付着部炎，指炎を生じる．

iv 関節リウマチ

- 関節滑膜炎を主病態とした自己免疫性疾患である．
- 典型的には手指手関節などの小関節に滑膜炎が生じるが，胸鎖関節・肩鎖関節にも滑膜炎が生じる．

v 化膿性胸鎖関節炎，化膿性肩鎖関節炎

- 化膿性関節炎の9％は化膿性胸鎖関節炎という報告もあり意外と多い．
- 起炎菌としては黄色ブドウ球菌が多く，その他に緑膿菌，A群溶連菌，結核菌などがある．
- 糖尿病などの基礎疾患がある患者ではメチシリン耐性黄色ブドウ球菌（MRSA）が多く報告されているため，疑う場合はMRSAを考慮した抗菌薬選択が重要である．

❷ 診察と検査のポイント

i 診察から検査の流れ

- 肩鎖関節炎，胸鎖関節炎は診察での見逃しが多い．肩関節痛，頚部痛の症状があった場合に肩鎖関節炎，胸鎖関節炎を想定しながら診察する必要がある．
- 肩鎖関節炎，胸鎖関節炎を認めた場合は，画像検査や採血検査を追加し原因検索を行うことが重要である．

ii 診察

- 肩鎖関節炎による肩鎖関節痛は肩関節痛と間違えられることが多い．鎖骨を近位から遠位に向かって触知しながら肩鎖関節を注意深く探し，診察することが重要である．
- 胸鎖関節炎による胸鎖関節痛は頚部痛，胸部痛と患者が訴えることが多く，視診・触診で比較的簡単に診断できるにもかかわらず，診察されずに見逃されることが多い．患者が頚部痛，胸部痛を訴えた時に胸鎖関節炎の可能性を考える

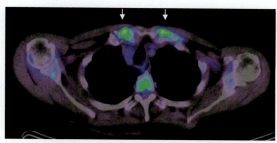

図3 PET-CT．両側の胸鎖関節炎（矢印）

ことが重要である．

iii 画像検査

- 画像検査はX線を撮影し，疑う原因疾患に合わせて超音波検査，CT，MRI，骨シンチグラフィの追加が考慮される．
- X線では骨硬化や骨肥厚，骨びらんなどが検出可能である．胸鎖関節は骨と重なってみえないことが多いため，斜位を追加することが重要である．
- 関節エコーは非常に有用である．パワードプラ画像によって簡便に滑膜炎や感染などの炎症所見が検出できる．
- CTは胸肋鎖骨間骨化症などの軟部組織の骨化所見や，骨肥厚・骨びらんの検出に有効である．化膿性関節炎を疑う場合は造影CTを追加すると診断可能であるが，化膿性胸鎖関節炎の検出はCTよりもMRIのほうが優れているという報告があるため，状況に合わせて選択する．
- MRIでは関節の炎症だけでなく，周囲の軟部組織の炎症所見やSTIRで骨髄浮腫所見も診断可能である．骨髄浮腫所見は関節リウマチの予後予測因子として有用であり，化膿性関節炎では骨髄炎の診断に有用である．
- 骨シンチグラフィではSAPHO症候群に特徴的な「bull's head」signが認められる．
- PET-CTでは胸鎖関節炎，肩鎖関節炎は容易に診断される（図3）が，胸鎖関節炎，肩鎖関節炎の診断目的に検査されることはない．しかし，他の目的でPET-CT撮像時に胸鎖関節炎，肩鎖関節炎が診断されることがあり，その場合はもう一度診察に戻り，胸鎖関節炎，肩鎖関節炎の原因を検索すべきである．

iv 採血検査

- 血液検査では白血球数やC反応性蛋白（CRP）や赤沈などの炎症所見に加えて，関節リウマチを疑う場合はリウマトイド因子や抗CCP抗体検査を追加する．
- 化膿性関節炎を疑う場合には抗菌薬投与前に血液培養検査を行う．

❸ 患者への説明のコツ

i 診断

- 胸鎖関節炎，肩鎖関節炎の原因となる疾患は非常に多く，それぞれ治療方法が異なるため原因検索が重要である．
- 関節リウマチや脊椎関節炎は早期治療で予後が改善されるため，早期診断が重要である．
- 脊椎関節炎は診断が困難であるため，さまざまな検査が必要である．場合によっては専門医への受診を考慮する．
- 化膿性関節炎の場合には比較的長期に抗菌薬投与が必要であり，糖尿病などの基礎疾患ある患者では遷延・再燃のリスクがあり，場合によっては掻爬などの手術加療が必要である．

ii 生活上の注意

- 脊椎関節炎や関節リウマチでは他の疾患のオーバーラップがあるため，他の関節症状など新しい症状があった場合は早めに相談するように説明する．

❹ 外来における治療と専門医への紹介

i 脊椎関節炎

- 診断が困難であるが，TNF阻害薬などの生物学的製剤の早期治療により骨化進行を抑制できるため，診断に苦慮した場合には専門医に紹介すべきである．

ii 関節リウマチ

- CRPが正常化しても胸鎖関節や肩鎖関節に炎症所見が残存していることがあるため，薬効判定や寛解判定には関節エコーを利用すべきである．

iii 化膿性胸鎖関節炎，化膿性肩鎖関節炎

- 抗菌薬投与は3～4週の比較的長期の投与が推奨されている．
- 基礎疾患のない患者では保存的治療での改善が多く報告されているが，糖尿病や透析などの基礎疾患のある患者では手術的治療が必要となる場合があるため，注意が必要である．

❺ 化膿性胸鎖関節炎，化膿性肩鎖関節炎の手術のタイミング，最近の手術方法

- 周囲の軟部組織に膿瘍を伴う場合は穿刺・ドレナージが必要であり，骨髄炎をきたしている場合には掻爬手術が必要である．
- 化膿性肩鎖関節炎では肩関節に感染が波及していることがあるため，MRIなどの画像検査で波及範囲を評価し，肩関節内への波及がある場

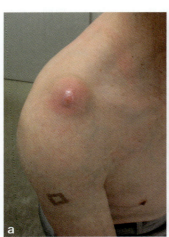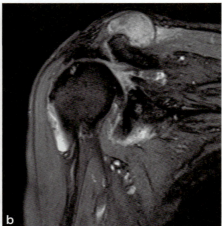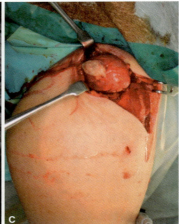

図4　関節リウマチ患者，肩鎖関節滑膜炎の感染
a：肉眼写真，b：MRI（冠状断），c：手術所見（掻爬・摘出）．

合は肩関節の鏡視下デブリドマンなどの追加を考慮する必要がある（図4）．

- 糖尿病などの基礎疾患がある患者では骨髄炎の骨掻爬後に感染が遷延し，複数回の手術が必要になる場合があるので，骨掻爬後の死腔へのセメントビーズの留置が有用である．死腔がなく，周囲組織への炎症が激しい場合は平たく薄いセメントビーズを皮下に留置することで軟部感染をコントロールすることが可能である．

❻ 後療法

i 化膿性肩鎖関節炎，化膿性胸鎖関節炎
- 再燃することがあるため，長めの抗菌薬投与や継続的な採血検査が重要である．

ii 関節リウマチ
- 疾患活動性が高い時には関節破壊が進行しやすいため，安静を優先し炎症が軽減してきてから徐々に負荷を増やしていく．

6　肩関節周囲の障害

ここ10年でかわったこと，わかったこと

- 無症候性腱板損傷の詳細が検討された．すなわち，画像上で腱板損傷が認められても，疼痛も自覚せず可動域も良好に保たれ，日常生活にも支障をきたしていない症例が存在する．これは，保存的治療の可能性を示唆するが，症状が増悪する場合は手術適応となる．
- 関節鏡視下手術が導入され，技術と器械の進歩により好成績が報告され，手術適応が広げられている．
- 反転型人工肩関節置換術がわが国にも導入されたが，最終的な選択肢として設定されており，耐久性の問題から適応が70歳以上に限定されている．50歳あるいは60歳代の広範囲腱板損傷に対する治療が今後の課題である．
- iPS細胞に代表されるように，肩関節外科の分野にも，最近，組織再生の概念が導入され，自家組織を犠牲にせずに腱板を再生することが可能となった．さらに，手術手技を何回でも繰り返し行える方法が開発されている．

a．肩腱板損傷・腱板断裂

❶ 本疾患の病態・概念

- 腱板は前方から肩甲下筋，棘上筋，棘下筋，小円筋の4つの腱からなり，各々の腱が一体化して上腕骨頭をおおっている．肩関節運動時，すなわち肩の外転，外旋，内旋を行う際に三角筋や大胸筋などの表層にある筋（いわゆるアウターマッスル）が各々の動作の主作動筋となる．一方，腱板は上腕骨頭と肩甲骨関節窩の安定性を保つ，いわゆるインナーマッスルとして主に作用する．
- 腱板損傷の成因は大きく2つに分けられる．1つは外傷であり，転倒や落下などの1回の大きな外傷や，小さな外傷が繰り返されることが含まれる．もう1つは加齢による変性である．生体力学的に変性した腱板の強度が低下するため変性が進行して断裂にいたるとされている．また，大結節から約1.5 cmの部分はcritical portionとされ，血行が乏しいため腱板断裂が生じやすいとされている．
- 断裂が生じた場合は，自然治癒はなく，経過とともに断裂部は拡大し，筋萎縮は進行する．

❷ 診察と検査のポイント

- 画像診断のみに頼るのではなく，問診と身体所見を中心に診断すべきである．
- 自覚症状としては，安静時痛や夜間痛，運動時痛，筋力低下などがある．
- 他覚的所見としては，筋萎縮や，肩甲上腕リズムの乱れや腱断裂端の触知などがある．他に，徴候やテストとして，インピンジメント徴候（Neerのインピンジメント徴候やHawkinsのインピンジメント徴候）やdrop arm signなどがあるが，診断に主に用いるのは，腱板構成筋の運動方向に負荷を加えて疼痛と筋力低下を調べるテストである．棘上筋に対する検査としてsupraspinatus testがあり，棘下筋に対する検査としてinfraspinatus test，肩甲下筋に対する検査としてlift-off testやbelly-press testがある．
- 画像診断としては，X線やMRI（図1）が用いられる．
- 腱板断裂は画像所見や術中所見から断裂の到達度により大きく完全断裂と不全断裂に分類される．不全断裂は断裂の部位から滑液包面断裂，腱内断裂，関節面断裂に分類される．滑液包面断裂は外傷後に多く，関節面断裂は投球障害肩

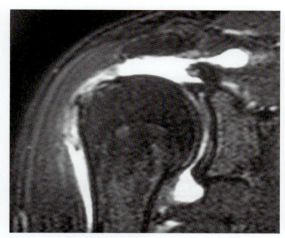

図1 腱板断裂例のMRI
水腫と考えられる high intensity area が認められ，腱板断端と考えられる low intensity area が関節窩直上まで退縮している所見が認められる．

に多く認められる．完全断裂は断裂の大きさにより小・中・大・広範囲断裂に分類される．

❸ 患者への説明のコツ

- まず保存的治療を行い，症状が持続する場合に手術の適応になる．

❹ 外来における治療

- まず，保存的治療を行う．安静や日常生活指導を行うとともに，与薬や注射により炎症や疼痛を軽減する．疼痛が軽減してからリハビリテーションを行う．症状が継続する場合は手術適応となる．

❺ 専門医への紹介・手術のタイミング

- 保存的治療で疼痛が改善せず，日常生活に支障がある場合は専門医へ紹介する．また，拘縮が生じた場合は治療が長期間に及ぶ場合がある．

❻ 最近の手術方法

- 関節鏡の導入により鏡視下手術が盛んに行われている．手術適応がある場合は関節鏡下肩腱板断裂手術が行われ，良好な手術成績が報告されている．そのため，早期に手術を勧められる場合もあるが，適応は慎重に判断すべきであり，

拘縮や複合性局所疼痛症候群（CRPS）などの合併症に留意すべきである．

❼ リハビリテーションのポイント

- まず疼痛を軽減することが大切であり，無理にリハビリテーションを行うと症状が悪化する場合がある．また，画像上で腱板損傷が認められても，疼痛を自覚せず可動域も良好に保たれ，日常生活にも支障のない無症候性腱板損傷のように，リハビリテーションにより症状が改善する可能性が示唆されている．

b. 肩峰下インピンジメント症候群

❶ 本疾患の病態・概念

- 手を挙上する際に，上腕骨大結節と棘上筋腱停止部が，烏口肩峰アーチを通過する際に生じる機械的圧迫による症候群である．病因は複数存在し，特徴的な臨床所見が認められる場合に肩峰下インピンジメント症候群と呼ぶが，疾患ではなくあくまで症候群である．

❷ 診察と検査のポイント

- インピンジメント徴候（Neerのインピンジメント徴候やHawkinsのインピンジメント徴候）の陽性所見が特徴的であり，有痛弧（ペインフルアーク）や筋力低下も認められる．
- MRIでは，無症候性の腱板損傷が存在することに注意すべきである．

❸ 患者への説明のコツ

- 疾患ではなくあくまで症候群であり，保存的治療が基本である．

❹ 外来における治療

- 安静や日常生活指導を行うとともに，与薬や注射により炎症や疼痛を軽減する．疼痛が軽減してからリハビリテーションを行う．

❺ 専門医への紹介・手術のタイミング

- 保存的治療で疼痛が改善せず，日常生活に支障がある場合は専門医へ紹介する．また，拘縮が

生じた場合は治療が長期間に及ぶ場合がある.

❻ 最近の手術方法
- 適応がある場合は鏡視下肩峰下除圧術が行われてきたが, 適応は慎重に判断すべきであり, 拘縮やCRPSなどの合併症に留意すべきである.

c. 石灰沈着性腱炎

❶ 本疾患の病態・概念
- 軟部組織にアパタイト結晶が沈着し, 炎症を起こす疾患である. 肩関節周囲の軟部組織に好発する.

❷ 診察と検査のポイント
- 激しい疼痛を自覚する急性例では, 腫脹や熱感とともに, X線像で石灰沈着が認められる.

❸ 患者への説明のコツ
- 急性期にはまず保存的治療を行い, 症状が持続する場合に手術の適応になる.

❹ 外来における治療
- 保存的治療が基本である. 安静や日常生活指導を行うとともに, 与薬や注射により炎症や疼痛を軽減する. 疼痛が軽減してからリハビリテーションを行う. 症状が継続する亜急性例や慢性例では, 肩峰下インピンジメント症候群や腱板損傷の治療に準じる.

❺ 専門医への紹介・手術のタイミング
- 保存的治療で疼痛が改善せず, 日常生活に支障がある場合は専門医へ紹介する. また, 拘縮が生じた場合は治療が長期間に及ぶ場合がある.

❻ 最近の手術方法
- 適応がある場合は鏡視下に石灰を切除し腱板を修復するが, 拘縮やCRPSなどの合併症に留意すべきである.

d. 肩関節周囲炎

❶ 本疾患の病態・概念
- 画像診断や関節鏡の導入により, 肩関節の疼痛の病態が明らかにされてきている. その中には, 腱板断裂や石灰性腱炎, 肩峰下滑液包炎, 上腕二頭筋長頭腱炎などがある. これらの疾患を除外して残された, 誘因のない肩関節の痛みを伴った運動障害が肩関節周囲炎である.
- 肩関節周囲炎の最終形態が腱板損傷ではない.

7　反復性肩関節脱臼

> **ここ10年でかわったこと，わかったこと**
> - 鏡視下肩関節安定化手術の初期の成績は，直視下手術に比較して脱臼再発率が高かったが，患者選択や手技の向上により同等の再発率が得られるようになった．
> - 大きなHill-Sachs病変・関節窩前縁骨欠損は，対策を講じなければ術後に肩関節不安定性が残存する．

❶ 本疾患の病態・概念

- 肩関節脱臼を繰り返す場合，歴史的にわが国ではドイツ医学の影響から習慣性脱臼（habitual dislocation）という用語を用いていた．近年，米国医学の影響もあり外傷性に脱臼を繰り返すものは反復性脱臼（recurrent dislocation）として区別している．
- 外傷性と非外傷性の脱臼を肩関節不安定症（shoulder instability）として包括している．肩関節不安定症は症状を有するものだけを意味する．症状がない場合は肩関節弛緩性（shoulder laxity）として区別している．
- 関節脱臼の定義とは異なるが臨床上，上腕骨頭が関節窩を乗り越えて自己整復できないものを肩関節脱臼，自己整復できるものを肩関節亜脱臼と呼んでいる．
- 明らかな外傷によって肩関節脱臼を生じ（初回脱臼），その後，脱臼を繰り返すものを反復性肩関節脱臼という．この場合，脱臼と亜脱臼がある．また，ほとんどは前方脱臼であり，後方脱臼は3〜5％程度である．
- 反復性肩関節前方脱臼の病態はBankart病変（前方関節上腕靱帯関節唇複合体の関節窩側での損傷），Hill-Sachs病変（上腕骨頭後外側骨欠損）が主であるが，その他，関節窩前下縁骨折（骨性Bankart病変），関節窩前下縁骨欠損，関節包弛緩，腱板断裂，腱板疎部損傷，前方関節上腕靱帯の骨頭側あるいは実質部での剥離や断裂，上方関節唇損傷など多岐に及ぶ（図1）．

❷ 診察と検査のポイント

- 身体所見では，肩関節可動域の計測，前方脱臼不安感テスト，前方・後方・下方不安定性，全身関節弛緩性を確認する．
- 画像検査は，X線検査，CT（3D-CT，図2），MRI検査を行う．
- 全身麻酔下関節安定性評価は，前方・後方・下方の引き出しテストを行う．

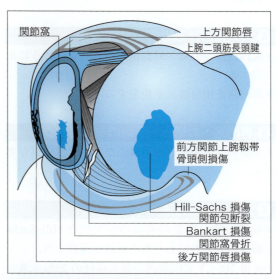

図1　反復性肩関節前方脱臼の病態（右肩後方から）
Bankart病変（前方関節上腕靱帯関節唇複合体関節窩側損傷），Hill-Sachs病変（上腕骨頭後外側骨欠損）が主であるが，関節窩前下縁骨折（骨性Bankart病変），関節窩前下縁骨欠損，関節包弛緩，腱板断裂，腱板疎部損傷，前方関節上腕靱帯骨頭側あるいは実質部での剥離や断裂，上方関節唇損傷など多岐に及ぶ．

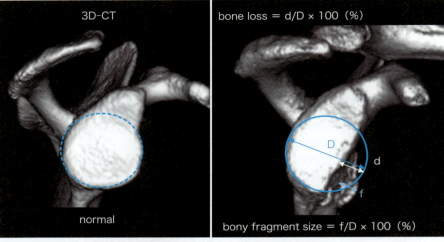

図2　3D-CT による関節窩骨欠損率・骨片の大きさの計測法
a：正常像，b：反復性脱臼例．関節窩の骨欠損が明らかである．

❸ 患者への説明のコツ
- 病態から，治療は原則的には手術である．
- スポーツ復帰には術後3～6ヵ月を要し，オーバーヘッドスポーツの利き手側であれば6～12ヵ月を要する．
- コンタクトスポーツでは術後の再発率は2～3倍高い．

❹ 外来における治療
- 脱臼肢位（外転・外旋位）をとらないように指導する．
- 脱臼防止用肩装具を使用する．

❺ 専門医への紹介・手術のタイミング
- スポーツ選手や若年者は，なるべく早く紹介する．

❻ 最近の手術方法
- 病態，特に関節窩前縁の骨欠損とHill-Sachs病変の大きさに応じた手術法を選択する．
- 術前3D-CTで関節窩の最大横径の25%未満の骨欠損あるいは骨性Bankart病変は鏡視下（骨性）Bankart修復術（図3）で対応できる．
- 関節窩最大横径の25%以上の骨欠損に対しては，骨移植による関節窩再建が必要である．骨吸収がなく共同腱による関節制動効果も付加される有茎烏口突起移植（Latarjet法，図4）などを行う．
- 術前3D-CT評価でHill-Sachs病変が関節窩最大横径の約80%以上の大きさであれば，外転外旋時に容易に関節窩前縁に陥凹するため棘下筋腱で同部を被覆する鏡視下 remplissage を鏡視下 Bankart 修復術に併用する．
- Hill-Sachs病変が関節窩最大横径の約80%未満の場合，鏡視下Bankart修復術のみで対応できる．
- 関節窩前縁骨欠損が関節窩最大横径の25%以上でHill-Sachs病変が関節窩最大横径の約80%未満の場合，Latarjet法などを行う．
- 関節窩前縁骨欠損が関節窩最大横径の25%以上でHill-Sachs病変が関節窩最大横径の約80%以上の場合，鏡視下Bankart修復術にLatarjet法もしくは鏡視下 remplissage の併用を行う．
- 重度の肩関節下方不安定性を伴う症例，すなわち，上肢下方牽引により肩峰骨頭間距離が2cm以上の症例には，鏡視下Bankart修復術に鏡視下腱板疎部縫縮術を併用する．
- 上方や後方関節唇損傷合併例では，その鏡視下修復術を併用する．

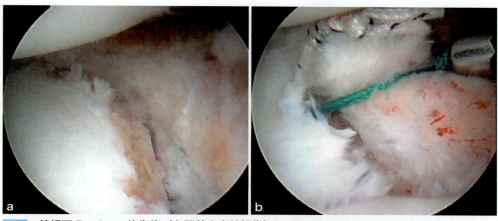

図3 鏡視下 Bankart 修復術（左肩前上方鏡視像）
上方に上腕骨頭，下方に関節窩，右方に関節窩から剥離した関節唇・関節包（Bankart 損傷）が観察される（a）．関節窩に固定した suture anchor の縫合糸を剥離した関節唇・関節包に通した後，ノットプッシャーを用いて縫合する（b）．

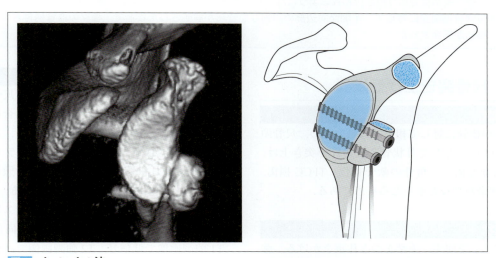

図4 Latarjet 法
術後 3D-CT と解説図．共同腱による関節制動効果も付加される有茎烏口突起移植であることを示す．

7 逆紹介時のポイント
- 術後の装具療法，運動療法について具体的に情報を提示する．

8 リハビリテーションのポイント
- 術後は，上腕下垂肩関節内外旋中間位装具を3〜4週間使用する．術後3週間は屈曲90°・外旋0°までに制限し，術後6週間は屈曲90°・外旋30°までに制限する．この可動域の範囲で筋力強化運動を行う．以後，可動域改善運動を行う．

9 再発防止のための注意点
- 肩周囲筋力が健側の90%以上に回復してからスポーツ復帰する．

8 手関節の痛み

ここ10年でかわったこと，わかったこと

- 関節鏡にて橈手根関節，中央手根関節，遠位橈尺関節（DRUJ）の観察ができるようになり，より的確な関節面の評価や鏡視下骨移植を用いた舟状骨偽関節手術などの最小侵襲手術が可能となった．
- 尺骨突き上げ症候群は尺骨プラス変異に多いとされていたが，尺骨ゼロまたはマイナス変異にも発症し，関節鏡視所見で三角線維軟骨複合体（TFCC）摩耗や穿孔，月状骨軟骨損傷，月状三角骨（LT）関節の不安定性を確認できる．また尺骨短縮術後の偽関節の発生率が高かったが，治具の開発やロッキングプレートの登場により発生率は減少している．
- Kienböck病では，尺骨ゼロまたはプラス変異では減圧目的に骨幹端部での橈骨楔状骨切りが行われ，それにより術後にDRUJの不適合を生じていたが，適合性を変化させない超遠位楔状骨切り術や有頭骨骨切り術が行われるようになった．また，骨髄血移植による治療も試みられている．
- 舟状骨偽関節に対して，手関節周辺部の詳細な血管網が解明されたことで，種々の血管柄付き骨移植が開発された．

a. 尺骨突き上げ症候群

❶ 概念
- 尺骨が橈骨に対して相対的に長いため，尺骨頭がTFCCを介して月状骨や三角骨を突き上げ，月状骨尺側，三角骨の軟骨軟化，TFCC損傷，LT靱帯断裂などを生じる疾患である．

❷ 症状
- ドアノブを回す，手掌をつき体重をかける，強く握るなどの動作で手関節尺側部痛を生じる．

❸ 診察
- 月状骨尺側，三角骨の圧痛を認める．手関節尺屈や尺屈した状態で長軸方向に圧を加えながら回内外させる（ulnocarpal stress test）と疼痛が誘発される．TFCC小窩部断裂を伴う場合は，掌側より小窩部を圧迫すると疼痛を生じる（fovea sign）．LT靱帯損傷を伴う場合は，月状骨と三角骨をそれぞれ掌側と背側から挟むように握り，互い違いに背側・掌側へ移動させる（LT ballottement test），舟状骨と三角骨間を挟んで強く握ると（squeeze testまたはLT compression test）と疼痛が誘発される．

❹ 検査
- X線像で尺骨変異（橈骨遠位端尺側と尺骨関節面の高さの差．尺骨が橈骨より長い場合はプラス，短い場合はマイナス）を測定する．尺骨突き上げ症候群は2 mm以上の尺骨プラス変異例に多く，月状骨尺側，三角骨，尺骨頭に骨透亮像，骨硬化像，囊胞状陰影を認める．なお，頻度は少ないが尺骨ゼロまたはマイナス変異でも発症することがある．MRIでは，同部位にT1強調画像で低信号，T2強調画像で高信号の浮腫像や囊胞像をみる．TFCC損傷があれば断裂部がT2にて高信号となる．関節造影ではTFCC損傷があれば橈骨手根関節から遠位橈尺関節へ造影剤の漏出やLT靱帯断裂では手根中央関節への漏出を認める．

❺ 保存的治療
- 疼痛を誘発する動作を避ける．手関節装具を装着し安静を保ち，消炎鎮痛薬，湿布の処方，温熱療法などを行う．なお，前腕回内位では2〜4 mm程度尺骨変異が増加するため厳密な外固定を行う場合は肘上から手関節を含めた固定が必要となる．

❻ 手術の必要性

- 保存的治療を3ヵ月間行っても疼痛が軽快しない例や2mm以上の尺骨プラス変異例，LT靱帯断裂例，TFCC小窩部断裂例では手術が必要である．なお，LT靱帯断裂なら受傷後6週間以内，TFCC小窩部断裂なら術後12週以内に再建すると成績良好なため専門医へ紹介する．

❼ 手術方法のトレンド

- 手関節鏡にてTFCC，手根骨の状態，LT間の不安定を確認する．尺骨手根骨間の除圧目的に尺骨短縮術が第一選択となる．TFCCやLT靱帯断裂があればそれぞれに対する追加手術を行う．最近ではDRUJ鏡で尺骨小窩部の観察および鏡視下手術が可能となった．術後は6週間のギプス固定後，手関節，前腕，肘関節の可動域訓練を行う．

❽ 手術成績と合併症

- 尺骨短縮術にて疼痛が軽快，消失する．合併症として骨切り部の偽関節，DRUJの不適合による変形性関節症を生じることがまれにある．

b. Kienböck病

❶ 概念

- 月状骨への反復する小外傷や骨折による血行障害から無腐性壊死となる疾患である．

❷ 症状

- 手関節の運動時痛と可動域制限が主である．月状骨部に一致する手背の腫脹を認める．分節化した骨片が掌側や背側に飛び出すと手根管症候群や腱損傷を合併する．

❸ 診察

- 月状骨の圧痛，握力低下，手関節可動域制限を認める．

❹ 検査

- X線像で橈骨が長い尺骨マイナス変異例が多いがゼロ変異例もある．月状骨の骨硬化や扁平化，分節化を認める（Lichtman病期分類）．X線像で明らかな変化のない時期でもMRI検査ではT1，T2強調画像で低信号を呈する．

❺ 保存的治療

- X線像で明らかな変化のないLichtman分類StageⅠでは外固定を行い，消炎鎮痛薬，湿布などを処方する．

❻ 手術の必要性

- 保存的治療を3ヵ月行っても改善しない例やLichtman分類StageⅡ以上であれば手術を考慮し専門医へ紹介する．

❼ 手術方法のトレンド

- 大きく4つの治療法があり，月状骨の血行再建，除圧，月状骨摘出，関節症に及んだ進行例では関節形成術や部分固定術が行われる．
- 近年では手関節背側の血管網の解剖学的走行が明らかになり，種々の血管柄付き骨移植が可能となった．
- 減圧目的に尺骨マイナス変異例では橈骨短縮術を，尺骨ゼロまたはプラス変位例では橈骨楔状骨切り術が行われるが，DRUJの適合性を変化させない超遠位橈骨骨切り術や有頭骨短縮術も行われるようになった．
- 月状骨への骨髄血移植に創外固定器と低出力超音波を組み合わせる治療法もある．後療法は術式により異なるが，通常4～8週の外固定後可動域訓練を開始する．

❽ 手術成績と合併症

- 一般的に橈骨骨切り術が行われ，安定した成績が報告されているが，尺骨突き上げやDRUJの関節症を発症する可能性がある．

c. 手根不安定症

❶ 概念

- 靱帯損傷や骨折などの外傷により橈骨手根関節から手根中手関節間で手根骨の正常なアライメントが失われた状態である．代表的な手根不安

定症に解離性手根不安定症（carpal instability dissociative：CID）として舟状月状骨（SL）解離，LT 靱帯損傷，非解離性手根不安定症（carpal instability non-dissociative：CIND）として橈骨遠位端変形治癒骨折，舟状骨偽関節がある．

❷ 症状

- 重い物をもつ，手をついて体重をかける，ボールを投げるなどで疼痛が誘発され，手関節の可動域制限，握力低下などを呈する．

❸ 診察

i SL 解離

- scaphoid shift test（Watson テスト）：手関節尺屈位で掌側から舟状骨結節部を圧迫しながら橈屈させると疼痛が誘発される．
- scapholunate ballottement test：舟状骨と月状骨をそれぞれ挟むように摘まみ，互い違いに掌背側方向へ動かすと疼痛が誘発される．
- resisted finger extension test：手関節軽度屈曲位で抵抗下に示指，中指を完全伸展させると疼痛が誘発される．

ii LT 靱帯損傷

- lunotriquetral（LT）ballottement test：前述．shear test も同様なテストである．
- ulnar snuff box test：手関節尺側から三角骨を橈側へ圧迫すると疼痛が誘発される．squeeze test も同様なテストである．

iii 橈骨遠位端変形治癒骨折

- フォーク状変形を認める．

iv 舟状骨偽関節

- 嗅ぎタバコ窩（anatomical snuff box）に圧痛があれば疑う．

❹ 検査

i SL 解離

- Terry Thomas sign：X 線正面像にて舟状月状骨間が 3 mm 以上の間隙．
- ring sign：X 線正面像で舟状骨が掌屈すると舟状骨結節がリング状にみえる．
- dynamic instability：強く握り拳をつくらせ最大尺屈位正面像で SL 間隙が開大する．
- SL 角：X 線側面像で舟状骨と月状骨の骨軸のなす角度．正常は 30°より大きく，60°未満である．SL 解離では 70°より大きくなり，dorsi-flexed intercalated segment instability（DISI）変形を呈する．

ii LT 靱帯損傷

- X 線像，CT，MRI で靱帯損傷を明らかにするのは困難である．
- 橈骨手根関節造影：LT 間より中手根関節へ造影剤の漏出を観察できる（関節鏡にて SL 間，LT 間の不安定性を確認することが最も有用である）．

iii 橈骨遠位端変形治癒骨折

- 橈骨関節面が背側傾斜し，DISI 変形や手根骨の背側亜脱臼を生じる．また，手関節尺屈時に月状骨の掌側移動が制限されるため有頭骨骨軸が背側へ移動する midcarpal instability を呈することがある．

iv 舟状骨偽関節

- 遠位骨片が掌屈し，月状骨が背屈して DISI 変形を呈する．変形性関節症が舟状橈骨間，舟状有頭骨（scaphocapitate：SC）間，舟状月状有頭骨（scapholunate capitate：SLC）間と進行し，scaphoid nonunion advanced collapse（SNAC）wrist となる．

❺ 保存的治療

- CID で疼痛と圧痛を認めるのみで明らかな画像所見のない例では，外固定を行い，消炎鎮痛薬，湿布を行う．診断と治療目的に関節注射も有効である．保存的治療を 3 ヵ月行っても症状が軽快しない例や明らかな離解がある例，橈骨遠位端変形治癒骨折，舟状骨偽関節例は専門医へ紹介する．

❻ 手術方法のトレンド

i SL 解離

- 受傷後 6 週以内の部分断裂例：鏡視下デブリドマン後，経皮的に SL 間鋼線固定を行う．より確実に SL 間を安定させるためには靱帯の縫着を追加する．

- 靱帯再建術：橈側手根屈筋腱の半裁腱や長掌筋腱を用い，舟状骨，月状骨に骨孔を作成して靱帯を再建し，背側手根間（DIC）靱帯や背側関節包を用いて補強する．
- bone ligament bone（BLB）靱帯再建：第3手根中手靱帯や有頭有鉤骨靱帯を含めたBLBでSL靱帯を再建する．なお，Lister結節より採取したbone retinaculum boneの強度はBLBに劣る．
- 部分関節固定術：舟状大菱形小菱形骨（scapho-trapezio-trapezoid：STT），SC，SLC，SL関節固定術などがある．STT関節固定では橈骨茎状突起切除術を併用することが多く，SL関節固定では接触面積が小さく偽関節となりやすい．いずれにおいても可動域の制限を生じる．

ii LT靱帯損傷

- 不安定性が軽度であればデブリドマン後LT間を鋼線固定する．尺骨突き上げにより発症することも多く，この場合は尺骨短縮術を併用する．
- 不安定性が強い場合は，BLBによる靱帯再建を行う．

iii 橈骨遠位端変形治癒骨折

- 骨切りによる矯正が必要である．

iv 舟状骨偽関節

- 遠位骨片を整復し骨移植，内固定を行う．

❼ 手術成績と合併症

- 靱帯再建術の場合は，SL間を8〜12週間仮固定後，BLBによる再建では6週間仮固定後可動域訓練を開始する．舟状骨偽関節では骨移植により偽関節部の骨癒合を得ることが多いが，偽関節が残存した場合は血管柄付き骨移植が必要となる．

d. 遠位橈尺関節（DRUJ）障害 （TFCC損傷を除く）

❶ 概念

- DRUJの不安定性または不適合による障害である．一次性橈尺関節症の他に，尺骨突き上げ症候群，橈骨遠位端変形治癒骨折，Galeazzi脱臼骨折，尺骨茎状突起骨折，関節リウマチなどが原因となる．

❷ 症状

- 前腕の回旋時痛や回旋制限，手関節の運動時痛を生じる．時に尺側手根伸筋腱腱鞘炎や脱臼，腱断裂による手指伸展不能を合併する．

❸ 診察

- DRUJの圧痛，尺骨頭の背側突出を認める．尺骨突き上げ症候群，TFCC損傷に関しては別項に譲る．

❹ 検査

- DRUJの骨棘や尺骨プラス変異，尺骨頭の背側（亜）脱臼を認める．尺骨茎状突起骨折後の変形癒合を見逃さないためにCTは有用である．

❺ 保存的治療

- 尺骨頭の不安定性や突き上げ所見のない例では消炎鎮痛薬で経過をみる．尺骨頭の不安定性や突き上げ所見，前腕の回旋制限のある例では手術となる可能性が高く専門医へ紹介する．

❻ 手術方法のトレンド

- 青壮年での橈骨遠位端変形治癒骨折では橈骨矯正骨切りを行うことが多く，高齢者では尺骨短縮術や尺骨頭を爪楊枝様に骨切りするmatched ulna法が行われる．尺骨茎状突起変形癒合骨折では矯正骨切りを行う．関節リウマチ（RA）手関節ではSauvé-Kapandji（SK）法やDarrach法が行われる．

❼ 手術成績と合併症

- 橈骨矯正骨切りやSK法では2〜6週間，骨切除のみでは1週間程度の外固定後に可動域訓練を開始することが多い．SK法やDarrach法では尺骨遠位端の不安定性を生じやすい．

9 手指関節障害（手の変形性関節症）

> **ここ 10 年でかわったこと，わかったこと**
> - 国内外でさまざまな関節形成術，関節固定術，人工関節が考案/使用されてきたが，決定的なものはまだない．健康寿命という概念が普及しつつある現在，患者の生活の質（QOL）をより高いレベルで維持できるよう，治療法に対する創意工夫を今後も継続する必要がある．

❶ 本疾患の病態・概念

- 手指の変形性関節症（OA）には遺伝的要因，年齢，性別，人種，関節弛緩性，環境因子などが複雑に関与している．頻度は遠位指節間（DIP）関節，母指手根中手（CM）関節，近位指節間（PIP）関節の順とされる．
- 手指 OA は炎症によって症候性となるため，急性期には罹患関節の腫脹や発赤，疼痛，圧痛，変形，可動域制限などの臨床症状を呈する．しかしながら，その後のリモデリングによって関節が安定化すると，疼痛は消失して self-limiting disease 型となることが多い．

i 母指 CM 関節症

- 母指 CM 関節は鞍状関節であり，その安定性は主に軟部組織によっている．可動域が広い反面，不安定になりやすいという特徴をもつ．
- 症候性の母指 CM 関節症は，特に閉経後の女性に多い．初期の関節炎によって関節包/掌側靱帯が弛緩すると背側への不安定性を生じ，それにより掌側を中心とする関節症が進行して内転拘縮にいたる．また，CM 関節の内転拘縮を代償するために中手指節（MP）関節は過伸展となる．

ii DIP 関節症（Heberden 結節）

- DIP 関節はヒンジ型の関節で，強固な側副靱帯や関節包/掌側板による安定性も高い．
- つまみ動作が発症に関与するとされ，症候性 Heberden 結節は高齢女性の示中指に多い．約半数に，PIP 関節 OA が合併する．関節不安定性や後述の粘液嚢腫なども主訴となる．

iii 粘液嚢腫

- DIP 関節症に随伴するガングリオンは，粘液嚢腫と呼ばれる．発生部位によっては爪変形，感染すると化膿性関節炎の原因となる．

iv PIP 関節症（Bouchard 結節）

- PIP 関節もヒンジ型かつ軟部組織による安定性の高い関節である．Heberden 結節に比べて労作や握り動作が発症に関与するとされ，女性の中環指に多い．ほぼ全例に DIP，約 1/3 に母指 CM の OA を合併する．可動域制限を「手指のこわばり」と表現する患者もいるので注意する．

❷ 診察と検査のポイント

- 前述の臨床症状の他，X 線像では罹患関節の関節裂隙の狭小化やびらん，軟骨下骨の硬化，骨棘形成などの各種 OA 所見を呈する．関節リウマチなどの各種炎症性関節炎との鑑別が重要である．

i 母指 CM 関節症

- 各種症状誘発テスト（軸圧/牽引下で母指を回旋，など）が有用である．X 線所見に基づいた Eaton 分類を用いることが多い（図 1）．

❸ 患者への説明のコツ

- 変形/X 線所見と関節痛の間には明らかな相関がないこと，self-limiting disease 群と症状長期間持続群があることを説明する．症状形成には心理的要素も大きいため，患者に病態を十分に説明したうえで，個々人の生活習慣に応じた治療法を提案する．

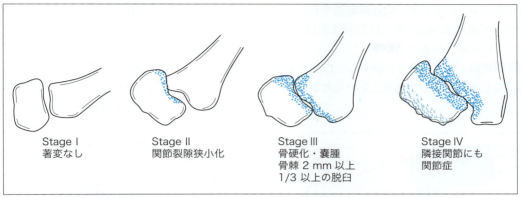

図1 CM関節症に対するEaton分類

Stage I 著変なし
Stage II 関節裂隙狭小化
Stage III 骨硬化・嚢腫 骨棘2 mm以上 1/3以上の脱臼
Stage IV 隣接関節にも関節症

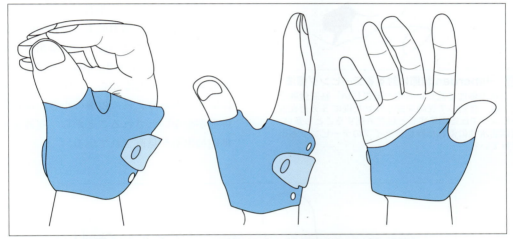

図2 CM関節症に対する東京歯科大学市川総合病院のポリエチレン製装具療法
母指MP関節軽度屈曲位，母指CM関節を橈側外転0〜10°，掌側外転40〜45°で固定する．日常生活にはほとんど支障はない．Stage IVでも過半数で有効であるが，活動性の高い患者では効果は劣る傾向にある．

❹ 外来における治療

- まずは保存的治療を試みる．外固定材を用いる場合は，耐水性の素材が望ましい．

i 母指CM関節症

- 装具療法（図2）：Eaton分類Stage I，II，比較的高齢で活動性の低い症例で特に有効である．装着時間が効果発現に重要であるため，最初の3〜6ヵ月はできるだけ長時間装着させる．
- 関節内注射：診断的治療法でもある．短母指外転筋の掌側から，CM関節内にトリアムシノロンアセトニド®5 mgを回数を制限したうえで注入する．

ii Heberden結節/Bouchard結節（図3）

- 労作時のテーピング使用を指導する．炎症による日常生活が著しく制限される場合は，ステロイドの関節内注射も考慮する．

❺ 専門医への紹介・手術のタイミング

- 数ヵ月の保存的治療に抵抗し，日常生活に著しい障害を及ぼす場合は手術も選択肢となる．術式の選択に関しては各術者の経験に依存する部分が多いため，施設間で異なることも多い．

❻ 最近の手術方法

i 母指CM関節症

- Stageや症状，年齢，患者の環境/要求などにより術式を選択する．一般に靱帯再建術はEaton分類Stage I，中手骨骨切り術は比較的

若年者の Stage Ⅰ, Ⅱ, 関節固定術や表面置換型の人工関節は Stage Ⅲ, 関節形成術は Stage Ⅱ～Ⅳ に適応されることが多い.
- **靱帯再建術**：掌側靱帯を再建する. 15 年の長期成績でも 90% の患者が満足していたとされる.

- **関節固定術（図 4a）**：外傷後 OA や若年者, 肉体労働者が対象とされてきたが, 高齢者にも適応が拡大されている. 最大の合併症である偽関節を防ぐため, さまざまな内固定法が工夫されている. 欧米に比して, 術後の隣接関節障害はわが国では少ないとされる.
- **人工関節置換術**：シリコンや金属, パイロカーボン, セラミック製のものが海外を中心に開発されてきた. しかしながら, 他の術式に比べて成績が安定しないため, 適応を厳密にすることが望ましい.
- **関節形成術（図 4b）**：労作を要しない高齢者がよい適応である. 大菱形骨の単純摘出術のみでは術後に疼痛, 筋力低下, 母指内転拘縮を生じる症例があることから, 単純摘出術に腱球充填術や suspension arthroplasty を併用する術者も多い. しかしながら, いずれの術式も成績は同等であるうえに, 侵襲の小さい術式ほど合併症が少ないとされることから, 海外を中心に単純摘出術が見直されている.

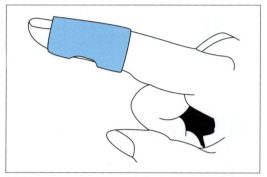

図3 Heberden 結節に対するテーピング療法
テープは伸縮性に乏しいものが望ましい. 粘液嚢腫合併例では, 穿刺して嚢腫を縮小させた後に 3 ヵ月程度テーピングで圧迫固定すると自然消褪することも多い. 最近は防水性に優れた絆創膏タイプのテーピングも市販されている.

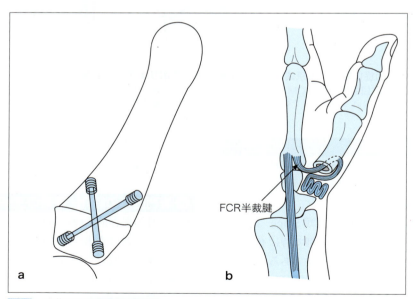

図4 母指 CM 関節症の術式
a：関節固定術. 固定後に母指先端が小指 MP 関節掌側につくよう, 固定角度は橈側外転 20～30°, 掌側外転 30～40° 程度を目安とする. 患者の職業や生活スタイルに合わせて固定角度を変更するが, MP 関節の可動域が狭い症例や女性の利き手では適応を慎重にする.
b：suspension arthroplasty. 単純大菱形骨摘出術に加えて, 腱球充填術や suspension arthroplasty の併用などの工夫が行われている.
FCR：橈側手根屈筋.

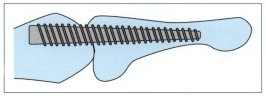

図5　Heberden 結節に対する関節固定術

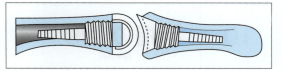

図6　Bouchard 結節に対する人工関節置換術

- 鏡視下関節形成術：鏡視下に各種関節形成術を行う．整容的ではあるが，神経などの周囲組織の解剖を熟知したうえで行う必要がある．

ii　Heberden 結節
- 関節固定術（図5）：除痛，安定化あるいは整容目的で，第一選択とされる術式である．
- 関節形成術：骨棘切除を中心に行うが，再発のリスクが高い．
- 粘液嚢腫がある場合は切除する．

iii　Bouchard 結節
- 関節形成術：骨棘切除を中心に行う術式では，再発のリスクが高い．若年の外傷後に発症した症例では，肋軟骨移植による関節形成術も考慮される．遊離血管柄付き足趾関節移植や，有茎の DIP 関節移植術などの報告もある．
- 関節固定術：除痛性と安定性獲得に優れた術式である．しかしながら，Heberden 結節を合併している症例では術後に患指機能が著しく障害されることがあるため，適応を慎重にする．
- 人工関節置換術（図6）：著しい関節痛，不良肢位での関節拘縮例などに適応がある．良好な除痛と，50°程度の術後可動域が得られるが経時的に減少することが多い．長期予後は必ずしもよいとはいえないため，十分な術前の説明が必要である．

❼ 逆紹介時やリハビリテーションのポイント

- 各種術式によって術後の注意点は大きく異なるため，逆紹介やリハビリテーションを依頼する時には具体的な方法を提示する．
- 術後は関節症の進行や可動域変化，感染徴候，隣接関節障害，などに注意して経過観察する．CM 関節形成術では母指の短縮，関節固定術後では骨癒合の有無，人工関節術ではゆるみや破損などにも注意する．

10 手指の変形

a. マレット変形（マレット指，槌指）

> **ここ10年でわかったこと**
> - 超音波診断装置の画像診断により終止伸腱の欠損や，マレット骨折における腱の退縮がより明らかになった．

❶ 病態・概念
- 遠位指節間（DIP）関節が自動伸展できない変形（図1a）．
- 原因は突き指や楽器などの過度の使用による終止伸腱の断裂（図2a）．
- 末節骨の裂離骨折による場合はマレット骨折（図3b, c）．

❷ 外来における治療
- DIP関節の他動伸展できることを確認しておく．
- Stack型装具（ベルクロテープの締め具合で伸展矯正力をある程度調節できる）で6週間伸展位保持などでの装具療法は有効である（図3a）．
- マレット骨折では石黒法による鋼線固定（図3b）が有効である．
- 陳旧例や整復困難例では観血的にpull-out固定や埋め込みの鋼線締結固定が行われる（図3c）．
- 近位指節間（PIP）関節の拘縮予防のため自動運動を励行する．
- 再発防止のため夜間装具を継続させることもある．

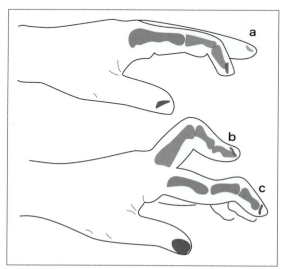

図1　手指の変形
a：マレット指（槌指）．
b：ボタン穴変形．
c：スワンネック変形．

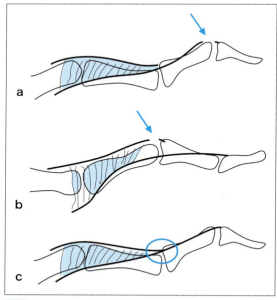

図2　伸筋腱のバランス障害
a：マレット指（槌指）．終止伸腱断裂によるDIP関節の屈曲変形．
b：ボタン穴変形．正中索の断裂によるPIP関節の屈曲変形．
c：スワンネック変形．正中索と側索のPIP関節背側での癒着によるPIP関節の過伸展変形．

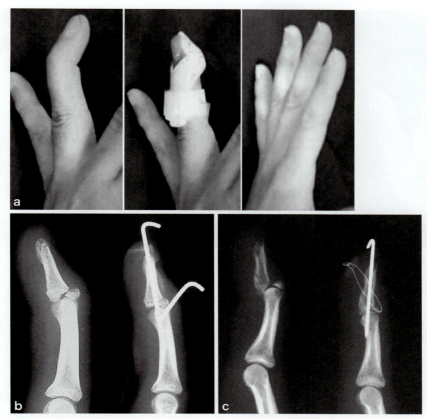

図3 腱性と骨性のマレット指
a：マレット指の装具療法．
b：骨性マレット指の石黒法固定．
c：陳旧性骨性マレット指に対する観血的整復固定術．

b. ボタン穴変形

ここ10年でわかったこと
- MRIや超音波診断装置の画像診断により正中索の欠損や，断裂の程度がより明らかになった．

❶ 病態・概念
- ボタン穴変形はPIP関節の伸展不全とDIP関節の過伸展の変形（図1b，図4a）．
- 原因は開放性損傷，鈍的外傷，熱傷，関節炎などによる正中索の損傷（図2b）．
- 受傷後，時間とともに正中索の両側で側索が掌側に落ち込み短縮する．さらに斜支靭帯が短縮し，retinacular tightness testが陽性となる（図4c）．
- 進行度評価はZancolli stage[1]が用いられる．

Stage ⅠはPIP関節の自動伸展の障害（伸展不足30°未満）のみ，Stage Ⅱは明らかなPIP関節の自動伸展不全があるものの他動伸展で抵抗がないもの，Stage Ⅲは他動伸展で抵抗があり，retinacular tightness test陽性のもの，Stage Ⅳは関節拘縮を伴うもの．

- 母指のボタン穴変形は母指橈背側の鈍的外傷後に発症する中手指節（MP）関節の伸展不全であり，短母指伸筋の手術的な前進と固定が必要である．他指に比べて装具が有効でない点，

3. 上肢 | 10. 手指の変形 **257**

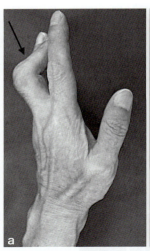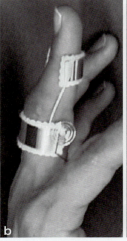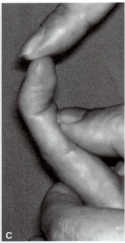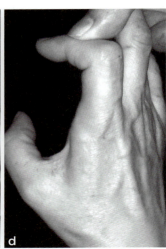

図4　ボタン穴変形
a：中指のボタン穴変形（矢印）．
b：治療装具（Capener 装具）．
c：retinacular tightness test．患指を他動的に PIP 関節伸展位とし，検者が DIP 関節を他動屈曲すると，正常では抵抗はないが，斜支靱帯の短縮があると抵抗がある．Stage III 以上で陽性となる．
d：Elson テスト．患指を他動的に PIP 関節 90°の屈曲位とし，DIP 関節の自動伸展をさせた時，正常では伸展不能であるが，正中索の機能不全があり側索が掌側移動していると伸展できる．

MP 関節の不安定性や長母指伸筋腱の亜脱臼を合併することが多い点に注意が必要である．

❷ 保存的治療

- Stage を問わず Capener 装具（ばねで PIP 関節を伸展する動的装具で装着のまま自動屈曲でき，骨間筋腱や側索の滑動を妨げない）などの装具療法が重要である（図 4b）．
- ボタン穴変形は原則として伸筋腱の大きな欠損以外，すなわち，Stage III までのほとんどの非開放性損傷は装具療法で改善が得られる．手術前に可能な限り装具療法を施行する．装具は日中，1回 30 分を超えないように2ヵ月以上にわたって装着させる．

❸ 診察と検査のポイント

- Elson テスト[2]は正中索の機能不全と側索の短縮を検出する感度のよい方法である（図 4d）．

central slip tenodesis test（手関節掌屈，MP 関節屈曲で通常は PIP 関節は伸展するがボタン穴では屈曲する）も有効である．

❹ 手術的治療

- 正中索の再建と側索の移動を図った多くの手術法がある．原理は，指伸筋腱と骨間筋腱の PIP 関節伸展力が中節骨に伝わるよう正中索の再建をすることと掌側転位した側索が伸展時に背側移動するよう剥離や補強をすることの2点である．
- 術後の可動域訓練は良好な成績の獲得のために重要であり，PIP 関節の伸展位固定に続き Capener 装具などを使用しつつ自動屈曲を開始する．

c. スワンネック変形

ここ10年でわかったこと
- 腱固定や腱移植など多くの新しい術式が発表され続けているが，顕著な新知見はない．

❶ 病態・概念
- 伸筋腱機構のバランスの障害で，PIP関節の過伸展とDIP関節の伸展不全を呈する（図1c，図2c）．
- 関節リウマチなどの関節炎が最も多い原因である．
- その他，関節弛緩性，基節骨骨折の変形治癒，陳旧性のマレット指で類似の変形を生じることがある．

❷ 保存的治療
- 装具でPIP関節の過伸展を防止する．

❸ 手術的治療
- 軽度のスワンネック変形では側索解離術とその後の自動屈曲訓練で軽快する．
- 重度のものでは，加えてspiral tendon graft（両側で骨間筋腱から終止伸腱まで腱移植する）が必要になる．

d. Bouchard変形，Heberden変形

ここ10年でわかったこと
- 患者教育，関節保護教育，装具療法などが有意に疼痛やこわばりに有効である[3]．
- 低出力レーザー，温熱療法なども疼痛や腫脹に有意に有効である[4]．
- 保存的治療の有力なランダム化比較試験（RCT）はまだ存在しない．

❶ 病態・概念，診察と検査
- 中年以降に徐々に進行する変形性関節症．結節性肥大を呈する．
- 一次性全身性変形性関節症の好発部位．
- 鑑別診断：関節リウマチ，乾癬性関節炎，偽痛風．

❷ 患者への説明，外来における治療
- 進行性であるが自然経過であること，発赤や腫脹は一時的であることを説明する．

❸ 手術方法
- 不安定性や変形が高度の場合は関節固定術を施行する．
- 高齢者では人工関節形成の適応となることもある．

e. ロッキング指

ここ10年でわかったこと
- MP関節部分での骨間筋腱の陥入によるものはまれで，掌側軟骨板の断裂や介在によるものがほとんどである．
- 徒手整復できることが多い．

❶ 病態・概念
- 何かの拍子に手指が伸展できなくなる現象.
- 示指MP関節ロッキングが頻度大.
- 母指MP関節ロッキングでは伸展に加えて屈曲もできないことが多い.
- PIP関節の随意性亜脱臼でロッキングを呈することがある.
- MP関節の関節包損傷では boxer knuckle.
- 原因：掌側軟骨板の断裂や介在，関節内遊離体，骨棘.

❷ 診察と検査のポイント
- MRIや関節造影は掌側軟骨板の断裂や介在の診断に有効である.

❸ 外来における治療
- 局所麻酔で徒手整復できることが多い.
- 整復不能の場合や再発する場合は観血的治療の適応である.
- 整復後は buddy splint が有効である.

文献
1) Zancolli EA：Structural and dynamic bases of hand surgery, 2nd Ed, JB Lippicott, Philadelphia, p83-88, 1979
2) Elson RA：Rupture of the central slip of the extensor hood of the finger：a test for early diagnosis. J Bone Joint Surg Br **68**：229-231, 1986
3) Dziedzic KS：Osteoartheitis：best evidence for best therapies on hand osteoarthritis. Nat Rev Rheumatol **7**：258-260, 2011
4) Baltzer AW et al：Positive effects of low level laser therapy on Bouchard's and Heberden's osteoarthritis. Lasers Surg Med **48**：498-504, 2016

11 腱鞘炎（弾発指，de Quervain 病）

ここ 10 年でわかったこと

【病態】
- 超音波検査により腱内の輝度変化や腱表層の不整像，腱鞘の弾性低下など質的な変化が病態に関与している可能性が報告されている[1, 2]．
- 弾発指では A1 pulley 以外の A0，A2，A3 pulley で snapping を生じる可能性もあるため，術前や A1 pulley 腱鞘切開後も十分に評価する必要がある．
- de Quervain 病で長母指外転筋（APL）腱と短母指伸筋（EPB）腱間に隔壁を有する場合，手関節尺屈 30°で EPB の腱滑走抵抗が増大するため，APL より EPB の腱滑走障害が発症に強く関与していると考えられている[3]．

【外来における保存的治療】

1）弾発指
- 弾発指に対する splint 療法として，6〜10 週間中手指節（MP）関節の運動を制限すれば症状は一時的に改善する．しかし，日常生活を送るうえで長期間の外固定は困難なことが多く，再発も多い．軽症例で外固定に耐えうる患者が適応となる．
- prospective randomized trial を行った，成人弾発指に対するステロイド注射後 1 年での治療効果は 57％と決して高くない．
- 若年者，Ⅰ型糖尿病，多数指罹患，上肢の他部位に tendinopathy の既往がある患者は，ステロイド注射後に再発しやすい[4]．
- 弾発指に対するステロイド注射の効果は非糖尿病合併例が糖尿病合併例より高い．
- 近位指節間（PIP）関節屈曲拘縮例に対するステロイド注射の効果は非拘縮例に比べ劣る．
- ステロイド注射の内容（水溶性 vs. 脂溶性）による効果の差はない．
- ステロイド注射部位（腱鞘内 vs. 腱鞘外）による効果の差はない．
- 浅指屈筋（FDS）と深指屈筋（FDP）の動きを改善させる運動療法とステロイド注射の効果を 3 ヵ月で比較した報告によると，運動療法による治療効果は注射療法に比べ劣る（運動療法の成功率：69％，ステロイド注射の成功率：97％）．
- 非ステロイド性抗炎症薬（NSAIDs）の注射療法は注射後 3 ヵ月までの短期間であればステロイド注射と同様の効果をもたらし，再発の頻度も同様である．一方，ステロイド注射でみられるような合併症はない．

2）de Quervain 病
- splint 療法のみによる治療効果は 14〜18％の成功率であり，splint と NSAIDs との併用が望まれる．しかし，その治療効果は軽症例であれば 88％得られるが，中等〜重症例では 32％であり，主に軽症例に適応される．
- NSAIDs 単独での有効性を示す報告はない．長期間使用による消化性潰瘍や腎不全の合併を危惧する必要がある．
- ステロイド注射の効果は弾発指に対する効果より高い．一般的に 58〜93％の成功率が報告されている．
- 妊娠や授乳中に発症した場合，注射の効果はきわめて高く，その後自然軽快することが期待できる．このような症例にはステロイド注射による保存的治療を試みるべきである．
- splint 固定とステロイド注射はどちらも疼痛を有意に改善させるが，治療成績はステロイド注射が勝る．
- ステロイド注射に理学療法や splint 療法を追加しても，注射単独例に比べて成功率を改善させるものではない．

- ステロイド注射に NSAIDs 内服を加えても，注射単独例に比べ成功率を改善させるものではない．
- ステロイド注射を行う場合，超音波ガイド下に腱鞘内注射したほうが，通常の注射法より成績がよい．

【最近の手術方法】

1）弾発指に対する経皮的腱鞘切開術
- Lorthioir が 1958 年にはじめて報告した方法である．当初は盲目的な手法であった．
- 盲目的な経皮的腱鞘切開後に直視下手術でその手術の妥当性を検討すると，腱鞘切開が完全に行われていたのは 76％であった．24％で A1 pulley の切り残し，60％で腱の表層損傷が認められた．
- 手術器具の開発や超音波ガイド下に手術を行うことで腱鞘の切り残し，腱損傷や神経損傷のリスクは減少し，近年脚光を浴びている．
- メタ解析において超音波ガイド下に経皮的腱鞘切開が行われた場合，盲目的に行われた場合に比べ術後成績が有意によい．器具の違いや術後のステロイド使用の有無は治療成績に影響は与えない．経皮的腱鞘切開を行う場合は超音波ガイドを用いるべきである．
- 母指への適応については，A1 pulley 上を指神経が走行する可能性があり慎重になるべきである．
- ステロイド注射，直視下腱鞘切開，経皮的腱鞘切開の治療効果を比較すると，直視下手術と経皮的手術の間で治療成功率と合併症率に有意差はなく，ステロイド注射と比べると経皮的腱鞘切開の成績がよい[5]．

2）de Quervain 病に対する鏡視下手術と APL 部分切除術
- 鏡視下手術は直視下手術と比べ日常生活への回復が早いうえ，橈骨神経浅枝損傷や創部の問題が少ない．
- APL 部分切除術は，第 1 背側伸筋支帯を温存したまま APL の一部（APL の破格腱）を切除することで区画内の除圧を行う方法である．APL や EPB の掌側への脱臼を予防でき，臨床症状の改善が期待できる．

❶ 本疾患の概念，頻度，症状

i 概念
- さまざまな原因により腱鞘や伸筋支帯，およびその中を通過する腱の肥厚が起こり，腱の滑走障害が生じる．主に A1 pulley で生じるものが弾発指，第 1 背側伸筋腱区画で生じるのが de Quervain 病である．
- 病理学的には腱鞘，伸筋支帯，腱に変性所見や血管組織を伴う線維組織の増生を認めるが，炎症細胞の浸潤は認めない．

ii 頻度
- 弾発指の罹患率は 2〜3％で，糖尿病やリウマチなどの炎症性疾患を合併する患者はその頻度は高くなる．女性が男性に比べ約 6 倍多く，母指罹患が最も多い．
- de Quervain 病の罹患率は女性 1.3％，男性 0.5％である．原因として最も多いのは，仕事や家事で繰り返される手関節尺屈運動に関連した腱滑走による摩擦と考えられている．その他に妊娠や授乳時期，リウマチなどがあげられる．
- 弾発指に臨床的もしくは電気生理学的に手根管症候群を合併する頻度は 60％を超える．
- 糖尿病患者における弾発指を合併する頻度は 10〜20％である．

iii 症状
- 疼痛や snapping，重症になればロッキング症状や関節可動域障害を引き起こす．

❷ 診察と検査のポイント

1）弾発指
- MP 関節掌側の A1 pulley 部での圧痛や snapping．重症例では PIP 関節の屈曲拘縮を生じる．まれに A0，A2，A3 pulley や FDS と FDP 間で snapping を生じることがある．
- 超音波検査は snapping 部位，A1 pulley の肥

厚や弾性変化，屈筋腱の肥厚，輝度変化や不整像を検討するのに有用である．

2) de Quervain病

- 母指を他指で他動的に握りこみ，手関節を尺屈することで疼痛が誘発されるEichhoffテストが有用である．
- Finkelsteinテストは患者の母指を検者がつかみ手関節を尺屈するテストであり，Eichhoffテストと比べ特異度が低く，手根中手（CM）関節例で陽性となることがある．
- 超音波検査はAPLとEPB間の隔壁の有無を評価でき，腱鞘内注射にも使用できるため有用である．

❸ 一般的な手術的治療

1) 弾発指

- 一般的には保存的治療に抵抗性の場合は手術的治療が選択される．手術的治療としては，直視下腱鞘切開が一般的である．
- 直視下腱鞘切開は弾発指に対する手術的治療としてgold standardである．ほぼ100％近い成功率が報告されている．治療の確実性を患者が求める場合は，早期から手術的治療が勧められる．
- 腱鞘切開後も許容できないPIP関節屈曲拘縮が残存するようなまれな症例に対しては，FDSの尺側半切が勧められる．

2) de Quervain病

- APLとEPB間の隔壁が存在する症例，snappingが存在する症例，腱鞘内に正確にステロイド注射が行えていない症例ではステロイド注射に抵抗性を示し，手術にいたることが多い．
- APLとEPB間の隔壁の存在に留意し，第1背側伸筋区画内のサブコンパートメントまで完全に切開することが重要である．
- 手術の合併症としては，EPBのサブコンパートメントの除圧不足による痛みの継続，橈骨神経浅枝損傷，まれであるがAPL，EPBの掌側への脱臼があげられる．

❹ 患者への説明のコツ

i ステロイド注射療法の合併症

- 脂溶性ステロイド注射による腱断裂，皮膚の色素脱失，皮下組織の萎縮，脂肪壊死は濃度依存性に高くなる可能性がある．
- ステロイド注射後5日程度は血糖値が上昇するので糖尿病患者では注意が必要である．

ii 保存的治療 vs. 手術的治療

- 腱鞘炎に対する確実性が高い治療法は手術的治療である．しかし，手術的治療は保存的治療と比べ簡便性に欠ける．また，妊娠や授乳期には自然軽快することも多いことから，ある程度の治療効果が期待できるステロイド注射療法が初期治療の選択肢となることが多い．

iii 直視下腱鞘切開 vs. 鏡視下・経皮的腱鞘切開

- 手術的治療としては，直視下腱鞘切開術がgold standardであり，その成功率は100％近い．鏡視下・経皮的腱鞘切開術は低侵襲手術となるため，復職までの期間や症状回復に要する期間の短縮が期待されるが，現時点でエビデンスのある報告はない．

文献

1) Shinomiya R et al : Comparative study on the effectiveness of corticosteroid injections between trigger fingers with and without proximal interphalangeal joint flexion contracture. J Hand Surg Eur 41 : 198-203, 2016
2) Miyamoto H et al : Stiffness of the first annular pulley in normal and trigger fingers. J Hand Surg Am 36 : 1486-1491, 2011
3) Kusumi K et al : Grinding resistance of the extensor pollicis brevis tendon and adductor pollicis longus tendon within the first dorsal compartment in fixed wrist positions. J Orthop Res 23 : 243-248, 2005
4) Rozental TD et al : Trigger finger : prognostic indicators of recurrence following corticosteroid injection. J Bone Joint Surg Am 90 : 1665-1672, 2008
5) Sato ES et al : Treatment of trigger finger : randomized clinical trial comparing the methods of corticosteroid injection, percutaneous release and open surgery. Rheumatology 51 : 93-99, 2012

12 上腕骨内外側上顆炎

ここ10年でわかったこと

- 上腕骨上顆炎の治療では，内側，外側とも保存的治療が原則である．多くの症例では保存的治療により症状が軽快するが，保存的治療に抵抗する7〜10%の症例で手術的治療が必要になってくる．上腕骨外側上顆炎に対する近年の手術的治療では，関節鏡を用いた手術例の報告が散見される．
- 本来，上腕骨外側上顆炎は短橈側手根伸筋（ECRB）付着部での付着部症（enthesopathy）と定義されているが，保存的治療に抵抗する例では滑膜ひだや滑膜炎，輪状靱帯などの関節内の病変が関与していることが鏡視所見から示唆される．関節鏡を用いた難治性の上腕骨外側上顆炎の治療では，ECRB起始部への処置以外にこれらの病変に対する処置も同時に行うことが可能である．最近では上腕骨内側上顆炎に対する関節鏡下手術の試みもみられるようになった．

❶ 本疾患の病態・概念

- 上腕骨内側上顆には円回内筋，橈側手根屈筋，尺側手根屈筋，浅指屈筋腱，長掌筋腱の屈筋群が起始している．上腕骨外側上顆にはECRB，総指伸筋，尺側手根伸筋の伸筋群が起始している．これら筋，腱の付着部での慢性的ストレスが原因となり肘痛を発症する．好発年齢が中高年であることから腱付着部（enthesis）の退行性変性も発症に関わっている．

❷ 診察と検査のポイント

- 肘痛の発症はなんらかの軽微な外傷をきっかけで発症することもあるが，徐々に疼痛が出現する場合が多い．診察では圧痛点を確認することが重要である．
- 上腕骨内側上顆炎では上腕骨内側上顆の屈筋共同腱付着部での圧痛があり，上腕骨外側上顆炎では上腕骨外側上顆のECRB腱付着部にある．内側上顆炎では，手関節の屈曲と前腕回内に抵抗を加えると疼痛を誘発する．外側上顆炎では，肘伸展位で手関節を背屈させる時に抵抗を加えると疼痛が誘発される（Thomsenテスト）．また，肘伸展位で中指を伸展させ抵抗を加えると疼痛が誘発される（middle finger extension test）．
- 肘関節X線検査では一般的に異常所見がみられない．まれに慢性経過例で腱付着部に石灰化所見を認めることもある．外側上顆炎では腱付着部の変性が石灰化所見として捉えられるが，内上顆にみられる石灰化所見は内側側副靱帯に起因することがあるため，別の病態を反映していることを意味するので注意を要する．

❸ 患者への説明のコツ

- スポーツ活動や就労上や日常生活上でも上肢の使い過ぎによって発症していることを認識させる．保存的治療で軽快する例が多いので保存的治療の重要性について説明する．
- 保存的治療で軽快しても，上肢の使い過ぎや疼痛を誘発するような動作で症状が再燃する傾向があるため注意を促す．

❹ 外来における治療

- 急性発症期においては安静が必要である．症状の程度に応じて消炎鎮痛薬の経口投与や外用剤を用いる．効果が不十分で日常生活や就労上に支障をきたす場合は，ステロイドの局所注射を行う．ステロイドは漫然と投与すると腱組織の脆弱性をきたすことがあるため，4〜5回程度にとどめておく．また，慢性経過例では有効性が低い．
- 急性期を過ぎたら伸筋群，屈筋群のストレッチ

ングを指導し励行させる．また，筋力強化も行う．ストレッチングは症状軽快後も行うことにより，再発の予防になる．また，スポーツ活動や就労時に外側上顆炎例ではテニスエルボーサポーターを用いるのもよい．

❺ 専門医への紹介・手術のタイミング

- 保存的治療で約90％の例では症状が軽快するが，6ヵ月を超える保存的治療で症状が軽快しない場合は手術的治療を検討する．

❻ 最近の手術方法

- 上顆炎の手術法では病的組織の除去，腱付着部の郭清や再縫着が基本的な手技である．
- 上腕骨外側上顆炎においては近年，関節鏡を用いた手術法が行われている．本来，上腕骨外側上顆炎はECRB付着部のenthesopathyで関節外の病変が主体をなしているが，関節内の滑膜炎や腕橈関節の滑膜ひだや輪状靱帯が難治化の病態に関与していることが報告されている．
- 関節鏡下手術ではECRB付着部の郭清や滑膜切除，滑膜ひだ切除，輪状靱帯の部分切除などが同時に行える（図1）．90％以上の症例で症状が消失または軽快する．

❼ リハビリテーションのポイント

- 急性期：急性炎症期では安静にする．またアイシングを行う．アイシングの効果は急性炎症による熱感や腫脹の改善である．
- 亜急性期：亜急性期では急性期に必要とされた安静による関節拘縮を予防しなければならない．急性期ではアイシングを行うが亜急性期ではむしろ温熱療法を施行し，拘縮の予防や柔軟性を図り，屈筋群，伸筋群の柔軟性の改善と獲得に努めることが重要である．上腕骨上顆炎は中高年に好発するため腱付着部や筋群そのもの

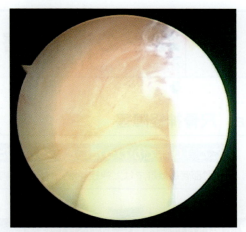

図1　上腕骨外側上顆炎，関節鏡視像
右肘の症例で前方からの鏡視像．ECRB起始部の変性像と滑膜増生を認め，腕橈関節に滑膜ひだが存在している．

の退行性変化に加えて，急激な運動負荷に追従が困難となってくることにより発症する．よって，ストレッチングがこの時期では重要である．前腕伸筋群，前腕屈筋群とも行う．
- 慢性期：ストレッチング効果が十分に得られたら筋力強化を行う．筋力強化は症状の再燃の予防にもつながる効果がある．前腕の伸筋群，屈筋群双方の筋力強化はダンベルなどを用いて行う．ダンベルのかわりに弾性バンドを用いて行ってもよい．さらに，握力の強化も行う．また，長期罹患例では疼痛が長期のため肘関節拘縮や患側上肢の筋力低下をきたしている．したがって，肘屈伸のストレッチングを行い拘縮の改善に努める一方，上腕二頭筋や上腕三頭筋の筋力強化も追加して行う．

❽ 再発防止のための注意点

- 筋群の柔軟性を維持しつつ筋力強化を行い，再発の防止にも努めなければならない．また，疼痛を誘発するような動作や上肢の使い過ぎに留意するよう指導する．

13　上肢の神経障害

a. 尺骨神経障害

> **ここ10年でかわったこと，わかったこと**
> ・肘部管症候群では，神経剥離術に対し，内視鏡での神経剥離術が頻用されるようになってきた．

❶ 下位尺骨神経障害と上位尺骨神経障害

i 下位尺骨神経障害
- 下位尺骨神経障害とは，尺骨管症候群に代表される手関節部尺骨管（Guyon管）から末梢で発生する尺骨神経障害で，小指掌側および環指尺側半分の掌側および同部の近位指節間（PIP）関節以遠の背側の知覚障害と小指球筋，骨間筋，小指環指虫様筋，母指内転筋の麻痺を伴う．

ii 上位尺骨神経障害（肘部管症候群が代表）
- 上位尺骨神経障害とは，肘部管症候群に代表される肘部管およびその中枢部で発生する神経障害で，下位尺骨神経障害の症状に加え，尺側手根屈筋，小指，環指深指屈筋の麻痺，および小指背側および環指背側の尺側半分，手背尺側（尺骨神経背側枝）の知覚障害を伴う．

❷ 本疾患の病態・概念

i 肘部管症候群
- 肘部管周囲で，尺骨神経への圧迫，摩擦，牽引などにより発生する．原因として，以下のようなものがある．
  - 上腕骨外側上顆骨折後の外反肘変形後の尺骨神経の牽引．
  - 上腕骨顆上骨折後の内反肘変形に伴う尺骨神経の走行異常と圧迫．
  - 肘周囲の靱帯や筋，筋膜による直接神経圧迫．
  - 肘関節屈曲時に尺骨神経が肘部管より反復脱臼して発生する麻痺．
  - 変形性肘関節症に伴う肘部管での異常な骨形成による神経圧迫．

ii 尺骨管（Guyon管）症候群
- 手関節部尺側の掌側は短掌筋，横手根靱帯，尺側は豆状骨，背側は三角骨，橈側は横手根靱帯と有鉤骨鉤突起で囲まれた空間で，その中を尺骨動静脈と尺骨神経が走行する．この部で尺骨神経は，手掌部，小指の掌側とPIP関節以遠の背側，環指掌側尺側半分とPIP関節以遠の尺側背側部の知覚を司る浅枝と尺側の虫様筋，骨間筋，母指内転筋を神経支配する深枝に別れ，深枝は，主に小指外転筋腱と小指屈筋の腱性部からなるpisohamate hiatusを通過し手掌深部を橈側に走行する．この狭いスペースでの尺骨神経の障害を尺骨管（Guyon管）症候群と呼ぶ．原因としては，尺骨管（Guyon管）に発生したガングリオンや，関節リウマチなどによる尺骨手根関節の変形，滑膜炎，手関節尺側部への繰り返す外力，尺骨動脈血栓（pisohamate syndrome）による尺骨神経圧迫が一般的である[1]．

❸ 診察と検査のポイント

i 診察
- 鷲手変形：尺骨管症候群では，深指屈筋腱が障害されていないため，肘部管症候群より強い鷲手変形を呈す．
- 筋力低下，筋萎縮：小指球，骨間筋，母指内転筋の筋力低下，筋萎縮を呈する．肘部管症候群では，さらに尺側手根屈筋腱，環小指深指屈筋の筋力低下，萎縮を呈する．
- 尺骨神経支配領域の知覚障害（肘部管症候群と尺骨管症候群で異なる）．

- Tinel 徴候：肘部管部もしくは尺骨管部を軽くタッピングすると，前腕から小指にかけて電撃様疼痛が走る．
- Froment 徴候：患者に患側健側の母指と示指間で1枚の紙の両端を引っ張らせる．患側肢では，母指内転筋麻痺に対し，長母指屈筋で母指指節間（IP）関節を屈曲させて代償し，第1背側骨間筋麻痺に対し，示指中手指節（MP）関節を屈曲させることによってMP関節を安定化させて，紙を引っ張ろうとする現象である．
- cross finger sign：示指，中指をお互いに交差させる．尺骨神経障害があると，うまく交差させることができない．主に骨間筋の麻痺のチェックに用いる．
- 小指を外転させて小指球筋の筋力を検査する．

ii 検査
- X線検査：神経障害をきたすような骨性異常を検索する．
- 神経伝導速度検査：運動神経伝導検査，知覚神経伝導検査を左右の上肢に行い，伝導速度が肘関節近位部と遠位部の間（肘部管症候群），手関節近位部と遠位部の間（尺骨管症候群）で低下していることを確認する．さらに，運動神経伝導検査にて，尺骨神経刺激による筋活動電位を左右で比較する．
- MRI 検査：神経障害をきたすような軟部組織異常を検索する（特に尺骨管症候群）．また，頚椎症などの合併が考えられる場合は，頚椎 MRI も施行する．

❹ 患者への説明のコツ
- 肘部管症候群では，神経障害部位から神経筋神経接合部までの距離が長く，手術を行っても神経再生を要する距離が長いため，術後もしびれが続いたり最終的に残ったりすることも多い．特に高齢者の場合では，神経障害が残存する可能性が高いことを理解させておく．
- 軸索障害が想定されるような尺骨神経障害では，神経の手術をしても，運動麻痺，筋萎縮，知覚障害の残存が必発であること，また場合により腱移行などの追加手術が必要になることも，あらかじめ説明しておく．
- 頚椎病変による上肢神経障害の合併についても説明しておく．

❺ 外来における治療
- 鷲手変形にはナックルベンダーを作成し，MP関節の屈曲位に保つ．尺骨神経の肘部管からの脱臼のある患者は，肘屈曲制限のための装具をつくることもある．

❻ 専門医への紹介・手術のタイミング
- 診察上，患者の症状から肘部管症候群を疑われた場合には，早期の手術を考慮し，専門医を受診させる．神経伝導速度の低下があれば，可及的早期に手術を行う．

❼ 手術方法
- 手術法の詳細については，専門書に譲る．

i 肘部管症候群
- （鏡視下）尺骨神経剥離術．
- 上腕骨内側上顆切除術．
- 尺骨神経前方移行術．
- 関節固定，追加腱移行術．
- 腱移植，腱移行による内在筋の再建手術や腱移行，MP 関節包固定術による MP 関節過伸展防止の手術がある．また，腱移植による母指内転筋力形成術などがある．

ii 尺骨管症候群
- 尺骨神経剥離術．
- 前述の腱移行術．

❽ 逆紹介時のポイント
- 神経手術のみ施行した場合は，術前患者に説明した神経麻痺症状の残存の可能性を逆紹介先の医師にも説明しておく．術後1年経過観察しても手指巧緻運動に障害が認められる場合は，腱移行術を行う可能性のあることも説明しておく．腱移行術は，神経手術後いつしても構わない．神経手術と同時に行う場合もある．

❾ リハビリテーションのポイント
- 神経剥離術や前方移行術後は，出血防止，創部の安静を兼ねて1週間〜10日間ほど肘関節90°

屈曲位，手関節中間位でシーネ固定をする．その後，特に制限を加えない．腱移行を行った場合には，腱移行手術の後療法に従う．

⑩ 再発防止のための注意点
- 神経切離術では十分に神経を剥離し，切り残しのないよう注意する．

b. 正中神経障害

ここ10年でかわったこと，わかったこと
- 超音波による診断や鏡視下手根管開放術がなされるようになってきた．

❶ 下位正中神経障害と上位正中神経障害

i 下位正中神経障害
- 下位正中神経障害とは，手根管症候群に代表され，手関節部手根管から末梢で発生する神経障害で，母指，示指，中指の掌側部，環指橈側掌側，示指，中指のPIP関節以遠背側および環指橈側背側の知覚障害と母指球筋（短母指外転筋，短母指屈筋，短母指対立筋）および示指，中指虫様筋の麻痺を伴う．

ii 上位正中神経障害
- 上位正中神経障害とは，円回内筋症候群に代表され，手関節の中枢部で発生する神経障害で，臨床症状としては，単に下位正中神経障害に前腕屈筋群，回内筋群，母指球筋部の萎縮，麻痺を伴ったものではなく，運動障害としては，母指，示指のそれぞれ遠位指節間（DIP），IP関節の屈曲障害，知覚障害としては，母指末節骨部の掌側，示指，中指の末節骨部および中節骨部の掌側に障害が発生する[2]．

❷ 本疾患の病態・概念

i 手根管症候群
- 手根管部での正中神経が圧迫されて発生する．圧迫の原因として，手根骨と横手根靱帯で囲まれた狭いスペース内での屈筋腱周囲の滑膜肥厚（特発性），関節リウマチなどの滑膜増生，ガングリオンなどの占拠性病変，骨折などの外傷と考えられている．特発性手根管症候群は，閉経後の女性，授乳期の女性に多く，発生にホルモンバランスとの関係が想定されている．

ii 円回内筋症候群
- 肘関節部上腕二頭筋腱膜での正中神経圧迫で，円回内筋以遠の正中神経麻痺が発生する．前腕回外位で働くウエイターなどに好発する．

iii 前骨間神経麻痺
- 正中神経の枝である前骨間神経の麻痺である．症状は，上位型正中神経障害であるが，知覚障害を伴わない（後述の「d. 特発性前・後骨間神経麻痺」参照）．

❸ 診察と検査のポイント

i 診察
- Tinel徴候：手根管症候群では手関節部，円回内筋症候群では，肘関節部の正中神経上をタップすると電撃痛が発生する．
- Phalenテスト：両手関節を最大屈曲位に保つと，患側手指にしびれが出現する．
- 前述の萎縮，知覚障害．

ii 検査
- 手関節X線検査：骨折後の手根管の狭小や変形，肘関節部の変形がないかをチェックする．
- 超音波・MRI検査：手根管内占拠性病変のチェックをする．
- 神経伝導速度検査：手関節部，肘関節部での神経伝導速度の低下，終末潜時の延長を確認する．

❹ 患者への説明のコツ
- 母指球筋での誘発筋活動電位が著しく低下したり消失している患者，高齢の患者，頚椎症の合併，腎性，糖尿病性神経症やその他の内科的末梢神経障害の合併患者では，正中神経への手術だけでは，症状が完全にとれないことを説明する．また，術後再発もまれにあることを説明する．

❺ 外来における治療
- 初期では，手関節内へのステロイド注射，手関節中間位での装具が有効である．保存的治療で効果のないものは，すみやかに手術的治療に移行する．

❻ 専門医への紹介・手術のタイミング
- 前述の保存的治療が無効な患者は専門機関に紹介し，神経伝導速度検査やMRIを施行する．
- 症状の改善しない患者に対し，むやみに保存的治療を継続することは慎むべきで，症状が重度になる前に専門機関に紹介し手術を行う．また，糖尿病などの合併症のある患者では，内科的治療も平行して行う．

❼ 最近の手術方法
i 下位正中神経障害（手根管症候群）
- 手根管開放術（鏡視下，小皮切）：手術の合併症として，術後母指球，小指球部に疼痛（pillar pain）が起こったり，まれに手根管症候群の再発もある．
- 滑膜切除術．
- 正中神経剥離術．
- 母指対立再建のための腱移行術．

ii 上位正中神経障害
- 神経剥離術．
- 腱移行術．
- 神経移行術：橈骨神経短橈側手根伸筋腱枝を前骨間神経枝に移行するなど[3]．

❽ 逆紹介時のポイント
- 手根管症候群術後1ヵ月は，手関節屈曲位で重量物の持ち上げを禁止する．その他は腱移行のプロトコールに従う．

❾ リハビリテーションのポイント
- 腱移行のプロトコールに従う．

c. 橈骨神経障害（後骨間神経麻痺を含む）

> **ここ10年でかわったこと，わかったこと**
> - 外科的治療として，正中神経の枝を後骨間神経の枝へ神経移行されることもある．

❶ 下位橈骨神経障害と上位橈骨神経障害
i 下位橈骨神経障害（後骨間神経麻痺）
- 下位橈骨神経障害は，後骨間神経麻痺とも呼ばれ，Froheのarcadeで後骨間神経が圧迫され発生することが多い．圧迫の原因としては，ガングリオンなどの占拠性病変や原因のはっきりしないものまでさまざまである．
- 一般的には知覚障害を伴わず，母指伸展，示指，中指，環指，小指のMP関節伸展障害（下垂指，drop fingers）と短橈側手根伸筋腱が麻痺するため，手関節伸展時に橈屈する．

ii 上位橈骨神経障害
- 上位橈骨神経障害とは，Froheのarcadeの中枢で橈骨神経が傷害を受けて発生する．下位橈骨神経障害の症状に加え，長橈側手根伸筋腱，腕橈骨筋の麻痺を伴い，手関節が伸展できなくなる下垂手（drop wrist）が発生する．手背橈側の知覚障害を伴う．
- 原因としては，上腕部での橈骨神経圧迫による障害（Saturday night palsy），外傷などがある．

❷ 診察と検査のポイント
i 診察
- Tinel徴候：上位橈骨神経麻痺では，上腕骨橈骨神経溝付近で橈骨神経が圧迫されることが多く，その部をタップすると電撃痛が発生する．下位橈骨神経麻痺では，肘関節部橈骨頭付近にTinel徴候がある．
- 橈骨神経支配域の知覚障害．

ii 検査
- 手関節X線検査：上腕骨，肘関節部に異常が

ないかをチェックする．
- 超音波・MRI 検査：肘関節部での占拠性病変をチェックする．
- 筋電図検査：橈骨神経支配筋の脱神経所見をチェックする．

❸ 患者への説明のコツ
- 橈骨神経麻痺では，自然回復が多いことを説明し，少なくとも3ヵ月間は経過観察する．
- 3ヵ月しても症状回復のない患者においては，神経手術の可能性が高く，神経剥離術，神経縫合術，神経移行術，腓腹神経を用いた神経移植術を要する場合があることを説明する．
- 肘関節部に占拠性病変を認めた場合には，すみやかに病変の切除が必要となることを説明する．

❹ 外来における治療
- 初期の神経回復の経過観察時期では，上位橈骨神経障害の下垂手に対しカックアップ装具などで手関節を背屈位に保つ．尺骨神経に障害の合併がなければ，装具で手関節を背屈に保ちMP関節を屈曲位させてやると，内在筋筋力でPIP，DIP関節の伸展が可能となり，日常生活動作能力が改善する．下位橈骨神経障害の下垂指手に対しては，逆ナックルベンダー装具を処方してMP関節の伸展を補助する．

❺ 専門医への紹介・手術のタイミング
- 前述の外来治療で3ヵ月以上麻痺の改善傾向のみられない患者は，専門機関に紹介し，筋電図検査やMRIを施行する．症状が重篤になる前に，手術を行うことや，糖尿病などの合併症のある患者では，内科的治療も平行して行うことは他の神経障害と同じである．

❻ 最近の手術方法
- 橈骨神経剥離術：発症6ヵ月以内の有連続性神経障害の場合に適応となる．
- 腱移行術：特に手術のタイミングはない．陳旧性橈骨神経麻痺にも適応となる．
- 神経移行術：発症6ヵ月以内なら正中神経領域の筋枝（浅指屈筋枝，橈側手根屈筋枝）を橈骨神経の筋枝に縫合する手術の適応もある[4]．
- 上腕三頭筋の再建：三角筋後方線維移行術などの手術がある．

❼ 逆紹介時のポイント
- 術後1ヵ月は，手関節屈曲位で重量物の持ち上げを禁止する．

❽ リハビリテーションのポイント
- 日常生活で患肢をよく使わせるようにする．

d．特発性前・後骨間神経麻痺

ここ10年でかわったこと，わかったこと
- 特発性前・後骨間神経麻痺は，長年，原因不明とされてきたが，最近肘関節から前腕，上腕にかけての神経にくびれが発生し，神経障害をきたすことがわかってきた．ただ，なぜ神経がくびれるかの原因については，いまだ不明である．麻痺の発生前に頸部痛や軽度の風邪症状を伴うことが多い．
- 自然回復する場合も多いが，最近は神経周膜を切開してくびれを解除したり，くびれ部を切除して直接縫合することもされている[5]．また，これらの神経麻痺は，よく調べてみると単に前骨間神経，後骨間神経のみの麻痺にとどまらず，正中神経，橈骨神経，尺骨神経の一部にまで麻痺が及んでいる場合もあり，末梢神経レベルのみならず，もっと中枢の腕神経叢レベルにも異常があるのではないかという説もある．また，神経痛性筋萎縮症（neuralgic amyotrophy）の関連も想定されている．

❶ 特発性前・後骨間神経麻痺

i 特発性前骨間神経麻痺
- 前骨間神経が麻痺し，典型的には，長母指屈筋と示指深指屈筋腱が麻痺し，示指と母指で円をつくろうとしても，涙滴状になる（tear drop sign）．

ii 特発性後骨間神経麻痺
- 主に後骨間神経麻痺症状を呈する．

❷ 診察と検査のポイント

i 診察
- 頚部から上肢にかけての疼痛，または感冒様症状後に発生する前・後骨間神経を主座とする神経麻痺．
- 神経くびれ部の Tinel 徴候．

ii 検査
- MRI，STIR 撮影にて，神経のくびれの部分が高輝度に写る場合がある．その他，麻痺筋の筋電図など．

❸ 患者への説明のコツ
- 以下を十分に説明する．
  - ①原因がわかっていないこと．
  - ②自然回復の可能性があること．
  - ③保存的治療，くびれに対する神経手術法ともに，その長期成績がまだ不明であること．
  - ④神経手術法では，遅くとも発症 6 ヵ月以内にすべきこと．
  - ⑤保存的治療，神経剝離術をして，回復が不良であれば腱移行術があること．

❹ 外来における治療
- 自然回復も期待できるので，3 ヵ月を目処に外来で観察する．後骨間神経麻痺には，逆ナックルベンダー装具で MP 関節を伸展位に保持して，DIP，PIP 関節の伸展をさせる．
- 前骨間神経麻痺では，母指 IP 関節に指サックを作成し，母指 IP 関節を伸展保持する．

❺ 専門医への紹介，手術のタイミング
- 神経手術は，遅くても 6 ヵ月以内に行うこと．

❻ 手術方法
- 神経くびれ部の神経周膜切離によるくびれ解除術，前・後骨間神経麻痺に対する腱移行術，神経移行術など．

❼ 逆紹介時のポイント
- 神経手術後は，外来で作成した装具をつけて患肢をよく動かす．腱移行術後は，腱断裂，ゆるみに注意して，リハビリテーションプログラムをつくる．

❽ リハビリテーションのポイント
- 神経手術後は，外来で作成した装具をつけて患肢をよく動かす．腱移行術後は一般的な腱移行手術のリハビリテーションを行う．

■文献
1) Ombaba J et al：Anatomy of the ulnar tunnel and the influence of wrist motion on its morphology. J Hand Surg Am 35：760-768, 2010
2) Bertelli JA et al：Reappraisal of clinical deficits following high median nerve injuries. J Hand Surg Am 41：13-19, 2016
3) Bertelli JA：Transfer of the radial nerve branch to the extensor carpi radialis brevis to the anterior interosseous nerve to reconstruct thumb and finger flexion. J Hand Surg Am 40：323-328, 2015
4) Davidge KM et al：Median to radial nerve transfers for restoration of wrist, finger, and thumb extension. J Hand Surg Am 38：1812-1827, 2013
5) Nagano A et al：Spontaneous anterior interosseous nerve palsy with hourglass-like fascicular constriction within the main trunk of the median nerve. J Hand Surg Am 21：266-270, 1996

14　上肢の変形性関節症

a. 変形性肩関節症

> **ここ 10 年でわかったこと**
>
> 【疫学】
> - わが国では一次性肩関節症は，欧米に比べて少ない．近年，肩関節形態，特に肩峰の長さが肩関節症発症と腱板断裂発症に影響を与えるとの報告がある．すなわち，肩峰が短いと三角筋が肩甲上腕関節に大きな圧迫力が加わり肩関節症を発症しやすく，肩峰が長いと腱板に負荷がかかり腱板断裂を生じやすいとするものである．
> - 肩関節脱臼に対する鏡視下 Bankart 修復術は良好な成績が報告されている一方で，術後長期における関節症性変化も報告されている（21.8％）．
>
> 【診断】
> - 広範囲腱板断裂に続発する腱板断裂後関節症（cuff tear arthropathy：CTA）は，高齢化社会の到来により世界各国で大きな問題となっている．X 線分類は acromiohumeral interval（AHI）を中心とする位置関係に焦点をあてた浜田分類が世界的にも広く使用されている．さらに，近年では関節窩の形状が人工関節などの治療に大きな影響を与えることが報告され，CT を用いた関節窩形態評価の Walch 分類，Favard 分類が診断に重要である．
>
> 【治療】
> - ヒアルロン酸注射に対する randomized control study が散見される．しかし，米国整形外科学会（AAOS）のガイドラインにもあるように，ある一定の効果はあるが，いまだ文献的にはコンセンサスは得られていない．
> - CTA の治療として，わが国においてもリバース型人工肩関節全置換術（reverse shoulder arthroplasty：RSA）が 2015 年 4 月より使用可能となった．非常に有効な治療選択として認識されているものの，治療の最終手段であり，適切な手術適応に基づいて選択されるべきである．一方で，米国を中心に RSA の適応は拡大傾向にあり，今後十分な検討が必要である．

❶ 本疾患の概念・症状

i 概念

- 一次性肩関節症は，明らかな原因はなく，加齢変化などにより手関節痛や可動域制限を生じる．ただし，手術的治療が必要になる症例は少ない．
- 関節症変化が軽度な場合は保存加療が選択され，重症な場合は人工関節置換術が選択される．近年，関節窩欠損が大きいもの（特に後方）に対しての治療法が問題となることが認識されており，治療法の選択，治療時期などが重要である．
- 特に，広範囲腱板断裂が放置されると CTA の状況に進行する．

ii 症状

- 軋音，疼痛（特に動作時痛）可動域制限．

❷ 診察と検査のポイント

i 診察

- 関節腫脹や疼痛，可動域制限の有無を確認する．重要な点は肩関節炎や他の炎症性疾患による拘縮との鑑別である．

ii 検査

- X 線正面像では，関節裂隙の狭小化，骨棘の有無について検討する．近年は，アライメント異常，すなわち骨頭上方化，および前後方向への

転位なども重要とされている．浜田分類は世界的にも広く用いられている．
- CTにおいて治療上ポイントとなる関節窩骨欠損（特に後方）を検討する（Walch分類，Favard分類）．
- MRIでは，腱板断裂の有無，その大きさ，筋萎縮について検討する．さらに，近年T2 mappingなどの特殊な撮影法にて軟骨変性を捉える方法も検討されている．

❸ 患者への説明のコツ

- 手術加療を試みる前に保存加療を必ず試みるべきである．保存的治療として，局所の安静と消炎鎮痛薬の内服および外用剤を投与する．ステロイドの関節内注入を行う場合もある．
- 関節症は，基本的には進行性であり若年者において治療時期および治療法選択は困難である．初期には鏡視下手術が行われることもある．欧米では半月板などを用いたinterposition graftを肩甲上腕関節に使用することがあるが，わが国では困難である．末期関節症に対しては人工関節置換術，固定術が選択されるが，若年者には好ましくない．
- 手術的治療でも肩関節の完全な機能回復はむずかしく，術後の肩関節可動域制限，人工関節置換術後感染，ゆるみ，再置換術の必要性などの問題を十分に説明する必要がある．

❹ 外来における治療と専門医への紹介

- 保存加療として局所安静，消炎鎮痛薬の内服，外用剤，関節内注射，理学療法が選択される．
- 最低2〜3ヵ月の保存的治療を行っても症状が改善しない場合，高度な骨欠損を伴う場合，若年者の場合には，手術的治療の適応をふまえ専門医を紹介することが望ましい．

❺ 手術的治療

- 若年者で関節軟骨変性が強くない場合には，関節鏡によるデブリドマンが行われることもある．
- 人工骨頭置換術（humeral head replacement：HHR）：その効果は広く認識されている．しかし，人工肩関節全置換術と比べると除痛効果は乏しいという報告や，術後中長期では徐々に関節窩側のびらんが生じ成績が低下するという報告が多い．わが国ではいまだ使用できないが，若年者に対しては将来の再置換術を見据えた骨頭表面置換が好ましい．後述する人工肩関節全置換術とともに腱板，関節包を含めた軟部組織のバランスが非常に重要である．
- 人工肩関節全置換術（total shoulder arthroplasty：TSA）：一次関節症，高齢者，腱板損傷がない，関節窩骨欠損が軽度の場合には，安定した良好な長期成績が報告されている．multicenter studyでは5年，10年，15年生存率はそれぞれ，99.1％，80.3％，33.6％と報告されている．しかし，可動域改善のためには腱板を含む軟部組織の機能改善が重要であり，高齢者においては可動域改善が不十分な場合も散見される．AAOSの肩関節症治療ガイドラインの中で，腱板断裂がある肩関節症患者に対するTSAは好ましくないということはコンセンサスが得られている．
- リバース型人工肩関節全置換術（reverse shoulder arthroplasty：RSA）（図1）：現在のデザインは1985年のGrammontによるものが基礎となっている．2005年前後よりRSAの良好な中期成績が報告されている．特にCTAは，解剖学的TSA後の再置換術，腱板再断裂，治療の困難な上腕骨近位端骨折に比べると良好な成績であり，よい適応と考えられている．
- これまで関節窩骨欠損例に対する骨移植を併用したTSAの術後成績は必ずしも良好ではなく，議論の分かれるところであった．近年の報告では，骨移植を併用したRSAの良好な成績が散見される．現在，コンセプト，デザインの改良により，外旋機能がより得られるようになってきているが，日本国内では，いまだ使用が許可されていない機種もある．
- 現在，欧米においてはRSAの適応と使用頻度は拡大傾向にあるといってよい．わが国においては，現在のところ使用ガイドラインがあり，適応遵守と全例登録が求められている．
- 合併症率はコホート研究にて24％であり，不

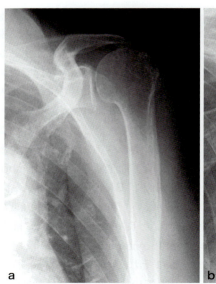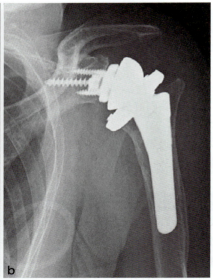

図1 左肩関節X線正面像（82歳，女性）
a：術前，b：RSA術後．

安定性（4.7%），感染（3.8%）であった．なお，scapular notchingは35%と高率であるが，合併症に属するかどうかは異論がある．

❻ 後療法
- TSAにおいて，腱板機能は保たれていることが多く，肩甲下筋腱切離または小結節骨切りによる侵入が多く用いられる．この場合，十分な初期強度をもつ修復が得られれば，比較的早期に自動他動可動域訓練が開始できる．
- RSAにおいて，術後脱臼を防止するために残存腱板縫合が重要であるとされている．したがって，縫合した腱板が治癒するまでの期間は，十分な経過観察が望ましい．

b. 変形性肘関節症

> **ここ10年でわかったこと**
> - 詳細な画像評価には，CT，特に3D-CTや多断面再構成（multi-planar reconstruction：MPR）像が有効であり，骨棘切除術における正確性が向上した．
> - 低侵襲な肘関節鏡視下手術が可能になり，術後の後療法が容易となった．骨棘や肘関節可動域制限が軽度の場合には，よい適応である．

❶ 本疾患の概念・症状

i 概念
- 一次性肘関節症は，野球など肘関節に過度に負荷のかかるスポーツや，上肢を酷使する職業に起因することが多い．
- 二次性肘関節症は，関節内骨折や脱臼などの肘関節の外傷や離断性骨軟骨炎に続発したもの，さらには，感染症などの関節炎や血友病性関節症，神経病性関節症（Charcot関節）もある．

ii 症状
- 肘関節の運動時痛，肘関節可動域制限を認めることが多く，尺骨神経麻痺症状も合併する例が少なくない．
- 急性期には肘関節の腫脹や熱感などの炎症所見

を認める例がある.
- 関節内遊離体がある場合には，肘関節運動時のクリックやロッキング症状を呈することもある.

❷ 診察と検査のポイント

i 診察
- 肘関節の腫脹，発赤，変形，熱感，圧痛部位，可動域制限，さらには肘関節運動時のクリックやロッキング症状の有無などを確認する.
- 肘内側・外側の不安定性の有無を調べる.

ii 検査
- X線像で疼痛および関節可動域制限の原因となる骨棘の評価を行う.
- 詳細な評価にはCTが有用である. 肘関節前方の鉤状突起，鉤突窩，後方の肘頭および肘頭窩，腕尺関節内側の骨棘，関節内遊離体の評価が可能である. 離断性骨軟骨炎，軟骨障害の疑いがある場合は，MRI検査も行う.
- 肘部管症候群の合併例では，尺骨神経溝撮影で尺骨神経溝の骨棘の評価や神経伝達速度を測定し，肘部における伝導遅延の有無を確認する.
- 急性または慢性の関節炎が疑われる場合は，白血球，CRP，尿酸値などの血液検査を行う.

❸ 患者への説明のコツ
- 肘部管症候群合併例で，運動障害を呈するものや筋萎縮を認める場合は手術が必要となる.
- 関節内遊離体の合併例では，クリックやロッキング症状の繰り返しにより変形性関節症を増悪させる可能性があるため，手術適応となる.
- 手術的治療では，関節可動域の獲得のため，術後のリハビリテーションが重要である. その間，過度なリハビリテーションは避けるようにする.

❹ 外来における治療と専門医への紹介
- 保存的治療として，局所の安静と消炎鎮痛薬の内服および外用剤を投与する.
- 疼痛が強い場合は，肘関節装具や温熱療法を中心とした理学療法も有効である.
- 関節腫脹が強い症例では関節穿刺を行い，関節液の性状を観察する.
- ステロイドの関節内注入を行う場合もある.
- 肘関節痛が保存的治療で改善しない場合や肘部管症候群合併例，関節内遊離体を伴う例では，手術的治療の適応をふまえ専門医を紹介することが望ましい.

❺ 手術的治療
- 手術方法としては，Outerbridge-柏木法，骨棘切除関節形成術（鏡視下，直視下），人工肘関節置換術などがある.
- Outerbridge-柏木法は，肘関節後方アプローチにて展開し，肘頭窩から鉤突窩にかけて開窓し，主に腕尺関節の骨棘や遊離体を摘出する. 腕尺関節の関節症が主な病態である症例によい適応がある.
- 鏡視下骨棘切除関節形成術は，近年手術手技の進歩とともに普及した手術方法である. 遊離体を伴い，骨棘や肘関節可動域制限が軽度の場合には，よい適応である. 最も侵襲が少なく，早期の社会復帰が期待でき，スポーツ選手などにも適応がある.
- 重度の変形性関節症では，徹底した骨棘切除と関節拘縮改善の必要があるため，直視下骨棘切除関節形成術が最もよい適応である. 肘部管症候群の合併例に対しては，尺骨神経の処置を追加する.
- 関節破壊が高度で，関節形成術では対応できない場合には，人工肘関節置換術が選択肢となる場合がある. しかし，リウマチ肘と比較すると長期成績は安定していないので，適応は慎重にするべきである.

❻ 後療法
- 理学療法は自動運動を中心に行うことが重要であり，過度の他動運動は骨化巣の再発や骨棘の再形成を促進させる可能性があり注意すべきである.

c. 変形性手関節症

ここ10年でわかったこと

- 部分手関節固定術は，舟状骨を切除して有頭骨，月状骨，有頭骨，三角骨間の固定を行う four-corner fusion が代表的で，進行期，末期に適応がある．内固定材料として従来から鋼線が用いられてきたが，近年はヘッドレススクリューを使用した報告も増えている．
- 近位手根列切除術は，近位手根列の舟状骨，月状骨，三角骨を摘出し，有頭骨と橈骨で新しい関節面を形成するため，術前に有頭月状骨関節に関節症性変化が存在しない場合が適応となる．しかし，若年者では術後関節症性変化が進行しやすいとの報告もあり，適応は慎重に考慮すべきである．

❶ 本疾患の概念・症状

i 概念

- 一次性手関節症は，明らかな原因はなく，加齢変化などにより手関節痛や可動域制限を生じる．ただし，手術的治療が必要になる症例は少ない．
- 一方，二次性手関節症は，橈骨遠位端関節内骨折，舟状骨偽関節，舟状月状骨解離，Kienböck 病などに続発して生じる．
- 舟状月状骨解離などが放置され，手根配列異常をきたし，徐々に変形性手関節症に陥る状態を，scapholunate advanced collapse（SLAC）wrist と呼ぶ．
- 最近では，舟状骨偽関節に続発する状態を，特に scaphoid nonunion advanced collapse（SNAC）wrist と呼んでいる．
- 広義の変形性手関節症には，舟状大菱形小菱形（scaphotrapezial trapezoidal：STT）関節症，豆状三角骨関節症，遠位橈尺関節（distal radioulnar joint：DRUJ）障害，尺骨突き上げ症候群なども含むが，本項では SLAC wrist を中心に述べる．

ii 症状

- 舟状月状骨解離などの状態が放置されると手根配列異常をきたし，徐々に変形性手関節症に移行する．
- 手関節痛，手関節可動域制限，握力低下をきたす．

❷ 診察と検査のポイント

i 診察

- 手関節背側の腫脹や疼痛，手関節可動域制限，握力低下の有無を確認する．

ii 検査

- X線正面像では，舟状・月状骨間距離の開大や関節症性変化を確認する．特に SLAC wrist の場合，初期は舟状骨と橈骨茎状突起部に関節症性変化が生じる．進行期になると，それが舟状骨の近位関節面と橈骨舟状骨窩全体に広がる．末期では，舟状有頭骨関節および月状有頭骨関節にまで到達する．
- X線正面像では，近位手根列背側回転型手根不安定症（dorsal intercalated segment instability：DISI）の有無を確認する．

❸ 患者への説明のコツ

- まずは，手関節装具などを使用した保存加療を少なくとも2〜3ヵ月間行う．
- 保存加療を行っても手関節痛が強く日常生活に支障をきたすような場合には，手術的治療を検討する．
- 手術的治療でも手関節の完全な機能回復はむずかしく，術後の手関節可動域制限の問題などを十分に説明する必要がある．

❹ 外来における治療と専門医への紹介

- 保存的治療として，手関節装具などの使用による局所の安静と消炎鎮痛薬の内服および外用剤を投与する．ステロイドの関節内注入を行う場

合もある．
- 最低 2～3 ヵ月の保存的治療を行っても手関節痛が改善せず，日常生活に支障をきたすような場合には，手術的治療の適応をふまえ専門医を紹介することが望ましい．

❺ 手術的治療
- 病期に応じて，全手関節固定術（total wrist arthrodesis），部分手関節固定術（limited wrist arthrodesis），橈骨茎状突起切除術（radial styloidectomy），近位手根列切除術（proximal row carpectomy），手関節部分除神経術（partial wrist denervation）などを選択する．
- 全手関節固定術は，関節症性変化が手関節全体に及んでおり，術前の手関節可動域がほとんどない場合に適応となるが，日常生活動作（ADL）上支障が大きいので適応は慎重にするべきである．
- 部分手関節固定術は，four-corner fusion が代表的で，進行期，末期に適応がある．舟状骨を切除して有頭骨，月状骨，有頭骨，三角骨間の固定を行う手術法である．最近では関節固定にヘッドレススクリューを使用することが多い．
- 橈骨茎状突起切除術は，橈骨舟状骨関節に関節症性変化が局在している時に適応となる．
- 近位手根列切除術は，近位手根列の舟状骨，月状骨，三角骨を摘出し，有頭骨近位関節面を橈骨月状骨窩に適合させ，橈骨茎状突起から Kirschner 鋼線にて一時的固定を行う．術後に有頭骨と橈骨で新しい関節面を形成するため，術前に有頭月状骨関節に関節症性変化が存在しない場合が適応となる．
- 手関節部分除神経術は，手関節の知覚を支配している前・後骨間神経の終末枝，橈骨神経の関節枝，尺骨神経背側枝などを切除する方法である．術前にキシロカインブロックで除痛を確認できた症例では，効果があると報告されている．一般的には，前述の他の術式と併用し後骨間神経の終末枝のみを切除することが多い．

❻ 後療法
- 橈骨茎状突起切除術では，術後 2 週間程度シーネ固定をした後に，可動域訓練を許可する．
- four-corner fusion では，術後 4 週間程度の外固定が一般的である．
- 近位手根列切除術では，術後 4 週程度で Kirschner 鋼線を抜去した後，可動域訓練を許可する．

15　野球肘（上腕骨離断性骨軟骨炎）

ここ10年でわかったこと

【頻度】
- 年1回シーズンオフに行われる検診に参加した，中学あるいは高校野球部に所属する，平均年齢14.5（12〜18）歳の2,433名の野球選手において，上腕骨小頭の離断性骨軟骨炎（OCD）の頻度は82名（3.4％）であった．

【保存的治療】
- 骨端線が閉鎖前の透亮型で肘関節可動域制限のみられない例は，保存的治療にてほぼ完全に治癒する．このような例はきわめてまれであり，外来を受診した本症の5％未満であった．その他は完全治癒は困難である．

【手術的治療】
- 骨端線閉鎖前の分離型や骨端線閉鎖後の症例には，手術的治療の成績が保存的治療より優れている．
- 骨釘移植術の適応はInternational Cartilage Research Society（ICRS）分類 OCD Ⅱであるが，治療成績は良好であるとの報告がある一方で，病巣の完全修復は50〜62.5％であるとの報告もあり，骨釘の治療成績は必ずしも良好ではない．良好な成績を得るためには症例の選択が重要である．
- 自家骨軟骨柱移植（mosaicplasty）の適応はICRSグレードⅢとⅣであるが，Ⅱまで拡大してよいかどうかは議論の分かれるところである．
- 自家骨軟骨柱移植の使用する骨軟骨柱の直径と本数は施設によって異なり，統一した見解はいまだ得られていないが，直径5〜9 mmの骨軟骨柱を使用している施設では投球開始時期が術後3ヵ月である一方で，直径3.5〜4.5 mmの小さい骨軟骨柱を使用している施設の投球開始時期は術後4〜8.4ヵ月と報告されており，比較的大きい骨軟骨柱ではスポーツ復帰時期が早いと考えられる．
- 外側壁に病変のあるOCDに対して行った肋軟骨移植術の手術成績は良好であるが，問題点として肋軟骨片の石灰化があり，長期的に観察する必要がある．

❶ 本疾患の概念・症状

i　概念
- 投球時には肘関節には外反力が加わる．肘関節内側には牽引力が加わり，成長期では上腕骨内側上顆に裂離が発症する．肘関節外側では，上腕骨小頭には圧迫力と剪断力が加わり，OCDが発症する．
- 少年野球選手の上腕骨内側上顆の裂離は早期に発症し，続いて外側の上腕骨小頭OCDが発症する．
- OCDの病因として，骨壊死，遺伝的要因，および微小外傷などがあげられている．

ii　症状
- 一般的な症状は，投球時の肘関節の外側痛である．
- 痛みになれた選手は投球時の肘痛とは訴えず，上肢の疲労感や投球翌日の上肢の重苦しさを訴えることが多い．これらの症状も肘関節痛と捉えたほうがよい．
- 日常生活でも肘痛がみられることがある．また，ひっかかり感やロッキング症状も生じることがある．

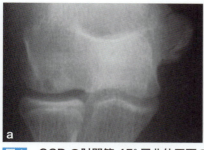 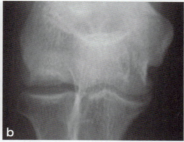 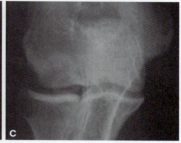

図1　OCD の肘関節 45°屈曲位正面の X 線像
a：透亮型，b：分離型，c：遊離型．

❷ 診察と検査のポイント

i 診察

- moving valgus stress test は OCD を含めた野球肘の検出率が高い検査であり，有用である．
- 圧痛，肘関節可動域．
- 肘関節だけでなく，肩，肩甲帯，下肢，および体幹の機能不全を評価する必要がある．

ii 検査

- X 線：肘関節正面，側面，45°屈曲位正面，さらに外旋斜位を撮影する．正面・側面のみでは過小評価になる．45°屈曲位正面と外旋斜位が必須であり，有用である．
- OCD の X 線像は，透亮型（透亮期），分離型（分離期），および遊離型（遊離期）に分類されている（図1）．
- CT：冠状断，矢状断，および三次元像が有用である．われわれは OCD 病巣の冠状断像になるように上腕骨軸に対して 45°傾けた面で再構成を作成している．小頭の陥凹，分節化，および骨欠損がみられる．遊離体の位置や大きさを明らかにでき，手術前には必須の検査である．
- MRI：冠状断と矢状断の脂肪抑制 T2 強調撮影が有用である．われわれは CT と同様な面で冠状断を撮影している．MRI は OCD の不安定性の評価に最も有用である．不安定性を示す T2 強調画像は，骨軟骨片と母床との間の高信号の介在（図2），関節軟骨を貫通する高信号，ならびに関節面の局所的欠損である．これらの高信号は関節液の介入を反映している．
- 超音波検査：小頭の前方から矢状断と冠状断，後方から矢状断を描出する．小頭軟骨下骨の陥

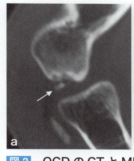 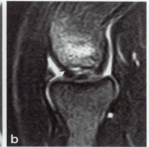

図2　OCD の CT と MRI
a：CT（矢状断）では，小頭に軽度転位のある骨軟骨片（矢印）が認められる．
b：MRI の脂肪抑制 T2 強調画像（矢状断）では，小頭の骨軟骨片と母床との間の高信号の介在（矢印）がみられる．この高信号は関節液の介入を反映しており，OCD の不安定性を示す所見である．

凹や分節化，軟骨の肥厚，および遊離体を検出する．ポータブル超音波機器は，上腕骨内側上顆の裂離や OCD などの野球肘の野外検診に応用され，その有用性が報告されている．

❸ 患者への説明のコツ

- OCD は少年期の野球肘の中で最も重篤な疾患である．若く有望な野球選手が変形性関節症になり，スポーツ活動の著しい制限を余儀なくされるばかりか，日常生活でも障害が残ることが少なくない．
- しっかり治療すると，スポーツへ完全に復帰できる．

❹ 外来における治療と専門医への紹介

i 保存的治療

- 投球休止による自然修復には1年～1年6ヵ月を要する．
- 具体的な保存的治療の内容は投球休止と肘負荷の制限であるが，打撃は痛みの出ない範囲で許可する．また，非罹患側での投球を勧める．
- 肩，肩甲帯，下肢，体幹の機能不全の評価を施行し肘負担の原因を究明，改善を図ることが重要である．

ii 専門医への紹介

- ひっかかり感やロッキング症状を有している場合には，遊離体の嵌頓が強く疑われ，早めの手術を要するため，即座に専門医へ紹介する．安静にしても痛みが消失しない場合や肘関節可動域制限が20°以上ある場合には手術が必要なことが多いので専門医へ紹介する．
- 遊離型では治癒する見込みがなく，症状を改善するためには手術を要するため，専門医を紹介する．
- 骨端線閉鎖後の分離型は手術的治療の成績が保存的治療よりも優れているので専門医へ紹介する．
- CTにて細片化やMRIにて不安定所見がみられる場合には修復が困難であるので，専門医へ紹介する．
- 保存的治療3ヵ月後にX線像上の修復がみられない場合には長期的にも修復が困難であるので，専門医へ紹介する．
- 肩，肩甲帯，下肢，体幹の機能不全があり，リハビリテーションを要する場合には専門医へ紹介する．

❺ 最近の手術方法

i 手術の選択

- 骨釘による病巣固定術の適応：小頭外側健常部と連続していて，骨釘が2本以上打てるくらいに骨成分がしっかりあるものがよい適応である．
- 関節鏡視下病巣切除は，第一選択の治療である．遊離体が複数個あることがしばしばなので，術前と術中に注意深く観察することが重要である．関節鏡視下摘出術は1～3ヵ月後にスポーツ復帰が可能である．骨軟骨欠損が大きく，約10～15 mm以上の場合には長期成績が劣る傾向にあるので，関節面再建を検討する．
- 関節面の再建として，自家骨軟骨柱移植（mosaicplasty）と肋軟骨移植術がある．

ii 手術方法のトレンド（自家骨軟骨柱移植術）

- 膝関節非荷重面からの複数個自家骨軟骨柱によって関節面を再建する方法で，近年，上腕骨小頭OCDに対する骨軟骨柱移植の治療成績が多数報告されている．
- 密に骨軟骨柱を移植して完全に欠損を再建する必要は少なく，大きな欠損の一部を再建し，小さい欠損にかえることで十分であると考えられる．
- 中央型と外側型の自家骨軟骨柱移植の術後成績での比較において，緒家の報告によると外側型では術前の肘関節可動域制限が大きく，完全スポーツ復帰率が劣ると報告されている．外側型に対する手術の工夫が必要である．
- 大きな外側型に対して，われわれは外側病巣を一部温存して骨軟骨柱移植を行う外側温存骨軟骨柱移植を行っている．骨軟骨柱移植後に温存する外側病巣には骨釘移植やポリ乳酸（PLLA）ピンなどで固定を行うが，安定している時には内固定を行わない．
- 外側温存自家骨軟骨柱移植術によって，外側壁が温存され，骨軟骨柱の本数を減らすことができ，より欠損を小さくすることが可能となる．温存した外側部が癒合しないというリスクがあるので，あまり不安定な場合には無理に温存せずに，外側部も切除すべきである．

❻ 後療法

- 自家骨軟骨柱移植術では，術後2週間のギプス固定を行い，術後3ヵ月ごろの移植片の癒合が得られた後投球を開始し，術後6ヵ月から全力投球を開始する．外側温存の場合も同様であるが，外側の修復が遅れる場合があるので，投球を1ヵ月遅らせることがある．

16　上肢の腫瘍

ここ 10 年でかわったこと

【画像診断の進歩】

- 骨腫瘍の画像診断には X 線の他，ヘリカル CT やマルチスライス CT の発達に伴い 3D-CT による三次元画像再構成が可能となった．しかし，CT は軟部組織のコントラスト分解能に劣る欠点がある．よって，軟部腫瘍の画像診断は MRI が主体となる．MRI は T1, T2 強調画像の他，造影 MRI が有用である．ところが，MRI 用ガドリニウム造影剤の副作用として腎障害患者に腎性全身性線維症が発現することが問題であった．最近では，より副作用の少ない造影剤が開発されてきた．もちろん造影剤使用前に喘息やアレルギーの既往と腎機能障害のチェックは必要であるが，造影診断がしやすくなった（症例 1 参照）．
- 幼小児の MRI では撮像時鎮静と安全確保のための監視装置が必要であるが，超音波診断装置が低侵襲で，繰り返し撮像できるので有用である（症例 2 参照）．
- また，成人でも術前診断としての腫瘍穿刺細胞診や針生検時に超音波検査が確実な穿刺部位の確保に役立つようになった．穿刺前の血流診断にカラードプラ法を施行すれば，血管損傷の合併症回避に貢献できる（症例 3 参照）．穿刺細胞診や針生検施行には軟部腫瘍診断に精通する病理医が必要である．病理診断医と連携をとれない場合には穿刺は勧めない．

【病理診断の進歩】

- 病理組織診断が臨床診断と一致しない時や最終診断に困難を感じる時，病理医に依頼して病理コンサルテーションシステムで診断の確認をすることができるようになった．詳細な臨床経過と画像情報も加えて依頼する必要がある（症例 4 参照）．
- 病理組織診断は，従来の形態学診断に免疫組織化学手法や分子生物学的手法が加わり，診断を絞ったり，以前の診断変更の可能性が出てきた．過去に遡った検索をすることで以前の形態学診断が将来変化しうる時代になった．よって，組織標本の保存が大切である．遺伝子診断用に凍結標本の保存が望ましい．分子生物学的手法により腫瘍診断に遺伝子診断が加わった（症例 5 参照）．
- 遺伝子診断できる軟部腫瘍の種類は増加してきている．遺伝子診断のみならず分子標的治療薬の開発などにも期待がもたれる時代となってきている．病理医や検査部との密接なコミュニケーションが大切になっている．

❶ 診断のながれ

- 腫瘍の診断の基本は，年齢，性別，発生部位，発生様式（発生深度，発育速度），疼痛，既往歴，家族歴などを病歴とともに探っていくことである．そして，鑑別診断を頭に思い浮かべながら身体診察と画像診断を行っていく．具体的には，血管腫，滑膜肉腫は比較的若年に多い．発生部位では，弾性線維腫は肩甲骨周囲に多い．グロムス腫瘍は爪下や指尖に多い．悪性腫瘍の多くは深在性発生である．例外は，隆起性皮膚線維肉腫，類上皮肉腫，粘液線維肉腫などである．痛みを伴う腫瘍は，血管腫，グロムス腫瘍，血管平滑筋腫，神経鞘腫，滑膜肉腫，悪性末梢神経鞘腫などがある．

❷ 治療と専門医紹介

- 治療についても手術と照射，重粒子線治療，化学療法，温熱療法などの発展がみられるので，腫瘍に悪性の疑いがある時は生検前から腫瘍専門医に相談したほうがよい．

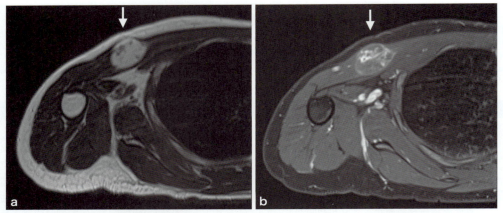

図1 右鎖骨下腫瘍（42歳，女性）
a：MRI T2強調画像は神経鞘腫様（矢印），b：MRI造影で不均一造影の血管腫（矢印）．

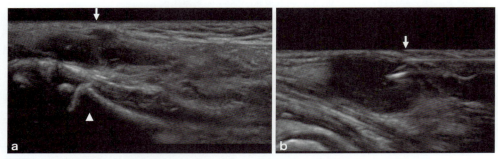

図2 超音波診断の利用
a：右前腕軟部腫瘍（8歳，女性）．矢印：腫瘍，矢頭：橈骨遠位部．
b：左前腕軟部腫瘍（81歳，女性）．矢印：超音波ガイド下腫瘍穿刺．

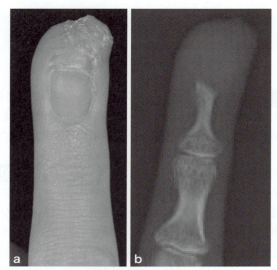

図3 右小指末端軟部腫瘍（21歳，女性）
a：初診時外見，b：X線で末節骨欠損像．

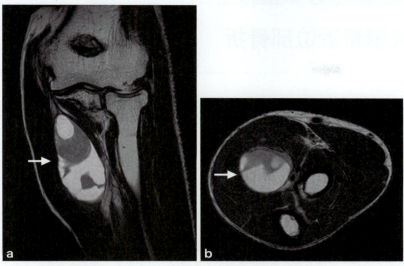

図4 左前腕軟部腫瘍（矢印）（33歳，男性）
a：MRI T2 強調冠状断像，b：MRI T2 強調横断像．

❸ 症例提示

- 症例1：右鎖骨下軟部腫瘍の42歳・女性．発生部位と同部の圧痛からMRI T2 強調画像では神経鞘腫などを疑うが造影MRIで筋肉内腫瘍実質の不均一な造影から充実性腫瘍ではなく，手術で確認すると血管腫であった（図1）．

- 症例2：8歳・女性．右前腕掌側のBモード表示で筋肉内の腫瘍を認めた（図2a）．カラードプラ法で腫瘍の血管増生を認め，筋肉内血管腫として経過観察予定である．

- 症例3：81歳・女性．左上肢の多発性軟部腫瘍である．腋窩や上腕，前腕にも腫瘍があった．疼痛のある左前腕軟部腫瘍部で確実な細胞診のため超音波ガイド下穿刺を施行した（図2b）．穿刺細胞診の結果は神経性の腫瘍で悪性像を認めない class II であった．

- 症例4：21歳・女性．右小指末端軟部腫瘍で，発症から約2ヵ月のX線で末節骨の欠損像があった（図3）．組織生検の結果，新潟県立がんセンター病理科では良性の angiofibroma から低悪性度軟部腫瘍までの可能性があがった．そこで，病理医に依頼して生検組織を病理コンサルテーションシステムに提出してもらった．結果として，acral fibromyxoma と診断され，小指を切断することなく辺縁切除と局所皮弁で患肢温存手術ができた．

- 症例5：左前腕軟部腫瘍の33歳・男性．融合遺伝子 SS18-SSX の確認から滑膜肉腫の確定診断を得て広範切除術を施行した（図4）．滑膜肉腫は上皮性分化も示す肉腫であり，肉腫から癌まで鑑別診断が広範囲となるため診断を確定できる遺伝子診断は有用である．融合遺伝子を認める軟部腫瘍として Ewing 肉腫や粘液型脂肪肉腫，胞巣状軟部肉腫などが知られている．

4　下　肢

1　大腿骨近位部骨折

ここ10年でかわったこと，わかったこと

- 大腿骨頚基部骨折（頚基部骨折）は，骨折の専門家以外の医師には聞きなれない病名であろう．頚基部骨折は大腿骨頚部骨折（頚部骨折）と大腿骨転子部骨折（転子部骨折）の中間部の骨折であるが，これまで定義があやふやであり，多くの定義が提案されている．また，頚基部骨折と転子部骨折のX線像は見分けが困難なことと，区別することの意義が不明確であったことより，頚基部骨折は転子部骨折に含めることが多かった．筆者は，頚基部骨折を「前方部の骨折線は転子間線より明らかに近位にあり，後方部の骨折線は転子間窩に沿っているもの」と表現することとした[1,2]．このようにすると，頚基部骨折を明確に定義することができるだけでなく，頚基部骨折と転子部骨折の手術成績には大きな違いがあることが判明した[2]．頚基部骨折を転子部骨折と区別することは，治療方針の決定にきわめて重要なことである．筆者の定義による頚基部骨折は，単に頚部骨折と転子部骨折の中間部に位置する骨折というだけではなく，血行動態と骨片の安定性の観点から明確な違いがある．
- 頚部骨折転位型では骨頭荷重部の血行が途絶しているとされているが，頚基部骨折では，骨頭荷重部の血行は保たれていると考えられ，血行動態的には転子部骨折と類似の病態である．一方，転子部前面には強靭な腸骨大腿靭帯が存在し，転子部骨折では同靭帯が骨折線をまたいで付着している．しかし，頚基部骨折では靭帯が骨折線をまたいでおらず，頚基部骨折は頚部骨折と同様に安定性不良である．つまり，頚基部骨折は単に骨折部が中間にあるというだけでなく，安定性では頚部骨折と類似し，血行動態的には転子部骨折と類似する，病態的に中間型の骨折であるといえる．
- 前述のごとく，頚基部骨折と転子部骨折のX線像は類似しており，頚基部骨折には内固定術が行われているが，両者の手術成績には大きな違いがあり，頚基部骨折の内固定術の手術成績は転子部骨折に比較し著しく劣っている．よって，両者を判別することはきわめて重要である．しかし，両者をX線像で診断することは容易ではなく，CTあるいは3D-CTによる診断が必要となる場合が多い．また，筆者は転子部骨折を3D-CTにて理論的に分類し，この分類がわが国の学会ではスタンダードな分類となりつつある．

❶ 本疾患の病態・概念

- 英語の「hip fracture」をわが国では「大腿骨近位部骨折」と和訳した．それゆえ，大腿骨近位部骨折は事実上，頚部骨折と転子部骨折およびその中間部の骨折（頚基部骨折）のことと解釈される[3]．
- 大腿骨の近位部は骨盤の臼蓋部とともに股関節を形成している．近位より球形の骨頭，くびれた頚部，その遠位の膨大した転子部，さらにその遠位のやや細くなった転子下へとつながっている．部位ごとに発生する骨折に特徴があり，予後も治療法も異なる．骨頭のほとんどは関節軟骨におおわれ，頚部は薄い被膜でおおわれており一部には「滑膜ひだ」が存在する．血行には特徴があり，骨頭荷重部の血行のほとんどは「滑膜ひだ」の中を通り骨頭と頚部の境界部から骨内に分布する．
- 頚部骨折は非転位型と転位型に分けられ，転位型頚部骨折では骨頭の血流は途絶し，細胞は壊死に陥ることが多い．
- 転子部骨折は大まかに2つの型に分けることができる．1つは前方の転子間線に沿う斜めの骨折線があり，後方骨折線は転子間窩にある型（中野分類 type Ⅰ）であり，もう1つは小転子高位で横方向に骨折線が存在する型（中野分類 type Ⅱ）である[4]．頚部骨折非転位型と転位型

では術式に違いが，転子部骨折 type I と type II では手術手技に多少の違いがある．

❷ 診断と検査のポイント

- 大腿骨近位部骨折のほとんどの原因は転倒・転落であり，本骨折の診断には転倒の有無を聴取することが重要である．しかし，まれに明らかな外傷歴のない頚部骨折が存在し，極度に骨の脆弱な症例では介護による骨折，いわゆる「おむつ交換骨折」が発生することもある．多くの本骨折では股関節部の疼痛を訴え歩行困難となる．しかし，転位のない大腿骨頚部骨折では疼痛はあるものの歩行できる場合が多く，注意を要する．骨折部位である股関節には圧痛を認め，転位のない骨折であっても股関節の運動痛を認める．特に，股関節の内旋強制で疼痛を認める場合は本骨折を疑う必要がある．
- 多くの本骨折ではX線像で診断が可能である．しかし，骨折すると大腿が外旋位をとることが多く，理想的な画像が得られにくいことに注意が必要である．X線像は前後像と軸写像の2方向撮影を行う．大腿骨頚部は骨幹部に対し軽度の前捻が存在するため，頚部や転子部の観察には大腿を軽度内旋した肢位で前後像を撮影する必要があり，わずかな損傷も発見しやすい．軸写像は頚部に直角になるよう撮影する．
- 臨床症状より大腿骨近位部骨折が疑われるにもかかわらずX線像で異常がない場合は，MRIを撮像し不顕性骨折がないことを確認すべきである．転子部骨折の不顕性骨折は見逃しても問題となることは少ないが，頚部骨折では，不顕性骨折も見逃してはならない．
- 手術を行う施設では，中野の分類を用いて手術方針を決定するには3D-CTが必要となる．頚部の前方骨折線と後方骨折線の位置を正確に把握することで，頚基部骨折と転子部骨折を鑑別診断することができる．

❸ 患者への説明のコツ

- 高齢者の場合は，3つのタイプのいずれの骨折であっても，早期離床が最も重要な治療方針であることを説明する必要がある．多くは可及的早期の手術が望ましいが，不幸な転機を含めて予期しうる合併症を具体的に説明し，骨折局所の問題より合併症がより問題となることを説明する．また，受傷前の歩行能力獲得はおおよそ半分の症例しか得られないことも説明する．
- 頚部骨折非転位型では，内固定で多くの症例で骨癒合が得られるが，時に偽関節となり人工骨頭置換術の適応となること，また，時に術後1年程度経過後にいったん骨癒合した後，骨頭陥没が発生し，その場合は追加手術が必要となることを説明する．転位型では人工骨頭置換術あるいは人工股関節全置換術（THA）を行うことが多く，脱臼が起こりうること，不幸にも感染が起こった場合は予後が不良であることを伝える．
- 頚基部骨折に対する内固定術では，時に骨片間の安定性が不良でリハビリテーションが遅延することがある．また，骨癒合不良で再手術を行うことがある．人工骨頭置換術では骨セメントを使用せざるをえない症例があり，術中に血圧低下などの合併症が他の大腿骨近位部骨折より多い．
- 転子部骨折では骨折部局所の問題は他の2つの骨折より少ないが，リハビリテーションの際，疼痛を訴えることが多く，頚部骨折よりリハビリテーションが遅延しがちである．

❹ 外来における治療と専門医への紹介，手術のタイミング

- 転位のない転子部骨折以外，外来での治療の適応はない．ただちに手術の可能な専門医へ紹介する．紹介された病院はただちに入院させ，手術の準備を開始する．手術は可及的早期に行うことが望ましいが，合併症を的確に把握し，手術の方針を決定する．

❺ 最近の手術方法

- 頚部骨折非転位型は内固定術，転位型は人工骨頭置換術，頚基部骨折は主に内固定術，不安定性が強ければ人工骨頭置換術，転子部骨折は内固定術が行われている（図1）[3]．使用されるインプラントは施設により差異があり，筆者は

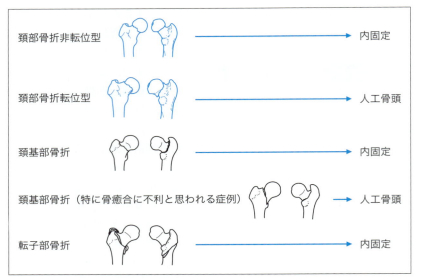

図1　大腿骨近位部骨折の手術方針
施設により手術方針に違いがある．また，症例の全身状態やその他の因子により必ずしも図のとおりに行われるわけではない．

[文献3より]

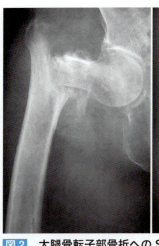
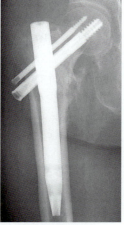

図2　大腿骨転子部骨折へのSFN固定術
大腿骨近位部骨折で最も多い大腿骨転子部骨折へはshort femoral nail（SFN）が最も多く使用されている．多くの症例では術後数日内に荷重歩行が開始できる．

頚部骨折非転位型には2本打ちネイルプレート（ツインズ®），頚基部骨折には2本ラグスクリューのshort femoral nail（SFN）（アレクサネイル®）を使用している（図2）．

⑥ 逆紹介とリハビリテーションのポイント

- 基本的には，骨セメント使用の人工骨頭置換術では術直後に支持機能は治癒状態となる．しかし，セメントレス人工骨頭では術後早期には人工骨頭の沈み込みや転子下の骨折が発生しうる．また，両者とも軟部組織の治癒には数週間が必要であり，その間は脱臼が起こる可能性がある．内固定術の場合は，骨癒合がある程度進行してはじめて支持機能が完全治癒状態となる．
- しかし実際は，支持機能が治癒状態にいたる前に術後の全身状態が落ち着けば紹介元の病院や入院リハビリテーション可能な施設へ逆紹介することが多い．よって，転院先の施設では骨折局所の状態を定期的に把握する必要がある．通常の経過と違う疼痛は異常の徴候の可能性があり，カッティングなどの注意深いX線像の読影が必要である．
- 異常がないにもかかわらず強い疼痛を訴えてリハビリテーションが進まない症例も存在し，非ステロイド性抗炎症薬（NSAIDs）やオピオイドなどの疼痛対策が必要となることもある．局所の異常がなくともリハビリテーションが遅延することはまれではなく，認知症など有効な対策がないこともあるが，膝痛など対策が可能な場合も多い．廃用を防ぐにはできるだけ早期の

手術・離床が重要である．逆紹介する場合は，注意すべき合併症の情報，リハビリテーションの具体的指示が必要であるが，リハビリテーションの具体的処方はX線像による判断などで随時かえる必要がある．

❼ 再発防止のための注意点

- ひとたび大腿骨近位部骨折を起こした症例は対側の骨折を起こす頻度がきわめて高く，比較的若い年齢（65〜74歳）では一般人口の20倍に達する[5]．対側骨折は早期に発生し，初回骨折より1年以内，特に半年以内に発生する可能性がきわめて高く，時間の経過とともに次第に発生率が低下する．
- 対側骨折予防の有効な手段は限られている．骨粗鬆症薬の投与は効果発現まで1年半〜2年が必要であり，効果が出る前に対側骨折が発生するという問題がある．ヒッププロテクターを期間限定で（たとえば半年だけ）装着させるのは有効と考えられるが，常に装着する必要があり，実現性に問題がある．

■文献

1) 中野哲雄：骨粗鬆症関連骨折，ベッドサイドの高齢者運動器の診かた，中村耕三（編），南山堂，東京，p226-236, 2014
2) 中野哲雄：大腿骨近位部骨折．整形外科 65：842-850, 2014
3) 日本整形外科学会ほか（監），日本整形外科学会診療ガイドライン委員会ほか（編）：大腿骨頚部/転子部骨折診療ガイドライン，改訂第2版，南江堂，東京，2011
4) 中野哲雄：大腿骨近位部骨折．骨折・脱臼，改訂3版，冨士川恭輔ほか（編），南山堂，東京，p835-873, 2012
5) Hagino H et al：The risk of a second hip fracture in patients after their first hip fracture. Calcif Tissue Int 90：14-21, 2012

2 大腿骨骨幹部・遠位部骨折

ここ10年でわかったこと

【非定型大腿骨骨折】

1）頻度
- 非定型大腿骨骨折の頻度は，全大腿骨骨折の約1%である．

2）発生機序
- 非定型大腿骨骨折の発生機序として，長期ビスホスホネート製剤（BP製剤）の投与により骨代謝回転が抑制され，骨の材質特性や強度に悪影響を与えることで生じるとされてきた．しかし，非定型大腿骨骨折がBP製剤投与歴のない症例に発生していることや大腿骨の弯曲による力学的ストレス，糖尿病や膠原病など骨芽細胞機能抑制の可能性がある疾患や薬剤により非定型大腿骨骨折が発生していることでBP製剤の直接的な因果関係はいまだ明らかでない．

3）定義
- 非定型大腿骨骨折の定義に関しては，米国骨代謝学会のtask forceにより2010年に提案された[1]．表1に非定型大腿骨骨折の特徴を記載する[2]．

4）治療
- 完全骨折に対しては原則的に手術的治療（髄内釘固定術が主流）が行われる．
- 不全骨折に対しては，BP製剤の中止，免荷あるいは荷重制限，PTH製剤の使用などを行う．ただし，手術的治療に移行することが多い．

5）診療上の注意点
- 非定型骨折を生じる患者は，事前に大腿の鈍痛を自覚することが多いといわれており（図1），特に，長期BP製剤投与O脚の患者では，こうした症状に注意しておくことが望ましい．

表1　非定型大腿骨骨折——大・小特徴[*1]

大特徴[*2]
- 小転子遠位部直下から顆上部の直上までに生じる
- 外傷なしか，立った高さからの転倒時のような軽微な外傷に関連する
- 横骨折か，短い斜骨折像
- 粉砕なし
- 両骨皮質を貫通する完全骨折で内側スパイクを認めることがある（不完全骨折の場合は外側のみに生じる）

小特徴
- 外骨皮質の限局性の骨膜反応[*3]
- 骨幹部の皮質骨厚の全体的な増加
- 鼠径部または大腿骨部の鈍痛またはうずく痛みといった前駆症状
- 両側性に起こる骨折と症状
- 骨折治癒遅延
- 合併症（たとえば，ビタミンD欠乏，関節リウマチ，低ホスファターゼ血漿）
- 薬剤使用（たとえば，BP製剤，ステロイド，プロトンポンプ阻害薬）

[*1]：特に除外されるのは大腿骨頸部骨折，転子下らせん骨折に連続する転子間骨折，原発性あるいは続発性の骨腫瘍に関連する病的骨折，インプラント周辺骨折である．
[*2]：非定型大腿骨骨折の症例確定にはすべての大特徴を満たすことが必要である．小特徴は認められなくてもよいが，時にこれらの骨折と関連を認める．
[*3]：「beaking（くちばし状）」あるいは「flaring（炎様）」と文献ではしばしば述べられる．

［文献2より］

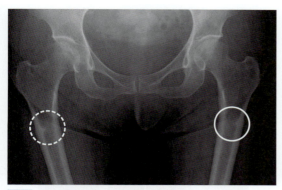

図1　左大腿部痛（72歳，女性）
3ヵ月前より左大腿部痛があり消炎鎮痛薬内服で経過観察していたが，風呂で体をひねった時に左大腿部痛が増強し歩行困難となった．
既往症に関節リウマチがあり，ステロイド，抗リウマチ薬を内服加療中である．
左大腿部転子下部に外側皮質の亀裂骨折があり，皮質骨の肥厚を認める．反対側の同部位にも骨膜反応を認める．

❶ 本疾患の概念・症状

i　大腿骨骨幹部骨折
- 一般的には，交通外傷など高エネルギー外傷が多い．
- 成人ではオートバイ事故，転落や重量物落下による労働災害事故が多く合併症の頻度も高い．大腿骨の変形だけに目を奪われるとその他の合併症を見落とす危険があるので注意を要する．高齢者では女性に好発し，強弯例が多く前弯のみならず外弯を伴うこともある．近年では，交通外傷による高エネルギー外傷よりも高齢者の脆弱性骨折による骨幹部骨折が多くなってきている．小児では2〜3歳が多く，転落による事故，年長児では交通事故が多い．

ii　大腿骨遠位部骨折
- 大腿骨骨折全体の約6％の発症頻度であり，青壮年においては交通事故，労働災害事故，高所転落など高エネルギー損傷により発症し，多発外傷を伴うことが多く単独損傷は少ない．高齢者は歩行時の転倒，ベッドからの転落，拘縮膝の介護骨折などの低エネルギー損傷で生じる．

iii　症状
- 歩行困難となり大腿部に高度の変形を呈する．
- 変形は骨折部での骨片の転位により生じ，骨折の部位により特徴的な転位を示す．骨幹近位部骨折では，近位骨片は中殿筋と腸腰筋により屈曲・外転・外旋転位し，遠位骨片は内転筋により内転・短縮する．骨幹遠位部骨折では，近位骨片は腸腰筋と内転筋により屈曲・内転し，遠位骨片は腓腹筋により後方凸転位する．

iv　合併症
- 骨折による出血量は，成人の大腿骨骨幹部骨折で約500〜1,000 mLであり，出血性ショックの発生の危険性を考慮しておく必要がある．また，脂肪塞栓症の発症はまれであるが，骨折後12〜24時間後に呼吸困難，意識障害，精神症状など多様な症状を呈し，死亡率20％と重篤な合併症である．

❷ 外来における治療と専門医への紹介
- 手術的治療がほとんどの症例で行われるため，診断をつけたらただちに専門医に紹介する．小児例で保存的に治療する場合も，入院での牽引治療となるためただちに専門医に紹介する．

❸ 治療方法

i　保存的治療
- 乳幼児では牽引による保存的治療が適応される．年齢により牽引の方法が異なるが，仮骨形成を待ってギプス固定療法に切り替えることが多い．
- 高齢者の介護骨折例（大腿骨遠位端骨折）で転位がわずかな骨折にはギプスを用いた保存的治療を行うこともある．

ii　手術的治療
- 原則的に大腿骨骨折は手術的治療が行われる．第一選択肢は髄内釘による固定術が行われる．骨幹部骨折の多くは順行性髄内釘（大転子部または梨状窩から遠位に向かって髄内に挿入）による固定が行われる（図2〜4）．高齢者の大腿骨狭小部より遠位の骨折では逆行性髄内釘（膝関節部より刺入し近位に向かって髄内に挿入）で固定されることが多い．近年，高齢者において人工関節周囲骨折や骨折後インプラント周囲骨折としての大腿骨遠位部骨折が増加傾向にあり，ロッキングプレートによる固定術が行われる症例が多くなってきている．

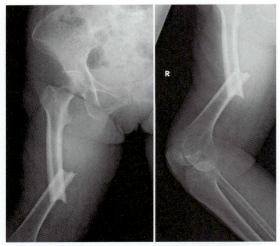

図2 右大腿部痛および変形（歩行困難）（73歳，女性）

自宅の風呂で転倒し受傷した．BP製剤10年内服．右股関節骨幹中央部で骨折している．骨皮質は肥厚しており非定型大腿骨骨折と診断した．

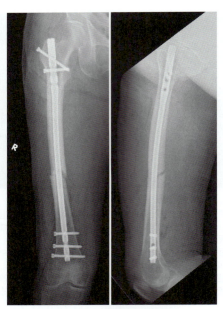

図3 図2と同一例の術後X線像

順行性髄内釘で固定した．BP製剤は休薬とした．

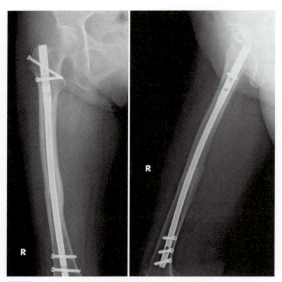

図4 図2と同一例の術後2年X線像

骨癒合は良好である．

高齢者の場合は特に，荷重歩行を行うことで下肢筋力の維持がなされるので荷重歩行訓練を早期より開始する．骨折部に粉砕を伴う症例や骨癒合の遷延が予想される症例では，低出力超音波治療器（LIPUS）を術後早期より導入することが多い．

- 癒合の目安は，X線にて確認が行われるが，骨癒合の遷延が考えられる場合は，CT撮影にて仮骨形成を確認する．患者の荷重時の疼痛が骨癒合の指標となることが多いので，疼痛の訴えには注意を払う必要がある．骨癒合の遷延・疼痛が継続する場合は，専門医に再度紹介することでインプラント損傷の危険を回避することが大切である．

■文献

1) Shane E et al：Atypical subtrochanteric and diaphyseal femoral fractures：report of a task force of the American Society for Bone and Mineral Research. J Bone Miner Res 25：2267-2294, 2010
2) 日本整形外科学会骨粗鬆症委員会：非定型大腿骨骨折調査報告．日整会誌 85：875-884, 2011

❹ リハビリテーションのポイント

- 髄内釘固定術・ロッキングプレート固定術ともに骨折部の粉砕がない限り早期荷重歩行訓練および股関節・膝関節の可動域訓練を開始する．

3 膝関節部骨折

> **ここ10年でかわったこと**
> - 社会の高齢化に伴い，人工膝関節全置換術（TKA）件数は10年前と比較して約8万件と2倍に急増し，それに応じてTKA周囲骨折も増加の一途をたどっている．ロッキングプレートなど強固な固定材料の開発が進み，すみやかなリハビリテーション開始を目標としている．
> - 若年者のスポーツ外傷に多い関節内骨折においては，強靭な縫合糸や小さく固定力の強いアンカー，骨置換性の高い人工骨の出現により，膝関節鏡を併用した低侵襲骨接合術が積極的に行われている．

❶ 診察と検査のポイント

i 受傷機転の聴取
- 高エネルギー外傷（交通外傷・転落）→ 開放骨折，神経血管損傷，複合靱帯損傷．
- スポーツ外傷→靱帯付着部骨折，附随する靱帯/半月板損傷．
- 高齢者の低エネルギー外傷（転倒）→ TKA周囲骨折．
- 小児の外傷 → 骨端線離開．

ii 視診・触診
- 疼痛部位や皮下血腫（離れた部位での骨折の有無），開放創（膝窩部など背面の創，ピンホール状の創に注意），強い下腿腫脹や足背/後脛骨動脈触知，知覚/運動障害（コンパートメント症候群，膝窩動脈/脛骨神経損傷）．

iii 膝関節腫脹
- 膝関節腫脹が明らかな場合，関節穿刺を躊躇しない（関節血腫中にキラキラした脂肪滴があれば関節内骨折を疑う．血腫のみであれば前十字靱帯損傷を疑う）．

iv X線検査
- 健側と比較することで骨折に気がつくことも多い．螺旋骨折など離れた部位に骨折を生じることがあり，広い範囲で撮影すると見逃さない．また，骨折部が不安定な場合は撮影移動時に簡易的にでも外固定を行い，損傷範囲を広げない．

v 合併損傷の確認
- 血液検査（高エネルギー外傷による多臓器損傷，貧血，コンパートメント症候群によるCK上昇），CT撮影（脛骨高原骨折，靱帯付着部骨折），造影CT（血管損傷），MRI（靱帯/半月板損傷，軟骨損傷）．

❷ 部位別病態・治療方針

i 大腿骨遠位部（顆部・顆上）骨折
- 青壮年は高エネルギー外傷で生じ，骨折転位方向は，大腿四頭筋およびハムストリングスにより短縮，内転筋により内反，腓腹筋により伸展変形をきたす（図1a）．高齢者はベッド転落など低エネルギー外傷でも生じ，筋力の低下から陥入屈曲変形となることも多い．また，大腿骨遠位部骨折の約10％に開放骨折を生じ，骨折伸展転位の場合に神経血管を損傷することもある．
- TKA周囲骨折は，大腿骨顆上骨折が大半を占め，その頻度は全TKAの約5％である（図1b）．大腿骨インプラント内骨折は膝関節X線正面像では判別がつかず，必ず側面像も追加する．
- 骨折転位が強い場合が多く，保存的治療（ギプス，牽引）は膝拘縮を伴うため，髄内釘またはロッキングプレートを用いた手術的治療を選択する．待機手術の場合，骨折端が膝窩動脈を圧迫して血栓を生じることもあり，透視下で可及的に整復しておく．

ii Hoffa骨折
- 大腿骨後顆部の骨折で，膝屈曲位で高エネル

ギーの外力が軸圧方向にかかることにより生じる（図1c）．
- 比較的まれな骨折であり，X線正面像での判断はむずかしく，側面像での確認を怠らない．
- 関節内骨折のため，ヘッドレススクリューなどを用いた確実な関節面の整復固定を要する．

iii 脛骨顆間隆起骨折

- 成長期（10歳前後）は靱帯より骨強度のほうが弱く，靱帯付着部剥離骨折を生じやすい．前十字靱帯脛骨付着部骨折が多く，前十字靱帯損傷と同じ受傷機転である（膝関節外反＋ねじれなど）．
- X線側面像による骨片の転位状態で3分類される（typeⅠ：転位3mm以内（図1d），typeⅡ：付着部前方1/3～1/2骨片の中枢方向への転位（図1e），typeⅢ：完全転位（図1f））．
- 転位の少ないtypeⅠ・Ⅱは保存的ギプス固定を，不安定なtypeⅡおよびtypeⅢは関節鏡視下pull-out法など手術的治療を選択する．
- 後十字靱帯脛骨付着部骨折の受傷機転は，膝関節約90°屈曲位での前方からの高エネルギー外傷（ダッシュボード外傷）である．10 mmまでの大きさの骨片，5 mm以下の上方転位は保存的治療の適応，それ以上は膝関節後方アプローチによりスクリューなどの固定を行う．

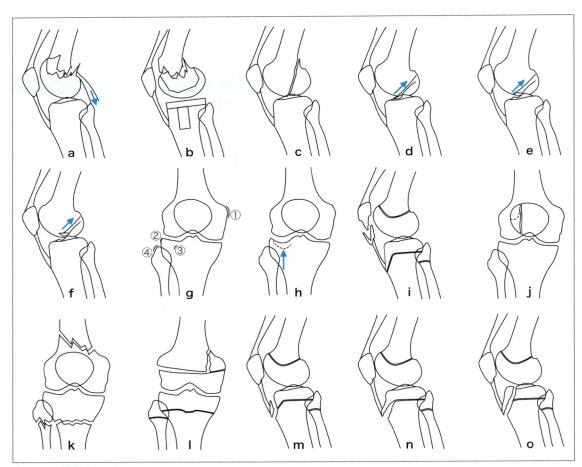

図1 部位別骨折型

a：青壮年期大腿骨遠位部骨折，b：TKA周囲骨折，c：Hoffa骨折，脛骨顆間隆起骨折のMeyers-Mckeever分類（d：typeⅠ，e：typeⅡ，f：typeⅢ），g：膝周囲裂離骨折，h：脛骨プラトー骨折，i：sleeve fracture，j：膝蓋骨縦骨折（点線：分裂膝蓋骨），k：floating knee，l：大腿骨遠位骨端線離開（Salter-Harris分類 typeⅡ），脛骨粗面裂離骨折のWatson-Jones分類（m：typeⅠ，n：typeⅡ，o：typeⅢ）．

iv 膝周囲裂離骨折（図1g）

- 多くは複合靱帯損傷に合併して生じ，基本的に保存的治療が選択される．しかし，不安定性が強い場合に，近年修復・再建も試みられている．
- ①内側側副靱帯大腿骨付着部：膝関節外反強制で生じる．
- ②脛骨外側顆縁（Segond 骨折）：膝関節に強い回旋力が加わることで生じ，前十字靱帯損傷に合併することが多い．
- ③Gerdy 結節部：外側支持機構の1つである腸脛靱帯付着部の裂離であり，膝関節内反により起こる．
- ④腓骨頭：外側側副靱帯および大腿二頭筋腱付着部の裂離で，膝関節内反強制で生じる．

v 脛骨プラトー（高原）骨折

- 膝関節に外反・ねじれ・垂直力が加わり生じる．好発部位は脛骨外側顆である（約80％）．歩行者と車の事故は，バンパー高位が膝の高さに近く，外反力が加わりやすい（バンパー外傷）．まれに10歳後半から20歳代に疲労骨折を生じる．
- X線正面像で，脛骨皮質骨外壁に乱れがないか，外側顆関節面の陥没・軟骨下骨の圧縮により関節面からやや遠位に帯状像がないか観察する（図1h）．側面像では，関節面後方傾斜が強くなっていないか健側と比較する．疑わしいならCT検査を追加し，半月板・靱帯損傷など軟部組織損傷も伴うことが多いため，MRI検査も考慮する．
- 関節内骨折の転位遺残は変形性膝関節症にいたるため，関節面を正確に整復するには関節鏡の併用が有効である．骨欠損部は人工骨や自家骨を補填する．

vi 膝蓋骨骨折

- 膝から転倒する直接外力が主で，20～50歳代男性の2-パート骨折が多い．間接外力による受傷は，転落など足部から着地し，大腿四頭筋の遠心性収縮で生じる．まれに疲労骨折を生じることもある．また，膝蓋骨外側脱臼の70％で膝蓋骨および大腿骨外側顆に骨軟骨骨折を伴う．前十字靱帯再建術の移植腱として骨付き膝蓋腱採取後に生じる場合もある．
- 膝蓋骨上極または下極に裂離骨折をきたすsleeve fracture は小児に多く，跳躍・着地時の介達外力で生じる．下極の裂離がほとんどで，遠位骨片の大部分が軟骨のため見過ごすことがあり，健側と比較して膝蓋骨高位ではないか観察する（図1i）．高齢者のTKA後膝蓋骨骨折は，膝蓋骨インプラント非置換例よりも，置換例に多く生じる．
- 膝伸展機能障害をきたす横骨折（3 mm 以上の転位，2 mm 以上の関節面の不適合）は，ワイヤやストロングスーチャーによる引き寄せ締結法などを選択する．膝蓋骨縦骨折は保存的治療の適応で，シリンダーキャスト固定による早期全荷重歩行が可能である（図1j）．ただ，膝蓋骨近位外側に外側広筋の牽引力により生じる分裂膝蓋骨を骨折と見誤ってはならない（図1j，破線）．

vii floating knee

- 同側の大腿骨と脛骨腓骨骨折により，膝関節が大腿骨および脛骨腓骨から分離され，支持性を失った状態である（図1k）．高エネルギー外傷であり，重篤な多発外傷（約70％），開放骨折（約60％）など合併症を伴うことが多く，機能予後は不良である．
- ダメージコントロール手術が重要であり，受傷直後は創外固定により早期に安定化を図り，全身状態・軟部組織の回復・感染の沈静化を待って内固定に移行する．

viii 大腿骨遠位/脛骨近位骨端線離開

- 大腿骨遠位骨端線離開は，スポーツや交通事故による受傷が多く，大半が骨端線開大から連続する骨折線のあるSalter-Harris 分類 type Ⅱである（図1l）．
- 他のSalter-Harris 分類のものはX線で診断がむずかしいこともあり，疑われる場合はMRIなど追加検査が必要である．
- 転位をほぼ認めない場合，もしくは転位を認めても徒手整復ができ安定する場合は，ギプス固定による保存的治療を選択する．不安定な場合はKirschner 鋼線による経皮的ピンニングを追加する．

- 脛骨近位骨端線離開はまれで，骨端線の複雑な形状と，内側側副靱帯が骨折の及ぶ骨端線より遠位に付着していることが影響している．
- 長期経過観察が重要で，成長過程で脚長差や変形進行が問題になる場合がある．

IX 脛骨粗面剥離骨折

- 10歳代骨端線閉鎖前の男子に好発する．大腿骨四頭筋が強く収縮する跳躍時に膝蓋腱を介し脛骨粗面に牽引力が働き生じる．膝関節自動伸展が不可能になり，脛骨粗面部の突出・陥凹を認める．
- X線側面像で診断し，Watson-Jones分類（typeⅠ：粗面の一部が裂離（図1m），typeⅡ：粗面舌状突起部の離開（図1n），typeⅢ：舌状突起部骨折が関節面にいたる（図1o））を用いる．
- 転位が大きい場合，スクリューを用いて整復固定を行う．

4　膝周囲損傷

【膝関節について】

膝関節は，屈伸運動が主体である顆状関節であり，骨性には関節窩は浅く，その安定性は靱帯や半月板などの軟部組織が担っている．このため，屈伸運動以外の動きが強制された場合，軟部組織損傷が生じうる．本項では，日常診療でよく遭遇する靱帯損傷，半月板損傷，膝蓋骨脱臼について概説する．

> **ここ10年でかわったこと**
>
> - この10年で，前十字靱帯（ACL）再建術のコンセプトは，isometric から anatomical reconstruction へと大きく転換した．その結果，顆間窩形成は不要となり，後十字靱帯（PCL）との干渉も解消された．正常靱帯の解剖学的研究においては，肉眼的研究に加え組織学的な精査がなされ，詳細な靱帯付着部が明らかとなった．正常靱帯をより正確に近似するために，ハムストリング筋腱でのACL再建は，骨孔を1つ作成する1束再建から2つ作成する2束再建へ移行した．また近年，脛骨側の付着部形態がLやC型であることが明らかとなり，脛骨側に3つ骨孔を作成する3束再建が開発されている．一方，膝蓋腱を用いる場合は，長方形骨孔を作成する方法が開発されている．こうした術式の優位性は，ロボットを用いた生体力学的研究により明らかとなっている．
> - 関節軟骨治療は正常組織の再生を最大目標として，軟骨を少量採取して培養軟骨をつくり，二期的に欠損部へ戻す自家培養軟骨移植術が認可され，臨床治療が可能となっている．

a. 前十字靱帯（ACL）損傷

❶ 病態・概念

- ACLは大きく前内側線維束・後外側線維束の2つの線維束（あるいは前内側線維束をさらに内外側2つに分類した3つの線維束）から構成される約35 mmの靱帯であり，大腿骨顆間窩外側後方から脛骨高原前内側に付着する．脛骨前方安定性，下腿内旋および過伸展を制御している．

❷ 診断と検査のポイント

1) 受傷機転

- コンタクトスポーツ（ラグビー，アメリカンフットボールなど）で外力（タックルなど）が加わった接触型損傷（外反ストレスが多い）と，急激なストップ・ジャンプ着地や，急な方向転換（カッティングなど）で膝関節をねじった非接触型（膝の屈曲・内旋動作が多い）がある．「膝が内に入った」，「ブチッと音がした」，「ガクッと崩れた」と訴えることが多い．陳旧例では，些細な動作で膝崩れを生じる場合もある．

2) 徒手検査

- Lachman テスト（約20°屈曲位における前方引き出しテスト）にて，脛骨前方移動とエンドポイントを確認する．

3) 画像所見

- X線：損傷靱帯は直接描出しえないが，時に Segond 骨折（脛骨外側の剥離骨折），abnormal lateral notch（大腿骨外顆の陥凹）が診断に有用である．
- MRI：ACL自体の断裂を直接描出しうる（図1）．また，骨挫傷，PCLのたるみなどの間接所見も診断に有用である．それらに加えて，半月板や軟骨損傷の合併損傷の評価にも用いられる．

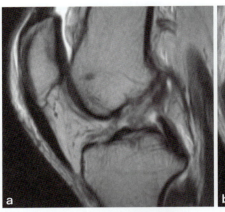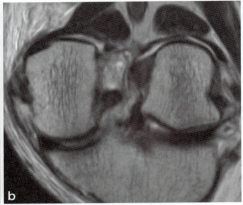

図1 MRIによるACL断裂の描出
a：oblique sagittal像，b：oblique colonal像．

❸ 患者への説明のコツ
- 膝の不安定感を自覚せず，跳躍や急な方向転換などの動作を必要とするスポーツ種目に復帰を希望しなければ，四頭筋訓練や装具療法などの保存的治療を選択する場合もある．
- しかし損傷靱帯は自然治癒に乏しく，半月板や軟骨の二次的損傷が発生したり，不安定性が増加すれば手術の可能性があることを説明する．
- スポーツ復帰を希望したり，日常生活レベルでも不安感があれば，靱帯再建を勧める．

❹ 外来における治療
- 受傷直後は，疼痛・腫脹を軽減する目的でrest, icing, compression, elevation（RICE）処置，鎮痛薬投与などを行い，歩行ならびに可動域訓練を積極的に行い，可及的早期に正常な可動域を獲得する．靱帯再建手術は，正常な可動域を獲得後（受傷後おおよそ1ヵ月前後以降）に予定する．
- 術後は，再断裂予防とスポーツ復帰のため，危険肢位の回避運動を含めた運動療法を行う．保存的治療を選択した場合にも同様に，膝崩れ予防のため，運動療法を行う．

❺ 専門医への紹介・手術のタイミング
- 可動域回復のため固定をせず，可及的早期に専門医に紹介するのが望ましい．
- まれに緊急を要する場合があり，注意を要する．代表的なものは，他の靱帯損傷の合併や神経血管損傷の合併例であり，早急に専門医に相談するべきである．

❻ 最近の手術方法
- 靱帯付着部に正確に骨孔を作成し，正常靱帯の走行を模した解剖学的再建術が可能となっている．半腱様筋腱を用いた二重束（あるいは三重束）ACL再建術や，膝蓋腱を用いた長方形骨孔ACL再建術が行われている．

b. 後十字靱帯（PCL）損傷

❶ 病態・概念
- PCLは大きく前外側線維束・後内側線維束の2つの線維束から構成される約38 mmの靱帯であり，大腿骨顆間窩内側前方から脛骨高原後方に付着する．脛骨後方不安定性を制御する．

❷ 診断と検査のポイント
1）受傷機転
- コンタクトスポーツ（ラグビー，アメリカンフットボールなど）や交通事故などで膝関節70〜80°屈曲位で膝前面を打撲する動作で受傷する．

2）現症，徒手検査
- 急性期は，膝前面の打撲時の擦過傷や打撲痕が認められる場合もある．仰臥位，股関節屈曲

45°，膝関節 70～90°で膝立てをし，健側と比較して脛骨の後方落ち込み（sagging 徴候）が指診・触診可能である．
- 後方押し込みテストでは，大腿骨内外顆も同時に触知することで，前方不安定性との鑑別が可能となる．

3) 画像所見
- X線：gravity sag 撮影（膝立て膝関節屈曲 90°で側面像）が，有用である．
- MRI：ACL 同様に靱帯断裂，合併損傷の診断が可能である．陳旧例では ACL と異なり，連続性を保っていることが多い．

❸ 患者への説明のコツ
- 後方不安定性が残存しても不安定感を有することが少なく，保存的治療が第一選択であり，日常生活での不自由がないという意味での成功率はおおよそ 80% であることを説明する．

❹ 外来における治療
- 受傷直後は，RICE 処置を行い，PCL 自体の治癒促進目的として，屈曲すると前方に脛骨を押し出すような装具を用いたり，脛骨後方安定性に寄与する大腿四頭筋の筋力トレーニングや，脛骨後方引き込みを引き起こす屈筋のトレーニングは避けるなどの運動療法を行う．また，受傷肢位と同様の動作（膝つき，正座など）が日常生活で多く，治癒過程を妨げるため，脛骨が後ろに押し込まれる動作の回避を繰り返し教育することが重要である．

❺ 専門医への紹介・手術のタイミング
- 他の靱帯損傷の合併も多く，不安定性が大きく，診断に迷った場合，可及的すみやかに専門医へ紹介する．
- 単独損傷でも，保存的治療を約 3ヵ月行っても不安定感が強い場合や，軟骨損傷や半月板損傷のため疼痛や水腫が改善しない場合は，軟骨・半月板治療と同時に PCL 再建術が必要となることが多く，専門医への紹介が望ましい．

❻ 最近の手術方法
- ACL と同様に，解剖学的二重束 PCL 再建術などが行われている．

c. 内側側副靱帯（MCL）損傷

❶ 病態・概念
- MCL は大腿骨内側上顆から脛骨内側に幅広く付着する扁平な靱帯で，外反力に対して制御する．

❷ 診断と検査のポイント
1) 受傷機転
- ACL 損傷と同様に，膝の外からタックルをされたり（直接外力），膝が内に入るようにジャンプ着地した際（間接外力）に，膝関節に外反力が加わり受傷する．

2) 現症
- 損傷部での圧痛，外反ストレステストにて，伸展位・軽度屈曲位で不安定性のない I 度，軽度屈曲位のみ不安定性を認める II 度，伸展位・屈曲位ともに不安定性を認める III 度と分類される．

3) MRI
- 損傷部位・範囲のみならず，他の合併損傷の診断に有用である．

❸ 患者への説明のコツ
- 原則的に保存的治療で治癒するが，損傷程度により回復時期や程度が異なる．

❹ 外来における治療
- テーピングや支柱付き装具を用いて，可動域訓練・筋力トレーニングを行う．

❺ 専門医への紹介・手術のタイミング
- 他の靱帯損傷（ACL 損傷が多い）を合併したり，不安定性が強い症例の場合（特に伸展位で不安定性が強い場合），専門医へ紹介する（外反ストレス撮影：疼痛が強いため麻酔下での評価が望ましい）．新鮮例で不安定性が強く広範囲損傷に対して修復術を行う場合や，繰り返す

不安定感がある陳旧例には再建術を行うこともある．

❻ 最近の手術方法
- 修復術や，ハムストリング筋腱，腸脛靱帯などを用いた再建術が報告されている．

d. 半月板損傷

❶ 病態・概念
- 半月板は大腿骨と脛骨の間に存在し，荷重伝達機能，衝撃緩衝機能，関節安定機能，潤滑機能などに寄与している．内側・外側半月板ともに，中後節での損傷が多い．血行のある外周縁部は治癒する可能性があるが，血行の乏しい中心部では自然治癒はむずかしい．

❷ 診断と検査のポイント
1) 受傷機転
- 外傷，先天的な形状（円板状半月板），加齢変化，靱帯不全などが要因で損傷する．

2) 現症
- 引っかかり，痛み，可動域制限，ロッキングといった症状があるが，特異的ではない．

3) 徒手検査
- 関節裂隙の圧痛や，最終可動域での痛み，水腫，McMurrayテスト（下腿を内外旋・内外反し疼痛を誘発させる）があるが必ずしも特異的でない．

4) MRI
- 半月板自体を直接描出可能であり，損傷がある場合，実質内部の高輝度陰影として反映され，本損傷の診断には非常に有用である．また，縫合術が可能かどうかの術前評価にも用いられている．

❸ 患者への説明のコツ
- 荷重分散機能などの重要な機能を有しているため，変形性関節症の進行のリスクを避けるためには，できるだけ温存するのが望ましい．このため，縫合術の可能性が高いと考えられる時は，早期に手術が望ましく，また，切除術の可能性が高い場合は，まずは種々の保存的治療を試み，それらに抵抗する場合はやむなく切除を行う．

❹ 外来における治療と専門医への紹介・手術のタイミング
- 修復困難と考えられた場合は，非ステロイド性抗炎症薬（NSAIDs）投与や装具などを用いた疼痛コントロールと四頭筋訓練を中心とした運動療法を施行する．本療法に抵抗した場合，専門医に紹介する．
- 一方，ロッキング症状など可動域制限のある場合は，早期に手術が望ましいため，可及的早期に専門医への受診を勧める．また，縫合可能と思われる症例の場合にも，いたずらに保存的治療を行わずに専門医へ紹介するべきである．

❺ 最近の手術方法
- 縫合術であれ切除術であれ，関節鏡視下手術が一般的である．近年，縫合器具・縫合糸の進歩により縫合術の適応が徐々に広がりつつある．

e. 膝蓋骨脱臼

❶ 病態・概念
- 膝蓋骨は大腿四頭筋に対する滑車機能を有し，大腿骨の膝蓋溝との関節適合性と，内外側の伸筋支帯（内側膝蓋大腿靱帯（MPFL）および外側膝蓋大腿靱帯（LPFL））にて動きが支持されている．膝蓋骨内側面の形成不全，膝蓋骨高位，膝蓋大腿溝の低形成，Q角（大腿四頭筋の作用する方向と膝蓋腱の方向）拡大などが脱臼要因とされ，ジャンプの着地などで大腿四頭筋が強く収縮した際に発生しやすく，膝蓋骨が大腿骨に対して外側に脱臼し，MPFLが損傷される．脱臼や整復の際に，膝蓋骨や大腿骨の関節面の一部が骨軟骨骨折することがある．

❷ 診断と検査のポイント
1) 現症
- 初回の場合，膝蓋骨内側縁や大腿骨内側の圧痛・腫脹を認める．

- 反復性の場合，膝崩れや，膝蓋骨の外方変位，異常可動性（apprehension sign）を示す．

2）画像所見
- X 線：軸写像での膝蓋骨外方変位の把握と，骨軟骨骨折の有無を精査する．
- CT：X 線では評価できない伸展位での膝蓋大腿関節の適合性を評価できる．
- MRI：軟骨や MPFL の状態の把握が可能である．ACL と類似した大腿骨外顆の骨挫傷があり注意を要する．

❸ 患者への説明のコツ
- 初回脱臼の場合は，保存的治療が中心となる．患者の活動性や脱臼素因などを複合的に考慮して，活動性制限やテーピング，装具装着を勧めている．一方，初回脱臼でも骨軟骨骨折，靱帯の剥離骨折を合併したり，脱臼を繰り返す場合（再脱臼が生じる確率はおよそ50％とされている）には，手術が必要となる．

❹ 外来における治療
- 大腿四頭筋の強化と，膝蓋骨の外方変位予防のためのテーピングや装具装着，下肢のアライメント改善のための運動療法が中心となる．

❺ 専門医への紹介・手術のタイミング
- 急性例において，骨軟骨骨折や剥離骨折のある症例，保存的治療に抵抗して脱臼を繰り返す症例，不安定性の強い症例は，手術の適応となる．

❻ 最近の手術方法
- MPFL 再建術が主体であり，症例に応じて，外側支帯解離術や脛骨粗面の内方移動などを追加する．

5　下腿骨骨幹部骨折

> **ここ10年でかわったこと**
>
> 【手術適応】
> - 下腿骨骨幹部骨折はギプスなどによる保存的治療の可能な場合も多いが，手術的治療の成績は良好で，早期リハビリテーション，早期社会復帰が図れることより，手術が積極的に行われるようになっている．
>
> 【インプラント】
> - 骨折のインプラント全般にいえることであるが，下腿骨骨折に使用されるインプラントも同様に改良が進んでいる．髄内釘は横止めスクリューの位置や方向，その固定性を改善することにより，髄内釘手術の適応範囲をより近位および遠位に拡大させた（図1）．プレートにおいては下腿骨の解剖学的形状にあったロッキングプレートが各メーカーより発売されている．
>
> 【手術手技】
> - 髄内釘挿入を膝蓋骨近位より行う suprapatellar nailing は，下腿骨近位部や遠位部の骨折において手術手技がより容易である（ただし，経膝関節のアプローチであり，関節内のトラブルの危険性がある）．プレート固定においては，minimally invasive plate osteosynthesis（MIPO）法が骨幹端部の粉砕骨折を中心に行われるようになった（図2）．

❶ 本疾患の病態・概念

- 下腿骨骨幹部骨折（主に脛骨骨幹部骨折）は，交通事故やスポーツ外傷などで起こり，日常よく遭遇する骨折である．開放骨折になりやすく，コンパートメント症候群などの合併症を生じやすい．受傷時の外力（屈曲，捻転，圧迫剪断など）の程度と組み合わせによって，骨折型や軟部組織損傷の重症度は決まる．

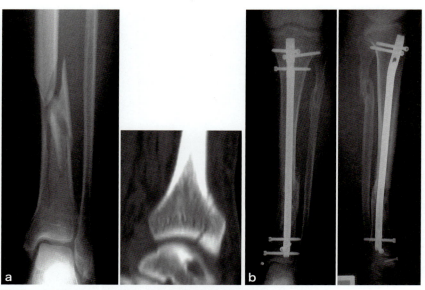

図1　遠位脛骨骨幹部骨折に対する髄内釘固定（51歳，男性）
a：Gustilo type I，b：術後8ヵ月．

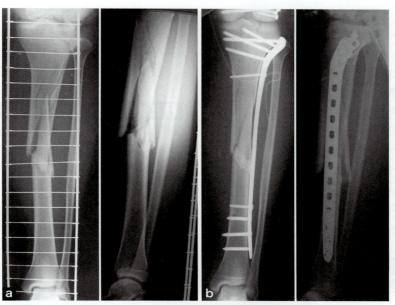

図2 ロッキングプレートを用いた MIPO 法（19 歳，男性）
a：受傷時．
b：受傷後 6 日目．MIPO 法によるプレート固定（LCP proximal lateral tibia plate 使用）．

❷ 外来診察と検査のポイント

- 高エネルギー外傷患者が一般外来を受診することはまれである．

i 診察

- 骨の異常な動き，変形，疼痛，腫脹などで骨折が疑われれば，画像検査を行う．
- 強い疼痛や，高度の腫脹やしびれ，運動障害などが認められれば，コンパートメント症候群や神経血管の損傷も疑われる．コンパートメント症候群が疑われれば筋肉内圧測定を施行する．

ii 画像検査

- 2 方向の X 線で診断は容易であるが，関節内にも骨折が及んでいる場合には CT（3D-CT, MPR も含む）検査が必要となる．

❸ 患者への説明のコツ

- X 線などの画像を示し，骨折の状況とともに，コンパートメント症候群などの起こりうる可能性のある合併症の説明を行う．治療法は，一般には骨幹部の骨折においては髄内釘固定が，近位，遠位の関節に及ぶ骨折はプレート固定が選択されることが多い．

❹ 外来における治療

- 小児の骨折や，成人でもほとんど転位のない骨折は，ギプスあるいはギプスシーネ固定による保存的治療の適応となる．免荷，松葉杖の指導を行うとともに，ギプス障害の注意や，転位増大や癒合不全などのリスク，手術的治療への移行の可能性などもしっかり説明し同意を得る．

❺ 手術のタイミング

- 皮下骨折の場合，待機手術となることが多い．骨折部の転位を認め，皮膚を骨折部が圧迫している場合には，愛護的にゆっくりと牽引しながら，アライメントをできるだけ整える．シーネを用いて良肢位（膝関節軽度屈曲位，足関節底背屈中間位）で外固定を行い，短縮の可能性がある場合，鋼線牽引も追加し手術まで待機する．その場合，踵骨に鋼線を挿入し，牽引の重量は体重の 1/10 くらいで行い，過牽引にならないように注意する．全身状態や局所の状態を見極め，手術が可能となればできるだけ早期に行う．
- 開放骨折や血管損傷，コンパートメント症候群

を合併している場合，緊急手術の適応であり，対応できない場合は緊急手術可能な病院に紹介する．
- 開放骨折においては一般にゴールデンアワー（受傷後6時間）以内の手術が必要である．まずデブリドマンを行い，Gustilo typeⅠ〜ⅢAの骨折は一期的に内固定を行うことも可能である．内固定を行わない場合は，創外固定で骨折部の安定化を図る．創外固定のピン刺入部を清潔に保ち，2週間以内に内固定に切り替える．ピン刺入部の感染はその後の治療方法の変更を余儀なくされることもある．

❻ 最近の手術方法
- 髄内釘固定が第一選択であり，最近は近位・遠位の髄腔膨大部の骨折においてもその適応が広がっている．関節近傍まで骨折が及ぶ場合，プレート固定が選択される．高度の軟部組織損傷がある場合は創外固定法が選択される．

❼ 後療法と逆紹介時のポイント
- 術後早期よりの膝関節，足関節などの関節の自動，他動運動を行う．
- 荷重は，骨折部の骨性安定性やインプラントの固定力によるが，10〜15 kg程度の部分荷重は早期より開始する．
- 周術期を終えると逆紹介となるが，偽関節・遷延癒合，関節拘縮，感染などに注意を払う必要がある．

6　足関節の外傷

【足関節について】

　近年，スポーツ人口の増加とともに，足部・足関節の怪我は比較的遭遇しやすい疾患の1つである．また足関節の外傷では，動きの制限とともに荷重困難となることもあり，解剖学的特徴を十分に理解し，適切な診断や治療を行うことが必要である（図1）．本項では足関節外傷のうち，足関節果部骨折，足関節の靱帯損傷（捻挫）について述べる．

a．足関節果部骨折

> **ここ10年でかわったこと，わかったこと**
> - 足関節果部骨折では，以前より解剖学的整復位を得ることの重要性は指摘されている．
> - 近年では骨折のみならず，外傷時における軟骨損傷も報告されており，治療では注意しなくてはならない（図2a, b）．
> - 治療では，足部・足関節におけるロッキングプレートをはじめとする内固定材が充実してきており，早期からの可動域訓練が可能となっている（図2c）．

❶ 本疾患の病態・概念

- 足関節（距腿関節）は，①脛骨，②腓骨，③距骨から構成される関節であり，ほぞとほぞ穴の関係にある関節で解剖学的に安定した関節である[1]．
- それぞれの骨は靱帯・関節包の軟部組織で結合

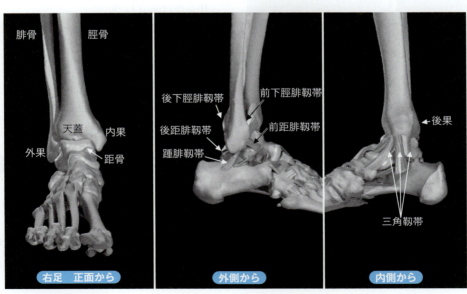

図1　足関節の解剖

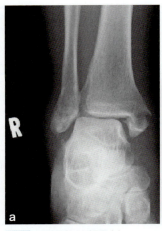
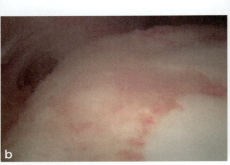
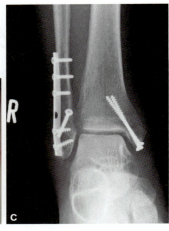

図2 足関節果部骨折
a：受傷時，b：骨折後の距骨骨軟骨損傷，c：解剖学的整復位を得た状態．

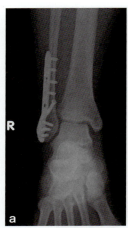
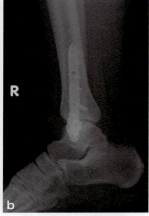

図3 ロッキングプレートを用いた足関節果部骨折の治療
a：術後正面像，b：術後側面像．

しており，足部の底背屈の動きに対しての自由度は比較的大きいが，内がえし，外がえし運動や内転，外転運動に関しての自由度は少なく，無理な力が加わることにより骨折を起こす．
- 骨折には力の加わり方により内果，外果，脛骨天蓋部の骨折が認められる．
- 脛骨と腓骨の間は前距腓靱帯と後距腓靱帯で結合しており，足関節内側には三角靱帯，外側には前距腓靱帯，踵腓靱帯，後距腓靱帯があり関節の安定性に寄与している．

❷ 診察と検査のポイント
- 著明な腫脹と疼痛が認められる．そのため，足部の知覚障害や血行障害の観察は重要になり，皮膚に水疱などがある場合はクーリングなどを行う．
- 診断にはX線撮影やCT検査が有用である．骨折のタイプや転位の程度により保存的治療や観血的治療の選択を行う．
- 足関節は皮下組織が薄いため皮膚の状態の観察はとても重要であり，腫脹による皮膚水疱形成や血行障害を予防するため，下肢の挙上やクーリングは適宜行う．
- 保存的治療を選択した場合はギプス期間が長くなるため，骨折の転位に注意しながらギプス障害に十分気をつける．
- 観血的治療の場合は，ギプス障害の有無の他，術創部の出血の有無や感染徴候がないかの確認が必要である．

❸ 患者への説明のコツ
- 骨折により骨性の解剖学的安定性が失われていることを説明し，解剖学的安定性を得るため治療が必要なことを説明する．
- 足関節周囲の軟部組織では皮下組織が薄いため，軟部組織の損傷を悪化させないことが重要なことを説明する．

❹ 外来における治療
- 著明な腫脹と疼痛が認められる．そのため，足部の知覚障害や血行障害の観察は重要になり，皮膚に水疱などがある場合はクーリングなどを行う．
- X線撮影やCT検査での骨折のタイプや転位の程度により，保存的治療や観血的治療の選択をする．

❺ 専門医への紹介・手術のタイミング
- 正しい解剖学的整復位が得られない場合，骨折が不安定な場合（第3骨片を伴う場合）は観血的治療（手術的治療）が選択され，専門医（手術可能な施設への紹介）が必要である．
- 固定材の選択は，スクリュー（皮質骨螺子，海綿骨螺子），プレート，Kirschner鋼線や軟鋼線などを組み合わせて行う．
- 足関節の正しい整復位を得るためには，腓骨の正しい整復固定が必要である．骨折に伴う靱帯損傷や軟部組織損傷の修復が必要であれば，縫合やアンカーシステムを用いて靱帯の再建を行う．

❻ 最近の手術方法
- 近年では足部・足関節部の内固定材の進歩により，早期可動域訓練および荷重が可能となった（図3）．

❼ 逆紹介時のポイント
- 手術的治療（観血的整復固定術）を行った場合は，内固定材による安定性を紹介先に伝え，スムーズなリハビリテーションに移行できるように情報伝達を行う．

❽ リハビリテーションのポイント
- 早期関節可動域訓練，荷重訓練を促す．
- リハビリテーション時に疼痛や腫脹などの悪化を認める場合は，X線像などで確認する．

b. 足関節靱帯損傷（捻挫）

> **ここ10年でかわったこと，わかったこと**
> - 足関節靱帯損傷では，患者の活動レベル（スポーツ競技レベルなど）を考慮し治療を選択する必要性がある．
> - 活動レベルの高い患者や早期社会復帰，運動復帰をめざしている患者においては，手術的治療を積極的に選択することもある．
> - 近年の足関節鏡視下手術の発展により，鏡視下靱帯縫合術や再建術も行われている．

❶ 本疾患の病態・概念
- 足関節の靱帯損傷の頻度は高く，日常生活からスポーツなどで受傷することが多い．
- 損傷の程度と，患者の活動レベルにより保存的治療から観血的な治療を有する．
- 足関節の外側には前距腓靱帯，踵腓靱帯，後距腓靱帯が存在する．また内側には，前脛距靱帯，脛舟靱帯，脛踵靱帯，後脛距靱帯が損傷する．
- 足関節の受傷肢位と力の大きさにより損傷する靱帯と損傷程度が異なる．
- 受傷直後より損傷部位の圧痛と腫脹を認めるため，診断は比較的容易であるが，骨折などを合併していないかを確認する必要がある．

❷ 診察と検査のポイント
- 受傷肢位の確認を行う．受傷肢位によって損傷の部位を推測することができる．
- 靱帯損傷が新鮮例であるか陳旧例であるかも確認が必要である．
- 新鮮例では，受傷部に腫脹と圧痛を認め臨床所見より診断することができる．また，ストレスX線像（前方引き出しテスト，内がえしストレス）にて開きが生じるかは有用な所見となるこ

とがある．しかし，ストレス撮影時に疼痛や足関節の周囲筋の緊張により所見に乏しいこともある．

❸ 患者への説明のコツ
- 靱帯損傷の程度や患者の活動レベルによって，治療法を選択する必要性がある．活動レベルの高くない場合，足関節のゆるみが残存しても日常生活やスポーツにおいても無症候のことがある．

❹ 外来における治療
- 新鮮例における靱帯損傷では，ギプスや装具などの保存的治療が選択されることが多い．ギプスによる治療では，膝下から足部までのギプス固定を行う．固定期間は靱帯損傷のレベルによりかわるが，一般的に3～4週間の固定を行う．荷重は疼痛に応じて行い，骨萎縮を予防する．装具は靱帯損傷が軽度な場合やギプス固定後早期運動復帰時に使用する．その他，絆創膏固定やリハビリテーションも有効である．
- 陳旧例では，関節のゆるみと臨床所見を考慮し，手術的治療（観血的治療）を選択する．

❺ 専門医への紹介・手術のタイミング
- 保存的治療が無効な場合や陳旧例における早期運動復帰を希望する場合は，観血的治療を行える専門医への紹介が望ましい．

❻ 最近の手術方法
- 近年では，関節鏡視下における靱帯の縫合術や靱帯再建術が行われている．
- 関節鏡視下に手術を行うことは，捻挫の時に合併症として存在する関節軟骨の損傷を確認，処置できることや，損傷した靱帯を直接確認しながら治療にあたることができ，診断・治療に有用であることが報告されている．
- 鏡視下手術では，足関節鏡のポータルの位置に気をつけて作成すること，足関節の靱帯解剖の位置を確認し操作を行うこと，suture anchorやinterference screwなどのデバイスに習熟していることなどが必要である．

❼ 逆紹介時のポイント
- 靱帯再建術，靱帯縫合術を行った場合，足関節の底屈をしばらくの期間制限することがある．観血的治療を行った施設から手術時の情報を得ることが必要である．

❽ リハビリテーションのポイント
- 早期可動域訓練を含むリハビリテーションが必要であるが，手術時の固定性などを考慮し進める．

■文献
1) 高倉義典（監），田中康仁ほか（編）：足の解剖・機能解剖．図説 足の臨床，改訂第3版，メジカルビュー社，東京，p16, 2010

7 足部骨折（距骨骨折，踵骨骨折）

> **ここ 10 年でかわったこと，わかったこと**
> - 距骨骨折後に距骨壊死を起こした場合，足関節周囲の条件が整っていれば人工距骨を選択することができる．
> - 距骨の血流に関して，画像診断の発展により血流に乏しい骨の状態を確認し，リハビリテーションなどを行えるようになった．
> - 踵骨骨折では，荷重面である後距踵関節の整復を行うことが重要である．

❶ 本疾患の病態・概念

- 距骨は頭部，頚部そして体部に分けられ，表面の 70% が軟骨でおおわれるという特徴の骨を有し，血行に乏しいため，その解剖学的特徴を十分に理解したうえで治療にあたらなければならない．
- 距骨骨折では外力の大きさや足関節の位置，下腿の筋肉の影響の違いによりさまざまなタイプの骨折が起こる（図1）．
- 高所よりの転落などで下腿に対して強い長軸方向の力が加わった状態で，さらに下腿三頭筋などの筋肉の力の影響で距骨に圧迫や剪断の力が加わった場合，距骨体部骨折が起こる．
- 距骨体部骨折は剪断骨折と粉砕骨折があり，Sneppen 分類が用いられる[1]．

i Sneppen 分類

①圧迫骨折（compression fracture）．
②前額面剪断骨折（coronal shearing fracture）．
③矢状面剪断骨折（sagittal shearing fracture）．
④後結節骨折（fracture in the posterior tubercle）．
⑤外側結節骨折（fracture in the lateral tubercle）．
⑥粉砕骨折（crush fracture）．

- 強く足関節の背屈力が加わった場合には，脛骨前縁と距骨の頚部が衝突し距骨頚部骨折を起こす．
- 距骨骨折では，骨片の転位の大きさにより分類された Hawkins 分類[2] が用いられる（図2）．また，骨片の転位が高度なほど骨を栄養する血管の損傷が認められ，距骨の無腐性壊死が認められる．

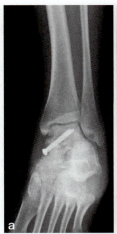
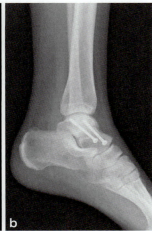

図1 距骨骨折術後 X 線像
a：正面像，b：側面像．

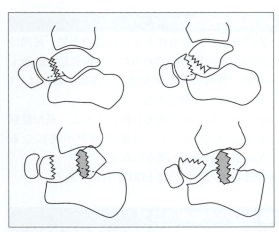

図2 Hawkins 分類

［文献 2 より］

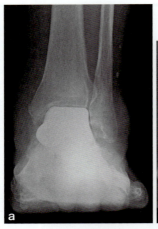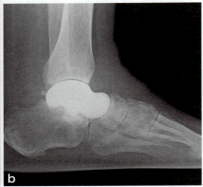

図3 人工距骨置換術後足関節
a：正面像，b：側面像．

ii Hawkins 分類

① group Ⅰ：距骨頸部に骨折線を認めるが転位を認めないもの．
② group Ⅱ：距骨体部骨片が距踵関節にて脱臼を認めるもの．
③ group Ⅲ：距骨体部骨片が距踵関節から脱臼を認めるもの．
④ group Ⅳ：距骨骨頭骨片も距舟関節より脱臼を認めるもの．

- 踵骨骨折では，荷重面が十分に整復されないと疼痛が残る．
- 踵骨骨折おいて，踵骨の外側壁膨隆が残存すると靴をはけなくなることがある．

❷ 診察と検査のポイント

- 距骨骨折，踵骨骨折ともに外傷の有無，足関節部の高度な腫脹が認められ，X線撮影で診断するが，骨折のタイプを詳しく評価するにはCTスキャンが有用である．
- 距骨の骨片が足部後方に脱臼すると，長母趾屈筋の滑走を障害し，母趾伸展が不能になるNaumann sign が認められる．
- 距骨壊死の評価にはMRIが有用である．

❸ 患者への説明のコツ

- 距骨骨折では，血流障害を起こしやすく荷重後に距骨の変形を起こしうることを説明する．
- 踵骨骨折では，骨の癒合は比較的よい部分であるが荷重時の疼痛を残しやすく，また距踵関節が硬くなることにより凸凹道の歩行がしにくくなる可能性を説明しておく．

❹ 外来における治療

- 転位のない骨折ではギプス固定などの保存的加療を，転位の大きいものや脱臼がみられるものに対しては観血的治療を選択する．

❺ 専門医への紹介・手術のタイミング

- 距骨の栄養血管は距骨骨頭側より3本存在するが，一般的には骨片の転位が大きいほど血管の損傷が大きく，距骨体部無腐性壊死を起こす．
- 無腐性壊死と変形性関節症を防ぐためにも解剖学的整復を行うことが治療の原則である．
- 整復後，観血的治療後はおよそ2ヵ月 patellar tendon weight bearing（PTB）装具などを用い荷重はかけない．距骨壊死を起こしていないものに関しては，6週以降にX線でHawkins sign と呼ばれる軟骨下骨層に骨萎縮による透明層が認められる．このサインにより距骨への血行状態が推測できる．またMRIは，荷重時期の決定に有用な検査である．

❻ 最近の手術方法

- 近年では，距骨壊死後の人工距骨置換術の成績

が報告され，良好な成績が得られている（図3）[3]．

❼ 逆紹介時のポイント

- 距骨骨折の場合は，骨癒合の徴候や血流の評価を行いながら徐々に荷重をかけることが必要である．
- 踵骨骨折では，骨萎縮予防のため骨癒合評価を行いながら荷重をかけていく．

❽ リハビリテーションのポイント

- 距骨骨折，踵骨骨折ともに手術的治療（観血的治療）後には，術創部の管理や皮膚の観察は重要になる．また，この骨折は荷重の時期やリハビリテーションの経過を慎重に検討する必要性があり，荷重を始めてからも疼痛などに気をつけなければならない．
- これらの骨折は，荷重ができない時期が長期にわたることも多く，精神的なストレスや不安を感じるため精神的な面からの支援も必要である．

❾ 再発防止のための注意点

- 定期的な経過観察を行い，距骨の圧壊などがないか足部X線像，CTそしてMRIで確認する．

■文献

1) Sneppen O et al：Fracture of the body of the talus. Acta Orthop 48：317-324, 1977
2) Hawkins LG：Fracture of the neck of the talus. J Bone Joint Surg Am 52：991-1002, 1970
3) Taniguchi A et al：An alumina ceramic total talar prosthesis for osteonecrosis of the talus. J Bone Joint Surg Am 97：1348-1353, 2015

8 アキレス腱および周囲損傷

a. アキレス腱周囲損傷

ここ10年でかわったこと，わかったこと
- アキレス腱周囲損傷に対する補助診断として超音波検査の有用性が高まっている．
- ドプラ機能を駆使することにより周囲の血流なども把握できやすい．
- また，治療法においては従来の保存的治療に加え，体外衝撃波治療（extracorporeal shock wave therapy：ESWT）などの報告も散見され今後に期待される．

❶ 本疾患の病態・概念
- アキレス腱周囲損傷にはアキレス腱滑液包炎やアキレス腱付着部炎などがある．これらはランニングやジャンプなどのスポーツ動作や靴などが原因で生じることが多い．アキレス腱滑液包炎ではアキレス腱前方を内外側から圧迫するtwo-finger squeeze testが陽性となることが多い．超音波検査やMRIなどが診断に有用である．治療としては適切な運動制限，非ステロイド性抗炎症薬，インソール，理学療法，物理療法などの保存的加療が第一選択であるが，6ヵ月以上の保存的治療によっても症状が遷延する症例には，手術的加療を考慮する．

b. アキレス腱断裂

ここ10年でかわったこと，わかったこと
【病因】
- 一般に副腎皮質ホルモンや特殊環境下に投与される抗菌薬はアキレス腱断裂を誘発する可能性があるとする報告がある．

【治療法】
- 一般的に再断裂に関しては保存的治療より手術的治療（経皮縫合術含む）が良好であるとされているが，初回断裂では十分な管理および患者の理解のもとに厳格に遂行された保存的治療は手術的治療と同様の成績を呈することが報告されてきている．
- また，経皮的縫合術をより安全にするため開発されたguiding instrumentを用いた方法は，過度の切開や局所の血流障害，神経損傷，治癒問題を避けることができる．

❶ 本疾患の病態・概念

i 前駆症状
- 運動時の遠心性筋収縮によって，下腿三頭筋の遠位にあるアキレス腱が断裂する外傷である．前駆症状として歩行時や運動時の鈍痛，つっぱり感，違和感という漠然とした愁訴が多く，断裂前からアキレス腱部に変性や炎症の存在が疑われる．

ii 受傷時の症状
- 受傷時の表現として，「アキレス腱部を後ろから棒でたたかれたと思った」，「後ろから蹴られた，ボールをぶつけられたような衝撃を感じた」，「『ポーン』という音（pop音）を聴取した」，「『ブチッ』という切れた音を自覚した」

などがあげられる．自覚症状としてはアキレス腱部痛があるが，疼痛は著しい場合と軽度の場合があり，症例によっては独歩で来院することもありうる．走ること，階段昇降や爪先歩行は不可能になるが，ベタ足歩行は可能である．このため，まれに断裂を見逃されることがあるので注意を要する．

❷ 診察と検査のポイント
i 診察
- 受傷時にアキレス腱部に認められる陥凹や gap sign は特徴的な局所所見である．歩行は可能な場合はあるが，爪先立ちは不可能である．米国整形外科学会（AAOS）のガイドラインでは，①calf squeeze test（Thompson テスト），②断裂部の gap sign，③足関節底屈筋力低下，④hyperdorsiflexion sign，の4検査法のうち2つ以上の施行を推奨している．
- X線検査：アキレス腱断裂と決めつけて手術をしたら付着部裂離骨折であったという教訓的症例の報告も散見される．また，軟線撮影は軟部組織損傷の描出に優れており，アキレス腱断裂を生じた際にも Kager sign 陽性などの特徴的な画像を呈することが多い．
- MRI検査：アキレス腱断裂の診断において必須な検査ではないが，より詳細な軟部組織の情報や治療における経時的変化を詳細に把握する場合においては有用な検査である．MRIにおけるアキレス腱の完全断裂の所見は，アキレス腱の連続性の消失，近位および遠位に腱が収縮した状態である．また，その周囲に液体の貯留を認める．部分断裂では腱は腫脹し紡錘状を示し，部分断裂部の部分に血液や液体を伴い信号強度が増加する．
- 超音波検査：アキレス腱の断裂の診断において超音波検査は非侵襲的かつ簡便な検査である．完全断裂の診断においてその診断率は高い．また，アキレス腱周囲の損傷の診断や治療方法の選択，治療の経過観察において臨床的な有用性がある．足関節動態検査が可能で，アキレス腱断裂部の接触角度を評価することで，治療方針（手術または保存的治療）の決定ができうる．超音波検査で腱内のギャップが5mm以上で手術的治療，5mm未満で保存的治療を行うとの報告もある．

❸ 患者への説明のコツ
- 厳格な保存的治療，手術的治療のいずれも良好な成績を呈し，日常生活やスポーツ活動への復帰も可能である．しかしながら，どの治療法でも筋力低下，違和感，スポーツ時のパフォーマンスの低下，不定愁訴などなんらかの後遺症が残存する可能性があることを十分に説明すべきである．

❹ 外来における治療
- 以前より，保存的治療は手術的治療に比較して再断裂率が高いと報告されてきた．しかし近年，保存的治療の再断裂率は低下し，手術的治療と遜色がなくなっている．治療に対する患者の十分な理解に加え，厳重な管理下に早期荷重・早期運動療法を行うと保存的治療と手術的治療の再断裂率には差はないとの報告もある．

❺ 専門医への紹介・手術のタイミング
i 保存的治療を選択した場合
- 十分なリハビリテーションのプロトコルや環境を明示・提供できない場合には，リハビリテーション環境の整った専門医へ紹介するべきである．

ii 手術的治療を選択した場合
- 感染，皮膚壊死，神経障害などの術後合併症を認めた場合（図1）および再断裂が疑われる場合には，専門医への紹介をしたほうがよい．

❻ 最近の手術方法
- 経皮縫合術および小切開縫合術が近年報告されている．これらの術式は，アキレス腱非損傷部の血行や epitendon を温存し，癒着を最小限にできることが利点であり，さらに超音波ガイドを用いることにより，経皮的縫合術の利点を生かしながら，神経損傷などの特有の合併症を防止することが可能になるといわれている．

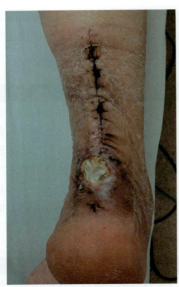

図1 アキレス腱術後感染

❼ 逆紹介時のポイント
　　　――後療法としてやってはいけないこと

- 保存的治療・手術的治療の相違にかかわらず，長期間の免荷・固定および過度の安静は廃用性の筋力低下，拘縮，再断裂率の増加，深部静脈血栓症などの種々の合併症をもたらす危険性がある．

❽ リハビリテーション時のポイント

- 早期荷重とは，おおむね術後2週間ごろからの荷重開始をさすことが多い．4週間以上の免荷との比較において，早期荷重では患者満足度や筋力においてよい結果が報告されている．また，保存的治療の場合にはギプス固定後の即時荷重を推奨する報告もある．

❾ 再発防止のための注意点

- ストレッチングやウォームアップは一般的に外傷予防として取り入れられている．その効果について明確なエビデンスがあるとはいいがたい．ストレッチングやウォームアップがアキレス腱や下腿三頭筋の性状に変化をもたらさないとする論文がある一方で，足関節の背屈可動域を増大し，底屈筋群の筋力を弱めるという報告もある．

9 変形性股関節症

> **ここ10年でかわったこと，わかったこと**
> - わが国でも一次性股関節症の頻度が増えつつある．
> - 人工股関節全置換術の耐用年数の改善とともに，その適応年齢が若年化する傾向にあり，骨切り術の適応例は減少している．
> - 人工股関節全置換術の手術技術の進歩により両側同日置換例が増加しつつある．
> - 骨温存可能なショートタイプの機種も使用されるようになった．
> - 低侵襲手技（mini-incision surgery/minimally invasive surgery：MIS）による人工股関節全置換術の症例数が増加傾向にある．
> - 三次元術前計画ソフトやナビゲーションをはじめとするコンピュータ支援技術が人工股関節全置換術に適用されるようになった．
> - 3Dプリンタによる症例個別実物大骨モデルを使用したテーラーメイド手術も可能になった．

❶ 概念と定義

- 変形性股関節症（股関節症）の診断基準は定まっておらず，国際変形性関節症研究学会，米国リウマチ学会，米国整形外科医学会などが独自で定義している．それらを総括すると，「遺伝的，発育的，代謝的，外傷性含む種々の因子により誘発され，力学的あるいは生物学的なバランスが破綻することにより関節軟骨が変性摩耗し，それに続発して関節周囲の骨の増殖性変化や滑膜炎が惹起され，股関節の変形が徐々に進行し，疼痛，圧痛，可動域制限，関節水腫などの症状を生じる非炎症性疾患」と表現できる．

❷ 分類

- 股関節症は，その原因の有無により一次性と二次性に分類される．
- 二次性股関節症の原因は，小児期の疾患（先天性股関節脱臼，発育性股関節形成不全，寛骨臼形成不全，Perthes病，大腿骨頭すべり症など），大腿骨頭壊死症，炎症性疾患（関節リウマチや血清反応陰性脊椎関節炎など），外傷（大腿骨頭骨折，大腿骨頚部骨折，寛骨臼骨折，股関節脱臼など），内分泌・代謝性疾患（末端肥大症，副甲状腺機能亢進症，偽痛風など），急速破壊型股関節症，関節唇障害，感染症，骨系統疾患，血友病，アミロイド関節症，腫瘍などきわめて多彩である．
- 欧米では一次性股関節症が大部分を占めているとされてきたが，一次性股関節症と診断された症例の65〜92％は軽度の臼蓋形成不全や大腿骨頭の変形を認めることが報告されており，真の意味での一次性股関節症は，欧米でも従来の報告より若干少ないと考えられる．一方，わが国では一次性股関節症の割合は0〜6.3％と少なく，二次性股関節症の割合は90％以上と報告されている．特に，発育性股関節形成不全，寛骨臼形成不全に起因する亜脱臼性股関節症が大半を占めている[1]．しかし，わが国でも一次性股関節症が増加傾向にあることも報告されている．

❸ 疫学

- 有病率は1.0〜27.6％と諸家（診断基準はさまざま）により報告はまちまちであるが，日本整形外科学会股関節機能判定基準（JOAスコア）を用いた場合の有病率は3.5〜4.3％と報告されている．発症年齢は，発育性股関節形成不全の既往があるもので30歳，ないもので43歳，平均37歳であったと報告されている．また，初

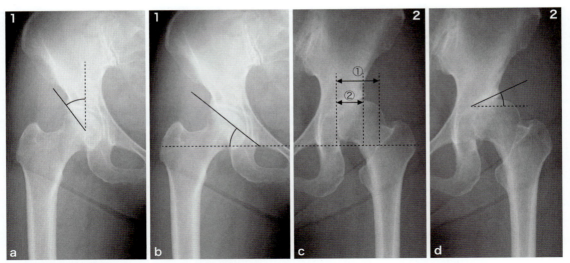

図1 股関節形態計測法
1：正常股，2：寛骨臼形成不全股．
a：CE角，b：Sharp角，c：AHI（②／①×100），d：ARO．

発年齢は亜脱臼性股関節症で48歳，一次性股関節症で59歳と報告されており，両者間には発症年齢に約10歳の差があるとされている．

❹ 発症リスク因子

- 肥満，重量物をもつ職業，就業開始年齢，スポーツ，喫煙，寛骨臼形成不全，発育性股関節形成不全の既往，遺伝的素因などが股関節症の発症リスク因子とされている．

❺ 診断

- 診断には基礎疾患の有無により一次性と二次性の鑑別をすることが大切である．前述したように，わが国での二次性股関節症の原因で最も多いのが寛骨臼形成不全であるため，寛骨臼形成不全を診断することが重要となる．その診断基準は国によりさまざまであるが，わが国では，両股関節X線正面像により寛骨臼形態や寛骨臼による大腿骨頭の被覆度などを計測することが一般的である（図1）．center-edge angle（CE角），Sharp角，acetabular head index（AHI），寛骨臼傾斜角（acetabular roof obliquity：ARO）などが判定の指標されている．判定基準として，CE角＜20°，Sharp角＞45°，AHI＜75％，ARO＞15°などが用いられている．

- 寛骨臼形成不全による二次性股関節症は解剖学的特異性を有する．骨盤形態として，両上前腸骨棘間距離が短く腸骨翼が内旋している，腸骨翼や恥骨・坐骨の低形成などが認められる．大腿骨側にもその特異性が存在し，大腿骨頭の亜脱臼・脱臼，大転子高位や頸部短縮，過大頸部前捻角，頸部前捻角のばらつきが大きい，骨頭の扁平化と骨頭中心の低位，頸体角の外反，近位髄腔形態異常などが指摘されている．

❻ 病期分類

- 寛骨臼形成不全を有する股関節は徐々に病期が進行し，X線において軟骨下骨の硬化像，関節面の不整像，関節裂隙の狭小化，骨棘形成，骨囊胞様変化，臼底増殖，骨頭扁平化と外上側移動，関節裂隙消失と寛骨臼の破壊などが順次認められるようになる．

- 病期分類については，JOA変形性股関節症病期判定基準（1971年）[2]がわが国では頻用されている．前股関節症，初期，進行期，末期股関節症の4段階に分類されている．

- 前期は寛骨臼形成不全などの形態異常は認めるが，関節裂隙の狭小化や骨硬化像を認めない段階である．初期になると部分的な関節裂隙の狭小化や寛骨臼の骨硬化や軽度の骨棘形成を認

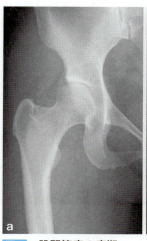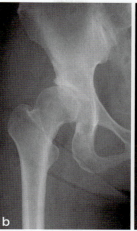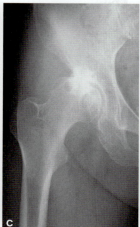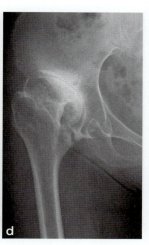

図2　股関節症の病期
a：前関節症，b：初期，c：進行期，d：末期．

め，進行期では明らかな関節裂隙の狭小化と寛骨臼や骨頭の骨嚢胞性変化，骨棘の増大，臼底の増殖性変化が生じる．末期では，関節裂隙は消失し著明な骨棘形成と臼底の二重像，巨大な骨嚢胞を認めるようになる（図2）．

❼ 自然経過

- 一次性は，発症して慢性に推移するものから，数ヵ月～3年以内に関節の荒廃にいたる症例もある．二次性においては，CE角10°未満では50歳未満の若年者でも末期股関節症にいたる症例もあり，CE角20°以上の症例では初老期以降でも関節症の進行を認めない症例もある[3]．しかしながら，疼痛や関節裂隙の狭小化が生じ始めると，約10年以内に末期股関節症に進展すると報告されている[4]．また，発症から6～12ヵ月以内に著明な股関節破壊を生じる急速破壊型股関節症もある．

❽ 症状

- 股関節症の症状として，運動開始時や立位時，歩行開始時痛で発症する場合が多いが，歩行後の鈍痛なども初期症状として認められる．疼痛部位は，鼡径部，殿部，大腿前面，膝などで多彩である．病期の進行とともに疼痛は増加し，関節可動域制限の進行，歩行距離や歩行時間の短縮，跛行，日常生活動作（ADL）制限が認められようになる．
- 症状の重症度の判定にはJOA股関節機能判定基準（1995年）が頻用され，疼痛（40点），関節可動域（20点），歩行能力（20点），ADL（20点）の計100点で評価され，その点数が低くなると手術的治療の適用となることが多い．

❾ 治療方針

- 治療目標は，症状の緩和と関節症進行の抑制である．病期が浅い場合は後者に主眼がおかれ，進行期や末期になると前者が治療の主たる目的となる．股関節症の治療は，保存的治療と観血的治療に大別される．
- 保存的治療には，日常生活指導（局所への負担軽減，体重コントロール，洋式生活への変更，杖の携帯，職種変更など），運動療法による股関節周囲の筋力強化訓練と関節可動域訓練（プール内での歩行，体操，ストレッチングなど），物理療法（ホットパックや低周波などの温熱療法，経皮的電気的神経刺激法など），装具療法（杖，補高靴など），薬物療法（非ステロイド性抗炎症薬，アセトアミノフェン，オピオイド，外用剤，ステロイドやヒアルロン酸の関節内注射（保険適用外）など）がある．
- 観血的治療（手術的治療）は，関節温存術（寛骨臼や大腿骨側の骨切り術など）と関節非温存術（股関節固定術や人工股関節全置換術など）

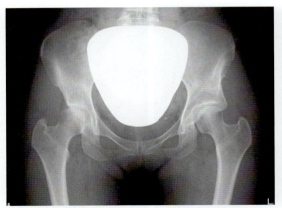

図3 左寛骨臼回転骨切り術（術後20年）

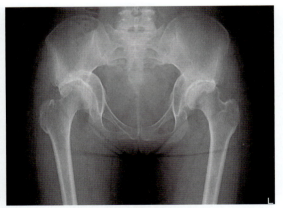

図4 Chiari骨盤骨切り術（右：術後15年，左：術後13年）

に大別される．保存的治療に抵抗性のある症例は手術的治療を選択する場合が多い．

- X線による股関節症の病期，年齢，関節可動域，反対側罹患，隣接関節障害，患者背景（職業，趣味，進学，出産，将来計画など）を考慮して術式を決定する．
- 手術法は多くの因子を考慮して選択決定すべきであるが，ここでは病期による手術法の一般的な選択について述べる．

i 前・初期股関節症

- 寛骨臼による骨頭被覆の改善により，股関節症の進行を予防する関節温存術を選択することが原則である．股関節機能撮影により関節適合性が改善するなら寛骨臼回転骨切り術（図3）や寛骨臼移動術を選択する場合が多い．機能撮影により関節適合性が獲得されない症例や病期がやや進行した症例には，寛骨臼形成術（棚形成術）やChiari骨盤骨切り術（図4）を選択することが多い．大腿骨内反骨切り術は，寛骨臼回転骨切り術と適応が重複すること，脚長が短縮すること，大転子高位による外転筋不全が生じることなどの問題により最近ではあまり施行されていない．股関節鏡視下手術や筋解離術が選択されることもあるが，適応範囲は広くない．各種骨切り術の生存率は平均的に20〜25年とされており，病期の進行により人工股関節全置換術に転換する場合も少なくない．

ii 進行期・末期股関節症

- 関節温存術としては，Chiari骨盤骨切り術や大腿骨外反骨切り術が選択されることが多い．それに加えて，大腿骨側や寛骨臼側の骨切り術，棚形成術の併用などにより適合性や骨頭被覆の獲得する場合もある．
- 股関節固定術は除痛効果には優れているが，骨癒合までの免荷期間，可動性を失う短所，長期的な隣接関節障害の問題から最近では適用されなくなっている．
- 進行期・末期股関節症では関節温存術の適応外となる症例が大部分であり，その場合には人工股関節全置換術を選択する（図5）．人工股関節全置換術には，セメントおよびセメントレス人工股関節がある．日本人工関節学会登録制度（2016年）によると，わが国の人工股関節全置換術の75％以上はセメントレスになっている．いずれの人工股関節も技術改良により，その耐用性は長期にわたり安定している．耐用年数は，年齢，性別，活動性，人工股関節機種，手術手技により差はあるが，その生存率は術後15年で90％，術後20年で85％以上の機種が多く，ゆるみを終点とする生存率（術後26年）が99％の機種も報告されている[5]．
- 近年の人工股関節の耐用性向上や早期社会復帰のニーズの高まりを背景として，人工股関節全置換術は若年者にも行われるようになっている．また，日本人工関節学会登録制度（2016年）において40％以上にMISも適用されるようになり，早期社会復帰が可能となりつつある．しかしながら，若年者では再置換術のリス

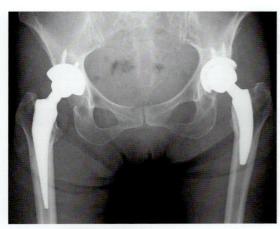

図5 人工股関節全置換術

クが高く，人工股関節のゆるみや骨溶解により将来的に再置換術にいたる可能性があることを十分説明して手術を施行する必要がある．

⑩ 患者説明

- 股関節症は経年的に進行する変性疾患である．
- 病期の進行とともに治療法の選択範囲は限られてくる．
- どの病期にもなんらかの治療法が選択できる．
- 保存的治療は対処療法であるが，筋力強化訓練や関節可動域訓練などの運動療法を励行することにより，手術的治療後の回復や社会復帰に好影響を及ぼす可能性がある．
- 関節温存術で除痛，関節可動域の維持，ADL改善が獲得されれば理想的であるが，術後に関節症が進行すると将来的に人工股関節に転換する可能性がある．
- 人工股関節全置換術は除痛効果や歩行能力改善にはきわめて優れているが，肺塞栓症・脱臼・感染・骨折，摩耗・ゆるみ・骨溶解などの合併症の可能性，術後10〜25年で再置換術の可能性がある．
- 股関節症治療の最大の目的は，ADL改善による生活の質（QOL）の向上である．
- 不適切な治療の選択によりADL障害の期間を遷延させると，患者の人生全体のQOLを低下させることにつながる．
- 以上に留意して説明することが大切である．

⑪ 専門医への紹介のタイミング

- 保存的治療を施行しているにもかかわらず，JOAスコアが60点以下に低下した場合は専門医へ紹介する．

■文献

1) Jingushi S et al : A multi-institutional epidemiologic study regarding osteoarthritis of the hip in Japan. J Orthop Sci 15 : 626-631, 2010
2) 上野良三：変形性股関節症に対する各種治療法の比較検討（成績判定基準の作成と長期成績の判定）―X線像からの評価．日整会誌 45 : 826-828, 1971
3) Murphy SB et al : The prognosis in untreated dysplasia of the hip : a study of radiographic factors that predict the outcome. J Bone Joint Surg Am 77 : 985-989, 1995
4) Weinstein SL : Natural history of congenital hip dislocation (CDH) and hip dysplasia. Clin Orthop Relat Res 225 : 62-76, 1987
5) McLaughlin JR et al : Total hip arthroplasty with an uncemented tapered femoral component. J Bone Joint Surg Am 90 : 1290, 2008

10 特発性大腿骨頭壊死症

ここ10年でわかったこと

【発生頻度】
- わが国における年間患者発生数は2,000～3,000人，人口10万人当たり2.51人の発生率である[1]．

【病態】
- ステロイドに関連する骨壊死はステロイド投与開始後数週以内に発生する．

【壊死の再発】
- いったん完成した骨壊死が拡大（再発）することは，きわめてまれ（0.3%）である．ただし，ステロイド増量により，これまで骨壊死の発生していない反対側や他の部位での発生は，まれではあるが報告されている．

【鑑別疾患である大腿骨頭軟骨下脆弱性骨折】
- 1996年に提唱された疾患概念で[2]，骨粗鬆症による骨脆弱性を基盤として，大腿骨頭の軟骨直下に骨折が発生する．骨折が進行した場合は，大腿骨頭壊死症でみられる骨頭圧潰ときわめて類似した画像所見を呈するので，鑑別に注意を要する（表1）．

【予防】
- 全身性エリテマトーデス（SLE）患者に対してステロイド投与開始と同時に，スタチン製剤（リバロ®），抗血小板薬（プラビックス®），抗酸化剤（ユベラ®）の3剤を併用投与する臨床試験が先進医療で開始されている．

【難病助成】
- 本症は，厚生労働省の難病に指定されている．

❶ 本疾患の病態・概念

- 循環障害による虚血性病変で，骨梗塞と同義である．脳梗塞，心筋梗塞と同様，虚血による骨組織，骨髄組織の壊死である．虚血の原因としては，動脈性の閉塞とする説が有力である．血栓，脂肪塞栓，酸化ストレス，血管内皮障害，血管炎，血管攣縮などによる循環障害が提唱されているが，具体的な閉塞機序は不明である．

❷ 診察と検査のポイント

i 診断基準

- 以下の5項目のうち2つを満たすと診断可能である．
  ① X線像での骨頭圧潰（crescent sign）．
  ② X線像での骨頭内の帯状硬化像．
  ③ 骨シンチグラムでの cold in hot．
  ④ MRIのT1強調画像での骨頭内帯状低信号．

表1 骨壊死と脆弱性骨折の鑑別のポイント

	大腿骨頭壊死症	軟骨下脆弱性骨折
年齢・性別	20～40歳代・男女問わず	高齢・女性
疫学	ステロイド・アルコール歴	骨粗鬆症
両側発生例	50～70%	まれ
MRI（T1強調画像）低信号バンド像の形状	末梢に凸 滑らか	中枢に凸 蛇行・途絶
MRI（造影）bandより中枢部の造影効果	(－)	(＋)

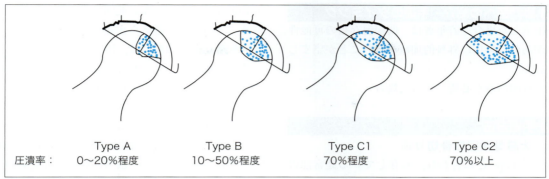

図1 病型（type）分類と圧潰率

[Nishii T et al：Clin Orthop Relat Res（400）：149-157, 2002 より]

⑤骨生検標本での骨壊死像.

ただし，腫瘍および腫瘍類縁疾患，骨端異形成症は除外する.

ii 大腿骨頭軟骨下脆弱性骨折との鑑別

- 骨壊死における臨床所見と，脆弱性骨折にみられる臨床所見（高齢女性，骨粗鬆症，ステロイドやアルコールの投与歴がない）と，MRIでのバンド像の形態（不規則，蛇行，中枢側凸）の違いが参考となる（表1）.

iii 病型（Type）分類（図1）

- Type A：壊死域が臼蓋荷重面の内側 1/3 未満のもの，または壊死域が非荷重部にのみ存在するもの.
- Type B：壊死域が臼蓋荷重面の内側 1/3 以上 2/3 未満のもの.
- Type C：壊死域が臼蓋荷重面の内側 2/3 以上に及ぶもので，壊死域の外側端が臼蓋縁内にあるものは C1，臼蓋縁を越えるものは C2.

iv 病期（Stage）分類

- Stage 1：X線像では特異的所見はないが，MRI，骨シンチグラム，病理組織像で異常所見を認める.
- Stage 2：X線で帯状硬化像などが出現するが，骨頭圧潰を認めない時期.
- Stage 3：骨頭圧潰を認めるが，関節裂隙は保たれている時期で，圧潰が 3 mm 未満は 3A，3 mm 以上は 3B.
- Stage 4：関節症変化の出現する時期である.

❸ 患者への説明のコツ ――「発生」と「発症」の違い

- 骨壊死が発生した時点では無症状である．その壊死巣がやがて力学的に脆弱性をきたし，圧潰（骨折）し痛みを生じる（発症）．その際，X線像上は大腿骨頭に圧潰変形をきたす．また，発生と発症との間に時間的差異（通常半年から 1 年）があることが特徴で，これは心筋梗塞や脳梗塞と大きく異なる点である.
- 骨壊死が発生しても無症状な時期があること，また，骨壊死範囲の小さなものや骨幹部発生例では，生涯にわたり無症状のまま経過することがある.

❹ 外来における治療

- Stage と Type を考慮して，治療方針を決定する.

i 無症状時（Stage 1, 2）（図1）

- 原則として外科的治療は行わない．注意深く経過を観察する．Type による圧潰率は，Type A：0～20％程度，Type B：10～50％程度，Type C1：70％程度，Type C2：70％以上，との報告がある.
- 無症状期に，圧潰を防止するための免荷の有効性については，まだ結論は出ていない.

ii 発症後（Stage 3A, 3B, 4）

- 圧潰の進行防止を目的とした免荷の効果は不明であり，いったん発症した場合はなるべく早期に外科的治療を行う.

❺ 専門医への紹介・手術のタイミング
- 圧潰した場合，若年者は，関節温存術の可能性があれば早期に外科的加療を行うことが望ましい．
- 外科的治療が必要になった場合．

❻ 手術方法

i 大腿骨頭回転骨切り術
- 主に Type C に行われ，残存している健常部の部位により，前方回転，後方回転を使い分ける．適応は，術後健常部占拠率が少なくとも 35％獲得できる症例で，年齢は 60 歳未満としている．

ii 弯曲内反骨切り術
- 骨頭の外側に健常部が残存している Type B, C1 に行われ，比較的小さな侵襲で済む．本術式も，健常部占拠率が少なくとも 35％得られるものが適応となる．年齢も 60 歳未満である．

iii 人工関節置換術
- 壊死範囲が広範な症例や，Stage の進行した例，高齢者に対しては，人工骨頭置換術，人工関節全置換術を行う．Stage 3A, 3B で，臼蓋側に変化が及んでいない場合は，人工骨頭を用いる施設もある．

❼ リハビリテーションのポイント
- 圧潰をきたした後，関節温存術を行うのであれば可能な限り早く手術を行うことが，術後の関節症性変化の防止に有効である．また手術までの期間は，疼痛のない範囲で外転筋力訓練を行うことは有効と考えらえる．
- 回転骨切り術の場合は，回転により既存の骨梁構造が劇的にかわるため，通常は5週程度から部分荷重を始め，全荷重は術後半年程度からとしている．以下が標準的な術後療法である．
  ① 栄養血管の緊張を軽減するため前方回転では屈曲 30°程度を3週間は保ち，逆に後方回転では伸展位とする．前方回転時は外旋傾向が出現しやすいため，腓骨神経麻痺に注意する．
  ② 術後3日間で車椅子移乗を許可する．
  ③ 術後5週より，1/3 荷重，以後1週ごとに 1/2，2/3 とする．
  ④ 以後徐々に荷重を増やし，12週以降に骨癒合の状況に応じて1本杖歩行とするが，術後6ヵ月間は杖を使用する．
  ⑤ 抜釘は骨梁の再構築が完了するまで行わず，約2年を目安としている．
- 一方，人工関節置換術後は，骨壊死の場合は脱臼頻度が高いとの報告もあり，術中では設置位置，術後は脱臼肢位の教育が必要である．

■ 文献

1) Yamaguchi R et al：Incidence of nontraumatic osteonecrosis of the femoral head in the Japanese population. Arthritis Rheum **63**：3169-3173, 2011
2) Bangil M et al：Subchondral insufficiency fracture of the femoral head. Rev Rhum Engl Ed **63**：859-861, 1996

11 大腿骨頭すべり症

ここ10年でわかったこと

【疫学】
- 以前は欧米に多く，わが国ではまれとされていた．最近の報告では増加傾向にあり，男児における発生率では欧米とかわらないと報告[1]されている．

【病態】
- 病型分類は発症形式によって，慢性型，急性型，acute on chronic に分類されることが多かったが，最近ではすべり部の安定性を判定する Loder 分類[2]が用いられることが多い．これは骨頭壊死の発生と相関が高く，治療法の選択や予後判定に有用な分類である．

【Loder 分類[2]】
- 臨床症状のみから判定するもので，補助具の使用の有無にかかわらず，歩行可能な場合は stable（安定型），歩行不能な場合は unstable（不安定型）と判定する．

【予後】
- すべりの程度が軽度な症例においても，関節症変化が生じる原因が明らかとなった．大腿骨頸部前面の球面である部分が，リモデリング不足や骨隆起形成により cam 変形を生じ，同部と臼蓋前面が衝突することによる障害，すなわち，大腿骨寛骨臼インピンジメント（femoroacetabular impingement：FAI）の概念が普及した．

【治療】
- 整復術や in situ pinning，矯正骨切り術などの従来からの治療法に加えて，FAI に対しての骨軟骨形成術が導入された．

❶ 本疾患の概念・症状

i 概念

- 大腿骨近位成長軟骨板が growth spurt 時に強度が低下し，同部にかかる剪断力のために破綻をきたした状態で，大腿骨近位骨幹端が近位骨端に対して通常，前外方に移動した状態をさす．X線では骨頭が骨幹端に対して後内側に傾いて描出されるので大腿骨頭すべり症と称される．

- 繰り返される応力のために骨頭と骨幹端が連続性を保ちながら骨頭が後内側に傾いていく場合（図1a, b）は，歩行可能な場合が多く，Loder 分類では stable と判定される．通常，慢性の経過をたどり，80％以上がこの型に分類される．転倒などの軽微な外力により骨頭と骨幹端の連続性が失われ分離した状態（図1c, d）になると，歩行不能となり，Loder 分類では unstable と判定される．すべり部の安定性と歩行可能かどうかは，必ずしも一致しないが，一定の目安となりうる．歩行不能となった症例では，先駆する股関節の症状や跛行などが存在する場合が多く，以前は acute on chronic と判定されていた．

- 肥満児が90％以上を占めることから，なんらかのホルモン異常との関連があると推察されるが，現在まで証明されていない．

ii 症状

- unstable では骨頭と骨幹端が不連続となり歩行不能となる．

- stable では歩行可能であるが，成長軟骨板の強度低下のために荷重時に違和感や疼痛を生じる．疼痛は股関節前面よりも大腿から膝付近に生じる場合が多く，注意を要する．骨頭が骨幹端に対して後内側に位置し，大腿骨頸部前面の球面性が損なわれることから，股関節屈曲時に外転外旋位となる（Drehmann 徴候）．歩行時

4. 下肢 | 11. 大腿骨頭すべり症

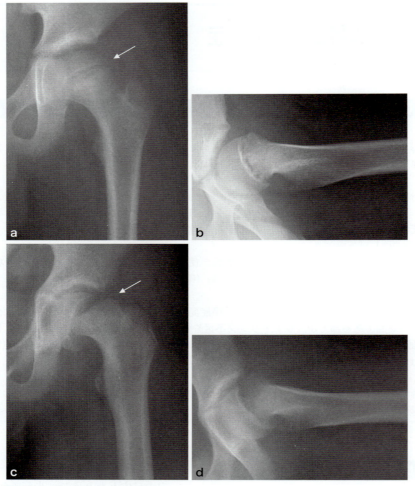

図1　大腿骨頭すべり症
a：stable の正面像．骨端と骨幹端の連続性は保たれている（矢印）．
b：stable の Lauenstein 像．位置異常が明らかである．
c：unstable の正面像．骨端と骨幹端は不連続となっている（矢印）．
d：unstable の Lauenstein 像．

にも外旋位を呈することが多く，疼痛や脚短縮のために跛行を呈する．

❷ 診察と検査のポイント

i　診察

- 歩行可能な場合は歩容を丁寧に観察し，跛行の有無を確認する．
- 仰臥位で股関節を屈曲させ，前述の Drehmann 徴候の有無を確認する．伸展位でも内旋制限が存在することが多く，回旋可動域も確認する．
- 両側性のことが多いため，訴えのない側にも注意を払う必要がある．

- 歩行不能な場合で疼痛が強く，unstable が疑われる場合は無理に股関節を動かすことで出血を助長し合併症の原因となるために，愛護的に診察を行う．

ii　検査

- X 線で股関節を 2 方向撮影する．正面像のみでは診断が困難な場合がある（図1a）．Lauenstein 像を正確に撮影することで，骨端と骨幹端の位置異常が判定可能となる（図1b）．歩行不能な場合で，unstable が正面像で確認できた場合（図1c）は，疼痛を伴う無理な肢位で側面像を撮影する必要はない．

- CTは三次元的に形態を確認できるので，すべりの方向や程度を正確に判定でき，有用である．
- MRIは関節血腫の有無や骨髄内の輝度変化を判定でき有用な検査であるが，初期治療の選択においてはCTのほうが有用である．

❸ 患者への説明のコツ

i 手術の必要性
- 本疾患は進行性であり，必ず手術が必要であることを説明する．手術の目的は，すべり部を安定化させ，関節適合性を改善し，合併症を生ずることなく，関節機能を維持することにある．

ii 治療の緊急性
- 本疾患と診断した後に外来で経過観察を行ったり，専門病院での治療まで自宅待機している間に病状が悪化することがあるため，可及的早期に入院のうえ，治療を開始する．

❹ 専門医への紹介
- 前述のごとく，外来治療の適応はなく，すみやかに入院治療を開始する．歩行可能な場合は松葉杖を用いての移動を指示し，一両日中に専門病院に入院してもらうように指導する．歩行不能な場合は，救急車などを用いて緊急搬送を行う．

❺ 最近の手術方法

i unstableで歩行不能な場合
- 発症後24時間以内であれば，緊急手術の適応となる．すべり部分の整復を行う場合は愛護的に行う．整復を意図せずに手術台に移動させる程度でも，多少の整復は得られるので，その位置でcannulated cancellous screw 1本で固定を行う．徒手整復にこだわる必要はなく，むしろ解剖学的整復をめざしてはならない．
- 24時間以上経過した場合は，1週間ベッド上で介達牽引を行った後に，前述と同様の手法で固定する．発症後24時間から1週間の間で手術を行うと有意に骨頭壊死の発症率が高まるとの報告[3]がある．

ii stableの場合
- すべりの程度が軽度な場合は，すべり位のままで1本のcannulated cancellous screwでin situ pinningを行う．
- すべりの程度が中等度でin situ pinningの後にFAIをきたした場合には，鏡視下もしくは観血的に骨軟骨形成術を行う．FAIの可能性が高い場合には，in situ pinningと同時に骨軟骨形成術を行うこともある．
- すべりの程度が重度な場合には，in situ pinningと同時に転子部での矯正骨切り術を行う．いったん，in situ pinningを行っておき，二次的に矯正骨切りを追加する場合もある．すべり部での骨切り併用の観血的整復術も行われる場合もあるが，合併症の発生率が高いとの報告[4]もあり，主流とはいえない．

iii 成績と合併症
- 本症の合併症として大腿骨頭壊死，軟骨溶解，関節症発症がある．stableでin situ pinningを行った症例の短期成績は良好で，大腿骨頭壊死，軟骨溶解ともに1%以下とされる．長期的には，すべりの程度が軽度であってもFAIのために関節症を発症する場合があり，注意が必要である．
- unstableの場合には，治療時期，整復操作の有無などにより合併症の発生率に差があるが，いずれにしてもstableに比較して格段に治療成績は劣る．unstableでは，先駆する症状がある時期に発見して治療を行うことが重要である．

■文献
1) 三谷 茂ほか：岡山県における大腿骨頭すべり症の疫学調査．整・災害 **49**：841-847, 2006
2) Loder RT et al：Acute slipped capital femoral epiphysis：the importance of physeal stability. J Bone Joint Surg Am **75**：1134-1140, 1993
3) Kalogrianitis S et al：Does unstable slipped capital femoral epiphysis require urgent stabilization? J Pediatr Orthop B **16**：6-9, 2007
4) Sankar WN et al：The modified Dunn procedure for unstable slipped capital femoral epiphysis：a multicenter perspective. J Bone Joint Surg Am **95**：585-591, 2013

12 小児股関節炎（化膿性股関節炎，単純性股関節炎）

> **ここ10年でかわったこと，わかったこと**
> - 従来，化膿性股関節炎であっても半数程度に起炎菌が同定されないことがあったが，ポリメラーゼ連鎖反応（PCR）検査により細菌のDNAの同定が試みられており[1]，起炎菌の検出率向上が期待される．
> - 近年，超音波検査の画像精度の向上がみられるが，超音波像のみで化膿性股関節炎と単純性股関節炎を鑑別することは困難であり，臨床所見，血液検査などから総合的に判断する必要がある．
> - 股関節鏡の普及に伴い，化膿性股関節炎に対して鏡視下で直視下とほぼ同等の治療成績が報告されてきている[2]．

a. 化膿性股関節炎

❶ 本疾患の概念・症状

i 概念

- 細菌感染による股関節炎で起炎菌は黄色ブドウ球菌が最も頻度が高く，近年ではメチシリン耐性黄色ブドウ球菌（MRSA）などの多剤耐性菌による感染が増加している．
- いずれの年齢でも発症しうるが，新生児や免疫機能が低下している小児に多い．
- 股関節は骨幹端が関節包内に存在するため，この部位で血流の停滞が生じ血行性に骨髄炎を生じると関節内に感染が波及し化膿性股関節炎を生じる．

ii 症状

- 発熱，不機嫌，食欲不振，全身倦怠感などがみられる．
- 股関節痛のためおむつ交換時に啼泣がみられたり，患肢を動かしたがらなかったり（仮性麻痺）する．

❷ 診察と検査のポイント

i 診察

- 局所の腫脹，発赤，熱感を認めることもあるが，深部関節のためはっきりしないことも多い．
- 新生児や免疫機能が低下している小児では多関節に併発することがあるため，他の関節にも注意を要する．

ii 検査

- 初期ではX線像で関節裂隙の開大を認めることがあるが（図1），明らかな異常所見を認めないこともある．発症後時間が経過すると，骨髄炎による大腿骨骨幹端の不規則陰影や骨膜反応がみられる．
- 血液検査では白血球の増加，CRPの上昇，赤沈の亢進などの炎症所見を認める．
- MRIでは関節液の貯留や周囲軟部組織の炎症所見がみられ，骨髄炎や股関節周囲の膿瘍の有無も鑑別可能である．乳幼児では撮像のために鎮静処置を要するが，病態の把握に有用である．
- 超音波検査では関節液の貯留により健側に比べ

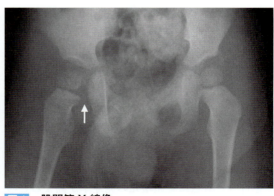

図1 股関節X線像
右股関節で関節裂隙の開大を認める（矢印）．大腿骨骨幹端の不規則陰影や骨膜反応は認めない．

て関節包と大腿骨頚部前方との距離（ultrasonographic joint space：UJS）が開大する．
- 発熱，血液検査上の炎症所見より化膿性股関節炎を疑えば，迷わず関節穿刺を行う．関節液は混濁し膿性である．静脈血とともに関節液の培養を提出する．

❸ 患者への説明のコツ
- 本症では治療が遅れると重篤な後遺障害（大腿骨頭壊死，股関節脱臼，大腿骨近位成長障害など）が残る可能性が高い．ただし，早期に治療が行えても再発や後遺障害が残る可能性はあり，慎重な経過観察が必要である．

❹ 専門医への紹介・手術のタイミング
- 保存的治療の適応はなく発症後，可及的早期の外科的治療（48時間以内，できれば24時間以内）が必要であるため，本症が疑われればただちに専門医に紹介する．

❺ 最近の手術方法
- 可及的早期の洗浄とドレナージが治療の基本であり，直視下もしくは鏡視下に行う方法がある．
- 手術後も感染が鎮静化するまで抗菌薬の点滴，内服による治療が必要である．多剤耐性菌を念頭において抗菌スペクトラムの広い抗菌薬から開始し，起炎菌，薬剤感受性の結果が得られれば，薬剤感受性に応じて抗菌薬を変更する．

❻ リハビリテーションのポイント
- 術後1〜2週はキャスト固定もしくは牽引で安静とし，その後，徐々に荷重，歩行を許可する．

b. 単純性股関節炎

❶ 本疾患の概念・症状
i 概念
- 小児に一過性にみられる股関節滑膜炎である．
- 病因としてウイルス感染，細菌感染，アレルギー，外傷，抗原抗体反応などさまざまな説が

あるが，明らかになっていない．
- 好発年齢は4〜10歳くらいで，男児の発生率が女児に比べて2〜3倍多い[3]．
- 診断基準はなく股関節痛と関節液の貯留を認め，他の疾患が除外できれば本症と診断できる．

ii 症状
- 急激な股関節痛をきたし跛行がみられ，時に歩行不能となる場合もある．
- 上気道感染が先行することがあり微熱がみられることがあるが，局所の腫脹・発赤・熱感は認めない．

❷ 診察と検査のポイント
i 診察
- 大腿から膝にかけての痛みを訴えることが多く，股関節痛を訴えない場合もあり注意を要する．
- 関節液の貯留のため股関節の可動域制限をきたし，特に内旋制限がみられることが多い．

ii 検査
- X線像で関節裂隙の開大を認めることがあるが，明らかな異常所見を認めないことが多い．
- MRIでは関節液の貯留が認められるが，骨内や周囲軟部組織の炎症所見は認めない．
- MRI撮像のための静止が困難な乳幼児では，超音波検査が有用である．関節液の貯留により健側に比べてUJSが開大する（図2）．
- 発熱があれば化膿性股関節炎との鑑別が必要であり，血液検査を行う．本症では血液検査上，明らかな炎症所見を認めないことがほとんどである．
- 発熱，血液検査上の炎症所見より化膿性股関節炎を疑えば関節穿刺を行う．本症では淡黄色漿液性の関節液で細菌培養は陰性である．

❸ 患者への説明のコツ
- 単純性股関節炎であれば，手術など特別な治療は不要で後遺障害もなく，予後は良好である．
- 初期のPerthes病や若年性特発性関節炎との鑑別は困難なため，必ず1〜2週間以内での再診を指示する．

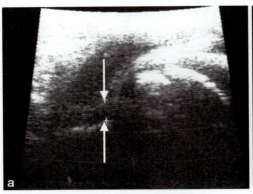 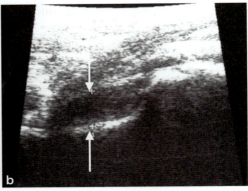

図2 股関節の超音波検査（前方法）
a：健側．UJS 5.0 mm，b：患側．UJS 8.5 mm．

❹ 外来における治療

- 股関節の安静により数日から長くても2週間程度で症状は軽快する．
- 症状が強い場合は，入院し介達牽引を行うと効果的である．また，消炎鎮痛薬を用いることもある．

❺ 専門医への紹介

- 発熱，血液検査などから化膿性股関節炎が強く疑われた場合は緊急での外科的治療を要するため，専門医に紹介する．体温38.5℃以上，CRPが2.0 mg/dL以上で化膿性股関節炎の可能性が高い[4]．
- 症状が遷延化する場合は特別な治療を要する他の疾患の可能性も否定できないため，専門医への紹介が望ましい．

❻ リハビリテーションのポイント

- 特別な後療法は必要としないが，疼痛の消失と可動域制限の改善がスポーツ活動などへの復帰の目安である．

❼ 再発防止のための注意点

- 数回の再発を繰り返す場合もあり，予防法はないが予後は良好である．

■文献

1) 崔 賢民ほか：リアルタイムPCRを用いた小児化膿性股関節炎の診断．日小整会誌 **20**：431-435, 2011
2) 及川泰宏ほか：小児化膿性股関節炎の治療成績（直視下から鏡視下へ）．日小整会誌 **20**：441-445, 2011
3) Vijlbrief AS et al：Incidence and management of transient synovitis of the hip：a study in Dutch general practice. Br J Gen Pract **42**：426-428, 1992
4) Caird MS et al：Factors distinguishing septic arthritis from transient synovitis of the hip in children：a prospective study. J Bone Joint Surg Am **88**：1251-1257, 2006

13　Perthes病

ここ10年でわかったこと

- 病型分類は壊死範囲で4群に分類したCatterall分類[1]が用いられていたが，骨端核の外側柱の高さと予後の関連がHerringにより報告され，X線正面像で骨端核を3つの柱に分類し，最も外側の柱の高さで判定するlateral pillar classificationが多く用いられるようになった．group Aは正常の柱の高さが保たれており予後良好，group Bは柱の圧潰が50％以内で，発症が9歳以下の例で予後良好，group Cは柱の圧潰が50％以上で予後不良と判定され[2]，後にgroup B/C borderが追加された[3]．
- 年少発症例の予後はよいとされていたが，予後不良例もみられる．
- 発症時に予後は運命づけられていると考えられていたが，lateral pillarを修復し圧潰が防止できれば，治療期間の短縮と骨頭変形の防止が期待できる[4]．
- Perthes病ではMRIで早期に骨頭軟骨が肥大していることが確認された[5]（図1）．

❶ 疫学，頻度

- 3～12歳ごろに発症し，男女比は5：1と男児に多い．
- 頻度はわが国では2万人に1人とされている．

❷ 本疾患の概念・症状

- 大腿骨近位骨端核が阻血性壊死をきたす疾患である．壊死範囲により修復期間に違いがみられ，大腿骨頭の圧潰，扁平巨大化，骨端成長軟骨板の障害により頸部短縮，横径増大などの変形が生じる．
- 病期は初期（滑膜炎期），壊死期（硬化期），再生期（分節期），再骨化期（修復期），残余期に分類される．
- 初発症状は股関節痛や大腿から膝関節部の疼痛がみられる．疼痛は軽度で歩容異常で受診する例もある．
- 病期が進むと疼痛は消失するため，疼痛のみで治癒は判断できない．

❸ 診察と検査のポイント

- X線検査で初期には異常をみつけにくいが，両

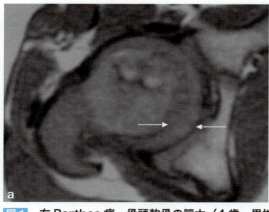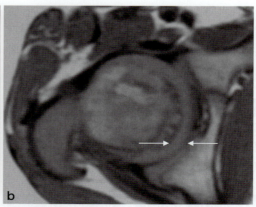

図1　右Perthes病．骨頭軟骨の肥大（4歳，男性）
a：初診時，b：6ヵ月後．
MRI T1強調画像で初診時骨頭軟骨の肥大がみられ，徐々に改善した（矢印）．

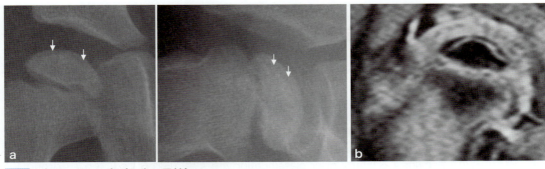

図2　右 Perthes 病（3 歳，男性）
a：X 線像では正面像と Lauenstein 像で不鮮明ではあるが，半月様線状透過陰影（crescent sign）がみられる（矢印）．
b：MRI T2 強調画像では，軟骨下骨折による線状の高信号像が明らかにみられる．

側正面像と Lauenstein 像を検査し，骨頭核の濃化や軟骨下骨折により生じる半月様線状透過陰影（crescent sign）に注意する（図2）．
- 股関節可動域制限，特に内旋制限に注意する．
- 初診時 X 線検査で異常がなくても，また下肢痛が軽減しても超音波検査で中等度の腫脹あるいは股関節可動域制限が 3 週間以上続けば X 線検査と MRI 検査を実施する．

i　鑑別診断
- 単純性股関節炎は高度の関節水腫がみられることもあるが，Perthes 病は中等度の関節水腫が長期間みられる．
- 化膿性股関節炎では発熱や歩行不能例が多く，血液検査で炎症がみられる．
- 大腿骨頭すべり症は肥満の男児に多く，Drehmann 徴候が陽性となる．
- 一過性大腿骨頭萎縮症は誘因なく股関節痛と異常歩行が出現し，X 線像で大腿骨頭萎縮像がみられる．数ヵ月の経過観察のみで症状，X 線像ともに改善する．

❹ 患者への説明のコツ
- 成長期の下肢痛で最も頻度が高いのは単純性股関節炎であるが，初期には症状や X 線検査，MRI 検査でも鑑別はむずかしい．

❺ 外来における治療と専門医への紹介
- 大腿骨頭の圧潰を増悪させないためには早期診断・治療が重要であり，運動制限や安静度を指導してすみやかに紹介する．

❻ 最近の治療方法
- 保存的治療と手術的治療のどちらを選択するかは，多施設研究で結果に明らかな差がみられなかった[6]．しかし，8～9 歳以上の例では手術的治療のほうが成績がよいという報告もあり，発症年齢や壊死範囲を考慮して決定する．

i　保存的治療
- 各種装具療法が行われるが，股関節を外転，内旋（外旋）し骨頭を寛骨臼内に求心位をとらせる containment 療法が行われている．
- 装具療法では滑膜炎期から分節期の骨頭は圧潰を生じやすいため，非荷重できれば約 1 ヵ月スピード牽引により可動域制限を軽減してから装具療法を開始する．

ii　手術的治療
- 早期の荷重や通院および入院期間を短縮するために行われる．
- 大腿骨内反骨切り術，Salter 寛骨骨切り術が行われる．
- 大腿骨頭の圧潰が高度で，股関節の外転が制限される hinged abduction の例では，大腿骨外反骨切り術が行われることもある．
- 壊死範囲の広い例では，Chiari 骨盤骨切り術や大腿骨頭回転骨切り術も行われる．

❼ 後療法

i 保存的治療

- 再骨化期（修復期）に入り，X線所見で骨頭荷重部の修復を確認後，部分荷重から徐々に装具除去，全荷重を許可する．
- 全荷重まで1年以上を要する例が多く，下肢筋萎縮，筋力低下がみられるため全荷重になっても非荷重下肢筋力強化を実施し，スポーツ開始までは数ヵ月を要することが多い．
- 治療期間の短縮が課題となっている．

■ 文献

1) Catterall A：The natural history of Perthes' disease. J Bone Joint Surg Br **53**：37-53, 1971
2) Herring JA et al：The lateral pillar classification of Legg-Calvé-Perthes disease. J Pediatr Orthop **12**：143-150, 1992
3) Herring JA et al：Legg-Calvé-Perthes disease：part 1：classification of radiographs with use of the modified lateral pillar and Stulberg classifications. J Bone Joint Surg Am **86**：2103-2120, 2004
4) 朝貝芳美ほか：ペルテス病の保存的治療成績に影響を及ぼす因子と成績向上への取り組み．日小整会誌 **17**：369-374, 2008
5) 朝貝芳美：ペルテス病に対する近赤外線照射法．生体電気・物理刺激による骨・軟部組織修復法，日本生体電気・物理刺激研究会（編），金芳堂，京都，265-273, 2013
6) Kim WC et al：Multicenter study for Legg-Calvé-Perthes disease in Japan. J Orthop Sci **11**：333-341, 2006

14　先天性股関節脱臼

ここ10年でわかったこと

【疫学】
- 少子化や先人の予防活動により減少してきたが，関心が薄れ乳児健診を受診してもスクリーニングされずに歩行開始後に診断される例が年間100名程度みられることが，日本小児整形外科学会の全国調査で明らかになった[1]（図1）．

【診断】
- 診断に超音波検査が用いられるようになった．

【診断名の変遷】
- 先天性股関節脱臼は出生時に脱臼している例は少なく，脱臼準備状態から後天性の要因によって著しく影響を受け脱臼へ発展していくため，発育性股関節形成不全（developmental dysplasia of the hip：DDH）とも称される．

❶ 本疾患の概念・症状

i　向き癖と股関節開排制限（開排制限）

- 向き癖の多くは生下時からみられ，非対称性緊張性頸反射（ATNR）などの影響で向いている側に体がねじれ，向き癖の反対側の脚が立て膝となったり，伸ばされた姿勢になると（図2）開排制限を生じ，衣服でくるんで股関節や膝関節が伸展されると臼蓋形成不全から脱臼へと増悪する．

ii　予防とリスク因子

- 新生児期の股関節不安定性の臨床的意義は確立されておらず，この時期には予防が大切である．
- リスク因子には女児，家族歴，骨盤位，冬季出生などがあり，複数のリスク因子のある場合は注意が必要である．

❷ 診察と検査のポイント

- 開排制限の多くは向き癖反対側の股関節であ

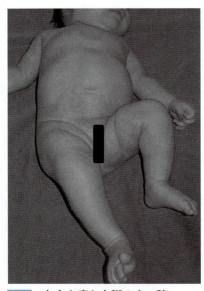

図2　左向き癖と右脚の立て膝
向き癖があると向いている側に体がねじれ，向き癖の反対側の脚が立て膝となったり，伸ばされた非対称姿勢になることがある．

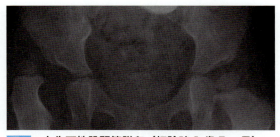

図1　右先天性股関節脱臼（初診時1歳5ヵ月）
歩行開始後に診断され，治療に難渋する例が全国的にみられるようになった．

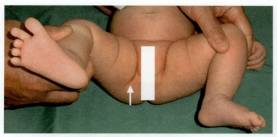

図3 鼠径皮膚溝非対称と開排制限
左の向き癖があり，右鼠径皮膚溝は深くて長く，右開排制限がみられる．

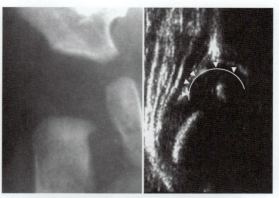

図4 正常乳児股関節のX線像と超音波像
超音波像では放射線被曝なしに股関節の画像診断ができる．

り，仰臥位でM字型開脚肢位を確認し，非対称姿勢があれば開排制限と鼠径皮膚溝の非対称に注意する（図3）．
- 開排制限のみでスクリーニングすると遅診断例が増加する．乳児期には全例股関節超音波検査によるスクリーニングが望ましい（図4）．
- リーメンビューゲル（Rb）装着下での整復状態の確認には超音波前方法が有用である．
- 「乳児股関節二次検診への紹介基準」[1)]を用いると約10％の例が二次検診へ紹介となる．

❸ 患者への説明のコツ
- 大腿骨骨頭壊死の発生を防ぐことが最も重要であり，無理な整復や整復位の保持は危険である．
- Rb治療で整復されない場合は，早期の整復固定にこだわりすぎず一度治療を中断する．

❹ 外来における治療と専門医への紹介
- 予防は下肢の動きを制限しない扱い方，コアラ抱っこ（図5）などを指導する．
- 向き癖に対する対応は向きにくい側に母親が寝る，ベッドは向きやすい側を壁側にするなどがある．
- 亜脱臼，脱臼例は専門医を紹介する．

❺ 最近の保存的治療
- 臼蓋形成不全例は下肢を自由に動かすことを妨げない原則と扱い方を指導する．
- 女児で家族歴（特に母親，姉妹）のある例は，注意深い経過観察が必要となる．

- 亜脱臼，脱臼例はRb装着となるが，山室a値4mm以下の高位脱臼例では骨頭壊死の可能性があるため，徒手牽引や持続水平牽引で骨頭を引き下げてからのRbやoverhead traction，または持続開排牽引などが必要となる．さらに，整復されない場合は全身麻酔下徒手整復が行われる場合もある．
- Rb整復率は80〜90％，大腿骨頭壊死は5〜15％にみられる．

i　Rb治療のポイント
- 多くの脱臼はRb装着後1週間以内に整復され，通常3〜4ヵ月装着する．
- Rbを2週間装着しても整復されない場合は，装着を継続してはならない．
- 脱臼が整復されると股関節周辺に腫脹がみられ，大腿皮膚溝も不鮮明となる（図6）．
- 整復後脱臼側下肢は開排位で約2週間動きが制限されるが，下肢の自動運動が再び活発になり特に股関節内転の動きが出れば整復が安定した証拠で，Rbを除去して入浴しても再脱臼することはない．
- 特に筋緊張低下児では，Rb装着後仰臥位で膝が床につく過開排の状態となり，脱臼側下肢の自動運動が数週間制限される例がみられる．骨頭壊死の危険性もあり，クッションなどで過開排を避ける必要がある．

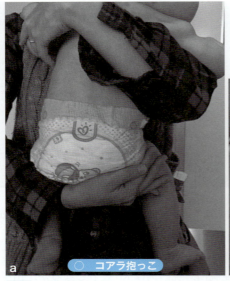
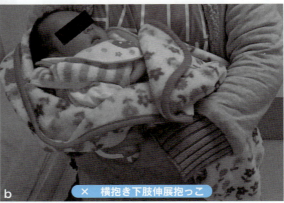

図5　コアラ抱っこ
抱き方としては横抱きで下肢を揃えた抱き方（b）よりも，縦抱きのコアラ抱っこ（a）が推奨される．

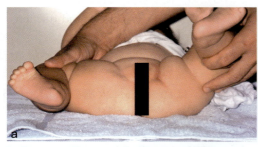
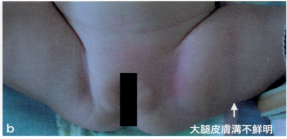

図6　Rb装着による脱臼整復後の股関節の腫脹
a：整復前，b：整復後．
整復後左股関節周辺に腫脹がみられ大腿皮膚溝も不鮮明となった．

⑥ 最近の手術方法

- 保存的治療を徹底して実施しても脱臼の整復および骨頭の安定性が得られない場合は，前方・内側進入法や広範囲展開法での観血的整復術が行われる．
- 幼児期臼蓋形成不全に対してはSalter寛骨臼骨切り術，Pemberton手術，三重寛骨骨切り術，Chiari骨盤骨切り術などが行われ，大腿骨頚部変形（前捻角増大，外反股）に対しては減捻内反骨切り術などが行われる．

⑦ 後療法

i Rb後骨頭側方化

- Rb除去後，特に歩行開始後骨頭の側方化がみられる例がある．歩行により中殿筋の筋力が増してくると1年以内には求心性が改善する例が多い．

ii 装具療法

- 脱臼整復後一定期間ギプス固定や装具療法が行われることがある．
- 年長例では整復後，大腿骨の減捻や中殿筋の筋力強化のために60°開排装具などを使用することもある．

■文献
1) 日本小児整形外科学会ホームページ：乳児健康診査における股関節脱臼一次健診の手引き．〈http://www.jpoa.org/〉〔Accessed 16 December 2016〕

15　変形性膝関節症（膝関節骨壊死を含む）

ここ 10 年でわかったこと

【ガイドラインの策定】
- 変形性膝関節症（膝 OA）のエビデンスレベル（EL）に基づく評価やガイドライン（GL）が各国で作成されている．わが国と欧米の差異として，ヒアルロン酸製剤注射療法の評価は欧米では近年低下しているが，わが国での評価は依然として比較的高い．用法用量の違いがその背景にある．グルコサミンやコンドロイチン硫酸などのサプリメントの評価はわが国では低いが，欧米では認知されている．オピオイド系鎮痛薬や神経障害性疼痛治療薬の効果の EL は高くない．アセトアミノフェン内服が見直されたがその評価は高くない．欧米では近年，内側型 OA に対する外反装具の有用性が報告されている．

【薬物療法】
- 膝 OA の自然経過をかえるような薬剤（DMOADs）は実現していない．薬物療法は選択的シクロオキシゲナーゼ（COX）-2 阻害薬を含め消炎鎮痛薬の長期的な定期的内服治療は見直され，外用剤の有用性が高まっている．

【慢性疼痛の概念】
- 慢性疼痛に対する考え方が徐々に整理され，膝関節痛の主体が侵害受容性疼痛にあることは疑いないが，痛みの慢性化には身体的要因，神経学的要因，心理社会的要因が複雑に影響する．

❶ 本疾患の概念・症状

- 加齢や負荷の蓄積，外傷，遺伝性因子を背景とし，関節軟骨の変性・摩耗や軟骨・骨の新生・増殖により慢性的に変形が進行する膝関節疾患である．
- 主症状は膝関節部の疼痛であるが，疼痛の性状はさまざまで経過中にも変化する．関節炎による腫脹疼痛も一部の膝 OA で認められる．
- 変形が高度になると，時に動作時不安定感を生じる．
- 骨壊死は，特発性と二次性に分けられる．特発性は脆弱性骨折を誘因とし，主に大腿骨内側顆の骨の変性・無腐性壊死による急激な疼痛腫脹を主体とする疾患である．
- 骨壊死によって荷重能の低下が生じ，二次的に関節軟骨の変性が進むと膝 OA との区別は不明瞭になる．
- ステロイドの大量投与後などに続発する二次性骨壊死は，軟骨下骨部位に多発する．原因不明で初発時の疼痛腫脹は強い．しかし，特発性よりも骨破壊の進行は遅い（図 1）．

❷ 診断と検査のポイント

i　診断のポイント

- 患者が膝の疼痛を訴えて受診し，荷重下放射線像により関節裂隙の狭小化や軟骨下骨の硬化，骨棘形成を認めれば膝 OA の診断をつける．
- 膝 OA の診断は，むしろ除外鑑別診断が重要である．関節炎が主体な症例では，炎症性疾患の鑑別が必要である．炎症性（関節リウマチ，他の膠原病，偽痛風，その他），感染（化膿性，結核性，その他），代謝性（痛風，その他），外傷性などの二次性関節症があげられる．

ii　診察

- 主訴：治療の目的を明瞭にするために最も大切な項目である．
- 病歴聴取：初発時期と初発症状，その後の症状の変化．治療歴．現在の症状にいたった経緯．疼痛程度と動作との関係．安静時痛の有無．平地歩行距離と補助具の使用の有無．階段昇降の困難性．体重増減とその推移．職歴（下肢への負担の程度として判断）．家族歴．
- 関節炎症状は，腫脹の程度と熱感で表現する．

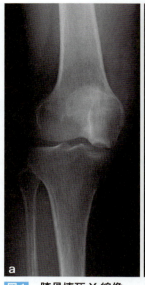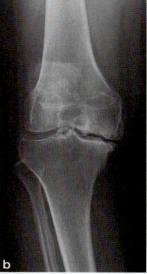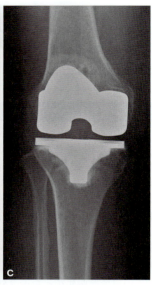

図1　膝骨壊死 X 線像
a：軽微な外傷後の大腿骨内側顆骨壊死の保存的治療例．
b：骨壊死後に OA が進行した例．
c：b に人工関節を施行後．

膝蓋下脂肪体の腫脹の有無を確認する．
- **下肢アライメントの特徴**：立位で両足内側を密着させた状態で裂隙部の距離を計測する．股関節内旋・外旋角度，膝蓋骨外側偏位や外側傾斜も記録する．
- **歩容**：跛行の有無，歩行姿勢，膝外側スラストの有無などを観察する．
- **可動域**：最大伸展角度を 1° 単位で，最大屈曲角度を 5° 単位で計測し，左右差も記録する．正座動作が可能か尋ねる．
- **局所の疼痛の診断**：しゃがみこみ動作での誘発痛の有無とその膝角度を記録する．大腿四頭筋セッティングの良否と誘発痛の有無を記録する．膝周囲の好発部位を意識した圧痛の有無を確認する．図2 に圧痛点好発部位を示す．

iii 検査
- **X 線**：両膝の荷重位伸展・屈曲位で左右差と絶対的な OA 変化を判断する．Kellgren-Lawrence（KL）分類が国際的に汎用されている．0（正常），1（疑い），2（軽度変形），3（中等度変形），4（高度変形）の 5 段階分類である．
- **MRI**：軟骨摩耗や変性，半月板変性・断裂・逸脱，軟骨下骨の変化，十字靱帯の変性などの詳細がわかる．特に，治療目的となる軟部陰影評価が必要な場合に価値がある．

❸ 患者への説明のコツ
i 手術の必要性
- 手術により現状改善が長期間期待でき，患者の求める生活を実現する必要がある．単に X 線上変形が高度，痛みのコントロールがわるいだけで手術を提案すべきでない．
- 高度変形による膝痛により日常生活が著しく障害されている例で，一定期間の保存的治療が無効なもの，または高齢で手術を望む患者．
- 中高年で，スポーツを含む膝への負荷が困難になった例で，矯正すべき下肢アライメント異常を認めるもの．

ii 生活上の注意点
- 膝関節の痛みを主とした障害の悪化原因に対し，生活上の工夫と改善を提案する．
- 体重過多への指導は容易ではない．糖尿病などで運動・減量を指導され，膝への負荷増大により膝症状が悪化した例では，膝に負担を増さない運動療法（水中運動，自転車での移動，杖の使用など），食生活の改善など，必要に応じて

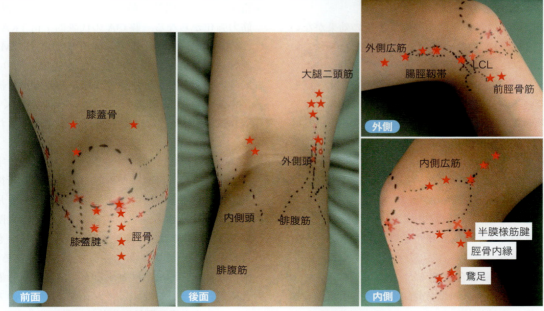

図2　膝周囲の圧痛点の好発部位

栄養指導を提案する．
- 運動の方法と体操習慣の提案．就寝時，朝の動き出し前の膝可動域訓練など．
- 動きすぎによる関節炎症状の継続は早く改善すべきで，無理をせず休みをとれる生活環境の実現をめざす．

❹ 外来における治療と専門医への紹介

i　投薬および保存的治療
- 治療が軟骨組織の維持・保存を目的にしているのか，疼痛を緩和するために行っているのか，膝機能改善のために行っているのか，目的を理解して治療を進めることが大切である．

ii　薬物療法
- 鎮痛消炎薬の内服処方は対症療法なので頓服にする．非ステロイド性抗炎症薬（NSAIDs）外用剤は朝貼付し，夜剥がして夜間は保温に努める．

1）ヒアルロン酸の注射治療
- ヒアルロン酸は種々の薬理作用があるが効果は劇的でない一方，軟骨組織保護効果を期待できるため，軟骨組織の残存するOAに対し長期継続的な注射を勧める．

2）運動療法
- 毎日3回として大腿四頭筋セッティング（5秒保持20回/セット）を行う．
- 圧痛点が明らかな例では，朝晩2,3分の圧痛点のストレッチングを行う．
- 可動域改善訓練を継続する．朝晩，入浴時に行う．
- 状態に合わせた筋力改善を提案するが，膝に負荷をかける動作は軟骨保護上望ましくない．つかまりながらのスクワット運動を指導する．

3）装具療法
- 歩容の改善のため杖の使用を勧める．歩きやすいのなら外側楔状足底板などを処方する．活動量が多い内反例では外反装具を考慮する．

iii　専門医への紹介
- 一定期間（目安は6ヵ月）の保存的治療によっても患者の愁訴が改善しない例で，他の治療法の提案を受けたい場合．
- 変形が強く，ある程度保存的治療の効果を認めても，希望する活動性が回復できない例で，手術的治療の可能性を知りたい例．
- 高度変形で人工関節の適応と考えられる，手術に前向きな患者．

❺ 最近の手術方法

i 手術方法のトレンド

- 膝関節症に対する関節鏡視下手術の効果がないことは，ELの高い研究が数多く報告されている．
- 人工膝関節全置換術（TKA）の成績は安定しているが，遺残疼痛も高率である（図1）．
- 単顆置換型人工関節（UKA）は適応が一定せず，長期成績が不安定であるが症例数は増加傾向である．
- 内側型に対する高位脛骨骨切り術（HTO）はopening wedge術式が洗練され，成績が安定しているが，適応は70歳以下で変形が軽度の内側型でスポーツ希望や活動量の大きい例が対象となる．

ii 手術成績と合併症

- 英国ウェールズの患者登録から，再手術や追加手術の率は術後8年でTKA 10％，UKA 20％と有意差はあるが，UKAの早期回復，機能性の向上，死亡率の低下は意義がある[1]．
- TKAの再置換率は5％であるが，そのうち説明のできない術後疼痛のための再置換率が10％と人工股関節の3.7％に比して高率である[2]．
- UKA後90日間で20％に合併症を生じ，1.5％に二次的操作が行われた（マニピュレーション7，血腫除去3他）[3]．
- フィンランドの1987～2008年のHTOでは，TKA移行をエンドポイントとした生存率は5年で89％，10年で73％である[4]．
- opening wedge HTOの平均観察期間8.4年，平均47歳の調査ではTKA移行をエンドポイントとすると平均5年生存期間は80％，合併症率は31％である[5]．

❻ 後療法

- 術後療法は，関節可動域訓練，荷重歩行練習，筋力強化からなる．膝OAの代表的手術TKA，UKA，HTO，どの手術でも関節可動域（ROM）訓練を可及的早期に進めることが必要であり，同時に炎症をコントロールしながら荷重歩行練習も進める．関節炎のコントロールがよく，ROM改善がよければ荷重歩行も早く進められる．
- TKAでは術後3週間で，90°以上の屈曲，T字杖歩行・階段昇降訓練が可能で退院する．術後継続的に自主トレーニングを行う．術後6ヵ月で状態はほぼ落ち着く．現在のHTOでは入院期間1～2週でROM訓練を進め，荷重制限も特にしないが骨切り部の骨癒合が必要である．両松葉杖から片松葉杖とするが，早くても骨癒合に術後2ヵ月を要する．ジョギングなどのスポーツや重労働の開始は術後6ヵ月以降である．

■文献

1) Liddle AD et al：Adverse outcomes after total and unicompartmental knee replacement in 101330 matched patients：a study of data from the National Joint Registry for England and Wales. Lancet **384**：1437-1445, 2014
2) Sadoghi P et al：Revision surgery after total joint arthroplasty：a complication-based analysis using worldwide arthroplasty registry. J Arthroplasty **28**：1329-1332, 2013
3) Morris MJ et al：Mortality and perioperative complications after unicompartmental knee arthroplasty. Knee **20**：218-220, 2013
4) Niinimäki TT et al：Survivorship of high tibial osteotpmy in the treatment of osteoarthritis of the knee. J Bone Joint Surg Br **94**：1517-1521, 2012
5) Woodacre T et al：Complications associated with opening wedge high tibial osteotomy：a review of the literature and of 15 years of experience. Knee **23**：276-282, 2016

16　変形性足関節症

ここ10年でわかったこと

【疫学】
- 社会の高齢化に伴い，変形性足関節症の頻度は増している．
- 主観的な障害の程度は，股関節の変形性関節症と同程度であることがわかっており，これから十分な対策を考えていく必要がある．
- 外傷後などの二次性関節症以外では，内反型と外反型の変形性足関節症があり，わが国では8：1の割合で内反型が多い．

【病因】
- 脛骨下端関節面の内反などの構築学的異常が病因となっている内反型関節症の他に，最近では成人期扁平足に伴う外反型関節症も増加している．

【病態】
- 病期に関しては，関節裂隙が一部消失しているⅢ期では，裂隙の消失が内果関節面にとどまっている例と天蓋関節面にまで及んでいる例では成績が異なり，それぞれⅢa期とⅢb期と分類される．
- 距骨体部の曲率が大きいことも病態として重要であることがわかってきている．

【治療】
- Ⅲb期の症例に対する骨切り術として，遠位脛骨斜め骨切り術（distal tibial oblique osteotomy：DTOO）が考案され，良好な成績が示されている．Ⅲb期でも関節温存を望めることは画期的であるが，さらなる検証が必要である．
- 若年者の末期の患者に対しては伸延関節形成術（distraction arthroplasty）が用いられてきている．
- 足関節固定術の多くは，関節鏡を用いて低侵襲で施行されるようになってきた．

❶ 本疾患の概念・症状

ⅰ 概念
- 足関節は距腿関節窩に距骨が入り込んだ構造をしているため，生体力学的に安定しており，関節症になりにくい関節である．しかし，外傷を受ける頻度が高く，骨折後関節症の割合が高い．
- 足部内反変形や化膿性関節炎に起因する二次性関節症も比較的多い．
- 変形性膝関節症と同様に，内反型変形性足関節症が多く，脛骨下端関節面の内反や足関節不安定性が原因しているといわれている．

ⅱ 症状
- 足関節痛が主訴であるが，疼痛の程度は安静にしている時は痛みがなく，歩行時に訴える程度であることが多い．

❷ 診察と検査のポイント

ⅰ 診察
- 関節の腫脹を見逃さないようにする．
- 足関節ならびに足部の変形を正確に評価する．
- 足関節前面に圧痛があるが，わかりにくい場合は足関節を他動的に動かすことで関節を同定する．
- 関節可動域は外傷後足関節症以外では，末期になっても残っていることが多く，関節不安定性を伴う．
- 下肢全体のアライメント異常が原因している場合もあるので，チェックする必要がある．

ⅱ 検査
- 荷重時足関節正面ならびにX線側面像が診断の基本になる．
- 一般的な関節症と同様，軟骨が損傷され関節裂

隙が狭小化し，骨硬化や骨囊腫，骨棘形成が生じる．
- 病期はⅠ～Ⅳ期に分類する（図1）．
- さらに，病態の詳細な把握にはCTが有用で，隣接関節の障害の評価や手術シミュレーションに用いられる．

❸ 患者への説明のコツ
i 治療方針
- 保存的治療が奏効することが多いので，まず保存的治療を行い，どうしても疼痛が残り日常生活に支障をきたす場合には，やむをえず手術が適応される．
- 病因や病期に合わせて適切な術式があるので，手術を選択する場合は専門医を紹介する．

ii 生活上の注意
- 足関節を冷やさないように心がけ，足関節のサポータで防御する．むくみに対しては弾性ストッキングを勧める．

❹ 外来における治療と専門医への紹介
i 保存的治療
- 足関節の軟骨細胞は膝関節と比べて修復されやすいために，他の部位の関節症よりも保存的治療がさらに重要である．
- 生活指導としては，ダイエットを励行してもらい，日常生活では杖をつくなどして足関節への負荷の軽減を図る．また，保温のためのサポーターなども有用である．
- 薬物療法としては，非ステロイド性抗炎症薬（NSAIDs）含有の貼付剤や塗布剤などの外用剤が有用である．足関節周囲の皮下組織は薄く，薬効成分が患部に届きやすい．
- 関節内水腫を伴うような炎症が強い場合には，ステロイドの関節内注入が有効である．
- 運動療法としては，内反型で足関節の不安定性がある例に対しては，外側の腓骨筋訓練を指導する．床にコインをおき，第1中足骨頭部で踏みしめるようにして爪先立ちをすることにより腓骨筋に力が入り，筋力が鍛えられる．
- 温熱療法としてホットパック，渦流浴，超短波，極超短波，超音波療法などが用いられる．
- 足関節不安定性のある例に対しては，足関節捻挫用装具を処方する．
- 足底挿板療法もⅢa期までの例には有効で，内反型関節症に対しては，前方および外側にウェッジをつけ，外反型の場合はアーチサポート付きのものを処方する．

ii 専門医への紹介
- 疼痛が強く，保存的治療が奏効しない場合には

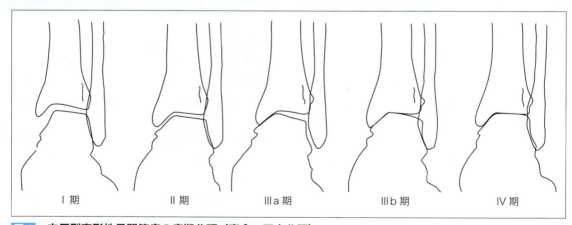

図1　内反型変形性足関節症の病期分類（高倉・田中分類）
Ⅰ期：骨棘はあるが関節裂隙の狭小化を認めない．
Ⅱ期：関節裂隙が一部狭小化している．
Ⅲ期：関節裂隙が一部消失している（Ⅲa期：関節裂隙の消失が内果関節面にとどまっている．Ⅲb期：距骨滑車上面にまで及んでいる）．
Ⅳ期：全体に関節裂隙が消失している．

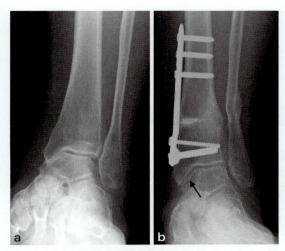

図2　内反型変形性足関節症に対するLTO
a：術前，b：術後．
骨切りを行った部分に人工骨を挿入して，足関節を外反させる．術前消失していた足関節内側の関節裂隙が，術後開大している（矢印）．

手術適応になる．手術を行う場合には，専門医を紹介する．

❺ 最近の手術方法

- Ⅰ〜Ⅱ期の例で，骨棘による前方のインピンジメントによる症状が明らかな場合は，鏡視下骨棘切除術を施行する．
- 下位脛骨骨切り術（LTO）はⅡ期とⅢa期の症例によい適応であり，Ⅲb期の例に対してはDTOOが適応される．自家移植のかわりに人工骨を用いることも多くなってきている（図2）．
- Ⅳ期の関節症を有する若年例に対しては足関節固定術が適応されるが，最近では伸延関節形成術（distraction arthroplasty）の有用性が示されている．
- アライメントの比較的良好な高齢者のⅣ期例に対しては人工関節置換術が適応される．

❻ 手術成績と合併症

- 適応を選べば，LTOやDTOOで良好な成績が得られる．
- 足関節固定術の再手術率は10％くらいで，主な原因は偽関節である．また，人工足関節置換術の再手術率も同程度で，主な原因はインプラントのゆるみである．

17　足底腱膜炎

ここ10年でわかったこと

【解剖と病理】
- 足底腱膜（plantar aponeurosis）は，踵骨隆起の内側突起から起こり，中足趾節（MTP）関節を越えて各足趾の基節骨底面に停止している（図1）．組織学的研究から，足底腱膜の踵骨付着部には他の腱靱帯骨付着部と同様に，線維軟骨層を含む4層の組織構造が観察されることがわかっている．さらに病理像から腱膜による牽引力と荷重による圧迫力の双方が加わっていることが推察された．これら過剰な力学的負荷による付着部の変性とその修復不良が病理の主体と考えられている（腱靱帯付着部症：enthesopathy）．
- 踵骨棘の形成については，以前より足底腱膜付着部に発生した「traction spur」と考えられていたが，詳細な組織学的検討により否定的であることがわかった．踵骨棘は踵骨付着部深層の腱膜に接するかたちで短趾屈筋との間に形成されており，関節包や靱帯付着部辺縁に形成されるmarginal osteophyteの形態と同じであることがわかった[1]（図2）．
- 足底腱膜の踵骨付着部深層には，踵骨棘以外にも症候性要因としての神経や血管が豊富に認められることがわかった．

【病態】
- 足底腱膜炎発症のリスク因子として，長時間の立ち仕事，肥満（BMI＞30），足関節の背屈制限が強く関与していることが明らかにされた[2]．
- その後の臨床研究においても，足底腱膜炎患者の57％に腓腹筋の単独拘縮がみられることがわかっている[3]．

【治療】
- 腓腹筋拘縮を伴う足底腱膜炎に対し，腓腹筋退縮術（gastrocnemius recession）が行われ有効であるとされている[4]．
- 再発性の慢性足底腱膜炎に対する体外衝撃波治療（extracorporeal shock wave therapy：ESWT）の成績は，約61％に有効であったとされている[5]．
- 超音波検査の普及とともに，超音波ガイド下での局所注入療法（麻酔薬，ヒアルロン酸，多血小板血漿（PRP）など）が行われるようになり，今後の治療成績が期待されている．

❶ 本疾患の概念・症状

i　概念

- 踵部痛（heel pain）を呈する疾患の中で最も多くの割合を占めており，足部に愁訴をもつ患者全体の11〜15％を占めるとされている．米国では毎年200万人が罹患し，その約半数が外来患者として医療機関を受診する非常に頻度の高い疾患である．
- 主病変は腱膜の炎症ではなく，むしろ，その踵骨付着部に起こる変性とその修復不良像であることがわかっている．
- 足底腱膜は足アーチの保持に重要な役割を果たしており，踵部接地の際の衝撃を吸収し，立脚相における足部の安定化および推進力に大きく寄与している．そのため腱膜の踵骨付着部には，歩行・ランニング・ジャンプなどの基本的な動作により牽引力とともに荷重による圧迫力が繰り返され発症する．難治性オーバーユース障害の1つである．
- 一般的な要因としては，前述した長時間の立ち仕事，肥満傾向，下腿筋群の柔軟性低下に加え，加齢や靴の影響も無視できない．
- スポーツ活動によるものでは，ジョギング愛好家や陸上長距離選手といったランニングに関連

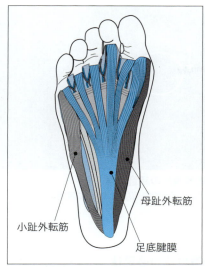

図1 足底腱膜
足底腱膜は踵骨隆起内側突起から各足趾の基節骨底面にいたる足底筋群をおおう腱膜である．

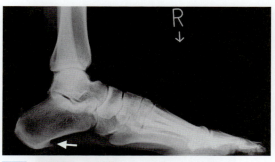

図2 踵骨棘，X線像
踵骨隆起下縁にみられる（矢印）．

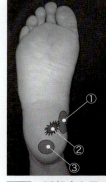
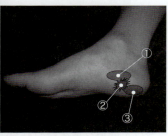

図3 踵部痛を呈する疾患の圧痛点の相違
足底腱膜炎では腱膜の踵骨付着部やや内側に圧痛点がみられる（①：外側足底神経第1枝の絞扼性神経障害，②：足底腱膜炎，③：踵部脂肪体萎縮）．

した種目と，剣道など裸足でのスポーツに好発する．

ii 症状
- 朝，起床時の第1歩目の強い痛み（initial step pain）が特徴的とされる．同様の現象はしばらく椅子に座っていた後の立ち上がり動作時にも認められる．安静や就寝にて軽快することが多いが，翌朝には足底の突っ張り感とともに再び第1歩目の激痛を訴える．
- 疼痛は足底腱膜の踵骨付着部（やや内側寄り）にみられる．
- 歩行とともに一時的に軽快することもあるが，歩行距離・時間の遷延とともに鈍痛や足底にかけての放散痛を訴えるようになることもある．
- 爪先立ち動作で疼痛が増強することも多く，足底腱膜の巻き上げ機現象（windlass mechanism）が影響していると考えられる．

❷ 診察と検査のポイント
i 診察
- まず，どのような痛みなのか聞くことが重要である．中高年者の場合，ほとんどが朝起床時や椅子から立ち上がった際の歩行開始時痛を訴える．
- スポーツによる痛みの場合には，スポーツ種目や練習量の増減を聴取することが診断に役立つ．
- 足底腱膜の踵骨付着部やや内側の圧痛が著明であり，足趾を背屈させると疼痛が増強し圧痛部位がより明確となる．
- 圧痛点のわずかな違いにより，他の疾患も念頭におき診察する必要がある（図3）．外側足底神経第1枝の絞扼性神経障害や踵部脂肪体の萎縮による踵部痛，踵骨疲労骨折との鑑別が重要となる．

ii 検査
- X線検査では側面像にて踵骨棘を認めることがあるが，症状の有無とは必ずしも一致しないため診断の決め手にはならないことを覚えておくべきである．
- X線撮影では，荷重時側面像でアーチの評価を

4. 下肢 | 17. 足底腱膜炎　341

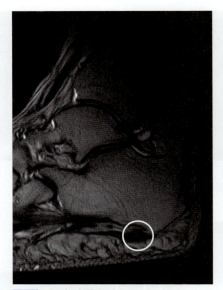

図4　足底腱膜炎のMRI
足底腱膜炎では踵骨付着部に腱膜の肥厚像がみられることが多い（円内）．

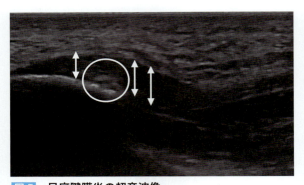

図5　足底腱膜炎の超音波像
腱膜の肥厚像（双方向矢印）とともに実質内の変性がみられる（円内）．

行うことも重要である．

- MRIでは，踵骨付着部近傍の腱膜肥厚像（図4）や高信号像がみられる．付着部踵骨内の骨挫傷様の異常信号が認められることもある．
- 超音波検査の有用性は高く，腱膜肥厚像や骨棘（図5），ドプラ法での異常血管の増生が認められる．足趾を背屈させると腱膜の緊張が高くなるため，他の組織との判別がしやすくなる．MRIとともに，足底脂肪組織の状態も評価することができるため鑑別にも役立つ．

❸ 患者への説明のコツ
i　生活上の注意点
- 踵部痛が発症するきっかけとなった要因がなかったかどうか，よく考えてもらう．生活の中で，まずはその要因を制限することができるかどうかを確認することが重要である．
- 中高年者の場合，立ち仕事や歩行量を制限するとともに体重のコントロールを行うように指導し，足に適した靴をはくように指導する．
- スポーツによる場合には，ランニングコースの変更や，靴，インソールの変更によって発症することも多く，それらを修正することが可能かどうか検討してみる．

ii　治療継続の必要性
- 後述する保存的治療で80〜90％が軽快するとされているが，治療期間は数ヵ月〜1年以上に及ぶことも少なくない．そのため，患者にはまずそのことを説明し，保存的治療を継続してもらうための覚悟をもってもらうことが重要となる．

❹ 外来における治療
i　投薬
- 非ステロイド性抗炎症薬（NSAIDs）は発症初期には有効なこともあるが，プラセボとの無作為試験では有意な差は得られなかったという報告もあり，長期投与による効果は期待できない．

【処方例】
- ロキソプロフェン（60 mg）1回1錠，1日3回
  レバミピド（100 mg）1回1錠，1日3回
  （発症初期にのみ投薬）

ii　装具療法
- アーチサポートとともに疼痛部位に衝撃吸収用素材を用いたインソールを作製し装着させる．
- night splintsが有効とする報告は多く，推奨される．就寝時に背屈5°でシーネ固定を行い，夜間に足底腱膜の伸張を図る．
- スポーツ活動時にはアーチ保持のためのテーピングや踵骨パッドを用いる．

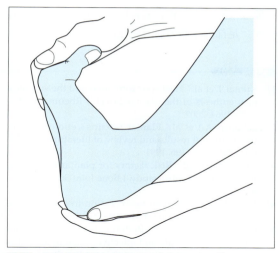

図6 足底腱膜炎に対するストレッチング
膝関節屈曲位で，足関節を最大背屈させ，さらに足趾をMTP関節で最大背屈させる．

iii 理学療法

- ストレッチングが有効とする報告は多く，推奨されている（図6）．診察時に足底腱膜およびアキレス腱（下腿三頭筋）のストレッチングを実践させ，自宅でも繰り返し行ってもらうように指導する．特に，下腿三頭筋のストレッチングは遠心性運動を取り入れて行うのが有効である．インソールと並行した初期治療の柱として位置づけている．

iv 体外衝撃波治療

- わが国でも難治性症例に対し，保険適用となった治療法である．その有効性についてはいまだ意見が分かれているが，機器の普及とともに臨床応用も盛んになりつつあり成績が期待される．
- 衝撃波の照射部位，頻度，時間，強度など至適条件について検討する必要がある．

v 超音波ガイド下局所注入療法

- ヒアルロン酸：症候性要素の存在する疎性結合組織内に，超音波ガイド下での注入を行う．踵部内側から刺入し1〜2週間隔で行う．疼痛軽減効果が認められ実用的であるが，現時点では保険適用外での治療となる．
- PRP：超音波ガイド下で腱膜実質内に注入を行う．その有効性についてはいまだ確立されていない．投与時期，投与量，投与頻度など至適条件についての検討が望まれる．

❺ 専門医への紹介のタイミング

- 通常，約6ヵ月間の保存的治療を勧めるが，初期治療の主体となる装具療法や理学療法は，その内容が十分に理解できていないと十分な効果が得られない．初期治療開始後，約3ヵ月が経過してもまったく改善がみられない場合には専門医に紹介し，装具の修正や理学療法の見直しを依頼する．
- さらに積極的な保存的治療として，ESWTや超音波ガイド下局所注入療法を希望する場合には，特殊な機器と経験が要求されるため，専門医に紹介したほうがよい．
- 約6ヵ月間の積極的な保存的治療にて症状の改善が得られない場合には，手術的治療も考えられるため専門医に紹介したほうがよい．
- 早期のスポーツ復帰が必要とされるスポーツ選手の治療にあたっては，すみやかに専門医に紹介するほうがよい．

❻ 最近の手術方法と後療法

- 足底腱膜切離術が基本となる．直視下または鏡視下に足底腱膜の踵骨付着部近傍での切離が行われる．直視下の場合，通常，踵部内側からアプローチする．足底腱膜の全切離により，足アーチの破綻や中足部痛が報告されていることより，通常，腱膜の部分切離術が行われることが多い．まとまったエビデンスを伴う唯一の術式であるが，その治療成績は一定しておらず患者の満足度はそう高くないとの報告もみられる．
- 腓腹筋退縮術が腱膜切離術に併用され多用されつつある．前述したように，足底腱膜炎例では高率に足関節背屈制限が認められることから，腓腹筋単独拘縮に対して直視下または鏡視下に腓腹筋筋膜を部分切離することで，足関節背屈制限を軽減しheel cord tightnessを解除する方法として多用されている．踵部痛の軽減に有効とされる新しい手術法である[4]．
- これらの手術的治療を行った後，疼痛が自制内

となれば下腿三頭筋を含めたheel cord全体のストレッチングを開始する．踵への部分荷重は通常，インソールを装着して術後3週から開始する．術後約6週までに全荷重歩行をめざす．

❼ 再発防止のための注意点

- 発症要因をなるべく正確に突き止め，症状軽快後には可能な限り要因を制限する．体重のコントロール，靴の見直し，職場環境の修正，配置換えなど就労条件を変化させることも重要となる．
- 足底腱膜を含むheel cord全体のストレッチングを欠かさないように指導し，柔軟性の獲得と維持を心がけさせる．
- スポーツによる発症の場合，足アーチ保持に必要な後脛骨筋や腓骨筋といった外来筋のみならず，足部内在筋の筋力強化訓練を行う．

■文献

1) Kumai T et al：Heel spur formation and the subcalcaneal enthesis of the plantar fascia. J Rheumatol **29**：1957-1964, 2002
2) Schepsis AA et al：Plantar fasciitis：etiology, treatment, surgical results and review of literature. Clin Orthop **266**：185-196, 1991
3) Riddle DL et al：Risk factors for plantar fasciitis：a matched case-control study. J Bone Joint Surg Am **85**：872-877, 2003
4) Maskill J：Gastrocnemius recession to treat isolated foot pain. Foot Ankle Int **31**：19-23, 2010
5) Gerdesmeyer L et al：Radial extracorporeal shock wave therapy is safe and effective in the treatment of chronic recalcitrant plantar fasciitis：Results of a confirmatory randamoised placebo-controlled multicenter study. Am J Sports Med **36**：2100-2109, 2008

18 爪周囲炎

ここ10年でわかったこと

【発症原因】

1) 巻爪
- 爪はもともと巻く性質があるため，足趾の底側からの力が作用しないと曲率を増す．
- 足趾では地面を踏みしめて歩行するという力学的作用が爪を平らに保っている．
- 歩行距離の減少，麻痺患者の患側や寝たきりなどの廃用，外反母趾の回内変形，趾尖より長く伸びた爪，痛みのため踏み返しができないなどの歩容の異常が発症原因としてあげられる．

2) 陥入爪
- 合わない靴，深爪，外傷などが誘因となり爪が食い込むことが発症の原因となる．
- 炎症は爪縁の刺激が原因であって，細菌感染によるものではない．したがって，消毒や抗菌薬の内服・外用による治療は無効である．

【治療方法】
- 従来は爪の形態や状態を考慮せず，爪甲の端を切ったり，抜爪したりなど一時的に改善するのみの治療や，消毒や抗菌薬投与の漫然とした継続の保存的治療か，爪郭爪母形成術やフェノール法など永続的に爪の変形を残す侵襲的治療が主流であった．
- 爪の形態や厚さ，巻きの程度，炎症性肉芽の有無などに応じて治療方法を考慮する必要がある．
- 爪の形態を元に戻す種々のデバイスが発売されて矯正治療が徐々に普及してきたが，現在のところ健康保険治療の対象とはなっていない．
- 直線状を保とうとする性質のある超弾性ワイヤ（マチワイヤ）は爪の先端が長く伸びていないと使用できないとされていたが，爪と足趾が同じ程度の長さがあれば治療可能である．

【爪病変のリスク】
- 爪は小さい部分であるため軽視されがちであるが，末節骨を押さえ，力の伝達に関与する重要な器官である．
- 爪にトラブルを有する場合，転倒リスクが2.3倍になるという報告がある．
- 爪の曲率が高い場合，正常な人に比べて閉眼片脚起立の時間が短縮するという実験結果もある．
- 転倒による骨折を防ぐために，ロコモティブシンドロームの視点からも爪変形と歩行についてはより注目されるべきである．

❶ 本疾患の病態・概念

i 巻爪
- 趾尖からみて，爪が曲率を増している状態である．
- 円筒形状を通り越し，ひらがなの「の」の字を描くほどになる場合もある．
- 必ずしも曲率と疼痛の強さは比例しない．
- なんらかの方法で爪の形状を平坦化し，維持することが本質的な治療となる．

ii 陥入爪
- 爪縁が皮膚に食い込んで炎症を起こしている状態であり，爪の曲率はさまざまである．
- 爪が薄い若年，特に男性に多い．
- 肉芽を形成すると，滲出液を伴うことが多く悪臭を放つこともあり患者を悩ませる．
- 炎症が続くと肉芽は増大し，足趾の皮膚が腫脹し，なお爪が食い込むという悪循環を呈するようになる．
- 疼痛のため正常な歩行ができなくなると爪の曲率を増し，陥入爪と巻爪を合併し難治性となる．

❷ 治療のポイント
- 爪病変の治療は，なるべく元の爪の形に近づけ

ることを心がけるべきであり，時間がかかると心得，決して急いではならない．爪を切ったり抜いたりは簡単に行えるが，一時的に改善したようにみえるのみである．抜爪すると爪が末節骨を押さえる機能を失い，末節骨が背側に凸となる変形を起こすことや，足趾の先端が盛り上がって正常な爪が生えなくなることも多い．フェノール法や爪郭爪母形成術など爪母にいたる侵襲を加えると幅の狭い爪になったり，爪の脇から小さな爪が生えてきたりなどの変形を生じ，二度と元の爪に戻すことはできない．巻爪と陥入爪の病態の違いを理解して丁寧に治療にあたる必要があり，両者が合併している場合はともに治療が必要である．

i 巻爪

- 曲率を改善することが重要である．種々のデバイスが販売されているが，筆者は爪の先端の両端に穴を開けてワイヤを通して切るのみの超弾性ワイヤ（マチワイヤ）を主に用いている（図1）．
- 爪の端から注射針を用いて穴を開け，針の穴をガイドにしてワイヤを通すと簡便である．
- ワイヤの種類は径0.25〜0.6 mmまで8種類あり，爪の厚みや硬さに応じて使い分ける必要がある．
- 足の爪で標準的に径0.4〜0.45 mmを用い，迷った場合は細めを使うことがコツである．
- 疼痛は直後に，遅くとも翌日には軽快する．
- 1〜2ヵ月して爪が伸びたら切り，必要に応じてワイヤ治療を繰り返して行う．
- 爪の根元まで巻いている場合は長期間の治療が必要になるが必ず改善する．

ii 陥入爪

- もともと若年で爪が薄く，滲出液や外用剤の塗布などで爪が浸軟して脆くなっていることも多いので，愛護的に治療を行う必要がある．
- 軽症の場合は，足趾の皮膚を爪から離す方向に引っぱるテーピング，コットンパッキングなども有用なことがある．また，炎症を起こしている皮膚にステロイドの外用も有用なことがある．
- 爪の曲率が増している場合は，径0.3〜0.35 mmのワイヤを使用するが，それほど曲率が高くなくても，「ワイヤを入れていたほうが楽」という患者が多い．
- 周囲の炎症が強い場合，爪の縁が皮膚を刺激しないように，翼付針のチューブなどを用いてチュービング（Gutter法）を行う（図1）．
- 炎症性肉芽には硝酸銀の水溶液の塗布を行うと，表面が乾燥して脱落し，縮小していく．
- 肉芽が大きい場合は爪や爪母は温存しつつ，足

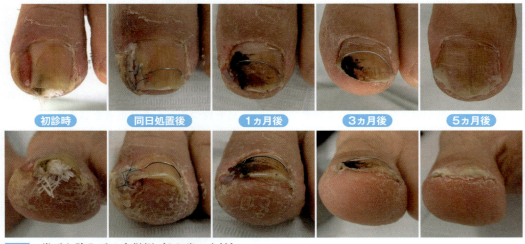

図1 巻爪と陥入爪の合併例（86歳，女性）
皮膚科で処方された外用剤とコットンパッキングを3ヵ月していたが治癒せず，抜爪を提案されたため来院．初診時に超弾性ワイヤによる爪矯正とGutter法，硝酸銀による処置を行った．その後は順調に推移し，約5ヵ月後に治療を終了した（爪の黒化は硝酸銀付着によるものである）．

趾伝達麻酔下に肉芽を切除することも考慮する．
- 爪が欠けていたり，前医で切られていたりして食い込んでいる場合は，正常な形態に近づけるため人工爪を用いることもある．
- 消毒など不適切な治療を受けていた期間が長ければ長いほど，治癒まで長期間を要する．

❸ 患者への説明のコツ
- 疼痛さえとれればよい者，爪の形態が平らにならないと気が済まない者，平らになってもワイヤが入っていないと不安な者など，患者個人で希望するゴールが違うため，それぞれに合わせて対処する必要がある．
- 巻爪の疼痛は早期に消失するが，形態の改善は緩徐なのであせらないことである．
- 爪の根元から先端まで伸びるまでには約1年半を要するため，治療には長期間を要す場合もある．
- ワイヤを抜いても平らなままの者もいるが，歩き方の癖などでしばらくするとまた巻いてくる場合もある．爪は元々巻く性質があるので再度巻いても不思議なことではない．巻いてもまたワイヤを通せばよいだけのことである．

❹ 専門医への紹介
- 爪の治療を専門的に行っている医師は皮膚科，形成外科，整形外科などにわたっているが徐々に増えてきている．
- 整形外科医にとって爪は専門外のように思われるが，歩行に重要な役割を果たす運動器の一部と考え，積極的な関与が望まれる．

❺ 再発防止のための注意点
- 深爪をすると疼痛により足趾を浮かせるために再発しやすくなる．爪は足趾の皮膚の先端の形状に合わせて切るように指導する．
- 小さい靴，先端の細い靴をはかないよう気をつけることは当然であるが，大きすぎる靴も歩きにくく，また前すべりして足趾の爪にあたることが多くある．踵に合わせてはき，紐やベルクロテープなどで足背に固定させ，足趾の先端に余裕をもった靴のサイズとはき方の指導が非常に重要である．

19　下肢の腫瘍

ここ10年でかわったこと，わかったこと

【改訂WHO分類】
- 骨・軟部腫瘍のWHO分類が2002年以来，約10年を経て2013年に改訂された．骨腫瘍の悪性度について，2002年の旧WHO軟部腫瘍分類と同様に中間型（局所浸潤性の強い腫瘍，まれにしか遠隔転移しない腫瘍）の概念が導入された．
- 下肢に好発する骨巨細胞腫は，中間型腫瘍（局所浸潤性が強く，まれであるが転移も起こす）に分類されている．色素性絨毛結節性滑膜炎は良性に，デスモイド型線維腫症は中間型（局所浸潤性が強い）に分類されている．

【頻度，好発年齢】
- 骨肉腫は100万人に2人程度であるが，若年者に多いため0～24歳では100万人に4.4人発症すると報告されている．日本整形外科学会（日整会）骨腫瘍登録では2013年で年間207例であった．
- 骨巨細胞腫は原発性骨腫瘍の4～5％を占め，20～45歳に好発する．日整会骨腫瘍登録では2013年で年間148例であった．
- 色素性絨毛結節性滑膜炎は，各年齢層に発症するが40歳以下の発症が多い．2013年日整会軟部腫瘍登録では腱滑膜巨細胞腫としては305例が登録されている．
- デスモイド型線維腫症は100万人に2～4人発症するとされ，腹壁発生は若年女性に多く，腹壁外発生は40歳までに発症することが多い．日整会軟部腫瘍登録では2013年に143例が登録されている．

【病因】
- 骨巨細胞腫の病因として最近，*H3F3A*の変異が同定された．
- デスモイド型線維腫症では*CTNNB1*の変異，色素性絨毛結節性滑膜炎では*CSF1*と*COL6A3*の融合遺伝子が病因として同定されている．
- 骨肉腫については悪性化の原因となる単一の遺伝子変異は特定されていない．

【粒子線治療の登場】
- 切除不能の骨・軟部原発悪性腫瘍に対して重粒子線治療の有効性が報告されている．先進医療会議で認められ，2016年4月から骨盤発生などの手術がむずかしい骨肉腫をはじめとする悪性骨・軟部腫瘍に対して保険が適用された．
- 小児の固形癌に対する陽子線治療の有効性も同様に認められ，2016年4月から骨肉腫をはじめとする小児の固形癌に対する陽子線治療も保険適用となった．

【分子標的治療薬，抗癌薬】
- 抗RANKL抗体であるデノスマブ（ランマーク®）が骨巨細胞腫に対して有効であり，保険適用となっている．手術とデノスマブ使用のタイミング・期間などは今後の研究課題である．
- 臨床試験において，CSF-1R阻害薬であるpexidartinib（PLX3397）の色素性絨毛結節性滑膜炎に対する有効性が報告され，米国食品医薬品局で画期的治療薬に指定された．今後欧米での第Ⅲ相臨床試験を経て，臨床で使用できる可能性がある．
- デスモイド型線維腫症に対する低用量メトトレキサート＋ビンブラスチンの有効性が報告されているが，わが国では保険適用となっていない．

❶ 疾患の病態・概念，症状

i 骨肉腫

1）概念・病態
- 類骨・骨を産生する悪性腫瘍であり，組織学的に腫瘍のつくるマトリックスにより骨芽細胞型，軟骨芽細胞型，線維芽細胞型に分類される．
- 10歳代の大腿骨遠位，脛骨近位，上腕骨近位に好発し，骨を破壊しながら骨外に進展する場合が多い．

2）症状
- 疼痛・腫脹を主訴とすることが多い．

ii 骨巨細胞腫

1）病態・概念
- 腫瘍細胞の本体は単核細胞であるが，数多くのマクロファージや大型の破骨細胞様巨細胞も腫瘍組織を構成している．
- 大腿骨遠位や脛骨近位に好発し，破骨細胞様巨細胞の働きにより骨を破壊して増殖する．
- 腫瘍の病期は骨皮質の状態により Campanacci type 1〜3 に分類される．

2）症状
- 疼痛，腫脹を主訴とすることが多い．

iii 色素性絨毛結節性滑膜炎

1）病態・概念
- 発症機序は腱鞘巨細胞腫と同じと考えられるが，浸潤様式を含む臨床的特徴で両者は区別されている．
- 滑膜細胞様単核細胞，泡沫細胞，多核巨細胞，ヘモジデリン貪食細胞，炎症性細胞で構成される．
- 多くは膝に発症する．

2）症状
- 膝が好発部位であるため，腫脹，関節可動域制限，繰り返す血腫などの症状を呈する．

iv デスモイド型線維腫症

1）病態・概念
- （筋）線維芽細胞の増殖を特徴とし，深層の軟部組織に発生する局所浸潤性の強い腫瘍である．
- 下肢に発生すると，他部位発症例に比べて治療抵抗例が多いと報告されている．

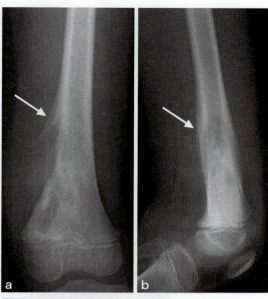

図1 左大腿骨骨肉腫の X 線像
骨・骨皮質の破壊像に加えて Codman 三角・層状の骨膜反応を認める（矢印）．
a：正面像，b：側面像．

2）症状
- 固いしこり，疼痛，下肢発生の場合は関節可動域制限を呈することがある．

❷ 診察と検査のポイント

i 診察
- 骨幹部–骨幹端部に病変が限局する場合は，各関節には可動域制限などの症状がないことがあり，Patrick テストなどの人名のついたテストに頼ると診断の pitfall にはまることがある．
- 圧痛，腫脹の有無などの局所所見をしっかりとることが重要である．

ii 検査
- 骨腫瘍（骨肉腫，骨巨細胞腫）では X 線評価が重要であり，骨病変のパターンや骨膜反応の有無を評価する（図1）．
- 軟部腫瘍（色素性絨毛結節性滑膜炎，デスモイド型線維腫症）では MRI 評価が重要である．
- 骨肉腫では MRI により骨外進展や髄内進展の評価が可能である（図2）．
- 骨肉腫では病期を決定する必要があり胸部 CT，骨シンチグラフィ，PET-CT などで評価する．

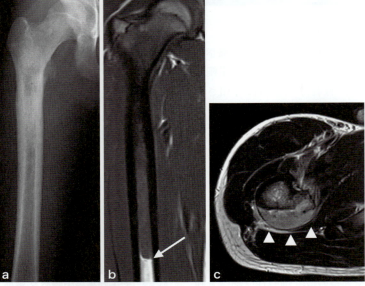

図2 右大腿骨骨肉腫
a：X線正面像.
b：MRI T1強調 coronal像（矢印：腫瘍の髄内進展を評価できる）.
c：MRI T2強調 axial像（矢頭：腫瘍の後方骨外進展を評価できる）.

❸ 患者への説明のコツ

i 骨・軟部腫瘍全般の診療について

- 骨肉腫をはじめとして，高度な専門知識を必要とする疾患が多いため，専門施設を受診して診断確定および診療方針の説明を受けてもらうよう勧める．
- 診断が未確定である場合，専門施設への紹介前に患者・家族を不安にさせるような推測だけの疾患名をむやみに説明しない．画像上，悪性骨腫瘍が疑われても，骨髄炎や良性骨病変である場合もある（図3）．

ii 色素性絨毛結節性滑膜炎

- 再発率の高い腫瘍である．
- 手術は腫瘍の局在により，関節鏡視下手術と大きく展開して切除する手術がある．

❹ 専門医への紹介

- 手術を必要としない良性の骨病変と診断できる場合を除いては，骨破壊を伴う症例や異常な骨膜反応を伴う症例はすみやかに紹介する．
- MRIにて色素性絨毛結節性滑膜炎を疑う所見（関節内外に存在，MRIのT2強調画像で低信

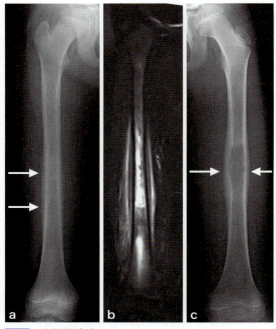

図3 大腿骨病変
a：大腿骨骨髄炎のX線像．層状の骨膜反応と辺縁不明瞭な骨破壊を認める（矢印）．
b：同一例のMRI T2強調脂肪抑制画像．
c：大腿骨好酸球性肉芽腫のX線像．層状の骨膜反応と辺縁不明瞭な骨破壊を認める（矢印）．

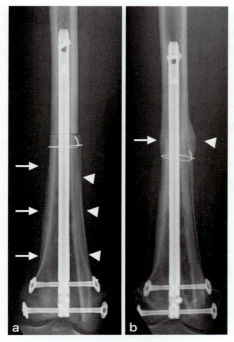

図4 骨肉腫切除後の生物学的再建
a：X線像．切除大腿骨を加温処理して移植し（矢印），血管柄付き腓骨移植を併用した（矢頭）．
b：X線像．移植した加温処理骨と宿主骨（矢印），移植した血管柄付き腓骨と宿主骨（矢頭）の骨癒合が得られている．

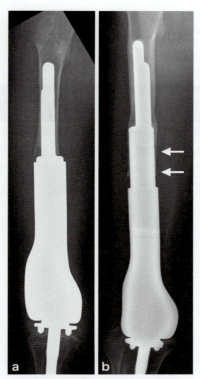

図5 骨肉腫切除後の伸長式腫瘍用人工関節置換
a：置換手術後のX線像．
b：置換手術後3年のX線像．3回の延長手術で人工関節が伸長している（矢印）．

号）を認める場合は，専門医にコンサルトあるいは紹介する．
- 軟部腫瘍で，脂肪腫・神経鞘腫・血管腫などのMRIで典型的所見を呈する腫瘍以外は専門医にコンサルトあるいは紹介する．

❺ 最近の手術方法

i 骨肉腫
- 切除については，患肢温存手術が標準治療である．再建術式として，腫瘍用人工関節置換術以外に生物学的再建（各種処理骨移植，血管柄付き腓骨移植など，図4）を実施する施設が増えている．
- 小児では将来の脚長差，機能障害を考慮して，伸長式腫瘍用人工関節による再建（図5）や回転形成術（rotationplasty）を行う場合もある．

ii 骨巨細胞腫
- 関節を温存できる場合は腫瘍掻爬を行い，再発率を抑えるためにhigh speed burによる入念な繰り返し掻爬や各種処理（液体窒素，エタノール，フェノールなど）が実施されている．保険適用の問題に注意が必要である．
- 抗RANKL抗体であるランマークによる保存的治療と手術的治療を併用する方法があるが，まだ試験段階である．

iii 色素性絨毛結節性滑膜炎
- 関節内に腫瘍が限局している場合は，関節鏡視下手術が可能である．
- 関節外に存在する腫瘍は，日常生活動作（ADL）に問題なく，周囲の正常組織に破壊がなければ経過をみる選択肢がある．

iv デスモイド型線維腫症
- 患肢機能を低下させる広範切除は回避される傾

向にある.
- 症例ごとに保存的治療と手術的治療の選択を注意深く判断する.

❻ 逆紹介時・リハビリテーション時のポイント

- 骨肉腫,骨巨細胞腫では専門施設による治療後,逆紹介を受ける場合が少なくない.
- リハビリテーション処方にあたって,専門施設で実施された切除範囲,再建術式,残存筋肉などが個々の症例によって異なることに留意する.専門施設の治療担当医と十分に情報交換を図りながら,適切なリハビリテーションを実施する.
- 色素性絨毛結節性滑膜炎では,術後早期のリハビリテーションにより関節機能を維持・改善する.
- 下肢発生のデスモイド型線維腫症では関節拘縮が問題となる.罹患部位の近傍にある関節の拘縮進行に注意を払う.

20 下肢の骨端症

ここ10年でわかったこと，今後の展望

【病態】
- Osgood-Schlatter 病に対する超音波検査を用いた検診より，局所の血流増加・血管新生が痛みや初期病変の把握に関与する可能性があることや，脛骨粗面の不整像と大腿四頭筋の柔軟性低下が関連することなどが示された．

【画像診断】
- MRI や超音波機器の進歩により，骨端の腱付着部での変化を詳細に描出できるようになった．特に超音波検査は外来で簡便に繰り返し可能であり有用である．

【運動器検診】
- 2016年度より学童生徒の運動器検診が開始され，骨端症の早期発見が可能となった．早期や治癒過程の超音波所見の理解がさらに進むと予想される．

❶ 本疾患の病態・概念

i 概念

- 骨端症とは，小児期の骨端核における内軟骨性骨化が，主に血流障害と繰り返される機械的ストレスによって障害され，骨への置換が遅れる状態である．主なものは骨端線側の骨端で発生し，腱や腱膜からの骨端への牽引力が大きな影響を与える．
- 活動性の上昇，成長速度が大きく関与し，多くは男児に発生する（Freiberg 病のみ女子に多い）．
- 骨端の関節軟骨側で骨化障害が発生した場合には，関節軟骨を含めていわゆる「離断性骨軟骨炎」となり，下肢では膝関節に多く，足関節・股関節にも発生する．

ii 好発部位・年齢

- 代表的な下肢の骨端症は，近位より順に Perthes 病（p327 参照），Sinding Larsen-Johansson 病（膝蓋骨下極，好発年齢 8～12 歳），Osgood-Schlatter 病（脛骨結節，同 10～14 歳），Sever 病（踵骨，同 8～12 歳），Köhler 病（足舟状骨，同 3～7 歳），Freiberg 病（第 2 または第 3 中足骨頭，同 13～15 歳），Iselin 病（第 5 中足骨粗面，同 8～14 歳）などがある．

iii 症状

- 圧痛と運動時痛，悪化すれば関節可動域の制限となる．

❷ 診察と検査のポイント

i 問診

- スポーツによるオーバーユースに起因することが多く，運動習慣の聴取が大変重要である．
- 運動時痛のみか安静時も痛いのか，運動種目，1日当たりの練習時間，1週間の頻度などの確認が必要であり，過密なスケジュールで練習を行っている場合も多い．足部の場合にはシューズの状態も確認すべきである．
- 成長期に発症するため，1年間の身長の伸び（1年で 10 cm 程度）や急速な体重増加の場合にはリスクが高いと考える．

ii 診察

- 圧痛，隣接関節を含む関節可動域，体幹や下肢のタイトネス（特に大腿四頭筋とハムストリングス）を評価する．
- Osgood-Schlatter 病では大腿四頭筋の緊張が高く，腹臥位での膝屈曲により「尻上がり現象」が起こることがある．

iii X 線

- 2方向を両側撮影し，骨端核や骨端線の状況を

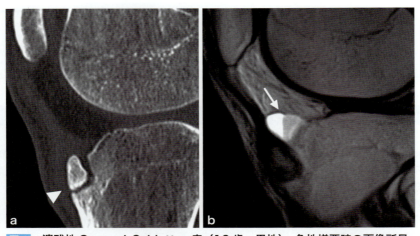

図1 遺残性 Osgood-Schlatter 病（16歳, 男性）, 急性増悪時の画像所見
a：再構築 CT 矢状断像. 脛骨結節部に母床と癒合していない骨片を認める（矢頭）.
b：MRI T2 矢状断像. 骨片の後方近位に液体貯留を認め, 出血に伴う液面形成を示す（矢印）. 保存的治療にて症状は軽快したが, 骨片の不安定性が増加した可能性がある.

比較する. ただし, X線で左右差を判定できないことも多い.

- 特徴的な所見として, Sinding Larsen-Johansson 病では膝蓋骨下極に不規則な骨化像, Osgood-Schlatter 病では脛骨結節部の不整な隆起や遊離骨片, Sever 病では踵骨骨端核の硬化像, Köhler 病では足舟状骨の扁平化と硬化, Freiberg 病では中足骨頭部の透亮像や遊離体形成, 関節面の不整像, Iselin 病では骨端核の残存がある.
- 膝の離断性骨軟骨炎では, 顆間窩撮影が有用である. 時に骨化遅延による正常変異（主に外側顆の後方に発見され femoral condyle irregularity とも呼ばれる）がみつかることがあり, 同部の症状があるのかを慎重に見極める必要がある. しかし, 鑑別がむずかしく経過観察が必要となることが多い.

iv CT

- 通常は必要でないが, 遺残性 Osgood-Schlatter 病で手術加療を要するような例では, 骨の状況を確認するのに有用である（図1）.

v MRI

- 骨端症の診断には必ずしも MRI は必要ではないが, 症状の強い例では周囲に骨髄浮腫を認めることもある. また, 骨端ではなく付着する腱・靱帯の炎症が原因となっている可能性を確認できることがある.
- 離断性骨軟骨炎では, T2*強調画像や脂肪抑制 T1 強調画像などで関節軟骨の不整を確認したり, T2強調画像にて病巣の母床からの剥離（関節液の侵入）や周囲の骨髄浮腫像が確認でき, 重要である.

vi 超音波検査

- 近年著しく画像が進歩し, 病巣周囲の血流評価, 付着する腱・靱帯の状態, 周囲の滑液包の水腫なども確認できる.
- 経時的な評価で, 骨片の架橋形成や周囲の腫脹の軽減を確認することにより, スポーツ許可の目安になることがある.

❸ 患者への説明のコツ

i 保存加療

- 多くは休息により改善すること, 成長の進行とともに骨端核が骨幹端と癒合して治癒へ向かうことが多いことを説明し, 適切にスポーツ活動の制限を行えば予後は良好である.
- Osgood-Schlatter 病では, 痛みは改善しても骨性隆起が残ることがあり, 遊離骨片による症状が残る場合には手術を要することもある.

ii 手術の必要性

- 骨端症の中でも遊離骨片の不安定性が明らかな場合や, 関節面の変化を伴う場合, 変形が高度

になる場合には，痛みが残り手術的治療の可能性がある．離断性骨軟骨炎は関節面に問題を生じるため，より長期に休養を要することがある．

❹ 外来における治療

- 運動量のコントロールが重要であり，足部においては症状の強い急性期には免荷も有効なことがある．運動はなるべく全面休止とせず，患部外のトレーニングは可能なことを説明し，運動前後のストレッチングと運動後のアイシング（アイスマッサージ）を励行するように伝える．必要に応じて消炎鎮痛薬（主に外用）を処方し，経過をみる．
- Osgood-Schlatter 病の場合には専用のサポーターを使用し，可能ならスポーツ継続させることもある．また，足部ではアーチサポートも有効なことがある．
- 症状が持続するようなら，段階的に検査を行い，通院でのリハビリテーションを行って，活動のコントロールがされているかを確認する必要がある．

❺ 専門医への紹介・手術のタイミング

- 多くの骨端症が予後良好であり紹介の必要は少ないが，関節面に関係する部位については，MRI 検査も含めて紹介し精査を依頼する．手術的治療は，関節面に問題を生じている場合（特に離断性骨軟骨炎）には早期に必要となる例もある．
- 遺残性 Osgood-Schlatter 病の場合には，運動の継続を強く望むが，疼痛があり十分な活動ができない例で，術後のリハビリテーションもしっかり行う（十分な運動の回復まで3ヵ月が目標）ことが可能な例についてのみ手術を検討すべきである．

❻ 最近の手術方法

- Osgood-Schlatter 病では，遺残性に対し遊離骨片とその母床に形成された骨棘の摘出が直視下で行われてきたが，近年は鏡視下での治療報告もある．
- 離断性骨軟骨炎では，病巣が小さい場合には鏡視下切除・骨髄刺激，病巣が中程度であれば骨接合や骨軟骨柱移植が選択され，膝関節の広範囲であれば自家培養軟骨細胞移植も適応となる．

❼ 逆紹介時のポイント

- 骨端症に対する手術では，その多くは遊離骨片の切除であり，痛みや腫脹に応じて可動域を回復し，それに伴い筋力強化を進めて運動への復帰時期を相談する．
- 離断性骨軟骨炎については，治療内容により異なる荷重制限を遵守し，可動域の回復とともに筋力強化をすすめて，徐々に運動復帰させる．

❽ リハビリテーションのポイント —— Osgood-Schlatter 病において

- 大腿四頭筋のストレッチングが重要であるが，股関節伸展位でのストレッチングを行い，大腿直筋が適切にストレッチングされることを指導する．
- 発症することの多いサッカーでは，キック動作によって発症していることが多く，股関節の内転・外転・内旋・外旋についても柔軟性の向上と筋力強化を行う必要がある．

❾ 再発防止のための注意点

- 運動強度を上げすぎると痛みが再発することがあるため，必ず段階的に復帰するように指導する．たとえば，「参加時間や動作の回数・強度・距離などを周りの選手の半分程度から」と指導する．
- 家族やスポーツ指導者にも本病態と予後について理解してもらうために，説明用パンフレットが有効である．
- 自分の体は自分でケアする・守るという観点から，圧痛のセルフチェック，ストレッチングやアイシングの指導を繰り返し行う．
- 成長期の身体変化を考慮すれば，半年程度は観察を行うことが望ましい．

21　下肢のスポーツ障害

ここ10年でわかったこと，かわったこと

- 画像診断技術の進歩に伴い診断が容易になり，早期診断・治療開始が可能となった．MRIでは脂肪抑制像が炎症に起因する浮腫変化を鋭敏に捉え，疲労骨折の早期診断には威力を発揮する[1]．CTでは三次元画像化が進むとともに，筋・腱・靱帯の描出も可能となった[2]．超音波検査では非侵襲的に動的画像を得ることが可能となった他，ポータブル超音波画像診断装置により診察室外でも中足骨の疲労骨折の一部を察知できるようになった．

❶ 本疾患の病態・概念

- スポーツの基本である走る動作は，下肢にストレスをもたらす．鍛えるということは運動負荷による組織の損傷とその後に生じる，負荷前を上回る修復の繰り返しによる運動器の強靱化や肥大化である．修復をもたらすためには休息が必要であり，修復が追いつかない運動負荷が繰り返されると組織の損傷が進み，障害をもたらす．
- 下肢のスポーツ障害のうち明らかな外傷に起因する靱帯損傷や軟骨損傷，半月板損傷などを除くと，下腿や足部の疲労骨折，腱炎，過剰骨障害，インピンジメント症候群などがあげられる．

❷ 診察と検査のポイント

i　問診

- 運動の種類や強度，実施頻度に加えて競技レベルや経験年数も参考となる．これに疼痛部位と疼痛誘発動作がわかると，かなり診断を絞ることが可能である．鵞足炎や腸脛靱帯摩擦症候群，踵骨や第3，第4中足骨疲労骨折は市民ランナーでも生じる一方，跳躍型脛骨疲労骨折や足関節内果，舟状骨，第5中足骨の疲労骨折などはトップアスリートに特徴的である．また，バスケットボールやラグビーでは前方インピンジメント症候群，ラグビーやサッカー，バレエでは後方インピンジメント症候群がみられる．外脛骨障害は小学校高学年から中学生にみられることが多い．

ii　視診

- 下肢のアライメントは重要で，O脚やX脚は腸脛靱帯摩擦症候群や鵞足炎，扁平足は外脛骨障害，凹足はアキレス腱付着部炎，下腿の内捻・外捻の有無により生じやすいとされる．左右の比較による腫脹の有無と部位も確認する．

iii　触診

- 関節可動域や関節の不安定性，圧痛部位，疼痛誘発肢位を確認する．また，疲労骨折では骨折部位に圧痛がみられるが，腫脹などは通常伴わない．脛骨の疲労骨折では患部の骨性隆起を触れる．腱の障害では腱の滑走に伴って摩擦を触知できる場合がある．

iv　検査

- 骨の障害ではX線検査が基本である．過剰骨の有無，関節面の不整，骨皮質の肥厚や骨梁の乱れなどを確認する．また，下肢では荷重位での撮影が非常に重要となる．CTやMRI，超音波などの画像が容易に得られる今では，X線検査の最大の利点は荷重位撮影にあるといっても過言ではない．しかしながら，疲労骨折の初期段階ではX線撮影のみでは所見を得られないことが多い（図1）．
- 微小な骨の亀裂や変化を観察するには，CTが優れている（図2）．また，骨形態の立体的把握は足関節の骨性インピンジメント症候群の診断に有力である．また，スポーツにて発症しやすい癒合症（coalition）の診断にも威力を発揮する．過剰骨や骨軟骨腫，辺縁外骨腫（骨棘）に対する重症度の把握と治療戦略には欠かせな

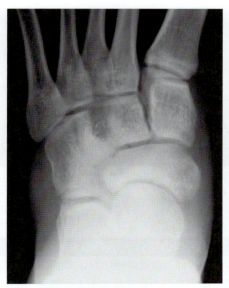

図1 舟状骨疲労骨折のX線像
異常所見は認めない．

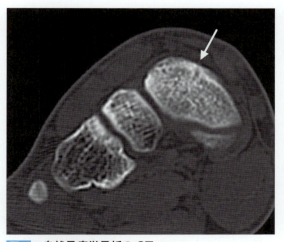

図2 舟状骨疲労骨折のCT
冠状断でわずかな亀裂（矢印）が観察される．

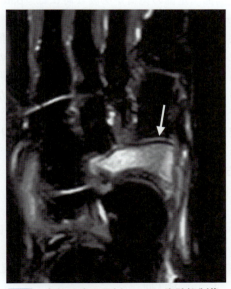

図3 舟状骨疲労骨折のMRI脂肪抑制像
舟状骨全体に高輝度領域（矢印）が観察される．

い検査である．一方，亀裂が生じる前段階での異常を検出するには，MRIの脂肪抑制像における高輝度変化領域の観察を行う（図3）．疲労骨折や骨軟骨損傷における検査としてきわめて鋭敏かつ有用である．インピンジメント症候群やcoalitionにおける局所炎症の存在を確認するうえでも重要な手段である．

- 軟部組織の障害ではMRIによる輝度変化が最も診断上の有力な手がかりになるが，動的観察には超音波検査が用いられる．CTでも3D画像として腱や靱帯の描出が可能となってきたことから，腱損傷などに有用である．鵞足炎や腸脛靱帯炎，足部の腱損傷や腱鞘炎における腱鞘水腫や骨との摩擦に起因する骨髄内浮腫の診断には，MRIが有用である．

❸ 患者への説明のコツ

- スポーツ障害をきたす患者の多くは，トップアスリートや運動部活動に熱心な生徒・学生，目標のあるスポーツ愛好家である．多くの障害が疲労性障害である以上，運動量の軽減や目標の見直しは必須である．この際に復帰の目安や局所安静時におけるトレーニングの実際を示すことが，患者の治療への積極的関与に重要である．単に安静を指示し，復帰の目途を示さないことは，患者に精神的負担，時に絶望感を与える結果となり治療上の妨げとなる．

❹ 外来における治療

- 治療の根幹が局所の負荷軽減にある他，アライメントの改善が効を奏することが少なくないことから，多くの症例は外来治療による保存的治療が可能である．炎症所見があるものに対しては，その急性期に非ステロイド性抗炎症薬

（NSAIDs）の処方を行う．NSAIDs の種類によっては経口投与時に胃粘膜保護剤を併用する．アライメントの矯正には足底挿板（インソール）で対処する．アーチサポートは外脛骨障害や coalition, Jones 骨折を含む舟足骨疲労骨折，舟状骨疲労骨折，踵骨疲労骨折，Lisfranc 靱帯損傷などに有効である．また，アーチサポートに加えて局所に緩衝材を用いることで，母趾種子骨障害や足底腱膜炎に対応が可能である．外側ウェッジ型足底挿板は，内果疲労骨折や腸脛靱帯炎に効果があるとされる．また，ヒールリフトを行うことで足関節前方インピンジメント症候群，シンスプリント，アキレス腱付着部炎などに効果がある．

- 足関節・足部の免荷が必要な時には，patellar tendon bearing（PTB）型装具を作製する．本装具の大きな利点は，松葉杖による下肢全体の免荷にはならないことである．下腿骨以下の免荷にとどまり，大腿部の筋萎縮を最小限に抑えることが可能な点はスポーツ復帰を見据えた場合にきわめて有用な点である．
- 疲労骨折に対しては低出力超音波治療も行われる．

【処方例】
- 内服：①セレコキシブ（100 mg）1回1錠，1日2回　あるいは
　　　　②ロキソプロフェン（60 mg）1回1錠，1日3回
　　　　レバミピド（100 mg）1回1錠，1日3回
　　　　③ジクロフェナク（37.5 mg）1回1カプセル，1日2回
　　　　テプレノン（50 mg）1回1カプセル，1日2回
- 外用：①インドメタシン（35 mg）テープ
　　　　②ジクロフェナク（15 mg）テープ
　　　　③ロキソプロフェン（100 mg）テープ
　　　　④ケトプロフェン（20 mg）テープ
　　　　⑤フェルビナク（70 mg）テープ
　　　　いずれも患部に1日1～2回

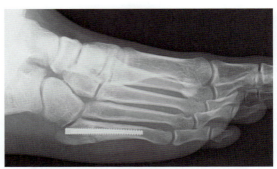

図 4　第 5 中足骨近位骨幹部疲労骨折
髄内釘の手術後．

❺ 専門医への紹介・手術のタイミング

- 疲労骨折は，日常診療において一般医家がみる機会は少ないのが実情である．第3，第4中足骨の骨幹部疲労骨折や踵骨疲労骨折などは自然経過をみるのみで良好な予後が得られるが，第5中足骨疲労骨折や舟状骨，内果疲労骨折は再発を常に考慮した戦略が必要であり，疑った時点で専門医への紹介が望まれる．第5中足骨の近位骨幹部疲労骨折は手術の適応と考えてよい．シンスプリントや腸脛靱帯炎，鵞足炎などは保存的治療が中心であるため，足底挿板や消炎剤で粘ってもよいと考える．
- 足関節インピンジメント症候群は，侵襲の少ない内視鏡視下手術によって治療期間を短縮できることから，疑った時点で紹介するとよい．距骨離断性骨軟骨炎，骨軟骨損傷は病期によって治療方法をかえる必要があり，経験豊富な医師に任せるのがよいと考える．

❻ 最近の手術方法

- 低侵襲手術が原則となってきている．跳躍型脛骨骨幹部の疲労骨折では近位からの髄内釘治療が行われる[3]．第5中足骨の疲労骨折では10 mm の皮膚切開1ヵ所，舟状骨の疲労骨折では5 mm 程度の皮膚切開2ヵ所で螺子の挿入が行われる（図4）．偽関節例では骨移植が必要となる．
- 足関節インピンジメント症候群の手術，離断性骨軟骨炎などの手術では鏡視下処置が行われる[4]．軟部組織によるインピンジメント症候群

では鏡視下に診断が確認できるものが多く，診断を兼ねた鏡視下手術が原則である．離断性骨軟骨炎では，変性軟骨や壊死骨の搔爬・骨髄刺激術が 150 mm² 未満の病変には有効と報告された．それ以上の大きさのものでは骨軟骨移植などが行われる．

❼ 逆紹介時のポイント

- スポーツ障害における治療は手術が行われた場合においても，その後のケアが重要である．特に免荷を要する疾患ではその期間や，全荷重までの段階的なプロトコールを明確に示す必要がある．また，治療には数ヵ月を要するものもあり，情報の共有あるいは手術実施医療機関への定期的な受診が必要である．

❽ リハビリテーションのポイント

- 免荷などによる患部の安静期間中におけるコンディショニングを計画する．局所安静に伴う他部位の筋萎縮などを最小限に抑えることを主眼とする．

i 急性期

- 免荷が必要な疾患では，患者の遵守に注意を払う．特に高校生などでは遵守されないことがある．このような場合には，あえてギプス固定を行う場合がある．一方，インピンジメント症候群の術後などでは，免荷は不要であることから術直後から日常生活動作の制限は必要がない．

ii 回復期

- 免荷などによる患部の安静期間中におけるコンディショニングを計画する．局所安静に伴う他部位の筋萎縮などを最小限に抑えることを主眼とする．過重負担を回避しつつ筋萎縮を防止することは容易ではなく，医療施設内での理学療法に加えて，自主的な訓練も欠かすことができない．免荷終了後や局所安静終了後に筋力の回復に努める．運動に伴う過度の負荷を避けるための水中トレーニングや固定自転車トレーニングの他，ゴム製のバンドなども有用である．
- 日常生活レベルからスポーツコンディションに戻すためにはアスレティックリハビリテーションが重要であり，これに関する知識をもった日本体育協会公認アスレティックトレーナーの介入も考慮する．

iii 維持期

- 再発防止のためスポーツにおける患部のケアを行う．運動終了直後のアイシングやその後のマッサージも有効である．

❾ 再発予防のための注意点

- 再発に関して最も重要なことは，トレーニングの効率化と十分な休息とのバランスである．疲労骨折では X 線・MRI 検査を行いつつ，運動量のコントロールを行う．

■ 文献

1) 杉本和也：舟状骨疲労骨折の病態，診断および治療．Orthopaedics **25**：45-50，2012
2) 中佐智幸ほか：足関節・足部の腱・靱帯における CT 画像．Orthopaedics **27**：31-37，2014
3) 内山英司：疲労骨折．新版スポーツ整形外科学，福林徹ほか（編），南江堂，東京，p333-337，2011
4) 杉本和也：足関節前方インピンジメント症候群．Orthopaedics **24**：73-78，2011

22 下肢の血行障害

a. 閉塞性動脈硬化症（ASO）

ここ10年でわかったこと

【頻度】
- 「末梢閉塞性動脈疾患の治療ガイドライン（2015年改訂版）」[1]では，80万人程度とされている．欧米では，高リスク群（高齢または喫煙，糖尿病）における有病率が29％に達している．
- わが国ではASO患者の70％が間欠跛行を主訴とするため，腰部脊柱管狭窄症（LSS）との鑑別や両者の合併が問題となる．
- 間欠跛行患者では，LSSが約80％，ASO単独およびLSSとASOの合併がそれぞれ約10％ずつである．
- 発症や増悪に喫煙が強く関与する閉塞性血栓血管炎（Buerger disease）の患者数は1万人程度で比較的まれな疾患である[2]．

【病態】
- 欧米の疫学調査によれば，ASO患者の40〜60％が同じアテローム性動脈硬化症である虚血性心疾患もしくは脳動脈疾患を有している．
- 糖尿病患者の激増に伴い，糖尿病足が注目されている．虚血だけでなく，感染や神経障害，そしてCharcot関節による骨格変形などの因子がさまざまに絡み合っているため，整形外科医の積極的関与が求められている．

【治療】
- 血管内治療の急速な進歩により，低侵襲治療が可能となってきた．
- 運動療法や薬物療法（シロスタゾール，クロピドグリルなど）を中心とした保存的治療の重要性にも関心が集まっている．

❶ 本疾患の概念・症状

i 概念
- アテローム性動脈硬化によって，下肢動脈に狭窄もしくは閉塞が起こり，血流障害による種々の症状を引き起こす疾患である．

ii 病態
- 血行障害の程度により下肢の症状が異なり，Fontaine分類（表1）が広く利用されている．間欠跛行⇒安静時痛⇒皮膚潰瘍・壊疽と重症化するが，必ずしも順序立てて進行するわけではなく，糖尿病足では突然壊疽が生じる場合も少なくない．

表1 Fontaine分類

I度	無症状
II度	間欠跛行
III度	安静時下肢痛
IV度	潰瘍・壊死

❷ 診察と検査のポイント
- 間欠跛行におけるLSSとの鑑別が最も重要である．
- 脳・冠動脈疾患の既往や，糖尿病・高脂血症・高血圧・喫煙習慣など動脈硬化リスク因子の有無を聴取する．
- ASOによる安静時下肢痛は，体血圧が最も低下する真夜中に強くなるため，患者はベッド上で起き上がり足をさすって痛みを和らげようとする．
- 間欠跛行の場合，姿勢因子がない（前屈位での下肢痛軽減），腓腹部に限局する疼痛という症状がLSSとの鑑別に役立つ．

- 下肢動脈の脈拍減弱もしくは消失．
- 挙上試験：仰臥位で両下肢を挙上させ足関節の屈曲負荷を 30 秒ほど行うと，ASO 患肢が蒼白になる．
- ABI：上肢に対する下肢収縮血圧の比で，0.9 未満であれば，ASO の可能性が高い．ただし，動脈石灰化がある場合（透析，糖尿病）は，ASO 病変があっても正常値となる．

❸ 患者への説明のコツ

- 間欠跛行の患者に対して：「腰で神経が圧迫される腰部脊柱管狭窄症が多いですが，足の血管が動脈硬化で狭くなる病気によって引き起こされることもあります」と説明する．
- 血管性間欠跛行の病態について：「歩くと正常の筋肉でも多くの酸素，つまり血液を必要とします．細くなった血管では十分に血液を届けることができず，酸欠状態になります．足の狭心症と思ってください」と説明する．

❹ 外来における治療

- ABI 0.7 以上であれば，整形外科医が保存的治療をすることは可能である．
- 運動療法（限界まで歩き，休んで再び歩く）と薬物療法（シロスタゾール（100 mg）1 回 1 錠，1 日 2 回）が基本である．なお，急性下肢虚血（後述）に注意する．

❺ 専門医への紹介

- 塞栓や血栓による急性下肢虚血：下肢切断の危険がある緊急状態である．心房細動合併例や ABI 低値（0.5 以下）例などで，動脈性血行障害の臨床症状である 5P を認めたら，すみやかに紹介する．ちなみに 5P とは，① pain（痛み），② pallor（蒼白），③ paresthesia（知覚障害），④ paralysis（運動麻痺），⑤ pulselessness（末梢動脈の拍動の消失）である．
- 脳血管障害や虚血性心疾患の合併が懸念される症例．
- ABI が 0.7 未満の症例．

b．静脈血栓後症候群（PTS）

ここ 10 年でわかったこと
- 特になし．

❶ 本疾患の病態

i 定義
- PTS は，深部静脈血栓症（DVT）に対し適正な抗凝固療法を行っているにもかかわらず，遠隔期に発症する病態である．

ii 症状
- 典型的な症状は，立位や運動時に悪化する浮腫や疼痛であり，症状が進むと静脈性潰瘍を呈する．

iii 頻度
- 抗凝固療法を行った DVT 例の 25〜46％に発症し，その半数は DVT 発症後 2 年以内に発現し，3％が静脈性潰瘍など重症例に移行する[3]．

iv 病態
- 静脈弁破壊による静脈逆流および静脈閉塞に伴う歩行時静脈圧上昇である．

v 予防と治療
- DVT そのものの予防が重要であり，DVT の再発は PTS の発症要因である．
- 治療は，患肢挙上，包帯，ストッキング，局所の創傷ケアであり，有効な薬物療法はない．

c. 血栓性静脈瘤

> **ここ10年でわかったこと**
> - レーザー血管内治療が2011年より保険適用となった．再発率が低く皮下出血や術後疼痛が少ないため，伏在型静脈瘤においては，ストリッピングにかわって標準的治療となった．

❶ 本疾患の病態

i 定義
- 下肢表在静脈に生じる異常な拡張で，原因は不明である．

ii 症状
- 痛み，かゆみ，疲労感などの症状をきたすが，無症候性の場合も多い．小さな傷が原因で炎症を起こすと表在性血栓静脈炎となるが，DVTのように塞栓症を起こすことはほとんどない．

iii 治療
- 静脈瘤に対しては弾性ストッキングを使用し，静脈炎を併発した場合は鎮痛薬で対処する．難治性であれば従来，硬化療法，ストリッピング手術が主流であった．しかし近年，伏在型静脈瘤においては低侵襲なレーザー血管内手術が標準的治療となってきた．弁不全を起こした伏在静脈を内腔からレーザーで焼灼することにより血液の逆流を止め，静脈を閉塞させる方法である．

■文献

1) 日本循環器学会ほか：末梢閉塞性動脈疾患の治療ガイドライン（2015年改訂版），日本循環器学会，東京，2015
2) 鳥畠康充ほか：血管性間欠跛行に対する整形外科医の役割．整・災外 **46**：1087-1094, 2003
3) Kahn SR et al：Determinantsand time course of post-thrombotic syndrome after acute deep venous thrombosis. Ann Intern Med **149**：698-707, 2008

23　下肢の神経障害

a. 腓骨神経麻痺

ここ10年でわかったこと

【病態】
- 高齢者の手術例の増加により，周術期における下肢の肢位不良による神経圧迫による発症が増加した．
- 術後の深部静脈血栓症予防用の弾性ストッキングによる神経圧迫の報告がある．

【診断】
- 神経圧迫の原因，局在の評価に超音波検査が有効である．

❶ 本疾患の概念・症状

i 概念
- 下肢神経麻痺の中で最も頻度が高い．
- 総腓骨神経は，腓骨頭の外側で長腓骨筋の浅頭と深頭の2つにより形成されたトンネル内を走行する．この部位で損傷を受けやすい．
- 原因として外部からの圧迫，外傷や手術による神経損傷が多い．ギプスや副子，また不良肢位による圧迫が多い．特に，脊椎麻酔の術後での股関節外旋位持続による神経圧迫には注意を要する．その他，蹲踞姿勢での作業（strawberry pickers' palsy），腓骨頭骨折や同部の骨・軟部腫瘍，人工膝関節や高位脛骨骨切り術後の神経損傷，fabellaによる圧迫，近位脛腓関節不安定症による発症の報告がある．

ii 症状
- 足関節，足趾の背屈力低下や消失を生じ，重症例では下垂足となる．
- 知覚障害の範囲は神経損傷高位により異なる．神経損傷が膝遠位レベルであると第5足趾（腓腹神経支配）を除いた足背全体の知覚障害が発症する．膝近位レベルの場合，外側腓腹皮神経や腓腹神経との交通枝の麻痺も起こり，下腿外側の知覚障害も加わる．

❷ 診察と検査のポイント

i 診察
- 知覚障害，筋力低下の認める筋群の範囲，神経圧迫部位での圧痛により診断は可能である．

ii 検査および鑑別疾患
- 腰椎疾患由来の神経障害との鑑別が重要である．
- 腰椎MRI，脊髄造影などの所見，腓骨頭周囲でのTinel徴候，下肢伸展挙上テスト（SLRテスト）陰性所見，中殿筋筋力低下がないことが参考になる．
- 補助診断として電気生理学的検査が有用である．
- 下垂足を呈するCharcot-Marie-Tooth病，糖尿病性末梢神経障害，片麻痺，転換性障害などとの鑑別も必要である．

❸ 治療のポイント

i 保存的治療
- MRIや超音波検査にて明らかな神経圧迫を認める症例や進行性の病変以外では，まずは外的神経圧迫の除去，消炎鎮痛薬，下行性疼痛抑制系賦活型疼痛治療薬，神経障害性疼痛治療薬，ビタミンB製剤の投与などの保存的治療を行う．
- 神経絞扼部への局所麻酔薬とステロイドのブロック注射，超音波ガイド下のブロックが近年

用いられている．
- 理学療法として，神経回復を促進する目的で神経障害部の近位での超音波刺激治療，関節拘縮予防目的の可動域訓練を行う．下垂足に対しては短下肢装具を装着する．

ii 手術的治療
- 明らかな神経圧迫例や3ヵ月以上の保存的治療で回復傾向の認められない症例に対しては，圧迫因子の除去や神経剝離術を考慮する．
- 回復の期待できない下垂足に対しては後脛骨筋前方移動術などの再建手術を行う．

b. 伏在神経障害

ここ10年でわかったこと

【病態】
- 多くの解剖学的研究により伏在神経の膝蓋下枝の多様な走行パターンが報告されている[1〜3]．
- 膝の再建手術の普及により，膝人工関節手術，前十字靱帯再建術の際のハムストリングからの腱採取に伴なう術後合併症として本症の報告が散見される[4〜7]．
- 下肢静脈瘤のストリッピングによる合併症の報告も多い．
- 下肢における複合性局所疼痛症候群（complex regional pain syndrome：CRPS）の原因の1つである．

【診断】
- 超音波ガイド下神経ブロックが診断にも有効である．

【治療】
- 手術的神経切除の良好な術後成績の報告がある．
- 凍結療法やラジオ波焼灼法などによる除痛や疼痛軽減の報告が海外ではあるが，わが国では普及していない．

❶ 本疾患の概念・症状

i 概念
- 伏在神経は知覚枝でL3-L4に由来し，大腿動静脈とともに大腿内側の内転筋管（Hunter canal）中を下行する．
- 神経は内転筋管を出る前に下腿内側皮枝と膝蓋下枝に分かれる．下腿内側皮枝は下腿内側を下行して下腿内側，内果部，足背内側部の知覚を支配する．一方，膝蓋下枝は膝蓋骨内側の知覚を支配する（図1）．
- 伏在神経の損傷は膝蓋下枝のみの障害であることが多い．

ii 原因
- 外傷，人工膝関節置換術，前十字靱帯再建術などの術後合併症，特発性などがある．

iii 症状
- 膝内側の疼痛および知覚異常で，階段昇降時や椅子から立ち上がりで症状の増悪を訴える．症

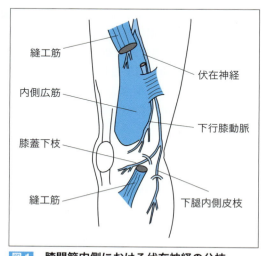

図1 膝関節内側における伏在神経の分枝

状が強い症例では関節可動域制限を伴うこともある．

❷ 診察と検査のポイント
i 診察
- 膝への外傷歴や手術歴の有無を調査する．
- 安静時痛や夜間痛，症状がまったく消失する期間がある．
- 従来，成長時痛とされた小児の膝痛の原因である可能性もある．

ii 検査および鑑別疾患
- 膝内側への伏在神経ブロックが診断にも有効である．
- 中年女性，肥満患者では変形性膝関節症による膝内側痛との鑑別が重要である．

❸ 治療のポイント
i 保存的治療
- 特発性の場合，多くは消炎鎮痛薬，下行性疼痛抑制系賦活型疼痛治療薬，神経障害性疼痛治療薬，ビタミンB製剤の投与などの保存的治療で軽快する．
- 症状の強い症例では，局所麻酔薬とステロイドの膝内側への神経ブロックが有効である（約80％に有効）．

ii 手術的治療
- 保存的治療に抵抗する外傷例などでは手術的治療の適応となる．
- 神経剥離術が有効である．
- 神経自体の損傷が強い場合，神経切除と皮下脂肪弁移植などの適応がある．

c. 足根管症候群

> **ここ10年でわかったこと**
> - 近年増加の傾向にある糖尿病による足部神経障害との鑑別が重要である．
> - 詳細な神経分枝の解剖学的調査や神経除圧術後の良好な成績の報告がある[8,9]．

❶ 本疾患の概念・症状
i 概念
- 解剖学的には，足根管は脛骨内果，距骨，踵骨の骨性壁と屈筋支帯により囲まれる近位足根管と踵骨載距突起と踵骨隆起部による骨性壁と母趾外転筋に囲まれる遠位足根管からなる．
- 足根管内で起こる脛骨神経の絞扼性神経障害である．
- 脛骨神経は93％で足根管内で内側足底神経，外側足底神経，内側踵骨枝に分岐しており，障害神経の範囲により知覚障害，疼痛などの領域が異なる．
- 足趾，足底部のしびれ感や疼痛を訴え，症状は長時間の立位や歩行により増悪することが多い．
- 内果後下方の圧痛，足関節背屈時の局所痛，足趾運動障害を訴えることもある．

ii 原因
- 足根管内やその周囲のガングリオンなどの占拠性病変によるものが多いが，扁平足，距踵骨癒合症，骨折による骨片転位などの骨性構造異常，破格筋による圧迫，長趾屈筋腱の腱鞘滑膜炎，神経伴走静脈の静脈瘤，神経腫瘍，アスリートのオーバーユースに起因するもの，特発性などの報告がある．

❷ 診察と検査のポイント
i 診察
- 足趾・足底部のしびれ感や足根管部の腫脹，同部でのTinel徴候があれば本症が疑わしい．

ii 検査および鑑別疾患
- 誘発テストとしては，dorsiflexion-eversion testがある．
- X線像やCT撮影による足根管内への骨軟骨の突出の確認が診断に有効である．
- 腫瘍性病変や破格筋によるものでは超音波検査，MRIがきわめて有効である．
- 電気生理学的検査は他の神経障害との鑑別にお

ける補助診断として有用である．

❸ 治療のポイント
i 保存的治療
- 局所の腫脹や神経絞扼が原因と考えられる症例では，まずは局所安静，消炎鎮痛薬，下行性疼痛抑制系賦活型疼痛治療薬，神経障害性疼痛治療薬，ビタミンB製剤の投与などの保存的治療を行う．
- 特発性では足根管内への局所麻酔薬とステロイドのブロック注射を行う．診断的意味でも有用である．

- 足根骨のアライメント不良が原因である場合は，足底挿版などの装具療法を行う．

ii 手術的治療
- 占拠性病変による神経圧迫や保存的治療が奏効しない症例に対して，手術的治療が適応となる．足根管の中枢で神経血管束を同定後，足根管を開放する．近位から遠位足根管まで十分に確認し，除圧および占拠性病変が除去されていることを確認することが肝要である．
- 神経の周囲組織への癒着が強い症例に対して神経剥離を行う場合もある．

d. Morton病

> **ここ10年でわかったこと**
> - MRIの解像度の向上，超音波機器の発達により画像診断の信頼性が向上した．MRIによる診断率は感度93％，特異度68％で，超音波検査では感度90％，特異度88％と報告されている[10]．

❶ 本疾患の概念・症状
- 深横中足靱帯周囲において，脛骨神経の枝である趾間神経が圧迫されることによって生じる神経腫を伴う絞扼性神経障害である．第3趾間に発症することが多い（74.4％）．
- 女性が男性より8～10倍多く，ハイヒールや窮屈な靴をはく機会が多いことが関与している．

❷ 診察と検査のポイント
i 診察
- 中足趾節関節を中心とした歩行時痛を伴う．
- 約2/3の症例に足趾の知覚障害を伴う．

ii 検査および鑑別疾患
- 中足骨骨頭間を足底部から叩打することによるTinel徴候が陽性である．
- 前足部をつかみ第1，第5中足趾節関節を両側方から圧迫しながら，足底から趾間部を圧迫することにより疼痛の再現とクリックの触知（Mulder sign陽性）を行う．
- MRI，超音波による画像診断が，補助診断として有用である（図2）．
- 超音波ガイド下の神経ブロックによる症状軽快

が診断に有用である．

❸ 治療のポイント
i 保存的治療
- まずは靴の指導を行う．中足骨頭部に負荷のかかる先の細い靴やハイヒールを避け，ソールの軟らかい靴を勧める．
- 局所安静，消炎鎮痛薬，下行性疼痛抑制系賦活型疼痛治療薬，神経障害性疼痛治療薬，ビタミンB製剤の投与．
- 局所麻酔薬とステロイドによる神経ブロックによる治療効果は短期的にはよいが，再発が多く

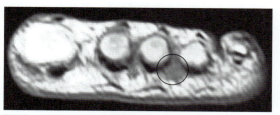

図2 MRI T1強調画像（Morton病）
第3趾間部のmetatarsal tunnelに足底趾神経における神経腫形成を疑わせる陰影を認める（円内は神経腫）．
［村田景一ほか：脊椎脊髄ジャーナル 24：529-535, 2011 より転載］

診断的意義が高い．

ii 手術的治療
- 保存的治療で軽快しない症例に神経切除術あるいは神経剥離術を適応する．
- 神経切除による神経脱落症状は必発であるが，日常生活上問題になることは少ない．
- 術後の症状残存が20〜40％にあるとの報告がある．患者に対する十分な説明が必要である．

e. その他

梨状筋症候群および大腿外側皮神経障害（meralgia paresthetica）は「巻末用語集」参照．

文献

1) Dunaway DJ et al：The sartorial branch of the saphenous nerve：its anatomy at the joint line of the knee. Arthroscopy **21**：547-551, 2005
2) Maralcan G et al：The innervation of patella：anatomical and clinical study. Surg Radiol Anat **27**：331-335, 2005
3) Le Corroller T et al：Anatomical study of the infrapatellar branch of the saphenous nerve using ultrasonography. Muscle Nerve **44**：50-54, 2011
4) Jameson S et al：Altered sensation over the lower leg following hamstring graft anterior cruciate ligament reconstruction with transverse femoral fixation. Knee **14**：314-320, 2007
5) Sanders B et al：Prevalence of saphenous nerve injury after autogenous hamstring harvest：an anatomic and clinical study of sartorial branch injury. Arthroscopy **23**：956-963, 2007
6) Figueroa D et al：Injury to the infrapatellar branch of the saphenous nerve in ACL reconstruction with the hamstrings technique：clinical and electrophysiological study. Knee **15**：360-363, 2008
7) Toms AD et al：The management of patients with painful total knee replacement. J Bone Joint Surg Br **91**：143-150, 2009
8) Dellon AL：The four medial ankle tunnels：a critical review of perceptions of tarsal tunnel syndrome and neuropathy. Neurosurg Clin N Am **19**：629-648, 2008
9) Mullick T et al：Results of decompression of four medial ankle tunnels in the treatment of tarsal tunnels syndrome. J Reconstr Microsurg **24**：119-126, 2008
10) Xu Z et al：The accuracy of ultrasonography and magnetic resonance imaging for the diagnosis of Morton's neuroma：a systematic review. Clin Radiol **70**：351-358, 2015

24　下肢の変形

> **ここ10年でかわったこと，わかったこと**
> - 内反足に対する治療法として，特にここ10年でPonseti法が広く普及するにいたった（「c. 内反足-④外来における治療と専門医への紹介」参照）．

a. 脚長不等

❶ 本疾患の概念・病態・症状

i 概念
- 脚長に左右差があると，跛行や歩行障害を生じることがある．美容的な問題の他に，骨盤傾斜による腰痛や機能的脊柱側弯，尖足などの原因となり，長期的には変形性股関節症をきたすことが報告されている．

ii 原疾患
- 脚長不等を生じる原疾患として以下のものがあげられる．

①先天性疾患
- 骨弯曲症，形成不全症，欠損症．
- 片側肥大症，片側萎縮症．
- 骨系統疾患：Ollier病，線維性骨異形成症，多発性外骨腫など．

②後天性疾患
- 外傷：骨端線損傷，骨欠損や変形治癒など．
- 感染症：化膿性股関節炎後の骨頭変形，化膿性骨髄炎後など．
- 慢性炎症性疾患：若年性関節リウマチ，血友病，腱鞘滑膜巨細胞腫など．
- 腫瘍性疾患．
- 神経疾患：ポリオ，脳性麻痺，二分脊椎．

iii 症状
- 脚長差が3cm以上であれば跛行が生じる．

❷ 診察と検査のポイント

i 診察
- 上前腸骨棘と足関節内果間の距離（spina malleolar distance：SMD）を測定し脚長差を評価する．骨盤変形例では大転子と足関節外果間の距離（trochanter malleolar distance：TMD）が用いられる．股関節や膝関節に拘縮があると，みかけ上の脚長差が真の脚長差と異なることがあるので，関節拘縮の有無も評価する．

ii 検査
- X線撮影が有用であるが，照射角による誤差が生じることがある．そのため正確性においてはCTが優れている．

❸ 患者への説明のコツ
- 脚長差が3cm未満であれば跛行が生じることは少ないため，装具（補高靴や足底挿板）による保存的治療を行う．3cm以上の脚長差（最終的に3cm以上に達すると予測される場合も含める）に対しては手術的治療を検討する．

❹ 外来における治療
- 前述のように装具（補高靴や足底挿板）を適用する．

❺ 最近の手術方法
- 手術的治療は健側の成長抑制術と患側の延長術に大別される．しかし，脚延長術に関する手術器具や方法の進歩により，健側の成長抑制術は適応がきわめて限られる．患側の脚延長術では骨延長器による仮骨延長法が広く行われている．骨延長器の設置と骨切り術を行い，約1週間後から1mm/日程度の骨延長を行う[1]．

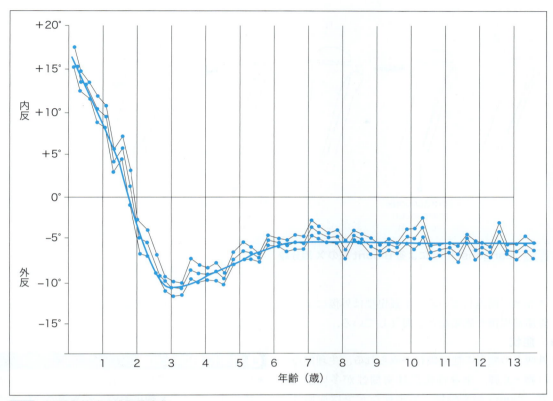

図1 下肢内外反の生理的変化

［文献3より］

b. O脚・X脚

❶ 本疾患の概念・病態・症状

i 概念

- 両側膝関節が外方凸に弯曲した変形を内反膝（O脚），内方凸に弯曲した変形を外反膝（X脚）という．小児では成長過程において生理的なO脚やX脚が生じるが，その程度が年齢相応の標準偏差以内であれば多くは自然に改善する．そのため，不可逆性の変形を残すBlount病や基礎疾患を有する変形との鑑別が重要である[2]．

ii 病態

- 小児の下肢アライメントは成長とともに変化する．歩行開始～2歳ごろまではO脚，3～5歳ではX脚となり，6歳前後で成人膝のアライメントとなる（図1）[3]．生理的な変化を考慮したうえで，病的内反および外反膝を診断する．膝関節の変形は以下に大別される．

①生理的内反膝，外反膝
②病的内反膝[4]，外反膝[5]

- 外傷：骨端線損傷，骨幹部の骨折など．
- 感染症．
- 骨系統疾患：内反膝は骨軟骨異形成症，多発性骨端異形成症など．外反膝はMorquio症候群，Hurler症候群など．
- 筋力のアンバランス，靱帯の異常：脊髄髄膜瘤，脳性小児麻痺など．
- 代謝障害，栄養障害：内反膝はビタミンD依存型・抵抗型くる病．外反膝は慢性腎不全によるくる病．
- 腫瘍：線維性骨異形成症，類骨腫など．
- Blount病：小児期の脛骨近位内側の骨幹端や骨端部の発育障害によって膝内反変形が生じる疾患である．発症時期によって幼児型（1～3歳）と年長児型（6～8歳）に分類される．幼児型は歩行開始後，2歳前後で気づかれることが多く，関節弛緩性，肥満，歩行開始時期の早

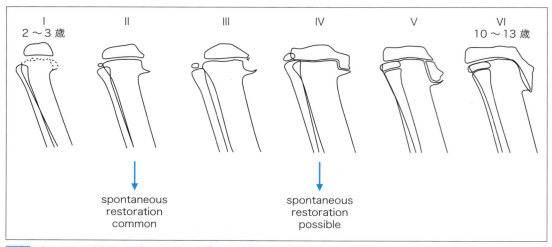

図2 LangenskiöldによるBlount病のX線分類

[文献6より]

さなどが関連している．年長児型は外傷による骨端線損傷や感染などが関与している．

iii 症状

- 外観上の変形の他に跛行がみられる．生理的なO脚・X脚，全身性疾患は両側性が多い．一方，Blount病や外傷，感染症などでは片側性が多い．

❷ 診察と検査のポイント

i 診察

- 基礎疾患の有無を必ず検索する．

ii 検査

- X線撮影では膝蓋骨を中央とする両下肢立位正面像を撮影し，femorotibial angle（FTA）とmetaphyseal-diaphyseal angle（MDA）を計測する．MDAが11°未満では生理的内反膝であることが多く，11°以上ではBlount病である可能性が高い．Blount病におけるX線像の特徴的所見には脛骨近位骨端・骨幹端部内側の分節化，嘴状変形，段差がある．LangenskiöldによるX線分類は年齢による変化を6型に分類したものである（図2）[6]．

❸ 患者への説明のコツ

- 親は変形の進行を心配することが多い．生理的な下肢アライメントの成長に伴う経年的変化について説明し，その範囲内で基礎疾患がなければ，成長とともに自然矯正されることを説明する．

❹ 外来における治療

- 変形を生じる基礎疾患の有無が重要である．基礎疾患がなく，X線において骨端線の変化を認めない場合には経過観察とする．基礎疾患や骨端線の変形を認め，LangenskiöldによるX線分類でStage Ⅲ以上に進行する場合には，装具療法を開始する．装具は足底挿板，靴型装具，短下肢装具，長下肢装具などが用いられる．

❺ 最近の手術方法

- 6～7歳までは装具による保存的治療の効果が期待できるが，それ以降も変形が残存，進行する場合は手術的治療が適用される．手術は矯正骨切り術や，一時的な骨端閉鎖を目的としたstaplingが行われる．Blount病の場合，保存的治療にもかかわらず変形が進行するStage Ⅲ～Ⅳ以上では手術的治療が適用される．脛骨外反骨切り術が一般的であるが再発も多く，骨性架橋切除術（Langenskiöld手術）や脛骨骨幹端部内側挙上術なども試みられている．また，創外固定器を用いた変形矯正・骨延長術も有用である．

c. 内反足

❶ 本疾患の概念・病態・症状

i 概念
- 後足部内反，尖足，凹足および前足部内転の4つの変形要素からなる先天性疾患である．

ii 病態
- 病因は明らかではないが，多因子遺伝の関与，子宮内機械的圧迫，胎生期発育停止，胚芽欠損などが考えられている．骨の形態異常として，距骨頚部の短縮・内反，距骨滑車の扁平化を認める．骨の配列異常として，踵骨が距骨に対して内側に回転する，いわゆる，roll-in の状態となり舟状骨は距骨頭内方へ亜脱臼する．軟部組織の異常として，三角靱帯やばね靱帯の拘縮も関与している．

iii 頻度・症状
- わが国の発生頻度は 1,000～1,500 人に 1 人で男女比は 2：1 である．両側例と片側例の頻度は同程度である．後足部は内反，前足部は内転して尖足変形となり，ゴルフのアイアンクラブ様の変形を呈することから club foot とも呼ばれる．足底中央部に足の縦軸と直交する皺線がみられる．

❷ 診察と検査のポイント
- 足部は典型的な変形を認め，足関節は他動的な背屈が困難である．X 線撮影では足部正面像と，足関節最大背屈として足部を外反・外転した状態での足部側面像を撮影するが，撮影肢位の設定がむずかしいことや骨化した足根骨が少ないことから正確な評価は困難である．内反足では足部正面像での距踵角（正常値 20～40°）は 20°以下となり，足部側面像での距踵角（正常値 35～50°）は 35°以下となる．超音波検査は骨化していない足根骨も描出することができ有用である．

❸ 患者への説明のコツ
- 放置すると変形は増悪して足底接地による歩行が困難となるため，診断がつき次第，すみやかに治療を開始する必要があることを説明する．適切な治療を行えば変形が矯正され機能が保たれた足になることが期待できる．変形の再発を防止するためには，長期間の治療が必要となることも説明する．

❹ 外来における治療と専門医への紹介

i 保存的治療
- 生後早期にギプス治療を中心とした保存的治療を開始する．現在，Ponseti 法が最も普及している[7]．Ponseti 法は週に 1 度のギプス矯正を 2～3 ヵ月間行い，原則として前足部内転，後足部内反の順に矯正する．そして残存する尖足に対しては，アキレス腱皮下切腱術を行う．すべての変形が矯正されれば，短下肢装具や Denis-Browne 装具などで矯正位を保持する．歩行開始後は足底挿板や夜間短下肢装具に変更し，小学校入学ごろまで使用する．

ii 専門医への紹介・手術のタイミング
- 治療には専門的知識，経験を要するため，早期に専門医に紹介する．保存的治療を行っても矯正が不十分な症例に対しては，手術的治療を行う．適切な手術時期は明らかになっていないが，生後 3 ヵ月～1 歳の間に行われることが多い．

❺ 最近の手術方法
- 適切な保存的治療を行っても矯正が不十分な症例や，見逃された症例に対しては，歩行開始ごろまでに軟部組織解離術が適用される．後方解離術，後内方解離術，距骨下関節全周解離術がある．年長児の遺残変形に対しては，踵立方関節を切除して外側支柱を短縮骨切りする Evans 手術や踵骨で外反骨切りを行う Dwyer 手術などがある．変形が著しい場合には，三関節固定術も考慮される．

d. 外反扁平足

❶ 本疾患の概念・病態・症状

i 概念
- 小児外反扁平足の明らかな定義はないが，生下時にすでに変形が存在する先天性外反踵足と，

歩行開始後に外転外反変形が顕在化する外反扁平足に大別される．

ii 病態
- 先天性外反踵足は子宮壁による圧迫が原因と考えられている．外反扁平足は靱帯の弛緩が原因であり，その原因に脳性麻痺やDown症候群などがあげられるが，原因が明らかでないものもある．

iii 症状
- 先天性外反踵足は，足部が過背屈してフック状の外観を呈することから鉤足とも呼ばれる．外反扁平足は，歩行開始後に両親が気づき来院することが多い．荷重によって足アーチが低下し土踏まずが消失する．ほとんどは無症状である．

❷ 診察と検査のポイント
- 立位でのX線足部側面像が重要である．距骨第1中足骨角（正常値0°）や距踵角（5歳以下では正常値30〜50°）は増大する．

❸ 患者への説明のコツ
- 多くは保存的治療により症状の改善が得られる．運動療法を励行するよう指導する．

❹ 外来における治療

i 先天性外反踵足
- 生下時には著明な変形が存在しても，下腿三頭筋の筋力の増加とともに2〜3週間で自然矯正されることが多い．この間の経過で自然矯正がみられない場合には装具療法を行う．

ii 外反扁平足
- アーチ型の足底挿板を処方する．運動療法としては，爪先立ちや足部外側接地での歩行を指導する．立位での側面距踵角が50°以上の症例では装具を装着させる．

❺ 手術的治療
- 5歳以降でも距踵角60°以上の場合は手術的治療が考慮されるが，必要となる症例は少ない．

■文献

1) Stanitski DF：Limb-length inequality：assessment and treatment options. J Am Acad Orthop Surg **7**：143-153, 1999
2) Espandar R et al：Angular deformities of the lower limb in children. Asian J Sports Med **1**：46-53, 2010
3) Salenius P et al：The development of the tibiofemoral angle in children. J Bone Joint Surg Am **57**：259-261, 1975
4) Brooks WC et al：Genu varum in children：diagnosis and treatment. J Am Acad Orhop Surg **3**：326-335, 1995
5) White GR et al：Genu valgum in children：diagnosis and therapeutic alternatives. J Am Acad Orhop Surg **3**：275-283, 1995
6) Langenskiöld A et al：Tibia vara（ostehochondrosis deformans tibiae）：a survey of seventy-one cases. J Bone Joint Surg Am **46**：1405-1420, 1964
7) Dobbs MB et al：Update on clubfoot：etiology and treatment. Clin Orthop Relat Res **467**：1146-1153, 2009

25 扁平足，外反母趾

a. 扁平足

ここ10年でかわったこと，わかったこと

- 成人の扁平足の原因として，後脛骨筋腱機能不全（posterior tibial tendon dysfunction：PTTD）によるものが最も多い．最近はこの病態が単に後脛骨筋の障害にとどまらず，ばね靱帯などの支持組織の障害も伴っていることから，それらを総称して acquired adult flatfoot deformity（AAFD）と呼ばれるようになっている．
- 後足部外反変形にまだ可撓性のある病態（表1，Stage II）に対する手術方法についてはいまだ一定の見解がないものの，術式の工夫やその治療成績が報告されている．腱移行術などの軟部組織手術のみでは長期成績が安定しないことがわかり，骨切り術や関節固定術を組み合わせた方法が行われてきた．最近では変形の程度や前足部の変形の有無が術後成績に影響するとの報告もなされており，それらの病態に即した骨切り術や固定術を追加する試みがなされている．

表1　成人扁平足（PTTDによるもの）の病期分類

Stage	後脛骨筋腱の状態	後足部外反変形	疼痛	筋力（片脚踵上げ）
I	腱炎・変性	なし，またはわずか	内側の局所的，軽度から中等度	可，軽度低下あり
II	部分断裂，延長	あり，可撓性あり	後脛骨筋腱に沿って，中等度	困難，明らかな低下
III	高度の変性，断裂	あり，可撓性なし	内側に加え外側痛	不可，明らかな低下
IV	高度の変性，断裂	IIIの変形＋足関節外反	足関節にもあり	不可，明らかな低下

❶ 本疾患の病態・概念

- 後足部の外反と足アーチの低下をきたす．進行すると前足部は外転変形を生じる．
- 成人の扁平足を要因別に分類すると表2のようになる．そのうちPTTDによるものが最も多い．
- 病期は4つに分類される（表1）．Stage IIを前足部変形の程度によってさらに分類することも行われている．

表2　成人扁平足の要因による分類

先天性	静力学的扁平足 足根骨癒合症によるもの 外脛骨を伴うもの 先天奇形の遺残変形 全身関節弛緩性によるもの
後天性	PTTDによるもの 関節症性（関節リウマチを含む） 外傷性 Charcot関節 麻痺性 腫瘍性

❷ 診察と検査のポイント

- 内側部（後脛骨筋腱部）の疼痛と腫脹がある．患者は「足関節内側の痛み」と訴えることも多いので，圧痛が後脛骨筋腱の走行に沿っているかを確認する．
- X線（足部背底像，側面像）で変形を確認するが，荷重条件で撮影する．後足部外反の評価には立位の後足部撮影法（Cobey法）を行う．足縦アーチの評価には距骨第1中足骨角やcalcaneal pitchなどの計測を行う．Stage IIIでは，距骨下関節やChopart関節に関節症性変化を認める．Stage IVでは，足関節において距骨が外反した関節症性変化を認める．

❸ 患者への説明のコツ

- 病態を理解させることが重要である．後脛骨筋の機能低下があるので，実際に内がえし運動をさせ機能低下の程度を自覚させる．
- Stage IIまでは保存的治療によく反応するので，受診ごとに機能改善の程度をチェックする．

❹ 外来における治療

- 急性期の炎症所見がある場合には，局所の安静と消炎鎮痛薬（内服，湿布，塗り薬）を処方する．
- 安静と安定性を得るために，足関節装具やサポーターも有効である．装具療法としては，アーチを保持する機能を有する足底挿板が用いられる．
- 運動療法として後脛骨筋を含む足部筋の強化を行う．アキレス腱のストレッチングも行われる．

❺ 専門医への紹介・手術のタイミング

- 前述のような保存的治療を半年程度行っても改善がない場合や，症状が進行する場合には手術的治療を考慮し専門医へ紹介する．
- また，病期が進行しており，疼痛が強く日常生活に支障をきたしている場合には，早期の手術的治療が必要となることもあるため専門医を受診させる．

❻ 最近の手術方法

- 病期ごとに手術適応を考える．Stage Iでは滑膜切除術が中心となる．
- Stage IIIでは，アライメント矯正を伴った距骨関節固定術や三関節固定術が適応となる．
- Stage IVでは，Stage IIIの術式に足関節に対する治療が必要となる．関節症性変化が強ければ足関節固定術を選択せざるをえない．
- Stage IIは多くの術式が報告されており，それらの組み合わせもバリエーションが大きい．変

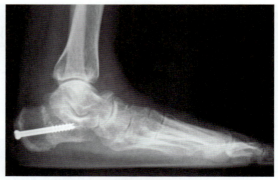

図1 長趾屈筋腱移行術と踵骨内側移動骨切り術施行例

骨切りした踵骨隆起後方部を内側へ1cm程度移動させ螺子にて固定する．

性・断裂した後脛骨筋腱に対しては，その機能の代償のために長趾屈筋腱や長母趾屈筋腱の移行術が選択される．軟部組織手術のみとなることは少なく，腱移行術に加えてアライメント矯正のために踵骨内側移動骨切り術（図1），外側支柱延長術などを組み合わせて施行する．さらに，前足部の回外変形を伴う場合には，内側支柱の骨切り術や関節固定術にて矯正を考慮する．

❼ リハビリテーションのポイント

- 装具療法と運動療法の併用が有効である．アーチサポートにより後脛骨筋への負荷を軽減させつつ，その間に筋機能改善を図る．
- 後脛骨筋の機能を代償するような底屈・内がえし機能を有する筋群（長趾屈筋，長母趾屈筋，下腿三頭筋）や，アーチ保持に関わる足内在筋のトレーニングもポイントとなる．

❽ 再発防止のための注意点

- 症状改善後も自宅で行える運動の継続を指導する．足の内がえし運動や足趾の運動の他，下腿三頭筋のストレッチングを行わせる．体重コントロールも重要となる．

b. 外反母趾

ここ10年でかわったこと，わかったこと

- 外反母趾は日常よく遭遇する疾患である．ここ10年の傾向としては手術的治療がより多彩になったことがあげられる．2014年に改訂された外反母趾診療ガイドライン[1]をみると，手術的治療は第1中足骨の遠位と近位の骨切り術に加え，骨幹部骨切り術の報告が増えていることがわかる．この術式は変形が中等度以上の症例に行われることが多い．また，最少侵襲手術として小皮切による遠位骨切り術や，近年のインプラントの発展に伴ったロッキングプレートの使用例なども増えている．一方，McBride法に代表される軟部組織のみの手術の報告はほぼみられず，軟部組織単独の変形矯正手術は過去の術式とされ，現在この術式は骨切り術と併用して行われている．

❶ 本疾患の病態・概念

- 母趾中足趾節（MTP）関節で母趾が外反した変形である．第1中足骨は内反し，しばしば母趾基節骨の回内，種子骨の外側偏位，開帳足を認める．
- 男性よりも女性に多く，半数以上に家族歴を認める．外的要因としては靴があげられる．特に先細のハイヒールはその発生原因となりうる．
- 症状は多彩である．第1中足骨頭の内側隆起部はバニオンと呼ばれ，靴による圧迫を受け疼痛が生じる．また外反した母趾の圧迫によって第2趾が屈曲変形（槌趾）を生じ，背側に痛みや皮膚潰瘍が生じることがある．さらに，母趾以外の中足骨頭底側にも胼胝が形成され痛みを生じる．

❷ 診察と検査のポイント

- 視診により外反母趾変形をチェックする．前述のごとく症状が多彩であるため，足底を含めた観察や各部位の触診により症状出現部位を確認する．
- 画像検査はX線撮影が有用である．足部背底像や側面像は荷重位で撮影する．外反母趾角（第1中足骨と基節骨の骨軸がなす角度）20°以上を外反母趾とすることが多い．重症度分類としては，日本整形外科学会診療ガイドラインでは，外反母趾角が20〜30°を軽度，30〜40°を中等度，40°以上を重度としている[1]．

❸ 患者への説明のコツ

- 中等度までは保存的治療が有効であり，自分で行える対策（靴，足趾運動など）もあることを説明する．
- 多くは足趾の機能低下を認めるので，それを自覚させる．

❹ 外来における治療

- 生活指導：バニオン部の圧迫を避けるためにtoe-boxの広い靴を勧める．ただし，中足部はゆるすぎずにしっかりと固定された形状のものがよい．
- 保存的治療：装具療法として，外反矯正装具や内側アーチや中足パッドのついた足底挿板が有効である．運動療法としては母趾外転運動を行う．

❺ 専門医への紹介・手術のタイミング

- 中等度までの外反母趾は保存的治療が有効である．保存的治療が無効な場合や，重度の変形で症状が強い場合には専門医へ紹介する．

❻ 最近の手術方法

- 骨切りによる変形矯正が主流である．
- 骨切り部位は第1中足骨の遠位部，近位部，骨幹部の他（図2），基節骨での骨切り法など多種の術式がある．
- 変形が強い例では，母趾内転筋や関節包などに対する軟部組織手術も併用される．
- 近年は小皮切による手術や，ロッキングプレー

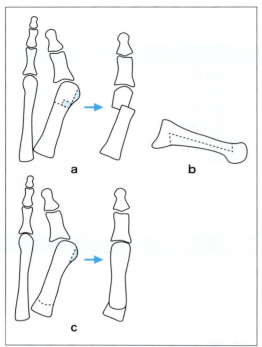

図2 外反母趾に対する第1中足骨骨切り術（点線は骨切りライン）
a：遠位骨切り術（Mitchell法）．
b：骨幹部骨切り術（scarf法）．第1中足骨を側方からみたところ．
c：近位骨切り術（Mann法）．

トによる骨切り部の固定性向上をめざした手術も試みられている．

❼ リハビリテーションのポイント

- 保存的治療では母趾MTP関節の拘縮除去と足趾の自動運動能改善が重要となる．特に，母趾自動外転が可能になるとよい．
- 術後では骨切り部に負担をかけないように母趾MTP関節の拘縮予防，足趾運動を行う．術後歩行装具も併用される．

❽ 再発防止のための注意点

- 靴の指導が重要である．足趾の運動は日常的に行わせる．

■文献

1) 日本整形外科学会ほか（監），日本整形外科学会診療ガイドライン委員会ほか（編）：外反母趾診療ガイドライン2014，改訂第2版，南江堂，東京，2014

Ⅲ．トピックス

1 外来治療奥の手

1 先天性股関節脱臼の治療

❶ はじめに

　先天性股関節脱臼（先天股脱）については，1975年に石田が京都伏見区で積極的な予防活動を推進した結果，脱臼の発生率が1/10に減少したことを報告している．以後，生まれた直後からの頭位への配慮と下肢の自由な運動を妨げない育児法の普及によって，先天股脱の発生率は0.1〜0.3％程度で推移している．最近の減少傾向は，予防啓発の効果に加え，女性の体格向上で胎内のスペースが広くなったことや，妊婦が腹帯をきつく巻いて重労働を強いられるような社会環境でなくなったことが発生率低下につながったと考えられている．

　しかし一方で，医師や保健師の検診技術の習熟向上に伴う過信や，予防活動のマンネリ化，母親の予防意識の低下や育児法への無理解などが重なり，最近では見逃し例を含めて先天股脱が増えていることが指摘されている．

　日本小児整形外科学会による先天股脱の実態調査では，股関節脱臼と診断された小児の15.4％が1歳以後に診断されていた．3歳以上での診断は1.8％であった．注目すべきは，1歳以後に診断された小児の大半が公的乳児検診を受けていたにもかかわらず異常の発見にいたらなかったことであり，検診での見逃しが推察されることである．

　乳児股関節検診の再構築が急務であることと同様に，先天股脱の治療施設の減少も深刻な問題である．先天股脱の患者数が激減し，かつてのように日常的に扱う病気ではなくなったため，先天股脱をみたことがない，その知識にも乏しい整形外科医が増えてきている．臨床現場では，小児科，産婦人科領域からも先天股脱の専門医の紹介を求められることが多くなっている．日本整形外科学会では各県別に乳幼児先天股脱紹介可能施設（三次施設）をホームページ上で公開しているが，紹介可能施設が1〜2施設しかない県も散見されている．

　一次検診のチェック項目と二次検診への紹介指針および二次検診（整形外科医による）のチェック項目と診断・治療の指針については，日本小児整形外科学会と日本整形外科学会がガイドラインを作成し，日本整形外科学会のホームページで公開している．

　同指針では，状況により乳幼児先天股脱紹介可能施設（三次施設）への紹介を検討することとなっているが，本項では4ヵ月検診で発見された先天股脱に対するリーメンビューゲル（Rb）法による治療の注意点とコツを述べる．この時期ではRbが最もよい適応であり，症例の80％以上は自然整復を得ることが可能である．

❷ Rb装着法の注意点

　①胴バンドは大人の指が4本入るくらいの締め具合として，なるべく上方につける．

　②下腿の横バンドは膝窩部直下と踝部で大人の指が1本入るくらいに装着する．

　③下肢の吊りバンドの長さは股関節屈曲角度を調整することになるので，装着法の中で最も重要である．後方のバンドはゆるめにつける．

　④装着時の股関節屈曲角度については，装着時に90°以上のやや強めの屈曲位として，整復された後に屈曲位を少しずつゆるめていく方法を筆者は行っている．

　4ヵ月児の完全脱臼例では初回Rbは股関節を90°以上の屈曲位で装着する．同時に朝昼晩とRbを装着した患児の踵を軽く跳ね上げて膝関節の伸展運動を介助するよう母親を指導する．1週間以内に開排位をとるのが通例であるが，整復されたか否かの診断を確実に行うことが重要である．

❸ 装着後の診察のポイント

i　触診法による整復の診断

　触診上（筆者は中指を愛用する）坐骨結節と大転子が垂直・水平両面ともにきちんと触れるもの

は完全整復である．しかし，完全脱臼児ではほとんどの場合，この時期には触診上あいまいな感を触れるものである．すなわち，垂直面では背側からの中指尖での触診において坐骨結節と大転子の間のくぼみがはっきりせず，軟らかい餅状の抵抗が介在しているような感じである．

大転子が触診上坐骨結節より決して後ろではなく，また遠くてもいけない．この感触は，日ごろから多数の患児の尻を触れて体得する以外方法はないようである．X線での整復の確認は健側との比較が重要であるが，開排位X線所見での診断は不確実であり，臨床所見での整復状態の確認後にX線による判定を行うべきである．

ii 診察の時期と注意点

この時期は解剖学的に骨頭が寛骨臼に落ち着いた状態ではなく，介在物の存在を含めて骨頭整復の模索の時期であるから，少なくとも2〜3日に一度は診察をすべきである．

非整復位の場合の大部分は骨頭が後方に，したがって大転子も後方に落ち込んでいる場合が大部分である．疑わしい場合は開排位のまま母指を恥骨にあて，残る4指で大転子部をぐっと前方に押し上げてみると整復位が得られる場合が少なくない．このような場合には，Rbの装着法が適切であるかをチェックしたうえで経過をみていると，よい整復位が保持できるようになる場合もある．いずれにしても，いたずらに非整復位のまま長期間放置されることのないよう，触診法の習熟には日ごろから留意したいものである．

iii 非整復の場合の対策

2週間で整復されないものは，諦めて一度Rbを除去するか，あいまい感が残っている場合は下肢の運動状況をにらみ合わせて，バンドの吊り具合や指による愛護的な整復操作を含めて3週まで頑張ってみる必要がある．この期間は当然入浴を禁止する．

先述のRb装用によって整復されない場合，2〜3ヵ月装着を中止して，下肢の運動を自由にした後に再装着すると整復に成功することがある（再装着法）．

再装着法によっても整復が得られない時には，多くの場合 overhead traction 法が適応となる．

❹ 血行障害の予防

先天股脱の治療で最も問題となるのは，骨頭壊死による骨頭変形である．骨頭壊死の発生をできるだけ少なくするポイントについて述べる．

Rbによって整復されると，股関節は90°開排位をとり，その後1〜2週間患肢の動きが少なくなり，股関節部には若干の腫れがみられるようになる．この時期に股関節を他動的に運動させると患児はむずかる．股関節が安定化してくるにつれて，その後は徐々に患肢の動きは活発になり3〜4週後には整復前の活発な状態に回復する．

一方で，患児の機嫌がわるく食欲もないような場合，患肢をまったく動かさないでじっとしている場合は，股関節に大きなストレスが加わっていることの表れである．したがって，Rb装着中の患児の状態をよく観察して，患児の機嫌が極度にわるくならないかおよび自動運動が活発か否かをチェックすべきである．原因が股関節周辺にある場合，これを看過すれば反射性拘縮が起こって円滑な運動が阻害されるばかりでなく，骨頭傷害につながる危惧があるため，ただちにRbをはずすことを躊躇してはならない．

❺ Rb装着後の母親への指導

① Rbを装着すると患児は不機嫌になり，むずかるか泣くようになるため，どうしても母親は抱いたり，あやしたりしたくなる．装着後の2週間はできるだけ患児を仰臥位にしておくように指導することが必要である．また正しい抱き方（コアラ抱っこ）も合わせて指導する．

② さらに，患児の機嫌があまりにわるい時には，骨頭壊死の発生を防ぐためにすぐに受診するように伝えておく．

③ 入浴は整復後2週くらいから許可をするが，バンドの長さや位置をかえないように指導する．

④ Rbの装着機関は3〜4ヵ月である．

❻ おわりに

本項ではRb法のコツの一部について紹介したが，Rbの装着法，装着肢位，装着後の指導，装着期間などに関しては，創意工夫を凝らして立派な成績を残した先達によるさまざまなコツがあ

る．また，Rb法によっても骨頭壊死の発生は完全には避けられないため，初期治療として持続牽引法を行い良好な成績を報告している施設もある．先天股脱は数は減っても決して過去の疾患ではない．現在，第一線で活躍中の小児整形外科医の経験と熟練した技術が，その哲学も含めて次世代の整形外科医に伝承されることが必要と考えている．

2 関節リウマチでの生物学的製剤の使用

❶ はじめに

関節リウマチ（RA）の治療は生物学的製剤（バイオ）の登場により，ここ10年でドラスティックに変化した．先進各国（米国リウマチ学会（ACR），欧州リウマチ学会（EULAR），日本リウマチ学会（JCR））が使用するガイドラインが整備され，治療はある程度スタンダード化されているが，臨床現場では各医師のバイオの使用症例数や経験年数には限りがあるため，個々の症例でその選択に悩むことがある．

本項では治療の選択に悩んだ際のちょっとしたヒントとなり，ガイドラインにはない「奥の手」を記載するように心がけた．文献的エビデンスがある場合にはその出典文献を最後に記載し，記載のないものは筆者の考え方であるので注意願いたい．

❷ バイオの種類

バイオは点滴，皮下注射，経口の剤形の違いはあれ，計8種類（バイオシミラー1種を加えると9種類）である．表1にて各種剤形，標準投与頻度，薬価，メトトレキサート（MTX）の併用・非併用，特徴などを記載したが，詳細は成書を参照されたい．バイオは大きく分けて腫瘍壊死因子（TNF）系，インターロイキン（IL）-6系，Janus kinase（JAK）系の3つの系統がある．TNF系の開発は終了し，今後の新薬開発は後者2者に絞られている．

❸ バイオの治療効果判定の奥の手

i 一次無効と二次無効を区別

バイオの効き方には，①著効（3ヵ月以内に効く），②やや有効であるが不十分，③一次無効（当初から効果なし），④二次無効（当初は効いていたが，その後3～6ヵ月後くらいで効果減弱）がある．一次無効では，薬剤変更が必要で，1stバイオがTNF系であれば，IL-6系にかえるなど，系統の異なる薬剤の変更が望ましい．二次無効では，バイオに対する中和抗体が出現したと考えられるため，併用剤のMTXを増量するか，増量が不可能な場合には，タクロリムスなど他の免疫抑制薬に変更すると著効することがあり，試す価値はある 奥の手．

❹ 各バイオ使用の奥の手

各製剤の特筆すべき特徴と使い方，および手術する際のタイミングを記載する．

i TNF系

1) インフリキシマブ（IFX, レミケード®）[田辺三菱]：TNF系で唯一の点滴製剤

- RAに対して初のバイオ．
- キメラ抗体のため，MTX併用必須．
- TNF系で最も投与間隔が長い．
- 点滴の間隔の短縮，増量が認められてからの成績は向上した[1]．
- 寛解導入後，休薬，バイオフリーが期待できる[2]．
- 休薬後の再投与に際しては，投与時反応に注意．
- 将来的にはTNF濃度測定が臨床で可能になれば用量を調整できる可能性もある．
- 手術推奨：投与期間の真ん中．

2) エタネルセプト（ETN, エンブレル®）[ファイザー/武田]：自己注射可能

- わが国ではRAに使用されている最も多いバイオ[3]．
- 1stバイオと考える．
- MTX併用が望ましいが，腎機能障害がある者はETN単剤で行うことも可能．
- 寛解あるいは低疾患活動性になった場合には，50 mg/1週から25 mg/1週への減量が可能である[4,5]．患者負担軽減のため，この減量を考慮することもある．減量は維持血中濃度から考慮して50 mg/2週より，25 mg/1週のほうが望

表1 関節リウマチに使用される生物学的製剤一覧

認可	2003年7月	2005年6月	2008年4月	2008年6月	2010年9月	2011年7月	2013年2月	2013年3月	2013年6月
クラス	抗TNFキメラ抗体	可溶性TNF受容体	ヒト化抗IL-6R抗体	ヒト型抗TNF抗体	CTLA4-Ig	ヒト化抗TNF抗体	ペグ化抗TNF抗体	ヒト化抗IL-6R抗体	CTLA4-Ig
薬品名	レミケード®	エンブレル®	アクテムラ®	ヒュミラ®	オレンシア®	シンポニー®	シムジア®	アクテムラ®皮下注	オレンシア®皮下注
一般名	インフリキシマブ	エタネルセプト	トシリズマブ	アダリムマブ	アバタセプト	ゴリムマブ	セルトリズマブ ペゴル	トシリズマブ	アバタセプト
メーカー	田辺三菱	ファイザー/武田	中外	アッヴィ/エーザイ	ブリストル	ヤンセン/田辺三菱	UCB/アステラス	中外	ブリストル
剤形	粉末	粉末	液剤	プレフィルドシリンジ	粉末	プレフィルドシリンジ	プレフィルドシリンジ	プレフィルドシリンジ オートインジェクター	プレフィルドシリンジ オートインジェクター
投与頻度	1回/8週	1～2週	1回/4週	1回/2週	1回/4週	1回/4週	1回/2週	1回/2週	1回/週
投与法	点滴2時間	皮下注射	点滴1時間	皮下注射	点滴30分	皮下注射	皮下注射	皮下注射	皮下注射
標準投与量	3～10 mg/kg	25 mg/body, 2回/週 50 mg/body, 1回/週	8 mg/kg	40 mg/body	1,000 mg/100 kg超 750 mg/60～100 kg 500 mg/60 kg未満	50～100 mg/body	200 mg/body	162 mg/body	125 mg/body
増量など	0, 2, 6週, 以降8週間隔. 8週間隔であれば10 mg/kgまで増量可. 間隔短縮の場合は6 mg/kgまで増量可. 4週まで間隔短縮可	増量は不可	増量は不可	MTX非併用下では, 80 mg/kgまで増量可	0, 2, 4週以降, 4週間隔	MTX併用下で50 mg開始～100 mgまで増量可. MTX非併用下では100 mgで開始	400 mgを0, 2, 4週以降200 mgを2週間隔. 安定すれば400 mg/4週間隔も可	増量は不可	増量は不可
薬価	83,243/IV (100 mg)	15,746/IV (25 mg) 31,069/IV (50 mg)	90,611/IV (400 mg) 45,807/IV (200 mg) 18,592/IV (80 mg)	65,144/IV (40 mg)	54,995/IV (250 mg)	126,622/IV (50 mg)	63,494/IV (200 mg)	39,291/IV (AI) 39,143/IV (PFS)	27,947/IV (PFS) 28,233/IV (AI)
通常投与量での自己負担額（参考）	2ヵ月（3割負担）で, 200 mg×1回, 66 kg未満：約5.4万円, 99 kg未満：約8.1万円, 初回の月は倍額	2ヵ月（3割負担）で, 50 mg×8回, 約7.5万円	2ヵ月（3割負担）で, 400 mg×2回, 50 kg：約5.4万円, 60 kg：約6.5万円, 75 kg：約8.2万円	2ヵ月（3割負担）で, 40 mg×4回, 約7.8万円	2ヵ月（3割負担）で, 500 mg×2回, 60 kg未満：約6.6万円, 100 kg未満：約9.9万円, 初回の月は倍額	2ヵ月（3割負担）で, 50 mg×2回, 約7.6万円	2ヵ月（3割負担）で, 200 mg×4回, 約7.6万円, 初回の月は倍額	2ヵ月（3割負担）で, 162 mg×4回, 約4.7万円	2ヵ月（3割負担）で, 125 mg×8回, 約6.7万円, 初回の月は倍額（負荷投与をする場合）
入院	DPC包括評価対象外	DPC包括評価対象外	DPC包括評価対象外	DPC包括評価対象外	DPC包括評価対象外	DPC包括評価対象外	DPC包括評価対象外	DPC包括評価対象外	DPC包括評価対象外
加点	外来化学療法加算（350～430点）	在宅自己注射指導管理料（650点/月）	外来化学療法加算（350～430点）	在宅自己注射指導管理料（650点/月）	外来化学療法加算（350～430点）	なし	在宅自己注射指導管理料（650点/月）	在宅自己注射指導管理料（650点/月）	在宅自己注射指導管理料（650点/月）
MTX併用	必須	必須ではないが, 併用のほうが効果が高い	原則不要, 併用も可	必須ではないが, 併用の方が効果が高い	原則不要, 併用も可	必須ではないが, 併用のほうが効果が高い	必須ではないが, 併用のほうが効果が高い	原則不要, 併用も可	原則不要, 併用も可
効果発現	早い	早い	やや遅い	早い	早い	早い	早い	やや遅い	早い
特徴	効果が強く, 効果発現も早い	効果が強く, 比較的いい. 半減期が短く投与中止がすみやかにできる	効果が強いが, 現れ方がやや遅い	効果が強く, 効果発現も比較的早い	効果が強く, 効果発現も比較的早い	効果発現は比較的早い. MTX併用のほうが効果が高い	効果が強く, 効果も比較的早い, 胎盤を通過しにくい	効果が強いが, 効果発現が比較的やや遅い	効果が強く, 効果発現も比較的早い
骨破壊抑制	MTX併用で効果が期待できる	MTX併用で期待できる	MTX併用なしでも期待できる	MTX併用で期待できる	MTX併用で期待できる	MTX併用で期待できる	MTX併用で期待できる	MTX併用なしでも期待できる	MTX併用で期待できる
副作用	感染症, 結核, B型肝炎, 輸注反応	感染症, 結核, B型肝炎	感染症, 結核, 蜂窩織炎, 穿孔（感染に気づきにくい. CRPは判定不能なのでWBCや臨床所見で判断）	感染症, 結核, B型肝炎	感染症, 結核, B型肝炎	感染症, 結核, B型肝炎	感染症, 結核, B型肝炎	感染症, 結核, 蜂窩織炎, 穿孔（感染に気づきにくい. CRPは判定不能なのでWBCや臨床所見で判断）	感染症, 結核, B型肝炎
長期投与	長期投与で効果が減弱することが（二次無効）あるが, 寛解すれば50%程度は全投与中止（バイオフリー）が可能とされる	中止時の病勢悪化（リバウンド）に注意. 寛解維持を推奨することも	長期投与での効果減弱が少なく, 寛解すれば全投与中止10%程度は全投与中止可能（バイオフリー）が可能とされる	長期投与での効果減弱が少なく, 寛解すれば投与中止50%程度は可能（バイオフリー）とされる	長期投与での効果減弱が少ないとされる	長期投与で効果減弱が少ないとされる	TNF阻害薬脱落症例でも高い有効性が期待される	長期投与でも効果減弱が少なく, 寛解は全投与中止10%程度は可能（ドラッグフリー）が可能とされる	長期投与での効果の減弱が少ないとされる
手術期間	投与期間の真ん中	前後1週間休薬	投与期間の真ん中	前後2週間休薬	投与期間の真ん中	投与期間の真ん中	投与期間の真ん中	投与期間の真ん中	前後1週間休薬

ましい（奥の手）．
- 筆者は，MTX単剤でコントロール良好な患者が加齢のため腎機能が落ちた（推算系球体濾過量（eGFR）が 30 mL/分/1.73 m² 以下）場合には，25 mg/1週の単剤に移行することがある．腎機能のためにも，経済的にも大きな負担にならないからである（奥の手）．
- 手術推奨：前後1週間休薬．

3) アダリムマブ（ADA，ヒュミラ®）［アッヴィ/エーザイ］：自己注射可能

- MTX併用はほぼ必須（AAA抗体の出現あり）[6]．
- MTXがある程度効いており，さらに疾患活動性を抑えたい場合に非常に有効であり[7]，筆者は多くの完全寛解例を経験している（奥の手）．
- 罹病早期に使用することでその後休薬に持ち込める[8]（奥の手）．
- 手術推奨：前後2週間休薬．

4) ゴリムマブ（GLM，シンポニー®）［ヤンセン/田辺三菱］：自己注射不可

- TNF系皮下注射製剤で最も投与間隔が長く（1回/4週間），自己注射ができない，苦手な者に適応．院内注射であるため，薬剤コンプライアンスは良好である．
- 中和抗体ができにくい．
- 使用方法は，MTX併用可能であれば 50 mg/月で，併用不可の場合は 100 mg/月とされているが，高疾患活動性で骨破壊の進行が早い場合には診療報酬請求書の適応欄にその旨を記載し，100 mg/月 + MTX併用も可能．
- 手術推奨：投与期間の真ん中．

5) セルトリズマブ ペゴル（CZP，シムジア®）［UCB/アステラス］：自己注射可能

- わが国で最後に発売のTNF系バイオ．
- 最も効果出現が早い（約1週間で評価可能）[9]．
- MTX併用が望ましい．
- PEG化した製剤であるため，免疫原性が低く二次無効が少ないといわれているが，わが国発売後3年目であるため，いまだデータ不足である．炎症組織への移行率はよい[10]．
- 投与間隔は特徴的で，ローディングとして初回，2週後，4週後までの3回は 400 mg（2本）を同日に投与する．この際に医療従事者が1本打ち，もう1本は患者本人が打つようにすると，自己注射のよいトレーニングになる（奥の手）．6週間以降は通常の 200 mg（1本）/2週とし，症状が安定した後は同様の方法でもよいし，400 mg（2本）を4週間ごととしてもよい．
- 手術推奨：投与期間の真ん中．

ii IL-6系

1) トシリズマブ（アクテムラ®）［中外］：点滴，皮下注射（自己注射可能）ともにあり

- わが国オリジナルな唯一のバイオ．
- TNF系バイオの無効例に続く2ndバイオと考える[11]．
- MTXに依存しにくく[12]MTX減量もしくは中止も可能．
- 大関節罹患タイプで有効なことがあり[13]，その場合には1stバイオと考える（奥の手）．
- Hbが低く，血小板が多い症例では有効なことがある[14]（奥の手）．
- 手術推奨：投与期間の真ん中．

iii T細胞系

1) アバタセプト（オレンシア®）［ブリストル］：点滴製剤，皮下注（自己注射可能）製剤あり

- TNF系，IL-6系とは異なる独自の作用機序をもつ．
- その作用機序からして，発症初期（6ヵ月以内）に使用開始しバイオフリーや休薬に持ち込む可能性がある（奥の手）[15]．
- MTXは併用必須ではない．
- 感染症発現率，特に重症性感染症の発現率は他のバイオに比べ少ないため[16]，高齢者（80歳以上）や易感染症患者でバイオ適応者には本剤単剤投与を勧めたい（奥の手）．
- 手術推奨：点滴では投与期間の真ん中，皮下注射では前後1週間休薬．

iv JAK系

1) トファシチニブ（ゼルヤンツ®）［ファイザー］：経口剤

- 現時点では3rdバイオの位置づけ．
- 他のバイオ不応例にも効果が期待できる[17]．
- 発売当初は固形癌の発現頻度が心配されたが，発売後調査では他のバイオとの差はなかった．

ただし，帯状疱疹の確率が高く（特に東南アジアで）注意を要する[18]．

V 注意および奥の手

バイオの中で，薬剤情報添付文書から，前治療の有無を問われていないのは，ヒュミラ®とシムジア®だけである．その他は「本剤使用前に少なくとも1剤の抗リウマチ薬が無効であること」という文言があり，診療報酬請求時に注意すべき点である．

■文献

1) 大友耕太郎ほか：プロトコルに沿ったインフリキシマブ増量の有用性の検討—低疾患活動性を目指したT2Tの実践．臨リウマチ 24：118-124, 2012
2) Tanaka Y et al：Discontinuation of infliximab after attaining low disease activity in patients with rheumatoid arthritis：RRR（remission induction by Remicade in RA）study. Ann Rheum Dis 69：1286-1291, 2010
3) Yamanaka H et al：Estimates of the prevalence of and current treatment practices for rheumatoid arthritis in Japan using reimbursement data from health insurance societies and the IORRA cohort（I）. Mod Rheumatol 24：33-40, 2014
4) Smolen JS et al：Maintenance, reduction, or withdrawal of etanercept after treatment with etanercept and methotrexate in patients with moderate rheumatoid arthritis（PRESERVE）：a randomised controlled trial. Lancet 381：918-929, 2013
5) Emery P et al：Sustained remission with etanercept tapering in early rheumatoid arthritis. N Engl J Med 371：1781-1792, 2014
6) Burmester GR et al：Efficacy and safety of ascending methotrexate dose in combination with adalimumab：the randomised CONCERTO trial. Ann Rheum Dis 74：1037-1044, 2015
7) 平野裕司ほか：診療の実際から—関節リウマチにおけるアダリムマブの効果に対する前治療のメトトレキサートの治療効果の影響—多施設研究登録システムTBCRより．新薬と臨 63：1448-1455, 2014
8) Takeuchi T et al：Adalimumab, a human anti-TNF monoclonal antibody, outcome study for the prevention of joint damage in Japanese patients with early rheumatoid arthritis：the HOPEFUL 1 study. Ann Rheum Dis 73：536-543, 2014
9) Yamamoto K et al：Efficacy and safety of certolizumab pegol plus methotrexate in Japanese rheumatoid arthritis patients with an inadequate response to methotrexate：the J-RAPID randomized, placebo-controlled trial. Mod Rheumatol 24：715-724, 2014
10) Palframan R et al：Use of biofluorescence imaging to compare the distribution of certolizumab pegol, adalimumab, and infliximab in the inflamed paws of mice with collagen-induced arthritis. J Immunol Methods 348：36-41, 2009
11) Tanaka Y et al：Effect of interleukin-6 receptor inhibitor, tocilizumab, in preventing joint destruction in patients with rheumatoid arthritis showing inadequate response to TNF inhibitors. Mod Rheumatol 24：399-404, 2014
12) Dougados M et al：Adding tocilizumab or switching to tocilizumab monotherapy in methotrexate inadequate responders：24-week symptomatic and structural results of a 2-year randomised controlled strategy trial in rheumatoid arthritis（ACT-RAY）. Ann Rheum Dis 72：43-50, 2013
13) 史　賢林：トシリズマブによる大関節の関節破壊抑制効果．リウマチ科 46：544-551, 2011
14) Matsuno H：Remarkable efficacy of tocilizumab for treating rheumatoid arthritis in patients with high platelet counts. Mod Rheumatol 25：38-42, 2015
15) Takeuchi T et al：Biologic-free remission of established rheumatoid arthritis after discontinuation of abatacept：a prospective, multicentre, observational study in Japan. Rheumatology（Oxford）54：683-691, 2015
16) アバタセプト使用成績調査（全例調査）適正使用情報 Vol.5 p.5, 21, 23
17) Burmester GR et al：Tofacitinib（CP-690, 550）in combination with methotrexate in patients with active rheumatoid arthritis with an inadequate response to tumour necrosis factor inhibitors：a randomised phase 3 trial. Lancet 381：451-460, 2013
18) Assessment report：EMA/CHMP/425279/2013

3 スポーツ選手への投薬時の注意点

❶ はじめに

スポーツ選手に対し投薬を行うにあたって注意すべきことについて，アンチ・ドーピングの立場から解説する．ドーピングとは，「競技力を高めるために禁止されている薬物や方法などを使用したり，それらの使用を隠したりする行為」である．ドーピングは世界アンチ・ドーピング機構（WADA）が定める世界アンチドーピング規程（WADC）でスポーツの精神に反するとして禁止されており，意図的でなく不注意であっても，制裁の対象になるとされている．ドーピングの検査対象となる試合・選手は，従前はオリンピックなどの国際試合での国の代表選手であったが，検査対象が国体や国内選手権などにも拡大されており，中高生を含め競技スポーツを行う選手に対しては常日ごろからの考慮をすべきと思われる．

❷ 世界アンチ・ドーピング規程と禁止表

WADCにより国際基準である「禁止表国際基準」（禁止表）が規定されており，ここにアンチ・ドーピング規則違反となる物質の使用や使用法が具体的に記載されている．アンチ・ドーピング活動はこれに基づいて運営されている．また，新たな医薬品が次々と開発され，スポーツ医学も進歩することから，新たな方法や隠蔽方法に対応するため禁止表は少なくとも1年に1回は改訂されて発表されている．規則違反となるかは違反時の禁止表によるため，常に最新の情報を得る必要がある．禁止表の日本語版および原本となる英語版は，日本アンチ・ドーピング機構のホームページから入手できる[1]．

禁止表は，「常に禁止される物質と方法（競技会（時）および競技会外）」と「競技会時に禁止される物質と方法」および「特定競技において禁止される物質」に分類されている．（表1）

禁止表の一部に解説を加え以下に示す．

表1 2016年禁止表国際基準

S0. 無承認物質
S1. 蛋白同化薬
S2. ペプチドホルモン，成長因子，関連物質および模倣物質
S3. β_2作用薬
S4. ホルモン調節薬および代謝調節薬
S5. 利尿薬および隠蔽薬
S6. 興奮薬
S7. 麻薬
S8. カンナビノイド
S9. 糖質コルチコイド
M1. 血液および血液成分の操作
M2. 化学的および物理的操作
M3. 遺伝子ドーピング
P1. アルコール
P2. β遮断薬

禁止表は毎年更新される．

［文献1より］

i 常に禁止される物質と方法（競技会検査および競技外検査）

1）S1．蛋白同化薬

アナボリック・アンドロジェニック・ステロイド（AAS）には一部の強精剤（メチルテストステロン）や外因性サプリメント由来のものともともと体内に存在する内因性のものがあるが，内因性であることを主張するには競技者本人が証明する必要がある．

2）S2．ホルモンと関連物質

以下の物質および類似の化学構造の生物学的効果を有する物質ならびにその放出物質は禁止される．

①エリスロポエチン受容体作動薬：赤血球増多作用あり．

②成長ホルモン（GH）およびその放出因子：筋，腱あるいは靱帯での蛋白合成/分解，血管新生，エネルギー利用，再生能あるいは筋線維組成の変換に影響を与えるその他の成長因子のため．

③絨毛性ゴナドトロピン（CG）および黄体形成ホルモン（LH）およびそれらの放出因子（ブセレリン，ゴナドレリン，リュープロレリンな

ど）：テストステロン分泌促進作用あり，男性のみ禁止．

④インスリン：蛋白質生合成の促進作用あり．

⑤コルチコトロピン類（ACTH）およびそれらの放出因子：副腎皮質ホルモン，副腎男性ホルモン分泌促進作用あり．

3）S3．β_2作用薬

すべてのβ_2作用薬は，関連するすべての光学異性体（たとえば，d体およびl体）を含めて禁止される．

ただし，以下は除く：

- 吸入サルブタモール（24時間で最大1,600 μg）．
- 吸入ホルモテロール（24時間で最大投与量54 μg）．
- 吸入サルメテロールが製造販売会社によって推奨される治療法．

尿中のサルブタモールが1,000 $\mu g/mL$，あるいは尿中ホルモテロールが40 $\mu g/mL$ を超える場合は，治療目的使用（TUE）の申請があっても治療を意図した使用とみなされず，管理された薬物動態研究を通してその異常値が上記の最大治療量以下の吸入使用の結果であることを競技者が立証しない限り，違反が疑われる分析報告（AAF）として扱われることになる．

4）S4．ホルモン拮抗薬と代謝調節薬

①アロマターゼ阻害薬（乳癌治療薬）：エストロゲンへの代謝を増やしテストステロンを増加する．

②選択的エストロゲン受容体モジュレータ（SERM）（乳癌治療薬，骨粗鬆症治療薬）：タモキシフェン，ラロキシフェン，トレミフェン．

③その他の抗エストロゲン作用薬物
- クロミフェン（排卵誘発薬）：間脳でエストロゲンと拮抗し，FSHとLHの分泌を促進する．
- シクロフェニル（排卵誘発薬）：間脳でのエストロゲンと拮抗し，FSHとLHの分泌を促進する．
- フルベストラント．

④ミオスタチン阻害薬

5）S5．利尿薬と他の隠蔽薬

①隠蔽薬：禁止物質の排泄を低下させたり，検査時の尿サンプル中の禁止物質を隠蔽する可能性のある薬物，または血液のパラメータを変化させる可能性のある薬物．

②利尿薬：尿量を増加させ，禁止物質を希釈する可能性のある薬物．

- エピテストステロン：T/Eを下げる．

　T/E比（testosterone to epitestosterone ratio）：テストステロンは通常でも尿中に検出されるため，テストステロンとほぼ同量存在するとされているエピテストステロンとの比率で判定する．これをT/E比という．したがって，エピテストステロンが増えるとT/E比が低下してテストステロンの増量が隠蔽される．

- プロベネシド（痛風治療薬）：禁止物質の尿排泄を抑える．

③α-還元酵素阻害薬（テストステロンをジヒドロテストステロンに変換するリダクターゼを阻害し，ステロイド・プロファイルを変化させる）：フィナステリド，デュタステリド（発毛剤，前立腺肥大治療薬）．

④血漿増量物質（一時的にヘモグロビン濃度を下げる）：ヒドロキシエチルデンプン，デキストラン，アルブミン．

ただし，以下は除く：

- ドロスピレノン，パマブロム，および眼科用に使用される炭酸脱水素阻害薬（ドルゾラミド，ブリンゾラミドなど）．
- 歯科麻酔におけるフエリプレシンの局所投与．

常に（競技会（時）および競技会外），あるいは競技会（時）それぞれの場合に応じて，利尿薬もしくは隠蔽薬とともに，閾値水準が設定されている物質（ホルモテノール，サルブタモール，カチン，エフェドリン，メチルエフェドリン，プソイドエフェドリン）がいかなる用量でも競技者の検体から検出される場合は，競技者に対して，利尿薬もしくは隠蔽薬に加え，閾値水準が設定されている物質についてもTUEが承認されていない限り，違反が疑われる分析報告として扱われるこ

とになる．

ii 禁止方法

1）M1．血液および血液成分の操作
①血液ドーピング：自己血，同種血，異種血，あるいはその他の赤血球製剤をいかなる量でも循環系へ投与あるいは再び戻すこと．

②酸素摂取や酸素運搬，酸素供給を人為的に促進すること：修飾ヘモグロビン製剤，ヘモグロビンのマイクロカプセル製剤，過フルオロ化合物，efaproxial（RSR13）．

2）M2．化学的および物理的操作
①検体の完全性と有効性を変化させるために改ざんまたは改ざんしようとすること（たとえば，カテーテル法，サンプルの取り換え）．

②静脈内注入および/または6時間当たりで50 mLを超える静脈注射は禁止される．ただし，医療機関の受診過程，外科的手術，または臨床検査において正当に受ける静脈内注入は除く．

3）M3．遺伝子ドーピング
治療以外の目的で，競技力を高める可能性のある細胞，遺伝子，遺伝因子または遺伝子発現の修飾は禁止される．

iii 競技会（時）に禁止される物質と方法

1）S6．興奮薬
すべての興奮薬（関連するすべての光学異性体（たとえば，d体およびl体）を含む）は禁止される．

- アンフェタミン類：覚醒剤．
- エフェドリン：かぜ薬，外因性サプリメント，麻黄を含む漢方薬（葛根湯など）．

【興奮薬であるが，使用可能な場合】
- 局所使用のイムダゾール誘導体．
- アドレナリンを局所麻酔薬と併用する場合．
- アドレナリンの局所使用（鼻，眼など）．
- 監視プログラムにあげられたもの．

2）S7．麻薬
ブブレノルフィン，デキトロモラミド，ジアモルヒネ（ヘロイン），フェンタニルおよび誘導体，ヒドロモルフォン，メサドン，モルヒネ，オキシコドン，オキシモルフィン，ペンタゾシン，ペチジン．

コカインは麻薬に関する単一条約で規制されており，わが国では麻薬および向精神薬取締法における麻薬とされているが，アンチ・ドーピングの禁止表では，覚醒剤（アンフェタミン）と同様に興奮薬に分類されている．したがって，どちらも競技会検査では禁止薬剤であるが，競技外検査では禁止薬ではない（競技外検査で検出されても違反ではない）．

3）S8．カンナビノイド
大麻，ハシシュ，マリファナ，カンナビノイド様物質（スパイスなど）．

4）S9．糖質コルチコイド
経口，経直腸，静脈注射，筋肉注射は禁止であり，使用には標準TUEを要する．

関節内注射，関節周囲注射，腱周囲注射，硬膜外注射，皮内注射，吸入での使用には略式TUEを要する．

皮膚疾患，耳疾患，鼻疾患，眼疾患，口腔内疾患，歯肉疾患および肛門周囲の疾患に対する局所的使用は許可されておりTUEは不要である．

5）漢方薬について
漢方薬はいくつかの生薬を混ぜてつくられており，生薬は動植物などの天然物に由来している．したがって，含有物質がすべて明らかになっているわけではないことに注意しなければならない．

また，禁止物質を含んでいることが明らかなものもある．

①麻黄を含むもの：興奮薬（エフェドリン類）を含むもの．
- 葛根湯（かっこんとう）：風邪．
- 五虎湯（ごことう）：気管支喘息，咳．
- 麻黄湯（まおうとう）：風邪，喘息，関節痛，筋肉痛．
- 小青龍湯（しょうせいりゅうとう）：気管支炎，鼻炎，花粉症．
- 五積散（ごしゃくさん）：腰痛，胃腸炎．
- 防風通聖散（ぼうふうつうしょうさん）：便秘．

②ホミカ，馬銭（まちん），ストリキニン：興奮薬（ストリキニーネ）を含むもの，胃腸消化薬，吐き気止め，酔い止め．

③鹿茸（ろくじょう）：インスリン様成長因子（IGF）-1．

iv 特定競技において禁止される物質

1）P1．アルコール

以下の競技において，アルコール（エタノール）は競技会（時）に限って禁止される．

検出方法は，呼気分析および／または血液分析である．

ドーピング違反が成立する閾値は血中アルコール濃度 0.10 g/L と同等の濃度である．

- 航空スポーツ，アーチェリー，自動車，パワーボート．

2）P2．β遮断薬

β遮断薬は，以下の競技について競技会（時）に限って禁止される．指示がある場合は競技会外においても禁止される．

- アーチェリー*，自動車，ビリヤード（すべての種目），ダーツ，ゴルフ，射撃*，スキー（ジャンプ，フリースタイル（エアリアル／ハーフパイプ）／スノーボード（ハーフパイプ／ビッグエアー），水中スポーツ．

*競技会外においても禁止される．

❸ 治療使用特例（Therapeutic Use Exemptions：TUE）

禁止表で定められている禁止物質・禁止方法を治療目的で使用する必要がある医学的状態にある競技者が申請を行い，定められた機関での審査を経て承認されるとその禁止物質を治療目的で使用することができる．

TUE の決定は，国際的レベルの競技者では国際競技連盟（IF）が，国内レベルの競技者では日本アンチ・ドーピング機構（JADA）が行う．また，TUE には略式申請と標準申請との 2 種類がある．

略式申請は一部の吸入 $β_2$ 作用薬，糖質コルチコイド非全身投与が必要な際に略式 TUE 申請書で申請され随時受け付けられるが，できるだけ早めに準備し，検査前に提出する．IF もしくは JADA に申請書が届いた時点で，記載漏れ，記載ミスがなく，医学的整合性があれば認められ，受診証明書が送付される．

標準申請は略式申請該当外の禁止薬物とすべての禁止方法が対象となり，標準 TUE 申請書が必要となる．申請書には診断根拠を客観的に証明する情報の添付が求められ，臨床経過，診察所見（必要に応じて，局所の写真），検査結果（必要に応じて，データ，報告書のコピー），画像所見（必要に応じて，フイルム）が必要となる．申請の受け付けは大会の 21 日前までに IF，JADA に到着するように行うことが求められ，IF あるいは JADA で審査後，申請者に通知される．

❹ おわりに

整形外科医がスポーツ選手に処方する機会は，試合中の救護を担当する場合と外来に受診してきた場合がある．試合時の救護の多くは，外傷への対応であり，外傷時に一般に使用する薬剤は内服・外用とも非ステロイド性抗炎症薬（NSAIDs）であり禁止薬物ではない．縫合など処置時に用いられる局所麻酔薬も禁止薬物ではない．

問題となるのは試合時でない時の処方薬である．具体例をあげると，ステロイドが禁止薬であることはよく知られているが，前述のように関節内投与，腱鞘内投与は略式 TUE により可能となる．また腰椎椎間板ヘルニアなどの末梢神経由来の疼痛に対して，NSAIDs，プレガバリン（リリカ®），トラマドール（トラマール®，トラムセット®）は使用可であり，ブプレノルフィン（ノルスパンテープ®）は麻薬（S7）に分類されており，競技会外では使用可能であるが，競技会時は禁止である．ブプレノルフィンは通常 1 週間貼付される薬剤であり，競技会前の使用も注意を要する．また，痛風の治療薬であるプロベネシド（ベネシッド®）は禁止物質の尿排泄を抑えるとされ，利尿薬と他の隠蔽薬（S5）に分類され禁止薬である．加えて，長距離走などの女子選手では疲労骨折や骨粗鬆症が散見されるが，通常の骨粗鬆症に用いられる SERM であるラロキシフェン（エビスタ®）はホルモン拮抗薬と代謝調節薬（S4）に分類され禁止薬である．また，一部で腱鞘炎，靱帯損傷などに自己多血小板血漿（PRP）療法が行われている．血小板由来製剤には複数の成長因子が含まれているが，血小板由来製剤に関する現在の研究は治療効果を越えて競技能力を向上させる可能性を示してないとの理由で禁止されていない．

このように，スポーツ選手に薬剤を処方する際には毎年更新される禁止表を熟知することが重要であり，不明な際には禁止表国際基準に基づいた検索サイトである「The Global Drug Reference Online (Global DRO)」[2]での検索やJADAが認定した所定の課程を修めた薬剤師である公認スポーツファーマシスト[3]への問い合わせが必要である．

　遠征帯同医となって，整形外科以外の疾患に対する処方をする際には，特に慎重な配慮が必要となる．

■文献

1) 日本アンチ・ドーピング機構 (JADA). 〈http://www.playtruejapan.org/〉 [Accessed 25 December 2016]
2) The Global Drug Reference Online (Global DRO). 〈http://www.globaldro.com/JP/search〉 [Accessed 25 December 2016]
3) 公認スポーツファーマシスト資格取得者リスト. 〈http://www3.playtruejapan.org/sports-pharmacist/search.php〉 [Accessed 25 December 2016]

4　外来リハビリテーション

❶ はじめに

　整形外科領域のリハビリテーション（リハ）は膝，脊椎などの変性疾患，炎症性疾患，外傷，術後リハ，先天性疾患など非常に幅広い．本項では高齢に伴う変性疾患，大腿骨近位部骨折の術後リハに絞って述べる．

❷ 運動器リハの目的とゴール設定

　外傷や術後リハと異なり，高齢者に対する運動器リハのゴール設定は大変むずかしい．従来，運動器リハは膝，腰などの部位別，あるいは疾患別に行われ，その目的は鎮痛，可動域の獲得，筋力強化などで比較的目標設定が容易であった．しかし近年，高齢者リハには運動器不安定症のように介護予防，転倒・骨折予防といった予防的効果が求められている．国の定めた「運動器リハビリテーション総合実施計画書」では，各部位の機能不全の状態だけでなく，日常生活動作（ADL），生活の質（QOL），障害の程度，Barthel Index評価，さらにはリハに対する本人・家族の希望，最終的改善目標，高齢者の社会復帰に向けての取り組みなど，従来のリハ評価とはかなり趣を異にしている．さらに，2016年の改定では要介護認定者に対し3ヵ月に一度「目標設定等支援・管理シート」の記載が義務づけられ，リハの目的に心身機能の改善だけでなく活動目標，社会参加目標，そのための具体的リハ内容の記載が必要となった．また，リハ実施中に算定日数終了後（運動器リハでは150日），介護保険によるリハが必要となる可能性のある場合，積極的に介護リハへの誘導を促すよう求められている（図1）．

　変性疾患では最善のリハを行っても経年的に変性は進行し，最終的には介護保険に移行する者が大半である．筆者の調査では，運動器リハに通院している65歳以上の患者で，まだ介護申請をしていない405名に新規に介護申請をしてもらったところ，ほぼ90％が要支援1,2，要介護1といった軽度要介護に認定され，非該当は10％にすぎないという結果であった[1]（図2）．したがって，運動器リハの実践は要介護となる時期（介護申請をする時期）を先送りする役割を果たしているとも考えられる．

❸ いつまでリハを続けるか

　リハ開始時に目標設定を短期，長期に分け，それに沿ってリハプログラムを設定する．
【具体例】
　たとえば，変形性膝関節症の場合，多くの患者は痛みを主訴として来院する．注射，投薬，リハなどで痛みは短期間で軽快するが，それで治療を終了してしまうと痛みが早期に再発することが多い．変形性膝関節症では内反変形，屈曲拘縮をきたしていることが多く，そのため，円背，股関節屈曲拘縮なども合併し，運動器不安定症となり，転倒・骨折のリスクも高い．また，運動量の減少により骨粗鬆症となっている者も多い．したがって，治療目標として短期的には膝の痛みをとること，長期的には膝の痛みがとれ，歩行に自信がついたら本人がしたいこと，逆にいえば変形性膝関節症になったことで何ができなくなったかを聴取し，社会復帰に向けたリハプログラムを組む．たとえば，膝が痛くなり歩行に自信がなくなったため，皆に迷惑がかかるという理由で旅行にいくことを諦めているケースには，痛みが軽快した時点で大腿四頭筋や殿筋の強化，階段昇降，開眼片脚立ち，スクワットなどの運動を積極的に行い，歩行に自信を回復させる．本人が長期目標を達成した時点でリハ終了となる．150日終了時点で長期目標に達しない場合，国の方針に従えば介護保険でのリハに移行せざるをえない．しかし，残念ながら医療施設でのリハと同等の質を保ったリハを行うことのできる介護施設は非常に少ないのが現状である．

　痛みがなく変形や歩行障害だけで来院するケー

目標設定等支援・管理シート

作成日　　年　　月　　日
説明・交付日　　年　　月　　日

患者氏名：　　　　　　生年月日：

1. 発症からの経過（リハビリテーション開始日：　　年　　月　　日）

2. ADL評価（Barthel Index または FIN による評価）（リハビリ開始時及び現時点）

（Barthel Index の場合）

	リハビリテーション開始時点			現時点		
	自立	一部介助	全介助	自立	一部介助	全介助
食事	10	5	0	10	5	0
移乗	15	10.5	0	15	10.5	0
整容	5	0		5	0	
トイレ動作	10	5	0	10	5	0
入浴	5	0		5	0	
平地歩行	15	10.5	0	15	10.5	0
階段	10	5	0	10	5	0
更衣	10	5	0	10	5	0
排便管理	10	5	0	10	5	0
排尿管理	10	5	0	10	5	0
合計（0-100点）			点			点

FIN による評価の場合

大項目	中項目	小項目	リハビリテーション開始時点 得点	現時点 得点
運動	セルフケア	食事		
		整容		
		更衣（上半身）		
		更衣（下半身）		
		トイレ		
	排泄	排尿コントロール		
		排便コントロール		
	移乗	ベッド、椅子、車椅子		
		トイレ		
		浴槽・シャワー		
	移動	歩行・車椅子		
		階段		
		小計		
認知	コミュニケーション	理解		
		表出		
	社会認識	社会交流		
		問題解決		
		記憶		
		小計		
		合計		

3. 現在リハビリテーションの目標としているもの、及び現在の関連リハビリテーションの内容との関連

	目標としているもの	関連する現在のリハビリテーションの内容
心身機能		
活動		
社会参加		

4. 今後の心身機能、活動及び社会参加に関する見通し

・医師の説明の内容

・患者の受け止め

5. 介護保険のリハビリテーションの利用の見通し（あり・なし）
介護保険のリハビリテーションサービス等の紹介の必要性（あり・なし）
紹介した事業所名

事業所名	連絡方法	備考（事業所の特徴等）

説明医師署名：　　　　　　　患者又は家族等署名：

[平成28年度版 医科点数表の解釈、社会保険研究所より]

図1　目標設定等支援・管理ノート

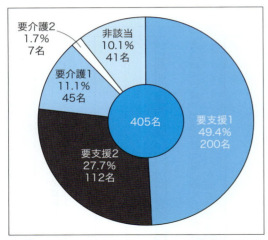

図2 外来通院患者のうち自立して通院している65歳以上の患者405名の新規介護保険申請内訳（2006〜2009年）

［文献1より］

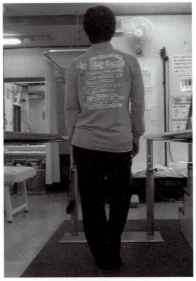

図3 股関節外転筋力低下によるTrendelenburg歩行
患側骨盤が挙上し，下肢が内転位となるため転倒・再骨折の危険が大きい．

スはまれなので，われわれ整形外科医はまず痛みをとる，ということに習熟する必要があることはいうまでもない．

❹ 大腿骨近位部骨折後リハ

大腿骨近位部骨折後のリハは，再骨折予防の観点から大変重要である．従来，術前の状態近く回復した時点で（術前歩行可能であったものは歩行ができるようになった時点で）リハを終了することが多い．しかし，大腿骨近位部骨折では1年以内に反対側の骨折を起こす確率が高いことはよく知られている[2]．そのため，診療報酬上も急性期病院，回復期リハ病院，診療所と患者がスムーズに紹介され，情報を共有して治療を継続することを評価している．この連携の目的は転倒・再骨折防止のため，リハの継続，骨粗鬆症治療の継続である．二次骨折を予防するためにこの2点は大変重要であるが，診療所までパスが回らず回復期病院や急性期病院で治療を終了した場合，骨粗鬆症治療の継続は25％前後と低く，リハの継続率も低く再骨折も多い[3]．

【大腿骨近位部骨折後リハのポイント】

術後リハでは大腿四頭筋訓練を主として行われているが，最も重要なのは殿筋の訓練であると考える．特に外転筋訓練は重要である．術後筋力の衰えにより，Trendelenburg歩行となり，歩行時患側骨盤が挙上し，下肢が内転位をとるため，転倒・再骨折のリスクが高くなる（図3）．外転筋群の等尺，等長運動にはチューブを使ったもの，重錘によるもの，理学療法士による訓練などがある．

■文献
1) 藤野圭司：ロコモティブシンドローム—介護保険とのかかわり．整形外科 **65**：257-262, 2014
2) Hagino H et al：The risk of a second hip fracture in patients after first hip fracture. Calcif Tissue Int **90**：14-21, 2012
3) 藤野圭司：ロコモティブシンドロームと大腿骨頚部骨折地域連携パス—浜松方式を中心に．医のあゆみ **236**：417-424, 2011

5 腰椎疾患で陥りやすい落とし穴

❶ はじめに

　腰痛は国民病とされ，国民の80％が罹患経験ありとされており，腰痛を主訴とする外来患者は非常に多い．腰痛の原因はさまざまであるが，脊椎外傷，脊椎・脊髄腫瘍，化膿性脊椎炎など原因が明らかな特異的腰痛と，原因のはっきりしない非特異的腰痛に分類される．「腰痛診療ガイドライン2012」によれば「重要な点は，原因の明らかな腰痛と明らかではない腰痛（非特異的腰痛）の分類である．原因の明らかな腰痛の代表としては，腫瘍（原発性・転移性脊椎腫瘍），感染（化膿性脊椎炎，脊椎カリエスなど），外傷（椎体骨折など）の3つが特に重要である．その他，腰椎椎間板ヘルニア，腰部脊柱管狭窄症，脊椎すべり症など，神経症状を伴う腰椎疾患もこれに含まれる．非特異的腰痛は，前述した明らかな原因のない腰痛を総称する言葉である．画像上の脊椎変性所見は症状と必ずしも一致しないため，一般的には非特異的腰痛の範疇に入れる場合が多い．下肢症状を伴わない腰痛の場合，その85％では病理解剖学的な診断を正確に行うことは困難である．腫瘍，感染，外傷による脊椎疾患および神経症状を伴う脊椎疾患を鑑別することが重要である」とある．

　この「腰痛診療ガイドライン2012」に沿って考えれば，85％がこの非特異的腰痛であるとされ，X線は必要でないとなる．後から振り返ってみれば，医療経済学的にみて正論だろう．しかし，病院に気軽にくる人はいない．今ある痛みをとってほしいと来院する人や，痛みは気になる程度であるが重大な病気が隠れているのではないかと不安になって来院する人もいる．来院する時は，心の片隅に何か引っかかる不安を抱えており，仕事を休んだり，遊びにいきたいのを我慢して受診するのである．それをX線も撮影せず，神経学的にも何も所見はないからと帰すことができるだろうか．X線なしでは，どんな優秀な医師が診察したとしても患者の納得を得ることはできないし，患者の不安を消し去ることはできない．X線を撮ったからといって，必ずしも重要な疾患をみつけることはできないが，少なくとも心理的には安心感をもたらす効果はある．X線を撮ってもらえなければ，不安を解消することができないため，違うクリニックを受診するだけであり，かえって医療費がかさむことになる．

❷ 腰椎疾患診察での注意点

　さて，85％は非特異的腰痛であるので，ほとんどの患者は問題ないといえる．しかし，重大な腰椎疾患も混じることがある．日常の忙しい外来の中で，正確な診断をすることは大変であるが，診断の誤りや不適切な治療・処置を行うことは，訴訟社会といわれる社会情勢からすると後に重大な問題を起こすことにもなりかねない．腰椎疾患で陥りやすい落とし穴にはまらないように，診察のルーチンパターンを崩さないことである．患者の訴えは要領を得ないことも多いが，痛みの部位，程度，期間，きっかけを問診し，部位に関しては，口で聞くだけでなく実際に指さしてもらう．その時，実際に触診して部位を確認するのが大切である．痛みがいつからなのか（急性か慢性か），鈍痛なのか激痛なのか，動作時痛のみなのか，安静時痛もあるのか，痛みは軽快しつつあるのか，増強しつつあるのか，下肢への放散痛があるのか，しびれを伴うのか，下肢の脱力の有無も聞けるとよい．既往歴や家族歴についても問診を行い，身体所見を丁寧にとり，X線などの画像検査や必要ならMRIなども行う．画像検査は時に省略することがあり，その時に限って重大な疾患が紛れ込むことがある．短時間で要領よく診断する技術を身につけることに尽きるが，高齢者の診察では十分な意思疎通が図れないこともあり，一層の注意が必要である．

❸ 腰椎疾患診察での陥りやすい落とし穴

以下に，筆者の経験を交え，陥りやすい状況を考察した．

i 常識にとらわれすぎた場合

【例1】

急ブレーキを踏んだ，プランターを数個運んだ，灯油を入れた，衣替えで押し入れの荷物を出し入れした，尻もちをついた，などの軽度のきっかけの結果，腰痛を訴えて来院．些細なきっかけなので，まさか骨折を起こしていると患者も思わないし，医師側もそれにつられてしまうことがある．些細な衝撃でも脆弱性椎体骨折を疑う必要がある．

【例2】

高齢者で接骨院でマッサージ治療を受けてから，腰痛が出現．X線で椎体骨折の所見あり．MRIを施行し，脊椎の新鮮椎体骨折がみられた．マッサージによる椎体骨折と診断した．しかし血液・尿検査の結果，尿中蛋白2＋であり，電気泳動を行い，γグロブリンの増加を認め多発性骨髄腫と診断されたこともある．状況からまれな疾患が推定できなかった例である．

ii 画像所見にとらわれすぎた場合

【例1】

脆弱性骨折の場合は腰痛を訴えるものの，初診時のX線では正常であることが多い．一度正常と判断してしまうとその呪縛から抜けるのはむずかしい．長引く腰痛では再度X線やMRIを撮る心構えが大切である．

iii 問診のみで十分な身体所見をとらなかった場合

【例1】

腰痛といっていたが，実は肋骨骨折であった．触診すればわかることである．患者の指さしたところは腰部であるが，後で触診したところ下位肋骨であった．高齢者では十分な意思疎通が得られず，体動時痛がうまく表現できないことがある．

【例2】

腰痛しか訴えていなかったため非特異的腰痛と診断したが，理学療法士の指摘で下肢筋力が軽度低下しており，胸椎黄色靱帯骨化症によるものと判明．筋力測定や下肢腱反射のチェックを省いたので初診時に診断できなかった．

iv 十分な問診を行わなかった場合

【例1】

筆者は経験はないが，強度の痛みが突然発症するので，急性腰痛症との鑑別として解離性大動脈瘤が有名である．発症機転から問診開始から鑑別診断に入れておくべきである．

v 先入観によるもの

【例1】

前医の診断を疑わない，あるいはその診断に引きずられた場合．他医でX線を撮り異常なしといわれたという言葉を信じてX線を撮らずに治療を開始したが，痛みが長引くのでX線検査を施行し，腰椎への転移性腫瘍と判明．前医でははっきりしなかったが，時間が経ち病変が診断できた．

【例2】

腰痛・坐骨神経痛が典型的であるため，通常の椎間板由来の痛みと思い物理療法を開始した．発疹が出たが，患者が湿布かぶれというのを信じて確認せず．物理療法担当者からこれはおかしいと指摘され再度確認し，帯状疱疹によるものと明らかになった．最初の先入観にとらわれた結果である．

【例3】

以前に診断したことのある患者と同様な症状であるので，十分な診察時間を確保しなかった場合．

vi 他科の疾患，脳由来，末梢神経由来，内臓由来，心因性や神経内科的疾患の可能性を頭の片隅においておかなかった場合

【例1】

長く続く腰痛であるが，縁側から落ちてから腰痛が出た気がするとの訴えがあった．80歳と高齢であり，X線では骨粗鬆症が強く椎体圧迫骨折のため亀背となっていた．多発性の椎体圧迫骨折による腰痛と診断し，骨粗鬆症の治療と腰痛の治療に専念したが腰痛は軽快しなかった．内科検診で大腸癌であることが判明した．

【例2】

長く続く腰痛であったが，鎮痛薬の坐剤で軽快していたので経過観察していた．不正出血があ

り，精査の結果，子宮癌であった．
vii 最初から心因性疾患を疑ってしまった場合，お薬手帳で精神科疾患が明らかな場合など

❹ おわりに

腰椎診察で陥りやすい落とし穴は，単一の要因だけでなく，いくつかの要因が重なって起こることが多い．後に自分で気がつくこともあれば，理学療法士などから指摘されることもある．ただ，一度診断してしまうと，途中で気がつくのはむずかしいことが多い．他院を受診後指摘されて，なぜと思うこともある．時間を経て神経症状が揃って，後から思えば容易でもその時は思いつかないこともある．後医は名医である場合である．アンカー効果と認知バイアスの影響に注意する必要がある．

6　頚椎疾患と上肢末梢神経疾患の鑑別診断

❶ はじめに

　頚椎疾患は脊椎外科専門医が診療し，上肢末梢神経疾患は手外科専門医が，肩関節周辺の症状に対しては肩を専門としている関節外科医やスポーツ専門医が診療しているのが現状である．そのため，頚椎疾患と上肢末梢神経疾患の鑑別診断はまとまった文献が少ない．初診時の見立てがよければ，不必要な検査を省くことができ，患者が不安を感じることも少なくなる．画像診断での異常所見が症状の原因とは異なることが多々散見され，治療方針の決定には注意深い身体所見を診察することが重要となる．ここでは一般整形外科医が上肢のしびれを訴えてきた患者に対して，X線，CT，MRI，超音波，筋電図検査を施行する前段階における外来診療のコツについて解説する．

❷ 問診と他覚所見の要点

【自覚症状】
- 上肢のしびれの範囲と持続時間と誘発肢位．
- 疼痛部位と誘発肢位．
- 症状の発症はいつからか．
- 下肢症状の有無．

【他覚所見】
- 麻痺の有無．
- 筋力低下は筋萎縮を伴っているか．
- 感覚障害の有無とその範囲．
- 巧緻運動障害の有無．

　以上を要約すると，上肢のしびれまたは疼痛がいつから発症したのかを聞き，その局所をみる．症状の寛解，増悪を誘発する肢位を聞く．その後，麻痺の有無，特に感覚障害の範囲と筋力低下が生じている筋肉を想定して，筋萎縮の有無をみる．巧緻運動障害の有無と腱反射を確認する．

❸ 鑑別のポイントになる大原則

i　末梢神経障害を疑う所見
- 頚部痛を伴わない上肢のしびれは末梢神経障害である．
- 感覚障害の境界が鮮明．
- Tinel徴候がある．

ii　頚椎疾患を疑う所見
- 頚椎疾患の運動麻痺は巧緻運動障害で判断する．
- 単一の末梢神経障害では説明できないような麻痺がある．
- 腱反射が亢進し，病的反射が出現している．
- 下肢症状を伴う．

❹ 鑑別診断に注意を要する疾患

i　運動麻痺優位
1）代表的疾患
- 前後骨間神経障害，頚椎症性筋萎縮症，神経痛性筋萎縮症，運動ニューロン疾患．

2）上記疾患の特徴的な所見
- 前骨間神経麻痺は母指指節間（IP）関節と示指遠位指節間（DIP）関節の屈曲障害．
- 後骨間神経麻痺は母指IPの伸展障害と母指橈側外転の障害．
- 神経痛性筋萎縮症は急性発症なので発症日がはっきりしている．麻痺が進行しない．
- 頚椎症性筋萎縮症は発症日がはっきりしない．麻痺は進行性である．頚部伸展で疼痛増強．
- 運動ニューロン疾患は体重減少と仰臥位で頚部の屈曲位持続が困難である．
- 腱板損傷は肩関節の内旋外旋で疼痛を伴う．

ii　感覚障害優位
1）代表的な疾患
- 糖尿病性末梢神経障害，指神経，橈骨神経浅枝麻痺，感覚障害優位型絞扼性神経障害，頚椎症性神経根症．

2）上記疾患の特徴的な所見
- 感覚障害の範囲で診断可能である．

iii 肩甲帯部の筋萎縮，筋力低下

1）代表的な疾患
- 肩甲上神経麻痺，腋窩神経麻痺，頚椎症性筋萎縮症，神経痛性筋萎縮症，腱板損傷．

2）上記疾患の特徴的な所見
- 肩甲上神経麻痺はスポーツによる絞扼性神経障害やガングリオンによる圧迫を考慮する．
- 腋窩神経麻痺は肩外側に感覚障害の部位が限局している．
- 肩甲帯の運動麻痺は，感覚障害の部位と筋萎縮の部位と発症からの経過が重要で，その他の疾患は先述のとおりである．

❺ 特徴的な所見に注目して診断する

i 環指の感覚障害の範囲が分離している
- 一般診療では酒精綿を用いて環指の橈側と尺側で明らかに感覚障害が違う場合，頚椎疾患は否定的，末梢神経障害を考える．橈側の異常では手根管症候群（CTS），尺側の異常で肘部管症候群，手掌に感覚障害があればCTSは否定的である．

ii 感覚障害が中指と環指に限局している
- 頚椎疾患は否定的である．末梢神経障害を考える．

iii 母指の運動麻痺を診察する
- 母指の掌側外転障害は正中神経麻痺．
- 橈側外転障害は橈骨神経麻痺．
- 内転障害は尺骨神経麻痺．

iv 両手に感覚障害があっても頚椎疾患とは限らない
- 絞扼性神経障害は両側に発症していることがある．

v 感覚障害の部位が日によって移動する
- 頚椎疾患は否定的である．

vi 感覚障害を増悪する肢位
- 頚部の伸展で上肢の感覚障害が増強する時は頚椎疾患を考慮する．
- 肩関節前方挙上で感覚障害が増強する時は頚椎疾患は否定的である．

vii 頚部の向いた方向と同じ側の肩から上肢にかけて疼痛が出現する
- 同じ側の時は頚椎症，反対側の時には筋肉性のことが多い．

❻ 病的意義の少ない画像所見

画像の異常所見が必ずしも症状の出現と関連していない例を以下に示す．

i 頚椎MRIにおける椎間板変性と椎間板の突出
- 加齢に伴う変化で，健常人にもみられる所見である．

ii 椎間板腔の狭小化と骨棘
- 多くは無症候性で，頚部痛の原因とは一概に確定できない．

iii 頚椎前弯消失
- 全脊柱のアライメントが関係していることが多く，症状の出現の誘因になっているかどうかは判断できない．

❼ おわりに

画像診断の進歩により診断が容易になったことがある反面，身体所見の注意深い診察が軽んじられる傾向にある．画像などの検査所見と症状の不一致が生じた場合の治療方針の決定には，本項に記載した診断法のコツが役立つ．

7 外来で行っている物理療法

❶ はじめに

整形外科外来診療において物理療法は薬物療法や手術的治療と異なり，病気の原因に対する治療ではない．これは，病気のために異常をきたしている体の調整のために使用されることが多く，理学療法士による運動療法の補助的手段などで使用されている．上記の他にも温泉療法，寒冷療法などがある．一部の物理療法はエビデンス研究が行われていて治療効果が認められているものもあるが，多くはランダム化比較試験（RCT）などの研究は行われず慣用的に行われているのが現状である．保険診療を行っている医療機関で，対症療法である物理療法を漫然と傾向的に行うのは避けるべきであり，エビデンスの証明されているものを効果的に行うことが必要である．

❷ 電気療法

i 低周波治療

1～999 Hz の低周波を用いる治療である．除痛と筋収縮の2つの作用がある．除痛に対しては1965年に Patrick D Wall と Ronald Merzack が提唱したゲートコントロール理論により，米国で開発された transcutaneous electrical nerve stimmulation（TENS）により発展した．最初は比較的高い周波数 150～200 Hz 以上には即効的な除痛作用があり，低い周波数 10 Hz 以下には持続的な除痛効果が認められていた．近年，痛みの研究が進み，辺縁系，縫線核，毛様体系などの下行抑制系の活性化による低い周波数に効果があるとされている．

ii 中周波治療

1,000～10,000 Hz の電流を用いて治療するもの．皮膚の受容性抵抗は，周波数が高いほうが皮膚抵抗が少ないことを利用している．皮膚抵抗が少ないので電流を上げても皮膚痛が発生しにくい．

iii 干渉波治療

中周波治療の1つで，2,500～5,000 Hz を利用している．2つの異なった中周波を発生させ，その干渉によって治療する．中周波のため，皮膚抵抗が少なく，電流量が上げられる．

iv 超音波治療

人の聞き取れる音波は 20 kHz 以下であり，それを超える周波数を超音波という．治療に利用されるのは 1 MHz と 3 MHz の2種類である．効果は，温熱効果と機械的刺激効果がある．

v silver spike point（SSP），鍼治療

SSP 電極をツボの上におき，低周波を通電する．1976年大阪医科大学の兵頭正義により開発された．低い周波数（2 Hz）～高い周波数（200 Hz）まで幅があるが，パルス幅が小さく皮膚刺激が少ない．

❸ 光線療法

i 赤外線・紫外線療法

可視光線の波長は 400～760 nm で，それより短い波長を紫外線，長い波長を赤外線という．短い波長には光化学反応による殺菌効果があり，長い波長には温熱効果がある．紫外線は細菌や真菌などを死滅させるが，皮膚には有害であることが証明されている．また，ビタミンDの活性化には，10～20分の太陽被曝で十分といわれている．皮膚にある Langerhans 細胞の損傷で，免疫抑制作用がある．

ii 日光療法

太陽光線を疾病の治療に用いることを提唱したのは，ヒポクラテスであるといわれている．カーボンの燃焼による可視光線により，身体深部まで温熱効果を表す．燃焼時の炎のゆらぎも，浸透効果を増加するといわれている．

iii レーザー療法

レーザー（light amplification of stimulated emission of radiation：LASER）は，原子核の周

囲の電子のもつエネルギーを同一波長，同一位相で一方向に進むエネルギーに変化させるものである．レーザーの生体への反応は，エネルギーの増加によって光作用，凝固，炭化，蒸散と変化する．整形領域では除痛効果として最も弱いエネルギーでの光作用を使用している．半導体はガリウム（Ga），アルミニウム（Al），ヒ素（As）が用いられ，近赤外線域の波長が使用される．

❹ 温熱療法，寒冷療法

i ホットパック，パラフィン浴，渦流浴，温泉療法など

熱源を利用して表在的に，循環改善，疼痛の改善，リラクゼーションなどの効果を引き起こす治療法，温罨法という．原則は，急性期には冷却し，亜急性または慢性期には温罨法を使用する．皮膚温の上昇，血管拡張，新陳代謝亢進，筋緊張低下などの効果により，鎮痛，消炎効果を得る．

ii 灸

古代中国北方で慣習的に行われていたもの．灸の原料はキク科の多年草であるヨモギである．ヨモギ自体の薬効がいわれているが，木村はモグサの化学的作用はほとんどなく，熱作用が主であるといっている．

iii 超短波療法

27,000,000 Hz でプラスとマイナスが入れ替わる波を超短波という．体内の水分子のプラスとマイナスイオンの配置により，水分子が回転することで発熱する．皮膚から3～5 cm深部が温まることで，筋緊張低下などにより鎮痛効果を表す．金属と反応し熱を発するので，ネックレスなどの金属をつけていると熱傷の原因になるので注意が必要である．

❺ マッサージ療法

i 徒手的マッサージ，機械マッサージ

徒手または機械を用いて対表組織に機械的刺激を与え，血液・リンパ液の循環を促進させる物理療法である．マッサージは応用の分野によって医療マッサージ，保険マッサージ，スポーツマッサージ，美容マッサージ，産業マッサージなどに分類される．

ii マニピュレーション（モビライゼーション）

マニピュレーションという言葉は，近年ではモビライゼーションと置き換わってきた．関節に瞬間的に強めの力を加えて関節を動かすマニピュレーションと，関節などの形状を考えて低速度でいろいろな可動範囲を繰り返し動かす他動運動のモビライゼーションとの言葉の違いがある．基本的には医師が行う操作であり，頸椎や腰椎など脊椎に行うには注意が必要である．

❻ 運動療法

i 筋刺激法

筋刺激は機械的電気刺激（functional electrical stimulation：FES）と治療的電気刺激（therapeutic electrical stimulation：TES）とに分けられる．外来診療では，TESによる筋収縮によって脂質や糖質代謝亢進とともに，筋肥大による筋力増大が認められる．最近，ベルト式骨格筋刺激装置（belt electrode skeletal muscle electrical stimulation）は筋厚増大と筋力増強，代謝改善など興味深い研究成果が報告されている．

❼ その他の物理療法

i 体外衝撃波治療

体外から患部に衝撃波をあてて疼痛除去を行う．組織修復よる除痛効果である．胆石などで以前から使用されているが，整形外科領域では足底筋膜炎にのみ保険適用がある．しかし，肩腱板炎や上腕骨外上顆炎など効果があるという報告がある．新しい治療法であるが，機器の値段の割には保険適用が少ないことが今後の課題である．

ii 牽引療法

頸椎牽引と腰椎牽引があり，現在市販されているのは間欠牽引器である．頸椎牽引も腰椎牽引も間欠牽引のエビデンスは少ないが，経験上の有効性はあると考えられる．現在，RCT研究なども行われており，今後の研究成果を期待したい．

2 心因性疼痛

❶ 心因性疼痛患者の受診構造とその対応

　腰痛などの運動器疼痛には，器質的に原因がはっきりしないものがかなり多い．腰痛の85%が，このような非特異的腰痛であるといわれるが，非特異的腰痛のすべてが心因性疼痛であるということではない．しかし疼痛の発症因子，増幅因子として心理社会的要因があるものが多く含まれているのは事実である．

　心因性疼痛であることを，進んで自ら認める患者はきわめて少ない．疼痛が心因性であると気づいた患者は，整形外科などの身体科を受診せず，精神科や心療内科を受診するはずである．ところが心理的要素の強い患者ほど，自身の疼痛の原因を身体的なものであると確信していることが多い．このため，心因性疼痛の患者は精神科や心療内科などを受診することを望まず，整形外科や内科などを受診する傾向があり，身体科での治療を熱望する．このような患者に対して医師が，痛みの原因が心因であることをほのめかしたり，示唆するようなことは逆効果である．患者を安心させようと思ったための発言であったとしても「気分の問題」や「気のもちよう」などという言葉は使うべきではない．患者は自分の痛みが心因性であることに「気づいていない」か，あるいは「認めたくない」のであり，このことを医師がしっかり把握して治療に臨むことが肝要である．あくまで身体科医として，痛みの原因となる身体疾患がないかどうか，真摯な姿勢で診察・治療することが，心理的原因のある患者に対して最もよい効果を与える．

❷ 心因性疼痛と機能性疼痛

　身体的原因がはっきりしている疾患は器質的疾患である．であれば身体的原因が不明瞭な疾患，たとえば前述したような非特異的腰痛は心因性疾患であろうか．「器質的原因が明らかでない」ということがイコール「心因性」になるとは限らない．器質的原因がはっきりしない場合，心身医学の分野では，これを心因性と呼ばず機能性と呼んでいる．心因性と機能性を比べてみると，患者に受け入れられやすいのはもちろん「機能性」のほうである．非特異的腰痛は，実は機能性腰痛のことであり，決して心因性腰痛のことではない[1]．

　腰椎椎間板ヘルニアや腰部脊柱管狭窄症のような，痛みの原因となる器質的疾患がある一方で，原因がはっきり特定できない機能性疼痛は多い．しかしこれらの患者に対して，「検査をしたが問題はない」や「異常がない」，「年齢相応」などと木で鼻をくくったようないい方をすれば，簡単に患者・医師関係は破綻し，実際に腰痛で苦しんでいる患者はドクターショッピングに走ることになる．

　診察や検査では異常がみつからないが，現代医学では疼痛の機序の全容がいまだ決して明らかになっていないことを納得できるように説明することが必要である．また，同時に痛みに対する傾聴，共感と支持的な態度をもつことが患者・医師関係を強固なものにし，良好な治療同盟を形成しうる．

❸ 抗うつ薬などの処方時の注意点

　セロトニン・ノルアドレナリン再取込み阻害薬（SNRI）が線維筋痛症や慢性腰痛などの疼痛に適応になり，抗うつ薬をはじめとする精神科や心療内科で使用される薬剤が，これから整形外科の領域で多く使用されていくものと思われる．

　しかし，精神科医や心療内科医と違って，整形外科や内科などの一般診療科がこれらの薬剤を処方する時には十分な注意が必要である．患者は，疼痛が器質的であると確信しているので，心理的な治療を拒否する．整形外科医が抗うつ薬を投与すると，患者は医師に「心理的に誇張された痛み」と思われていると感じ，「あの先生は私の痛みを気のせいにしている」と受け取りやすい．抗うつ薬であることを医師が説明せずに処方し，患者が院外薬局などではじめてそれが抗うつ薬であると説明されれば，容易に患者・医師関係は破綻する．インターネットの普及によって，処方された薬剤がどのようなものであるか患者は簡単にわかるようになった．処方時には医師からの十分な説明が必要である．

　「この薬は気持ちが落ち込んでいるうつ状態に

効く薬ですが，もう1つの作用として，痛みに効くという報告があります．私もそう考えていますので少し飲んで様子をみてみませんか」というような器質的疾患を否定しない支持的な説明や，または「長い間痛みを患っていると，気分が落ち込んできます．落ち込んだ気分がまた痛みを強くします．この悪循環を断ち切るために気分を持ち上げる薬を出します」といった痛みの悪循環についての説明が重要である．

処方医がその薬にどれだけ通じているか，どれだけ勉強したかによりその効果は大きく異なる．西洋医学とは違った理論を構築して処方する漢方薬などにその傾向は顕著である．自信をもって処方する医師の態度が患者にとって最もよい心理療法となる．その時，その処方には「力」が込められる．

心因性疼痛の患者は，副作用もまた身体化しやすい．プラセボ効果は，患者の「治ろう」という気持ちから偽薬効果が現れてくる．しかし，このことは副作用にもあてはまる．副作用が出ないか心配していると，偽薬効果で副作用が身体化する．特に，嘔気，ふらつき，腹部不快感などはこのように発生することが多い．新世代抗うつ薬では嘔気，神経障害性疼痛治療薬はふらつきやめまいが副作用の代表的なものであり，この点に注意を要する[2]．

❹ 身体科医ができる心理的治療

運動療法は，疼痛が心因性であってもきわめて有効である．慢性疼痛患者は，「体を動かすと痛みが増す」といった疼痛恐怖や，「もう一生治らない」，「何をやってもダメだ」というような破滅的思考を形成することが多い．運動療法にはこの悪循環を止める効果がある．安静や引きこもりをやめて，「痛みは動かして治す」というように指導していく．診察室で患者と一緒に体操をして体を動かすことも効果的である．これは認知行動療法の一種であり，認知行動療法は，腰痛の効果的な治療手段として臨床の現場に取り入れられつつある．

整形外科は，精神科や心療内科のような心理的手段を用いる診療科の対極に位置する診療科である．心因性疼痛の患者に対して，整形外科医が心因性であることをまったく認識していないことも多い．しかしこのような場合でも，良好な患者・医師関係を築き，治療が順調に進むことのほうが圧倒的に多いのが事実である．これは整形外科医が，純粋に患者の疼痛を身体的要因によるものと思い込んで治療すること自体が，疼痛を心因性であると認めない患者のニーズにぴたりと一致するからである．

もし，医師が患者の疼痛が心理的なものであると気づいたとしても，患者を安易かつ不用意に精神科や心療内科にコンサルトするべきではない．身体科医ができる，むしろ身体科医でしかできない心理療法がある．整形外科医による身体的指導は，心理的指導の暗喩（メタファー）となる．たとえば，精神科医が「肩の力を抜いて」といえば「気持ちを楽にもって」という意味に他ならず，敏感な患者なら何か説教臭いものを感じる．しかし整形外科医が，「肩の力を抜いて」といえば，それは一義的には「肩甲帯の筋緊張をゆるめて」という身体的指導と解釈される．しかし同時に，「気持ちをリラックスさせて」という心理的指導を，押し付けがましくなく「体を通してのメタファー」として患者に伝えることができる．心理的要因を受け入れがたい患者にも，このような指導なら受け入れることは容易である．また，手術の可能性が低くても，整形外科医が治療の一手段として「手術も考えうる」ことを上手に伝えられれば，患者は「この先生は体の治療を考えてくれている」という安心感に直結する．逆説的ではあるが，これらは，とりもなおさず身体科医による身体的診察が，よい心理療法になっている例である．精神科医が「手術もありうる」と話しても何の説得力もない．同じことをしても，身体科だからこそできる心理的治療がある，ということはこのような意味である．

ただし，中には統合失調症や大うつ病性障害などの精神疾患の症状として運動器疼痛をきたす患者もいる．このような場合は，精神科などの心理的治療の専門科に紹介する必要がある．これらの症例を見極める意味でも，精神科あるいは心療内

科領域の知識の習得が整形外科医にもぜひとも必要である[3].

■文献
1) 谷川浩隆：心療整形外科. J Musculoskelet Pain Res **5**：43-48, 2013
2) 谷川浩隆：腰痛をこころで治す—心療整形外科のすすめ. 日心療内誌 **18**：154-158, 2014
3) 谷川浩隆：腰痛をこころで治す—心療整形外科のすすめ（PHPサイエンス・ワールド新書），PHP研究所，東京，2013

コラム　患者が感じる医師の言葉の重み——「病名をつける」ということ

「患者は医者と出会ってはじめて病者となる」とは，よくいわれることである．そういう意味で医師が患者に「病名をつける」という行為は非常に重要なことである．その際，医師が普段何気なく使っている言葉によって，患者はその後の人生に大きな影響を及ぼすことがある．たとえば，「腰椎すべり症」は整形外科医にとってありふれた疾患である．しかし，「自分の腰の骨がすべっている」といわれた時，患者がどれだけ不安になるか知っておく必要がある．患者は「すべり症」という語感に対して，「動くとすべりが強くなる」恐怖を感じ，怖くて思い切り運動ができなくなる．「動けばどんどんすべっていってしまう」と思うこともある．整形外科医にとってはごくありふれた「すべり症」という病名にも，かような影響が生じうる．X線像ですべり症があったとしても，それが腰痛の原因であるとは限らない．医師にとっては，X線の所見を患者に伝えただけと思っていても，受け取ったほうはそうとは限らない．その所見が原因と考えるのはあたり前である．このような「画像所見だけの診断名」と「症状の原因となる診断名」は別であり，画像所見だけの診断名は非特異的腰痛にも容易につけられる．同じことは腰部脊柱管狭窄症や腰椎椎間板ヘルニア，その他多くの疾患にもいえる．MRIでみられる軽度の腰部脊柱管狭窄症は，症状がない場合それを診断名としてよいのか．患者にとって，疾患名をつけられるということは医師が思う以上に大きな「刻印」であることを肝に銘じなければならない．

3 心因性麻痺

❶ 本疾患の概念

なんらかの心因性要因によって引き起こされた，さまざまな麻痺の呼称である．精神的ストレスが身体症状（麻痺）となって表れた転換性障害（ヒステリー）の一型である．多彩な身体症状を呈し，神経支配領域に一致しない広範な運動麻痺と知覚障害を示すことが多い．また，腰痛や下肢痛を伴うことが多い．交通事故などのさまざまな外傷に関連して発生することがある．特に脊髄損傷や他の脊椎疾患との鑑別を要することが多い．通常は，身体所見と画像所見から診断が可能であるが，診断に難渋することもある．転換性障害の一般住民における有病率は10万人当たり5～22人と報告されている[1]．

❷ 診断

典型的な状況と症状から，心因性麻痺を疑うことができる．診断には，器質的疾患の除外が必要である．神経学的所見の矛盾点を指摘すること，画像診断などで器質的疾患が否定されること，そして心因が認められることが診断に必要である．一方，心因性麻痺と診断された症例の中で，器質的疾患が発見されることもある．また，心因性麻痺と器質的疾患が併存することもある．したがって，安易に心因性麻痺と断定せず，常に他の疾患が存在するか否かを慎重に見極める必要がある．

i 神経学的所見

徒手筋力テストでは，麻痺側は自動運動が不能であったり，膝立てが不可能であったりする．しかし，神経学的に説明が困難な範囲であることが多い．また知覚障害についても，神経支配を超えた範囲の，いわゆる非髄節性の痛覚鈍麻，触覚鈍麻を示す．運動麻痺や知覚障害と比較して，通常深部反射は正常であり，左右差は認められない．非髄節性の麻痺を呈する点や麻痺があるにもかかわらず深部反射は左右差なく正常であるといった神経学的矛盾点を明らかにする．

ii Hoover徴候（図1）

一側性の下肢麻痺が器質的疾患によるものか否かを鑑別する診察法である．この手法は，下肢伸展挙上時に腸腰筋の収縮によって骨盤が回転するのを，対側の大殿筋が収縮することによって抑えるという協同運動を観察する試験である．

患者を仰臥位にして下肢を伸展位とする．検者は患者の両踵をもち，まず，患者に健側の下肢を伸展挙上させる．この際に器質性の麻痺であれば，患側の下肢をベッドに押し付ける力が働かない．一方，非器質性麻痺であれば，患肢をベッドに押し付ける力が健常人と同様に働く．次に，患者に患側の下肢を伸展挙上させる．この際，器質性麻痺であれば，健側の下肢をベッドに押し付ける力が正常に発揮される．一方，非器質性麻痺であれば健側の押し付けが認められないか弱い．

iii Spinal Injuries Center（SIC）テスト[2]（図2）

まず，ベッド上で患者を仰臥位にして，両下肢は伸展位の状態とする．次いで，検者は患者の膝を持ち上げて膝立ての状態にする．検者は患者に

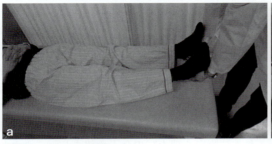 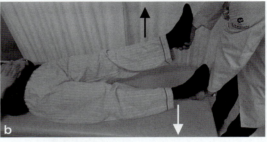

図1 Hoover徴候
a：患者を仰臥位にして下肢を伸展位とする．検者は患者の両踵をもつ．
b：患者に一側の下肢を伸展挙上させる（黒矢印）．この際に通常は共同運動として対側下肢をベッドに押し付ける方向の力が働く（白矢印）．健側を挙上させた場合（黒矢印），対側に白矢印の力が入れば陽性（心因性麻痺の可能性）である．患側を挙上させた場合（黒矢印），対側に白矢印の力が入らなければ陽性である．

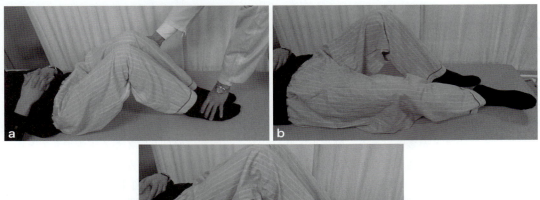
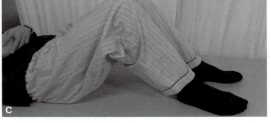

図2　SIC テスト
a：患者を仰臥位にする．検者は患者の膝を屈曲位にして手で保持する．その後ゆっくり手を放す．
b：器質性麻痺であれば膝立ては保持できない．
c：膝立てが保持できた場合，陽性である．心因性麻痺が疑われる．

膝立てを維持するように意識させない．検者は，膝立ての状態で保持していた膝をゆっくりと離す．患者がその後膝立てを保持できればSICテストは陽性と判定され，心因性麻痺が疑われる．患者が重度の麻痺を呈している場合には，SICテストはほぼ陰性となる．

iv　外転徴候[3]（図3）

患者を仰臥位とする．検者は患者の両下肢外側に手をあてた状態で，患者に一側の下肢を外転させる．検者が手で外転に抗する力（内転方向の力）を加えると，器質性麻痺の場合は，患側下肢では外転筋力が弱いため内転するのに対して，健側下肢は外転筋力が働いて拮抗するために動かない．一方，非器質性麻痺の場合は，患側だけでなく健側も検者の抵抗に負けて内転してしまう．また，健側を外転させた場合は，患側でも正常な外転筋力が発揮され検者の内転させる力と拮抗して動かない．

v　画像検査

CTやMRIといった画像検査は有用であり，麻痺の原因となる器質的疾患を否定する際に必要である．通常，心因性麻痺の場合には，麻痺の原因となりうる器質的な異常所見が認められない．しかし，患者の年齢が高い場合，無症候性の狭窄所見が認められることがある．異常所見が認められた場合でも，現在の症状を客観的に説明しうる病変か否かを見極める必要がある．

vi　電気生理学的検査

器質的疾患の有無を調べるのに有用である．経頭蓋磁気刺激法は，大脳の運動野を磁気刺激して筋の誘発電位を記録する検査である．脊髄や末梢神経に器質的病変が存在する場合には振幅の低下や潜時の延長といった所見が認められる．一方，それらの所見が認められず左右差がない場合には，心因性麻痺の可能性がある．

❸ 治療

心理療法，薬物療法，およびリハビリテーションを併用して行う．患者とその家族に医療面接を通じて，現在の症状が器質的疾患によるものではないこと，改善する症状であることを説明する．また，患者背景を把握して，患者の精神的要因を明らかにしていく必要がある．この点については早期からの専門家（精神科医師，心療内科医師，および臨床心理士）の介入が望ましい．カウンセリングを行い，精神的な不安を解決していく．薬物療法は，抗不安薬や抗うつ薬が使用される．理学療法士によるリハビリテーションを施行する．

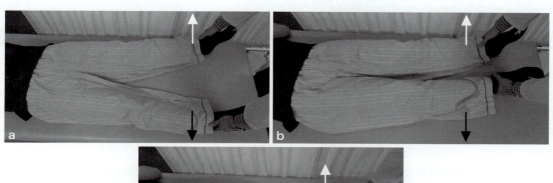
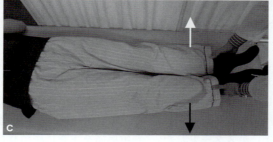

図3 外転徴候

a：患者を仰臥位として下肢は伸展位とする．検者は足の外側に手をおいて，抵抗を加えながら患者に一側の下肢を外転させる（黒矢印）．正常であれば，両側とも検者の手に対抗して外転位の保持が可能である．健側を外転させた際に（黒矢印），患側も外転が保持できた場合（白矢印），陽性として心因性麻痺が疑われる．
b：患側を外転させた場合，黒矢印の力が入らないため内転する．器質性麻痺では，健側には白矢印の力が入り外転が保持される．
c：患側に黒矢印の力を入れさせた際に，健側にも白矢印の力が入らず内転してしまう場合は心因性麻痺が疑われる．

予後は一般的に良好であり，麻痺は完全に回復する場合が多い．再発は20〜25％の症例に認められる[1]．30〜50歳の症例で，人格障害を合併している例，健康状態がよくない例，および診断までの有症状期間が長い例は，再発の可能性が高く治療成績がわるい[1]．

■文献

1) Letonoff EJ et al：Hysterical paralysis：a report of three cases and a review of the literature. Spine **27**：E441-E445, 2002
2) Yugué I et al：A new clinical evaluation for hysterical paralysis. Spine **29**：1910-1913, 2004
3) Sonoo M：Abductor sign：a reliable new sign to detect unilateral non-organic paresis of the lower limb. J Neurol Neurosurg Psychiatry **75**：121-125, 2004

4 脳脊髄液減少症

❶ 本疾患の概念

低髄液圧症候群は、脳脊髄液の漏出により起立性の頭痛や後頚部痛、めまいなどを引き起こす疾患である。わが国では、難治性の外傷性頚部症候群の中に低髄液圧症候群の患者が含まれていることが報告された。これらの症例の多くで脳脊髄圧が正常であることから脳脊髄液減少症の病名が用いられ、脳脊髄液減少研究会が「脳脊髄液減少症ガイドライン2007」を発表したことにより、脳脊髄液減少症という病名が広まった。しかし、本疾患の発症機序や病態は未解明であり、その診断・治療に関して混乱が生じた。そして2007年度から厚生労働省の班会議「脳脊髄液減少症の診断・治療の確立に関する研究」がスタートした。同研究班は脳脊髄液が減少するという病態は推論にすぎず、現時点では低髄液圧や脳脊髄液漏出などを診断できるにすぎないことから、「脳脊髄液漏出症」を研究の対象とした。

❷ 脳脊髄液減少症の病態

脳脊髄液減少症は脊髄での脳脊髄液漏出が原因とされる。髄液漏出が持続すると髄液量が減少し、脳にかかる浮力が低下して脳が尾側へ偏位する。その結果、脳の痛覚感受性器官が牽引されることで起立性頭痛が出現し、各種脳神経が牽引されることでさまざまな脳神経症状が生じる[1]。

❸ 脳脊髄液減少症の症状

「国際頭痛分類第3版beta版」では、特発性低頭蓋内圧性頭痛は「特発的な原因による低髄液圧で引き起こされる起立性頭痛。通常、項部強直や自覚的な聴覚症状を伴う」と表現されている。そして、「発現時に頭痛が起立性であるという特徴は時間とともに目立たなくなることもある」とコメントされている[2]。「脳脊髄液減少症ガイドライン2007」では、主症状は頭痛、頚部痛、めまい、耳鳴り、視機能障害、倦怠・易疲労感で、これらの症状は坐位、起立位により3時間以内に悪化することが多いとしている[3]。

脳脊髄液減少症の患者は、比較的強い頭痛・後頚部痛を主訴に医療機関を初診することが多く、頚椎症、頚椎捻挫、椎骨動脈解離の疑いとされたり、頭部CT所見から、くも膜下出血や慢性硬膜下血腫を疑われ、正しく診断されないことがある。坐位・起立位で悪化し、臥位・Trendelenburg体位で改善する頭痛や後頚部痛が脳脊髄液減少症の急性期の症状であり、この時期に正しく診断して治療を開始することで同症の慢性化、難治化が防止できると思われる。

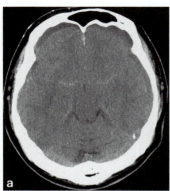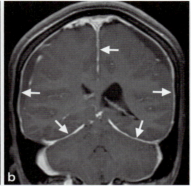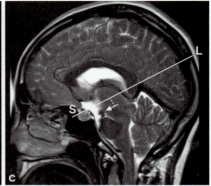

図1　脳脊髄液減少症の頭部画像所見
a：頭部CT。両側硬膜下水腫を伴うpseudo-SAHを呈している。
b：頭部MRIガドリニウム造影T1強調冠状断像。びまん性硬膜造影（矢印）と両側硬膜下水腫を認める。
c：頭部MRI T1強調矢状断像。脳幹が扁平化し、乳頭体（矢印）が鞍結節（S）とラムダ（L）を結んだ線S-L lineより下方に偏位して脳下垂を呈している。

❹ 画像診断
i 脳脊髄液減少症の画像診断
1) 頭部CT

典型的な脳脊髄液減少症の頭部CTは，pseudo-subarachnoid hemorrhage (SAH) を呈する（図1a）．pseudo-SAHとは，狭小化した脳底槽やSylvius裂内の血管が高吸収を呈し，くも膜下出血のようにみえる単純頭部CT所見である[4]．脳脊髄液減少症では，脳が下垂するためにpseudo-SAHを呈すると思われる．脳脊髄液減少症は両側硬膜下水腫を伴っていることが多く，救急現場で頭痛や頚部痛の患者を診察する際に頭部CTで両側硬膜下水腫を伴うpseudo-SAHを認めたならば脳脊髄液減少症を疑い，また実際のくも膜下出血を除外するために頭部MRIなどを進めるべきである．

2) 頭部MRI

脳脊髄液減少症の頭部MRIの特徴的な所見は，びまん性硬膜造影（diffuse dural enhancement），硬膜下水腫（subdural effusion），脳下垂（brain sagging）である．びまん性硬膜造影は，造影脳MRIで硬膜に両側対称性にびまん性かつ連続性に造影効果と硬膜の肥厚を認めるものである．硬膜下水腫は，通常薄く両側性である（図1b）．脳下垂は脳MRI矢状断像で判断しやすく，脳幹・小脳扁桃の下垂，脳幹の扁平化と橋前槽の狭小化などとしてみられる．筆者の検討では，脳下垂の有無の判定に乳頭体の位置が有用で，正常では乳頭体は脳MRI正中矢状断像における鞍結節（tuberculum sellae）とラムダ（lambda）を結んだ線S-L lineより頭側にあり，乳頭体がS-L lineより5mm以上尾側に偏位していれば脳下垂があると判断している（図1c）．

ii 脳脊髄液漏出症の画像診断

厚生労働省の研究班は，脊髄MRI/MRミエログラフィ，CTミエログラフィ，脳槽シンチグラフィにより総合的に判定する脳脊髄液漏出症画像判定基準・画像診断基準を2011年に公表している．

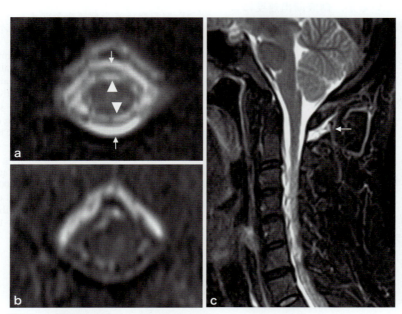

図2 脳脊髄液漏出症の脊髄MRI所見
a：脳脊髄液漏出症の脊髄MRI脂肪抑制T2強調水平断像．硬膜内の脊髄腔の高信号（矢頭）を脊柱管内硬膜外腔の高信号（矢印）が囲むfloating dural sac sign．脊髄硬膜外腔に漏出した髄液を示す．
b：厳密にはガドリニウム造影T1強調画像で造影される血管内の水分を除外する必要がある．
c：脊髄MRI脂肪抑制T2強調矢状断像でC1-C2背側に認める水分貯留像であるC1-C2 sign（矢印）．

1) 脊髄MRI

髄液漏出を捉える脊髄MRIとしては，水信号を高信号として表示する脂肪抑制T2強調画像が有用である．この撮像法では血管内の水分も高信号となるため，厳密にはガドリニウム造影T1強調画像で該当部分が造影されないこと，すなわち血管内の水分ではないことを確認する必要がある．脊髄MRI脂肪抑制T2強調水平断像では，脊柱管内硬膜外貯留液を示すfloating dural sac sign[5]（脊柱管内の脊髄硬膜外腔が三日月状〜全周性の高信号を示す所見）は，感度の高い所見であるとされている（図2a）．脊髄MRI脂肪抑制T2強調矢状断像でC1-C2背側に認める水分貯留像であるC1-C2 sign[6]は脊髄硬膜外腔に漏出・貯留した髄液が，黄色靱帯を欠くC1-C2レベルで，弾性線維に乏しい後環軸膜から脊柱管外に漏出した髄液成分を示していると筆者は考えている（図2c）．

2) CTミエログラフィ

CTミエログラフィは脳脊髄液漏出診断のgold standardとされているが，髄液漏出速度によって最適な撮像時間が異なり，感度が脊髄MRIより劣るとの報告もある[7]．

3) 脳槽シンチグラフィ

脳槽シンチグラフィでの髄液漏出直接所見は片側限局性の硬膜外radioisotope異常集積であるが，実際にはまれな所見である．脳槽シンチグラフィはダイナミック，かつ空間分解能の低い検査であり，髄液のslow flow leakや脊柱管内硬膜外の貯留髄液を直接に捉えることは困難であると思われる．脳槽シンチグラフィの髄液漏出間接所見には，早期膀胱内radioisotope集積所見，radioisotopeクリアランスなどがあるが，これらは非特異的かつ正常所見との境界が明確ではなく参考所見にとどめるべきである．

❺ 脳脊髄液減少症の治療

i 保存的治療

発症から6ヵ月以内では2週間程度の臥床安静と1日2L程度の水分摂取または輸液で症状の改善が得られることが多い．

ii 硬膜外自家血注入療法（epidural blood patch）

保存的治療で症状の改善が得られない場合は，硬膜外自家血注入療法が推奨される．中央社会保険医療協議会は，脳脊髄液減少症のうち脳脊髄液漏出症に対する硬膜外自家血注入療法の2016年度からの保険適用を承認した．

■文献

1) Mokri B：Headaches caused by decreased intracranial pressure：diagnosis and management. Curr Opin Neurol 16：319-326, 2003
2) Headache Classification Committee of the International Headache Society：The International Classification of Headache Disorders, 3rd edition（beta version）. Cephalalgia 33：629-808, 2013
3) 脳脊髄液減少症研究会ガイドライン作成委員会（編）：脳脊髄液減少症ガイドライン2007, メディカルレビュー社, 大阪, 2007
4) Yuzawa H et al：Pseudo-subarachnoid hemorrhage found in patients with postresuscitation encephalopathy：characteristics of CT findings and clinical importance. Am J Neuroradiol 29：1544-1549, 2008
5) Hosoya T et al：Floating dural sac sign is a sensitive magnetic resonance imaging finding of spinal cerebrospinal fluid leakage. Neurol Med Chir（Tokyo）53：207-212, 2013
6) Yousry I et al：Cervical MR imaging in postural headache：MR signs and pathophysiological implications. Am J Neuroradiol 22：1239-1250, 2001
7) Starling A et al：Sensitivity of MRI of the spine compared with CT myelography in orthostatic headache with CSF leak. Neurology 81：1789-1792, 2013

5 経皮的レーザー椎間板減圧法（PLDD）

❶ PLDDの概要

経皮的レーザー椎間板減圧法（percutaneous laser disc decompression：PLDD）はYonezawaらにより考案，開発された日本発祥の治療法である[1]．また，この治療法の元となった経皮的髄核切除術（PN）も土方らにより考案，開発された日本発祥の治療法である[2]．これらの治療法は椎間板内の髄核に対して，PNの場合は摘出，PLDDの場合は蒸散させ，椎間板の内圧を下げることにより，間接的に椎間板ヘルニアによる神経圧迫を減じようとするものである．すなわち，ヘルニアの摘出による直接的な神経除圧を目的とはしていない．筆者は以前から椎間板内注入療法について報告してきた[3]．PNやPLDDは椎間板内注入療法，特に化学的髄核溶解術（chemonucleolysis）とは理論的には同じ範疇のものであり，保存的治療と手術的治療の間に存在するものとして，今から20年ほど前に「中間療法」と呼ばれたことがある．そして，最近でも「保存的治療の付加物」であり，通常のopen surgeryに比べて症状改善が遅いとする意見もある[4]．

❷ PLDDの適応

しかしながら，筆者はPLDDはPNと同様に根本的には観血的治療，すなわち手術的治療であると考える．そして手術的治療において最も重要なことは，適応，すなわち患者選択基準であると考える．たとえば，代表的な腰椎椎間板ヘルニアの手術法であるLove法（顕微鏡視下，内視鏡視下を含む）や腰椎後方椎体間固定術（PLIF）（経椎間孔的腰椎椎体間固定術（TLIF），最小侵襲手術（MIS）techniqueを含む）の適応に関しては，施設間において大きな差がないことは，多くの脊椎・脊髄外科医が認めるところであろう．しかし，PLDDの適応に関しては，施設によってかなりの差があるのではないかと考える．本来のPLDDの適応はPNとまったく同じであり，腰痛よりも下肢症状が主訴，変性変化の少ない40歳以下，ヘルニアの後縦靱帯非穿破例（contained type）が基本であると考える[5,6]．さらにいえば，レーザーで行うか，器具器械で行うかだけの違いであり，PLDDとPNは本質的には同じものと考える．現実に，「腰椎椎間板ヘルニア・診療ガイドライン」の初版内には「PLDDがPNに比べ安全で優れた術式とはいえない」と記載されている．

❸ PLDDの4つの「過度」

筆者はPLDDについて患者に意見を求められた時には，前述のごとくPNとPLDDの関係について説明を行い，両者は本質的には同じものであることをまず説明する．そのうえで，PLDDには以下の4つの「過度の○○」があると考え説明している．

まず，第一に患者の「過度の期待」がある．すなわち，「レーザー」と聞くと何か最先端の特別な治療法のような気がするのではないだろうか．また，多くの施設で「保険適用外」となっていることも「特別感」に拍車をかけているのかもしれない．

第二に，一部の施設の「過度の適応」がある．高齢者の腰部脊柱管狭窄症や圧迫骨折に対してPLDDを受けた患者をみかけると，どのような適応や，どのような考え方で適応拡大しているのか大いに疑問に感ずるのは筆者だけではないだろう．

第三には，前述の2つと密接な関係が考えられるが，「過度の宣伝」を行う施設がある．「切らずに治る」，「○○○例の実績」などである．これらの施設からは一般向けのセンセーショナルな宣伝は頻繁に出てきても，学術的な学会発表や論文はほとんど出てこない．

そして，第四には「過度の躊躇（抵抗？）」がある．これは正確にいえば，「厚生労働省の保険適用に対する過度の躊躇」である．PNが保険適用とされているのであるから，PLDDも同等の保険適用をすればよいだろう．現実に考案者である米澤卓実氏をはじめとするPLDDを適切な手術適応で行っている施設の医師達は，PLDDが保険適用されることを主張しており，しかるべき働きかけもしている．それにもかかわらず，なぜ保険適用されないのか推測の域を出ないが，厚生労働

省は「過度の適応」の拡大を危惧しているのではないだろうか．筆者は保険適用されたほうが「過度の適応」にはむしろブレーキがかかるのではないかと考えるが，いかがであろうか．

❹ PN, PLDD 考案者の憂い

20年ほど前，PNの考案者である土方貞久氏が運営，指導していた研究会で「日本経皮的椎間板摘出術研究会」という会があった．その研究会では，PNやPLDD，椎間板内注入療法について報告がなされたが，それのみならず参加者達でいろいろな意見交換を行うことができた．そのころ，すなわちPLDDを「保険適用外」で多数例行う施設が増えてきた時，PLDDの考案者である米澤氏と話をしたことが何度かある．米澤氏は自身の考えとは異なるかたちでPLDDが広まっていくことを大変憂えていた．特に，「過度の適応」，「過度の宣伝」については大変困惑し，時には憤りすら示していた．米澤氏からすれば，真摯な態度と研究心でつくられた愛おしいわが子のようなPLDDが，自身が予想もしなかった「鬼っ子」に育っていくのではないかと危惧していたものと推察する．

また別の観点でみると，米澤氏の憂いは土方氏の憂いと同じでもあった．土方氏は極端に通常手術的治療を嫌い，PNの適応外病態にもかかわらず，いわば「ダメでもともと」でPNによる治療法を求めてくる患者の「過度の期待」，「間違った認識」を憂えていた．

❺ 今後の展望

これらの問題を解決するには，まずは患者の「過度の期待」，「間違った認識」を正すための努力が必要であると考える．まずは，患者への適切な情報の提供を整形外科医のみならず，すべての臨床医が心がけるべきである．また，折りに応じて社会に影響力のある機関や組織にも適切な情報の提供を求めるべきである．その第一歩として最も有力な方法は，PLDDの保険適用ではないかと筆者は考える．現在の保険審査制度や診断群分類包括評価（DPC）制度の中で保険適用されれば，どこの施設でどのように行われているか，いわば「ガラス張り」状態となる．第三者の目が入るようになり，すべての施設のデータが公表されるようになることがPLDDに関する「過度の○○」を正す道だろう．

■文献

1) Yonezawa T et al：The system and procedures of percutaneous intradiscal laser nucleotomy. Spine 15：1175-1185, 1990
2) 土方貞久ほか：経皮的髄核摘出法について―腰部椎間板ヘルニアの新しい治療法．東京電力病医報 5：39-44, 1975
3) 加藤文彦：椎間板内注入療法．NEW MOOK 整外 2：172-180, 1997
4) Brouwer PA et al：Percutaneous laser disc decompression versus conventional microdiscectomy in sciatica：a randomized controlled trial. Spine J 15：857-865, 2015
5) 持田譲治：経皮的髄核摘出術．NEW MOOK 整外 2：152-160, 1997
6) 西島雄一郎ほか：鏡視下経皮的 Ho：YAG レーザー腰椎椎間板除圧術．NEW MOOK 整外 2：161-171, 1997

6 サプリメント

❶ サプリメントの概要

サプリメント（サプリ）について，わが国では明確な定義はない．効果・効能が表示可能な保健機能食品には，国がその有効性，安全性を審査した特定保健用食品（トクホ）と，栄養機能食品（ビタミン・ミネラル）の2種類があった．しかし，グルコサミン（GC）をはじめ，多くのサプリは2者以外の健康食品であり，国への届け出義務もなく，効能表はできなかった．2015年4月1日の食品表示法の施行により，一定の科学的根拠（一編の論文でも可）があり，消費者庁長官に届け出すれば，根拠の妥当性は確認されずに認可される「機能性表示食品」が新設された．そのため，GCも「機能性表示食品」として申請すれば「運動や歩行などにおける軟骨成分の過剰な分解を抑えることで関節軟骨を維持することが報告されている」と宣伝可能になった．それゆえ，患者にとっては一層混乱を招く事態になった．

数あるサプリの中で整形外科に最も関係している変形性膝関節症（膝OA）に対するサプリについて解説する．

❷ グルコサミン（GC）

GCとはグルコースの一部の水酸基がアミノ基に置換された分子量180のアミノ酸であり，軟骨基質の構成成分である．カニ，エビなどの殻から精製される．世界に大きなインパクトを与えたのは2001年に『Lancet』に掲載されたReginsterら[1]の膝OAに対する大規模ランダム化比較試験（RCT）の論文である．GC服用群では対照群に比較して関節裂隙の狭小化が少なく，臨床症状で優れていたとする内容であった．その後もGCの有用性について数多くの報告があったが，Reginsterらの報告[1]を含め，いずれの研究もイタリアRotta社製であり，それ以外のGCについては有用性が認められないとの報告が相次いだ．そのため，「米国整形外科学会（AAOS）ガイドライン（2010）」では，有症状の膝OAに対してはGCの服用は勧めない（エビデンスレベルⅠ）と結論づけた[2]．また，「Osteoarthritis Research Society International（OARSI）ガイドライン（2014）」もGCの除痛効果は不明とした[3]．加えて，欧米で有効性が報告されているものはGC硫酸塩であり，わが国で多く販売されているGC塩酸塩については，その有効性は一層不明といわざるをえない[4]．副作用については心血管系や糖尿病に与える影響は少なく安全性は高い．また，GCは甲殻類の殻から精製するために甲殻類アレルギー患者では危険と考えられているが，甲殻類アレルギーは殻ではなく甲殻類の肉に対して生ずるために，実際にはGCに対するアレルギー反応の報告はない[5]．

❸ コンドロイチン

コンドロイチンとは，D-グルクロン酸とN-アセチルガラクトサミンに硫酸が結合した分子量40,000～80,000の高分子物質である．硫酸基の位置によりコンドロイチン4硫酸，もしくは6硫酸となり，いずれも軟骨基質の成分である．最近のメタ解析では膝OAに有用としたものもあるが，逆に有用性はほとんどないとするものもあり一定の結論にいたっていない．「AAOSガイドライン（2010）」では，有症状の膝OAに対してはコンドロイチンの服用は勧めない（エビデンスレベルⅠ）と結論づけている[2]．また，「OARSIガイドライン（2014）」もコンドロイチンの除痛効果は不明としている[3]．

❹ ヒアルロン酸

ヒアルロン酸はN-アセチルグルコサミンとグルクロン酸が重合したものであり，関節液や関節軟骨に広く含有される分子量600万～800万の巨大なアミノ酸である．一般に腸管から吸収される物質の分子量は最大で1,000程度と考えられている．そのため，経口されたヒアルロン酸が，腸管から吸収され，血液を通して目的とする関節に到達するとは考えにくい．関節内注射剤については多くの報告があるが，経口ヒアルロン酸の臨床研究は少なく，医療データベースである「Cochrane Database of Systematic Reviews（Cochrane Database）」[6]，「AAOSガイドライン」[2]では取り上げられていない．わが国から発表されている論文の

いくつかでは臨床的な除痛効果が報告されているが[7]，対象の年齢により効果に差があり，有効とは結論しがたい．また，その多くが企業主導の研究であり，バイアスの存在を除外できない．

前述の GC，コンドロイチン，ヒアルロン酸はわが国で生産，販売されているサプリの代表である．以下に述べるものは OA に有用である可能性をもつサプリであるが，いずれもわが国では生産されておらず，海外からの輸入により入手可能なものである．

❺ diacerein（ジアセレイン）

インターロイキン（IL）-1 を抑制する作用と matrix metalloproteinase（MMP）-1,3 の産生低下により OA に有用とされる薬剤である．「Cochrane Database（2014）」よりわが国では除痛効果は少なく，関節裂隙の狭小化予防作用も膝関節では認められなかった[8]．副作用として下痢を 24％に生じた[8]．

❻ アボカド大豆不鹸化物（ASU）

ASU はフランスで開発された OA に対する薬剤である．「Cochrane Database（2009）」は OA の除痛効果があると結論した[9]．しかし，「Cochrane Database（2014）」では，ASU 300 mg の 3〜12 ヵ月の服用は対照に比較して少ないか，疑問視される効果しかなかったこと，関節裂隙狭小化予防効果はなかったと結論している[10]．しかし，対照と比較して有意な副作用はなかった[10]．

❼ S-アデノシルメチオニン（SAMe）

メチオニンとアデノシン三リン酸（ATP）から合成されるものであり，欧州では古来より抗うつ薬として使用されていた．また，プロテオグリカンへの硫化物への取り込みを促進するために軟骨の維持に役立ち，抗炎症効果も併せもつために関節炎に有効といわれている．生体内の細胞すべてに含有されており，加齢とともに減少することが知られている．1 日 1,200 mg を服用する臨床試験で関節痛が改善したとの小規模報告がある．「Cochrane Database（2009）」はいずれも SAMe に関する臨床研究は症例数が少ないもののみであり，有効とはいえず，ルーチンでの使用は勧めないと結論している[11]．

❽ メチルサルフォニルメタン（MSM）

ジメチルスルホキシド（DMSO）の酸化物であり，有機硫黄の一種である．34％が硫黄成分であり，動植物体内に存在する成分でもある．1 日量 2〜3 g を 6〜12 週の服用で OA の疼痛が改善したとの小規模報告がある．しかし，Debbi らによる RCT では 12 週間の服用で対照群に比較して MSM 群では疼痛，機能で優れていたものの，改善率はわずかであり，臨床的に意義があるか不明であると述べられている[12]．

❾ 筆者のコメント

藁にもすがりたい患者心理を推察すれば，サプリを「まったく効かない」と断言しにくい面がある．そのために，筆者は患者に対しては「グルコサミン・コンドロイチンの OA に対する効果については米国では否定的である．ヒアルロン酸はさらに効果の可能性は低い．ただ，副作用も少ないので金銭的に余裕があれば服用するのは差し支えない．服用量としては過去の報告からは GC 1,500 mg/日とコンドロイチン硫酸 1,200 mg を併用するのがよい．ただ，3 ヵ月服用して効果がなければ中止したほうがよい．また，サプリに頼るよりも大腿四頭筋の強化と減量を心がけたほうがはるかに効果的である」と説明している．

❿ おわりに

すべてのサプリにおいて「有効である」との報告は必ず存在している．しかし，その症例数は少なく，製薬会社から資金提供を受けているものも多いために，信憑性に問題があるものが少なくない．また，「有効」との論文のほうが採択されやすい傾向があるために論文には少なからずバイアスが働いている．公正な立場での大規模 RCT により有効性，安全性が検討され，高価なサプリではなく，安価な医薬品として国民に提供されることを切に期待する．

■文献

1) Reginster JY et al：Long-term effects of glucosamine sulphate on osteoarthritis progression：a randomised, placebo-controlled clinical trial. Lancet **357**：251-256, 2001
2) Richmond J et al：Treatment of osteoarthritis of the knee（nonarthroplasty）. J Am Acad Orthop Surg **17**：591-600, 2009
3) McAlindon TE et al：OARSI guidelines for the non-surgical management of knee osteoarthritis. Osteoarthritis Cartilage **22**：363-388, 2014
4) Percope de Andrade MA et al：Supplementary methods in the nonsurgical treatment of osteoarthritis. Arthroscopy **31**：785-792, 2015
5) Villacis J et al：Do shrimp-allergic individuals tolerate shrimp-derived glucosamine? Clin Exp Allergy **36**：1457-1461, 2006
6) Towheed TE et al：Glucosamine therapy for treating osteoarthritis. Cochrane Database Syst Rev **18**：CD002946, 2005
7) Tashiro T et al：Oral administration of polymer hyaluronic acid alleviates symptoms of knee osteoarthritis：a double-blind, placebo-controlled study over a 12-month period. ScientificWorldJournal **2012**：167928, 2012
8) Fidelix TS et al：Diacerein for osteoarthritis. Cochrane Database Syst Rev **2**：Cd005117, 2014
9) Little CV et al：Herbal therapy for treating osteoarthritis. Cochrane Database Syst Rev：Cd002947, 2001
10) Cameron M et al：Oral herbal therapies for treating osteoarthritis. Cochrane Database Syst Rev **5**：Cd002947, 2014
11) Rutjes AW et al：S-Adenosylmethionine for osteoarthritis of the knee or hip. Cochrane Database Syst Rev：Cd007321, 2009
12) Debbi EM et al：Efficacy of methylsulfonylmethane supplementation on osteoarthritis of the knee：a randomized controlled study. BMC Complement Altern Med **11**：50, 2011

IV. 医療論理・医療安全

1 合併症

ここ10年でかわったこと

【医療への不信】
- 1999年に明らかな医療過誤による2つの医療事故が発生した（患者取り違えによる別部位の手術・消毒液点滴による死亡）.
- これらの事件は大きく報道され，医療に対する信頼は大きく損なわれるとともに，医療事故が一般人の関心事になった.
- 医療人も医療事故を知り，これを防止することを改めて決意することになった[1].

【インフォームドコンセント】
- 「インフォームドコンセント」という言葉がこの10〜20年で定着し，治療や手術を行う場合にきっちりと記載された「文書による」説明と同意が行われるようになった[2].

【「名医」と合併症】
- 「神の手」や「名医」と呼ばれる医師が登場するテレビ番組が増加し，むずかしい手術でも安全・確実にできるような錯覚が形成された.
- 「内視鏡手術」の普及により，低侵襲手術が「簡単な手術」という間違ったイメージで捉えられることも増加した.
- 治療や手術には「合併症」は一定の確率で存在するが[3]，一般的な手術での入院期間短縮に伴い，「短期間の入院で簡単に治る」と考えて手術を希望する患者が増加した.
- 技術や知識の伝承により，治療や手術の合併症発生は減少したと思われるが，逆に合併症を経験していない医師の増加により，合併症が生じた時の対応を知らない医師も増加した.

❶ 医療事故，医療過誤，合併症

i 医療事故
- 「医療事故」とは，診療過程で生じる人身事故をいい[1]，インシデントやアクシデントを含んだものである.

ii 医療過誤
- 過失によって生じた医療事故のみを，「医療過誤」と呼ぶ[1].
- 法的過失は，①結果予見義務違反，②結果回避義務違反の2つがあることが要件[1]である.
- 正常な医療を行って生じた医療事故や合併症は医療過誤ではない.

iii 合併症
- 「医療行為に伴う合併症」は，検査や治療などの医療行為に伴って一定の確率で生じるものであり，「医療事故」と同列ではない.

❷ 医療事故調査制度[4]

i 概要
- 医療事故調査制度は，2014年6月18日に成立した医療法の改正に盛り込まれた制度．施行は2015年10月1日.
- 医療事故が発生した医療機関において院内調査を行い，その調査報告を民間の第三者機関（医療事故調査・支援センター）が収集・分析することで再発防止につなげるための医療事故に関わる調査の仕組みなどを医療法に位置づけ，医療の安全を確保するもの.

ii 対象となる医療事故
- 当該病院などに勤務する医療従事者が提供した医療に起因し，または起因すると疑われる死亡または死産であって，当該管理者が当該死亡または死産を予期しなかったものとして厚生労働省令で定める医療事故.
- 原疾患の進行による死亡や予期した合併症による死亡については，対象とならない.
- したがって，医療を行う場合には，重篤な合併症について認識するとともに説明しておくことが重要である.
- 原疾患の治療中に他の疾患が発生して死亡にいたった場合には，発症が院内であるが新たな疾患と考える．新たな疾患の進行で死亡した場合も，「原疾患の進行による死亡」と考えるのが適当である（腰部脊柱管狭窄症の治療で入院中

に大動脈解離により死亡した場合など).

❸ 全身的合併症

i 全身感染症，誤嚥性肺炎
- 整形外科手術患者の約半数が65歳以上の高齢者となっている[5]ため，手術や保存的治療で入院中に肺炎や膀胱炎などから敗血症にいたるような症例は存在する．
- 入院中にこれらの併発症が発生した場合には，病態と予後について頻回に説明して記録しておくことが重要である．

ii 静脈血栓塞栓症
- 別項（p112）に記載．

iii 脂肪塞栓症
- 大腿骨骨幹部骨折や多発外傷では忘れてはならない．
- バイタルチェック時のサチュレーション測定が有用である．
- 治療は，酸素投与と呼吸管理．

iv 抗血栓薬中止による合併症
- 抗血小板薬・抗凝固薬を継続して内服している患者が増加しており，内服中は止血機能が低下しているために出血が止まりにくいリスクがある．
- 逆に周術期に抗血栓薬を中止することで，血栓性疾患の発症のリスクが増加する[6]．手術に際しては抗血栓薬を投与している医師と連携して，抗血栓薬継続のリスク，中止のリスクを説明しておく必要がある．

v 関節リウマチ（RA）の内科的治療に伴う合併症
- この10～20年でRAに対する治療は格段に進歩した．
- 治療薬の副作用も多岐にわたり，使用する薬剤の副作用を熟知しておく必要がある．
- Stevens-Johnson症候群（薬剤やウイルス感染などが契機となり，免疫学的変化により皮膚・粘膜などに重篤な病変が生じる．多臓器不全や敗血症などの合併で死亡率は約3％．失明にいたる場合もある）は，抗菌薬も含めて多くの薬剤で発生頻度は低いが可能性はある．
- 間質性肺炎は薬剤の副作用としても生じるが，RAそのものの合併症としても生じる．
- RA治療薬での悪性腫瘍発生は，頻度は少ないが認識しておく．

vi 消化性潰瘍
- 非ステロイド性抗炎症薬（NSAIDs）は疼痛を主訴とする整形外科疾患では多用されている．
- 薬剤の副作用として，また疼痛や外傷，手術がストレスになり消化性潰瘍が生じる．
- 鎮痛作用のために消化管潰瘍の痛みを訴えない場合がある（突然の消化管出血によるショック症状で発症する例もある）．

vii 輸血合併症
- 溶血性副作用の中に異型輸血も含まれ，最も重篤な合併症である．
- 異型輸血の原因は血液取り違え事故で，これは貯血式自己血輸血でも起こる可能性がある．予防可能で，事故を起こしてはならない．
- 移植片対宿主病（GVHD）は輸血血液の放射線照射により予防されている．病院採血での新鮮血輸血は，放射線照射を行えなければGVHDのリスクが高い．
- 日本赤十字社から供給される血液は，肝炎やヒト免疫不全ウイルス（HIV）などのウイルスを含まない安全な血液であるが，ウイルス性疾患伝播の可能性はゼロではなく，未知のウイルスに対しては検査で除去することはできない．
- 他に非溶血性副作用として，輸血関連急性肺障害などがある．

viii 虐待
- 外傷を診察する整形外科では，虐待例に遭遇する可能性は高い．
- 児童虐待（child abuse：CA），家庭内暴力（domestic violence：DV），高齢者虐待（elder abuse：EA）が主なものである．
- 陳旧性の外傷，外傷の既往，受傷機転が不自然，などにより推測する．
- CAを疑えば家族の了解なく通報する（通報義務あり）．
- DV，EAについては本人の了解をとって通報する．

ix 上腸管膜動脈症候群
- 胸腰椎移行部の骨折による血腫，後弯変形の矯

- 正などにより上腸管膜動脈の走行が変化して血流障害を生じる.
- 腸管運動の低下, 腸閉塞, 重篤な場合は腸管壊死を生じる.
- 圧迫骨折に対して矯正ギプス固定を行った場合など, 保存的治療の結果としても生じる. 症状があれば腹部X線撮影を行う.

x 血管迷走神経反応（vasovagal response：VVR）
- 血管迷走神経反射（vasovagal reflex：VVR）ともいう.
- 除脈・血圧低下が症状で, 重篤な場合には意識消失や失禁を生じる.
- 不安, 睡眠不足なども誘因となり, 静脈穿刺でも生じる.
- 治療は安静, 下肢挙上, 輸液路確保, アトロピン硫酸塩投与など.

❹ 局所合併症
i 手術部位感染
- 一般的な整形外科手術では骨・関節には細菌は存在しないが, 皮切部位の皮内には毛根・皮脂腺などがあり, ここには常在細菌が存在する.
- 手術野には必ず本人由来の細菌が存在し, 落下細菌も存在する.
- 清潔手術である人工関節置換術・脊椎手術でも一定の確率で手術部位感染が生じ, たとえば脊椎のインストゥルメンテーション手術では1.7％と高率である[7].
- 手術部位感染は一定の確率で必ず生じるものであり, 医療過誤ではないので感染後の治療費ももちろん通常の保険診療として請求する.

ii 穿刺部感染
- 穿刺前の消毒は, 手術創と同様の消毒を行う.
- 関節穿刺, トリガーポイント注射などの注射針での穿刺も皮膚を貫いて行うため, 細菌が混入する可能性は存在する.
- 感染した場合には, 手術が行える施設で対応する.

iii 開放創の感染
- 挫創, 開放性骨折, 開放性脱臼など外傷性の創があれば, 感染の可能性は高い.

- 初療時には十分な量の生理食塩水による洗浄を行うが, 一定の確率で感染が生じる.
- 開放骨折は感染することで骨髄炎となる場合もあり, 最悪のケースでは患肢切断という事態も生じる可能性がある.

iv 複合性局所疼痛症候群（complex regional pain syndrome：CRPS）
- CRPSで, 以前の名称の反射性交換神経性萎縮症（reflex sympathetic dystrophy：RSD）やcausalgiaを含む.
- 打撲・骨折などの外傷や注射針による穿刺でも生じる.
- 局所の皮膚は光沢を帯び腫脹し, 触れるだけでも疼痛を生じる.
- 慢性期にX線像で関節周囲の骨萎縮があり, 急性期には骨シンチグラムで集積像を認める.
- 治療は温冷交代浴, 交感神経ブロックなどであるが治療に難渋する.

v コンパートメント症候群
- 骨折・打撲・激しい運動で生じる.
- 筋組織の腫脹で区画（コンパートメント）内圧が上昇し, 循環不全により壊死や神経麻痺を生じる.
- 筋区画内圧が40 mmHg以上は筋膜切開（減張切開）の適応である.

vi 脊椎手術後血腫
- すべての脊椎・脊髄手術で, 一定の確率で生じる. 特別な症例に生じるわけではない.
- 血腫除去術の適応となる場合は緊急を要する. 脊椎・脊髄の手術ではあらかじめ緊急血腫除去術の可能性を説明しておく.

vii 神経障害・血管障害
- 四肢の骨折・脱臼では, 骨片による圧迫, 転位による牽引・挟撃, 血腫による圧迫などで, 神経・血管の障害が生じる.
- 初診時に症状が出ていない場合もあり, 継続しての観察が必要である.
- 初診時に意識障害や脊髄損傷による麻痺がある場合などは, 見逃されやすい.
- 血流障害については, 手指足指の色, 末梢動脈の拍動などをチェックする.
- 手術による術中損傷や血腫による障害などにも

配慮が必要である．
- 膝関節鏡手術での膝窩動脈損傷なども報告がある．

❺ まれであるが認識しておくべき合併症

i 脳動脈瘤破裂
- 未破裂脳動脈瘤の保有率は2〜4％と考えられており，破裂する確率は1％程度と考えられる．
- 外傷や手術・処置に続いて脳動脈瘤が破裂する可能性はある．
- 整形外科手術を計画するすべての患者に未破裂脳動脈瘤の有無を検査・診断することは，現実的には不可能である．
- 周術期の脳動脈瘤破裂を予測・予防することは困難である．

ii 頚椎前方手術後呼吸困難
- 頚椎前方固定術やその他の頚部手術で生じる．
- 血腫による気管の圧迫・偏位による閉塞が原因である．
- 手術侵襲の大小によらずに発生する．
- 閉塞が改善されなければ死亡する．
- 気管の偏位が大きいと挿管はできない．創を開いて血腫除去術を行う．

iii 大血管損傷
- 脊椎前方手術，骨盤骨切り，骨盤骨折などで生じる．
- 対応策は血管縫合，カテーテルによる塞栓，など専門的になるため早期に血管外科などに相談する．

iv その他のまれに生じる合併症
- 腹臥位手術での失明・腰椎手術での対麻痺などは，報告例が存在する．

■文献
1) 押田茂實ほか：実例に学ぶ医療事故，医学書院，東京，2000
2) 浜田良機ほか（編）：トラブルにならない整形外科インフォームドコンセント―わかるIC，わからないIC．金原出版，東京，2007
3) 冨士武史（編）：整形外科 治療と手術の合併症―起こさない対策・起きたときの対応，金原出版，東京，2011
4) 厚生労働省：医療事故調査制度について．〈http://www.mhlw.go.jp/stf/seisakunitsuite/bunya/0000061201.html〉[Accessed 18 January 2017]
5) Kadono Y et al：Statistics for orthopedic surgery 2006-2007：data from the Japanese Diagnosis Procedure Combination database. J Orthop Sci **15**：162-170, 2010
6) 冨士武史：抗血小板薬・抗凝固薬のリスクマネジメント．関節外科 **34**：1192-1197, 2015
7) 今城靖明ほか：日本脊椎脊髄病学会脊椎脊髄手術調査報告 2013. J Spine Res **4**：1367-1379, 2013

2 外来診療での訴訟対策

a. 訴訟の基本についてのQ&A

Q1 訴訟（裁判）には，どのようなものがあるか？

A1 大別すれば，①民事訴訟，②刑事訴訟，③行政訴訟がある．

◆解　説◆

① 民事訴訟

医師・医療機関（医療側）が診察・治療に関連して訴訟に関わる場合，多くは，診療過程において患者・家族・遺族側（患者側）が期待したレベルに達しない結果や併発症が生じて，患者側から不満や苦情が呈され，さらに，医療側がそれに対して適正に調査・説明するなどの対処ができず，訴訟になったというような場合である．患者側からは，まず何故このような結果が生じたのか納得のできる説明が求められる．医療側に診断の誤りや処置上の不手際があったことによるのであれば，それを認めて再発防止に資するとともに患者側に謝罪することになるが，さらに損害の賠償が求められることもある．この交渉過程において訴訟に発展する場合は，通常は損害賠償請求訴訟であり，民事訴訟に属す．この訴訟では，「故意又は過失によって他人の権利又は法律上保護される利益を侵害した者は，これによって生じた損害を賠償する責任を負う（民法第709条）」を根拠条文とする．

> **筆者のコメント**
> 民事上の争いには，原状回復を求める訴訟もあるが，死亡・後遺障害など生命・身体の滅失・毀損という権利の侵害では，現実的には発生前までの回復は困難で，医療側が敗訴となった場合，金銭での損害賠償を行うことになる．また，②刑事訴訟の場合と異なり，刑事罰にはならない．

② 刑事訴訟

診療過程において，医療従事者の不手際が業務上過失のレベルに達しており，生命・身体に悪しき結果を招来したような場合は，業務上過失致死傷害罪（刑法第211条1項）として，所轄警察署・検察庁へと告訴・告発され刑事訴訟になる場合もある．たとえば，①異型輸血死，②高濃度のリドカイン液やカリウム液，塩酸ドパミン液の静注死，③保存した点滴液での感染症死，④大量の抗癌薬・免疫抑制薬の誤投与死，⑤経鼻・胃瘻投与用の栄養液・流動食を点滴回路や気管内に誤投与死，消毒薬やトロンビンなどの経静脈投与死，などは検案して外表に異状を認めれば48時間以内に所轄警察署に届出する必要がある（医師法第21条1項）．

> **筆者のコメント**
> 業務上過失があると評価されるわけであるから，送検され，起訴されると刑事訴訟となる．医師賠償責任保険では，被告人となった被保険者には，弁護士費用などの争訟費用は，勝訴の場合に限り一定額が支払われる．また，敗訴すると，罰金刑（略式命令）であっても，後日に医道審議会の審議を経て一定期間の医業停止などの行政上の不利益処分が課され，その間は医業による収入が断たれるので，公判請求して正式裁判で争うか否かの検討が必要となる．
> 所轄警察署への届出の前に，医療事故調査・支援センター［電話03-3434-1110，24時間対応（2017年1月現在）］に相談するのもよい．

③ 行政訴訟

診療過程において医師法の違反や保険診療上の瑕疵を生じたり，保険医療機関および保険医療養担当規則（療担規則）に違反したりしたとして，地方厚生（支）局に通報され，指導・監査から，保険医療機関の指定や保険医の登録の取消などの処分に合う場合がある．そのような場合には医療側は行政庁を相手に処分の取消請求訴訟，あるいはその一時執行停止の申立てなどの行政訴訟を裁判所に提起することも必要となる．

> **筆者のコメント**
> 普段から，療担規則や，日常の診療に関係が深い項目について『医科点数表の解釈』や薬剤説明書を読むなどして，確認しておくことが肝要である．

Q2 訴訟への対策（裁判対策）は，どうするか？

A2 訴訟前，訴訟中，訴訟後に分けて対策を講じる．

◆解　説◆

① 日常診療において

　訴訟を予防・回避するには，診療過程において患者側から期待に反した悪しき結果と評価されない良好な結果を実現することに尽きる．仮にきわめて良好な結果というわけではない場合においても，医療従事者の不手際に起因する悪しき結果と誤解されないことが肝要である．良好な結果を実現するには，医師など医療従事者は，一般的および専門的領域に関わる医学・医療の知識・技能を研鑽して，診療当時の医療水準を満足させる診察・治療を行いうる能力を養っておくことが必要である．その能力にない場合は，他の専門医への対診や上級医療機関への転医勧告が必要となる（後述の「訴訟事例」参照）（療担規則第16条，労災保険指定医療機関療養担当規程第12）．

　患者側の誤解を避けるには，十分な説明が必要である．治療開始に先立っては，日本医師会が「説明と同意」での説明項目として提唱する，①病名と病気の現状，②これに対してとろうとする治療の方法，③その治療方法の危険度（危険の有無と程度），④それ以外に選択肢として可能な治療方法とその利害得失，⑤予後，すなわちその患者の疾病についての将来予測，の5項目[1]を説明する．治療経過中や終了時は顛末報告を行う必要がある．記憶違いや説明されてないとの反論に備え，説明内容を診療録などに記録して証拠を残しておく必要がある．

② 訴訟になりそうな時

　患者側との話し合いにもかかわらず，訴訟になりそうな場合には，診療経過時の記録，すなわち，診療録，検査記録，画像記録，看護記録，リハビリテーション記録など，客観的な記録をできれば法定保存期間（診療録は5年間：医師法第24条2項，その他の帳簿・書類は診療の完結日から3年間：療担規則第9条）を超えて保存する必要がある．院内でも診療経過時の問題点について議論し抽出して，標準的医療に基づく診療であったか否かについて，診療当時の医療水準を満足させる診察・治療であったかの検討を要し，その基準となる医学・医療上の知見として，関連する教科書の記載や医学論文などを収集しておく必要がある．

③ 訴訟が提起された時

　訴訟が提起された場合は，よい弁護士の選任を必要とする．よい弁護士とは，事実問題としての医療の不確実性への理解があり，それを法律上の観点から分析・総合して，医療経過への事実的・法的な把握と解釈をして，医療側からみて適正な法的主張を構築しうる弁護士である．医療側に立っての医療過誤訴訟の経験があり，できれば多く勝訴している弁護士がよい．そのような弁護士には，医師会・保険医協会などで医療事故・医事紛争の解決を支援する部門や弁護士会などに相談すると紹介を得ることができる．また，医療側は弁護士にまかせっきりにするのではなく，実施した診察治療が医療水準に到達しているか，悪しき経過の原因は何かを解明するために，事例の臨床医学的問題点を教示したり，医学文献を収集して供給したりするなど弁護活動に積極的かつ継続的に協力することが重要である．

④ 訴訟後

　訴訟のための弁護士費用，訴訟費用などの争訟費用として特定の額を負担する必要がある．医療側が敗訴した場合は，さらに加えて損害賠償額および敗訴割合に対応する訴訟費用などの負担を要する．こうした支払いを円滑に行うために，医業を始めた時点から医師賠償責任保険に加入しておくことが奨められる．閉院後に以前の診療に関わる医事紛争が生じる場合があり，契約解除には保険契約の担保条件を保険者（日医含む）・保険会社に諮問してから行う．

b. 参考事例

❶ 訴訟事例
左肩の痛みを肩関節周囲炎と診断・治療し，心筋梗塞を見逃した事例

i 経過

1999年9月29日午後3時前，53歳・男性Aは，会議中，気分がわるく嘔吐し，左肩部の激痛を訴えた．救急隊員には1ヵ月前から左肩の痛みで五十肩として接骨院で受療したことを伝えた．意識清明，呼吸24回/分，脈拍72回で，最寄りの整形外科単科救急告示病院に，午後3時30分搬送された．糖尿病・高血圧症で治療があり，2日前の朝，起床後に胸を締め付けられウッと唸ったが受診しなかったことを医師に伝えなかった．医師は，Aの肩を触診し，左上肢へ放散痛と発汗を確認し，肩と頸椎のX線検査をした．中程度の関節拘縮から肩関節周囲炎があり，X線検査陰性で石灰沈着性のものは否定し，頸椎椎間板ヘルニアを疑ったが，スパーリングテスト陰性で頸椎椎間板症と診断した．関節注射し，消炎鎮痛薬（ロキソプロフェンナトリウム経口剤，ジクロフェナクナトリウム坐剤）を処方した．

午後7時ごろ帰宅し，胸から肩にかけ発熱し激痛から「切り落としてほしい」とまで訴えた．午後10時ごろ眠り始め，翌日午前0時ごろウッと唸り，眼を開き意識を失い，他院に救急搬送されたが午前1時46分死亡した．T監察医務院で行政解剖され，死因は急性心筋梗塞（前壁中隔）による心破裂とされた．

遺族は，症状から心筋梗塞を疑わず，心電図検査さえせず，誤診して転医させなかった医師の過失を根拠に提訴した（請求7,795万円）．

裁判所は，左肩から左上肢に放散する激痛は急性心筋梗塞の比較的典型的な症状であるとして，心電図検査を実施して集中治療室のある病院に転医しておれば80〜90%死を免れえたとして，整形外科医師の鑑別診断上の過失を認め7,795万円の支払いを病院に命じた（東京地判平成13・9・20）[2]．

ii 解説

本例は，整形外科医からみれば専門外の科の症状を呈していた救急患者であるが，診療をする場合には，専門医の医療水準が求められる（大阪地判昭和38・3・26）．また，診察において，悪しき結果を予見して回避する注意義務に違反し過失を問われぬようにするには，症状発現部位近傍にある複数の臓器を想定して，病因論的には，①感染・炎症，②腫瘍，③退行変性，④外傷などを鑑別診断項目に加え，発生する症状からは病態的に，⑤精神・神経系の異常，⑥血行動態・心脈管系の異常，⑦代謝異常，⑧生殖器系の異常，⑨その他・社会的問題の関与，などを考慮に入れて鑑別診断にあたり[3]，医療水準にかなう治療が困難な場合は，他の専門医や上級医療機関への転医勧告を要する．

❷ 紛争相談事例
骨粗鬆症治療薬の投与継続なく骨折した場合は医師の責任だ!?

患者側が不審を抱き説明を求め，さらに医療裁判外紛争解決手続（ADR）・調停・訴訟などになった場合，患者側や弁護士・裁判官など法律家にどう理論的に説明・反論するか？

i 経過

70歳代・女性が，転倒して大腿骨頸部骨折を受傷・入院し，人工骨頭置換術を受け退院した．受傷1年ほど前に，腰痛で受診し，骨粗鬆症もあり，ビスホスホネート系のR剤が処方され，その後，通院が途絶えた．今回の骨折について，家族から「あのときちんと説明して強く服薬を勧められ，服用し続けていれば40%の確率で骨折しなかったはず．医療費の40%の負担と，慰謝料の支払いなど誠意を示せ」と，苦情と請求があった．

ii 解説

訴えのような責任が病院にあるのであろうか．本例は「医療と法ネットワーク」ホームページにおける相談例である（知恵袋・相談コーナー 19, http://www.kclc.or.jp/medical-legal/public/files/TC/member_chie_19_yamamoto.pdf）．ホームページにおいて法学者が法律問題について回答したが，服薬中断と後の転倒骨折との因果関係については医学的問題として省略している[4]．た

め，本項では医療側による検討，すなわち薬剤治療とその効果の限界，治療中断による併発症・副作用との関係などを合理的に説明する．

　R剤治療に40％の骨折予防効果が主張されているので，その根拠となる治験の原著論文[5]をみる必要がある．この論文には70歳代・女性の大腿骨頸部骨折の発生率が，3ヵ月ごとに3年まで図表に記載されている．骨折率は，3年の時点で偽薬投与群（$n=1,821$）3.3％，R剤投与群（$n=3,624$）1.9％である．その相対リスク減少は，$(3.3-1.9)/3.3=0.42$で，たしかに約40％である．また，統計学的（log-rank法[6]）に有意な減少でもある．しかし，これは，服用した者が骨折せず，非服用者の60％が骨折したわけではない．そこで，ある1人について，服薬していれば骨折せずに済むには，あらかじめ何人に服薬する必要があったかの治療効果発現必要症例数（Number Needed to Treat：NNT）を求めると，絶対リスク減少の逆数であり，$NNT=1/(0.034-0.019)=71.4$人となる．逆に，非服薬者が71.4人いるとそのうちの1人は非服薬により骨折すると想定でき，骨折への非服薬の寄与度は$1/71.4=0.014$と絶対リスク減少の値に等しく，40％（相対リスク減少）ではない．この率では，因果関係に関して高度の蓋然性も相当程度の可能性もない．

　次に，いつまで服用すれば発生率に有意差が出るかをみる（log-rank法）と，2年3カ月以降で3年までと算定され，2年以前では有意差がない．本骨折予防には2年3カ月は継続服用する必要があり，1年間の服用では有意な予防効果が期待できず，処方の懈怠と骨折発生とには因果関係がない（初診が骨折の2年3ヵ月前であれば，別の議論となる）．したがって，損害賠償責任は発生しないとわかる．

　本例では，医事紛争（訴訟など含む）の予防や合理的な帰責・解決に必要な因果関係の有無やその割合を統計学的に計算して証明できたものである[7]．

■文献

1) 加藤一郎ほか：(3) 医師の説明義務とその範囲．「説明と同意」についての報告．日本医師会（第II次）生命倫理懇談会，p14-15, 1990
2) 日本臨床整形外科学会医療安全・倫理委員会（編）：臨床整形外科医必携―裁判紛争事例に学ぶ救急医療指針．日本臨床整形外科学会，東京都，p36-37, 2010
3) 宇田憲司：医事紛争からみる誤診・遅診．京都医会誌 **57**：97-107, 2010
4) 山本隆司：投薬が必要な患者が通院されなくなってけがをした場合，責任はありますか．医と法の対話の場・医療と法ネットワーク会報 **21**：4-5, 2012〈http://www.kclc.or.jp/medical-legal/〉[Accessed 9 September 2012]
5) McClung MR et al：Effect of risedronate on the risk of hip fracture in elderly women. N Engl J Med **344**：333-340, 2001
6) 富永祐民：ログランク検定（log-rank test）．治療効果判定のための実用統計学―生命表法の解説と臨床試験の実際，改訂第4版，蟹書房，東京，p104-107, 1988
7) 宇田憲司：医家向け医事法教育のあり方．年報医事法学 29，日本医事法学会（編），日本評論社，東京，p5-11, 2014

巻末用語集

全 身

筋萎縮性側索硬化症

病態生理：上位運動神経と下位運動神経の脱落により全身の筋力低下，筋萎縮が進行する神経変性疾患である．

症状：上位運動神経障害として，痙縮，腱反射亢進，手指の巧緻運動障害，病的反射，下位運動神経障害として，筋力低下，筋萎縮，筋弛緩，線維束性収縮を認める．四肢，体幹のみならず，顔面，舌，咽頭，呼吸筋も筋力低下を生じる．原則的に，感覚障害，自律神経障害は認めない．

診断：進行性の上位，下位運動神経障害を臨床症状，電気生理学的検査にて診断する．MRIや電気生理学的検査を用いて脊柱管狭窄症，脳・脊髄腫瘍，末梢神経障害（特に多巣性運動ニューロパチー）などによる運動神経障害を除外する．

整形外科的疾患との鑑別：脊柱管狭窄症との鑑別が問題となることが多く，感覚障害を伴わない場合，圧迫病変よりも広範囲に筋力低下を認める場合は積極的に疑う必要がある．

多発性硬化症

中枢神経の脱髄をきたす自己免疫性疾患である．中枢神経に病変が多発し（空間的多発），再発と寛解を繰り返す（時間的多発）ことを特徴とする．有病率は7.7人/10万人で，1：3で女性が多く，好発年齢は20歳代前半である．病初期は増悪と寛解を繰り返すが，10年程度で半数の症例で身体障害が慢性に進行する．本疾患では，中枢神経すべての部位を障害しうるので運動麻痺，感覚麻痺，膀胱直腸障害，視力障害，眼球運動障害，小脳失調など多彩な症状を呈する．症状は，数日で完成し無治療でも消失することがあり，病歴聴取が重要である．診断には脳MRIが有用で，初発時から半数以上の症例で異常を認める．髄液検査では，細胞数や蛋白の異常は軽度であるが，オリゴクローナルバンドが2/3程度の症例で陽性となる．急性増悪にはステロイドパルス治療を，再発予防にはインターフェロンβなどの病態修飾薬を用いる．早期の免疫治療が予後改善に重要である．

外傷後異所性骨化

筋肉，腱，靱帯，関節包など本来骨形成がみられない部位に，骨化を起こす病態である．外傷後に発生するものをさし，外傷性骨化性筋炎とも呼ばれる．一方，外傷に起因しないものは進行性骨化性筋炎と呼んでいる．異所性骨化をきたすメカニズムとして，骨折などにより近傍の筋組織が損傷し，血腫を形成，その吸収過程で石灰化をきたすと考えられ，特に筋組織の挫滅の強い転位の大きな骨折後の早すぎる可動域訓練，あるいは拘縮治療のために行った猛撃矯正後，骨盤骨折後などで発生することが知られている．症状としては，骨化部の腫脹，痛み，関節近傍では可動域制限などがある．X線にて，淡い石灰化陰影を認めた場合は，可動域訓練はいったん休止する．インドメタシン，エチドロン酸二ナトリウムなどの薬剤の有効性が報告されている．また，骨化が未完成の時期における，骨化部切除は再発のリスクが高い．切除後の再発予防として，7G程度の放射線照射の有効性も報告されている．

神経病性関節症（Charcot関節）

神経障害により痛覚障害をきたし，高度変形・脱臼を生じる疾患である．近年，糖尿病患者に多く併発し，脊髄癆患者の5%，先天性無痛覚症でも起こりうる．荷重関節である膝関節，股関節，足関節，そして脊椎に多い．発生機序は，神経防御機構が消失することにより，骨関節に微小な外傷が繰り返され起こる．加えて，末梢神経障害により血管が過剰に拡張し，血流増加から骨吸収が促進されることで，骨関節の破壊と修復が助長され，二次性の軟骨下骨脆弱性をきたすことによる．早期診断は，変形性関節症との鑑別がむずかしく，特徴としては，骨過形成（関節面から広範に及ぶ骨硬化・巨大骨棘）と骨吸収が混在する．

多くが無症候性のため発見が遅れ，関節破壊・変形が高度となり機能障害となるか，急激な炎症により来院する．治療は，装具などによる保存的安静固定，関節固定術，人工関節置換術など手術的治療が一般的に行われている．

心因性疼痛

器質的原因がはっきりせず，心理社会環境倫理的（psycho-socio-environmental-ethical）要因が，その成因および増幅因子になっている疼痛である．精神医学での身体表現性障害，疼痛性障害と親和性が高い．疼痛は情動そのものであるため，心理的要因の影響を受けやすく，心理的要因は疼痛を慢性化させやすい．器質的原因がわからない疼痛は，機能性疼痛あるいは非特異的疼痛とも呼ばれる．心因性疼痛は機能性疼痛や非特異的疼痛の一部であると考えられる．一般に，疼痛は侵害受容性疼痛，神経障害性疼痛，心因性疼痛に分かれるが，これらは別々のものではなく，互いに影響し合い，オーバーラップすることもある．身体診療科においても，心理的および精神医学的な側面を十分把握することが大切である．心因性疼痛患者は，自身の疼痛を器質的なものと確信し，心理的治療を希望しないことが多いため身体診療科を受診する傾向がある．

➡「トピックス」参照

体　幹

仙腸関節障害

仙腸関節は仙骨と腸骨で形成される骨盤の関節で，上半身の負荷を受け止め，下肢からの衝撃にも対応している．小さな可動域に常に大きな負荷がかかるため，関節の微小な不適合による機能障害（仙腸関節障害）を生じやすい．仙腸関節障害が仙腸関節の痛みの多くを占め，老若男女に生じる．腰痛に占める頻度は3.5～30％といわれるが，特異的な画像所見が得にくく，見逃されやすい．しかし，この痛みはone finger test（指１本で最も痛い部位をさす）で上後腸骨棘周辺の殿部をさす例が多く，鼠径部痛も伴いやすいことに注目すると疑うのは容易である．また，多くの例でdermatomeに一致しない下肢のしびれや痛みを有し，坐位や動作開始時に痛みが出やすい．診断と治療には仙腸関節ブロックが有効であるが，難治例には仙腸関節固定術が検討される．近年，欧米では，新しく開発された固定法が２万例近くに施行され良好な成績が得られることから，仙腸関節障害の認知が広がっている．

肋骨骨折

胸部打撲などの直接外力，あるいは咳や繰り返す体幹捻転による介達外力（疲労骨折）などが原因となる．深呼吸・咳などで局所の疼痛があれば，肋骨骨折を疑う．局所圧痛は，打撲では骨折がなくても認める．診察所見としては，胸郭を前後（胸骨と背部を圧迫）・左右（圧痛のない部分の胸郭に大きく手をあてて圧迫）に圧迫することで局所疼痛を生じれば強く疑う．気胸や血胸が疑われる外傷では，胸部正面X線も撮影する．肋骨骨折の確認は，X線である．疑わしい肋骨に対して２方向になるように撮影する．胸郭の前後左右方向の圧迫で疼痛があれば，X線で骨折を認めなくても，骨折を疑う．気胸・血胸がなければ肋骨固定帯による固定で痛みが軽減する．期間は１ヵ月程度で，装具を除去しても痛みが増加しなくなれば除去する．超音波検査で微小骨折を確認できる場合もあるが，治療方法がかわるわけではないので必須のものではない．

いわゆる寝違え

急性疼痛性頸部拘縮ともいわれ，頸部の軟部組織損傷による急性炎症である．原因は無意識での長時間不自然な姿勢をとること，老化による頸椎変形や椎間板変性部への負担，寒い外気温や過労による筋緊張増加，扁桃腺や咽頭部の炎症などが考えられる．

症状は特徴的で，頸部の自動運動時の激しい疼痛である．通常は，１週間程度で症状は消失する．強い疼痛や筋緊張が続けば，症状は長期化する場

合もある．
　治療は，頸部の筋緊張の緩和が重要である．疼痛に対して，消炎鎮痛薬や貼付剤などを投与する．トリガーポイント注射も有効である．マニピュレーションや物理療法，牽引療法は，かえって疼痛が増強する可能性があるので注意が必要である．

梨状筋症候群

　殿部において坐骨神経は，梨状筋の前を通過し，梨状筋と上双子筋の間から後方に出て大腿遠位に向かう．その周囲での神経刺激により，殿部痛や神経麻痺症状を呈する症候群である．誘因として解剖学的破格やオーバーユースが指摘されている．身体所見として Valleix の圧痛，下肢伸展挙上（SLR）テスト，股関節内旋強制での殿部痛誘発試験（Freiberg）などがあり，感覚障害や筋力低下を伴うことがある．腰椎疾患との鑑別は容易ではないが，体性感覚誘発電位（SEP）により診断率が向上したと報告されている．
　保存的治療として，投薬や局所の神経ブロックが行われる．難治性の場合には手術により，梨状筋の腱性部切離，筋切除や神経剥離術が行われる．

低身長

　低身長（short stature）とは，同一の性別，人種において，同年齢の －2 SD 未満の身長を呈するものをさし，100 人のうち 2～3 人がこの範囲に入る．横断的かつ相対的評価に基づく症状名であり，すべての低身長が病的な状態を意味するものではない．身長 SD 値＝（現在の身長－同性同年齢の平均身長）/（同性同年齢の標準偏差），で算出する．
　低身長に類似した言葉に，成長障害（growth failure）がある．これは本来あるべき成長が障害される病的な状態をさし，同一個人における縦断的評価に基づいて診断される．低身長とは区別され，年間成長率が同性同年齢の －1.5 SD 以下を 2 年継続して生じるものを一般的にはさすが，臨床の現場では成長曲線の形状で判断されることも多い．
　低身長の原因は，特発性や家族性の他には，内分泌疾患（成長ホルモン分泌不全，甲状腺機能低下症，Cushing 症候群，くる病など），骨系統疾患の他，全身性疾患（悪性疾患，Crohn 病など）や低栄養なども含まれ，幅広い観点からの原因検索が必要である．

脊髄空洞症

　脊髄内に存在する空洞に液貯留により，脊髄が内部から圧排されて髄節性に痛みや知覚異常，筋萎縮が生じる．交差線維が障害されるため，典型的には宙ずり型の温痛覚障害が両側上肢と体幹に生じ，前角まで圧排されれば筋萎縮を呈する．Chiari 奇形 I 型の小脳下垂や脊髄係留症候群などの先天奇形の他，髄膜炎や脊髄損傷に伴う癒着や瘢痕による脳脊髄液の還流阻害が原因とされる．また，脊髄髄内腫瘍のうち血管芽腫や上衣腫では空洞を伴うことが多い．
　診断は MRI で脊髄内の T1 低輝度，T2 高輝度の空洞があれば確定する．画像精度の向上により本来発育過程で消失する中心管の遺残も細い管状陰影として認められることがあり，鑑別が必要である．中心管遺残は誘因疾患がなく，神経学的異常を伴わないので，病的意義はない．
　手術的治療は脳脊髄液還流の改善を図ることが原則で，Chiari 奇形では大後頭孔拡大，脊髄係留症候群では係留解除術がまず行われる．無効の場合，空洞-くも膜下，空洞-胸腔・腹腔シャント術が行われる．

鼠径部痛症候群

　鼠径部痛（groin pain）症候群は，鼠径部周辺に痛みを訴える疾患の総称である．スポーツ損傷との関係が深く，サッカー選手やアイスホッケー選手に多いことが知られている．
　上前腸骨棘，恥骨結節，上前腸骨棘と膝蓋骨上極を結ぶ線の中点で構成される groin triangle に対して，どの部分に痛みを生じるかで中央，上

方，内側の3群に分けられる．groin triangle の中央に生じるものとして，関節唇損傷などの関節内障，大腿骨寛骨臼インピンジメント，大腿骨頚部疲労骨折などがある．上方に生じるものとして鼡径管前壁障害や後壁障害，境界神経絞扼などがある．内側に痛みを生じるものとして，内転筋群の損傷，恥骨結合炎，閉鎖神経絞扼などがある．

診断には疼痛の部位を丁寧に聴取することが重要である．また，X線よりもMRIが有用であることが多い．

肋間神経痛

肋間神経に沿った疼痛があればこの診断名となる．原因は，帯状疱疹，脊髄・神経根腫瘍，椎間板ヘルニアによる神経根圧迫，悪性新生物の神経根浸潤などが考えられる．「肋間神経痛」という診断名がついても，これは症状名であり診断ではない．まず診断をつけることが大切である．診断がつかない状態での，肋間神経ブロック，硬膜外ブロックなど鎮痛処置だけを行うのは危険である．検査としては，MRI，CTなどで腫瘍や椎間板ヘルニアの有無を確認する．帯状疱疹では発疹が明らかになる前に強い神経痛様症状を呈するので，初診時に皮膚に異常がなくても再診時に再度診察する．

腸腰筋膿瘍

腸腰筋に膿瘍を形成する疾患である．原因としては脊椎カリエスからの膿瘍，腰部への局所注射からの感染の波及，原発炎症が不明で血行性感染と思われる例などがある．腸腰筋を伸展できないために，背臥位をとった時に股関節を伸展できず軽度屈曲位をとる．特発性の血腫の場合も同様の症状となる．腸筋に大きな膿瘍あるいは血腫が生じた場合には，大腿神経を圧迫して大腿神経麻痺の症状をとる場合もある．画像検査としては，MRIあるいは造影CTで膿瘍を描出できる．治療は小さい皮切で筋肉を分けて後腹膜アプローチで排膿し，ドレナージチューブを設置する．起因菌に対して化学療法を行う．

上　肢

肘内障

乳幼児の肘関節に伸展・牽引の力が加わり，輪状靱帯が上腕骨小頭と橈骨頭の間に脱転する病態をいう．患児は回内位で下垂し，動かそうとはしない．他動的に回外すると泣き出す．1～3歳までの幼児に多く，5歳以上ではまれである．多くは手が引っ張られることで発症するが，寝返り，転倒などの動作でも起こりうる．整復は回外位で屈曲していく回外法と軽度屈曲位で回内する回内法とあるが，いずれも容易に整復できる．回内法のほうが疼痛が軽いようである．整復音を母指で感じることが大切である．

肘関節の変形

肘関節は平均男性8.5°，女性12.5°の外反肘であることが生理的である．内反している肘はすべて異常であり，原因は先天性では滑車形成不全，外傷性では上腕骨顆上骨折後の変形治癒が多い．整容的問題だけではなく，遅発性尺骨神経麻痺，後外側回旋不安定症を招来する可能性があり，内反20°以上であれば10～12歳までに矯正骨切り術を行う．外反肘は外反角が生理的以上に大きいものをいうが，角度の基準はない．原因の多くは，小児期の外顆骨折偽関節である．遅発性尺骨神経麻痺を合併することが多い．

Raynaud 症候群

手指や足趾の細動脈の攣縮によって，末梢の皮膚が蒼白になり，やがて静脈うっ血によりチアノーゼとなり，寛解期になると皮膚紅潮を呈する現象を Raynaud 現象という．この現象をきたす疾患群で原因が不明なものを Raynaud 病と呼び，原因疾患がわかっているものを Raynaud 症候群と呼ぶ．これには膠原病（強皮症，全身性エリテマトーデス，関節リウマチなど），閉塞性動脈疾患，胸郭出口症候群，振動病，手根管症候群などが含まれる．

Dupuytren 拘縮

遺伝的素因により 60～70 歳の男性の手掌に結節, 索状物を生じ, 指の屈曲拘縮をきたす疾患である. 人種差があり, 欧米の白人に多く, 黒人には少ない. 日本人にも少なくない. 手掌腱膜の腱上索 (pretendinous band) と指にまたがる spiral cord のコラーゲン線維の増殖によって, 中手指節 (MP) 関節, 近位指節間 (PIP) 関節の屈曲拘縮をきたす. 日常生活に支障をきたすほどの拘縮であれば腱膜切除手術を行うが, 神経, 血管を損傷しないように愛護的手術手技が必須である.

下 肢

下肢筋挫傷

ハムストリング, 大腿四頭筋, 腓腹筋内側頭の筋挫傷が多い. 腓腹筋の場合, 受傷時後ろから下腿を蹴られたと感じることが多い. 病変は筋肉の断裂である. 筋肉に強い伸展力がかかった時に筋肉が断裂する. 当初の治療としては損傷筋肉部分をテーピングで圧迫するだけで疼痛は軽減できる. 腓腹筋内側頭の場合, この筋肉に緊張がかからないように補高ヒールの使用もよい. これにより速歩での歩行など日常生活が容易となる. 約 2 週間でアキレス腱のストレッチングを開始するが筋肉のストレッチングは疼痛の出ないよう, 20～30 秒のストレッチングが肝要である. 損傷部に疼痛を感じるか感じないかのぎりぎりの緊張で実施する. 運動開始は圧痛の消失, 筋肉の過伸展動作で痛みを誘発しないことが確認できて以後とする (筋損傷の程度がひどい時には運動開始まで 2 ヵ月程度を要する). 再発し難治性になることもあるが, これは肉ばなれを安易に考えて疼痛がある状態で早期にスポーツ復帰させることによる.

下肢の感染

糖尿病, 肝硬変, 腎不全や免疫不全状態など compromized host に発生しやすい. 下肢の感染で重症なものとしては, 糖尿病に閉塞性動脈硬化症が合併して発生する感染症がある. 血行が不良な部分に感染を併発するため, 循環状態は更に悪化し足部の壊死を引き起こす. 軟部組織の感染症として一般的なものは瘭疽 (ひょうそう) がある. 瘭疽や白癬症の傷から細菌などがリンパ行性に移動し下肢の軟部組織にとどまり発生する蜂窩織炎がある. 骨盤内術後でリンパ節切除や放射線治療の後のリンパ性浮腫を引きとこしている例にも発生しやすい. 蜂窩織炎様にみえて, 激烈な痛み, 発熱, 紫斑, 水泡, 壊死と急性に進行する場合, 壊死性筋膜炎を念頭に治療する必要がある. 外傷では下腿開放性骨折で軟部組織損傷が高度である場合, 脛骨前面には軟部組織が少ないため皮膚の被覆ができず骨折部に骨髄炎を合併し難渋する.

股関節障害（大腿骨寛骨臼インピンジメント, 股関節唇損傷）

大腿骨寛骨臼インピンジメント (femoroacetabular impingement：FAI) は, 一次性股関節症や関節唇損傷の原因の 1 つとされている. その概念は, 明らかな股関節疾患に続発する骨形態異常を除外したうえで, 寛骨臼側, 大腿骨側の特異的な骨形態により股関節運動時にインピンジメントが繰り返されることにより寛骨臼の関節唇や軟骨が損傷される病態とされる. FAI は, Pincer type と Cam type に分類される. その診断は, 股関節屈曲・内旋位での疼痛誘発 (前方インピンジメントテスト陽性), 股関節の屈曲 90° での内旋角度の低下などの身体所見と, X線での central-edge (CE) 角や寛骨臼傾斜角, cross-over sign や α 角などを参考とする. これらに加えて, 関節造影, CT, MRI 所見など総合して診断すべきであり, X線所見のみを重視偏重することは控えるほうが無難である. 保存的治療として, 安静, 消炎鎮痛薬の投与, ステロイドの関節内注射があり, 手術では, 損傷された関節唇のデブリドマンや縫合術, 関節軟骨に対する処置, 大腿骨骨頭頚部移行部に生じた bump の切除, 寛骨臼縁骨棘の切除などがあり, 外科的脱臼などの open method と関節鏡視下手術がある.

関節唇損傷は，寛骨臼形成不全による股関節症の病初期から認められる病態である．関節唇には知覚神経終末が存在し，その損傷は強い疼痛の原因となりうる．損傷部位は前方と上方に多いとされている．スポーツやFAIによっても関節唇損傷が発生すると考えられている．その診断には，関節造影，関節造影後のCT，MRI，MR arthrographyなどが有用である．治療として，関節鏡視下でのデブリドマンや関節唇修復術が選択される．

股関節周囲石灰化筋炎

塩基性リン酸カルシウム結晶（ハイドロキシアパタイトなど）が股関節周囲の筋腱に沈着することに惹起される炎症性疾患である．異所性石灰化の機序は不明であるが，カルシウム（Ca）-リン（P）バランスの異常，慢性腎不全患者などでリスクが高い．無症状で自然消腿する場合が多いが，急性炎症により強い疼痛，熱感，腫脹，可動域制限，安静時痛，跛行などを呈する場合もある．診断は，X線にて類円形，斑点状，雲状の石灰化像が股関節周囲に認められ，沈着部位は，寛骨臼縁，大転子や小転子周囲であることが多い．治療は，局所の安静，非ステロイド性抗炎症薬の投与，ステロイドの局所注射などの対症療法が中心であるが，関節鏡視下で関節内洗浄や穿刺が施行される場合もある．

大腿外側皮神経障害

本症は知覚枝である外側大腿皮神経の障害で発症する．原因としては鼠径部への直達外力，きつすぎるベルトなどの着用，骨盤内腫瘍，妊娠，肥満，腸骨採取，骨盤や鼠径ヘルニア手術時の合併症などがある．症状は大腿外側から前面にかけての知覚障害である．上位腰椎疾患との鑑別が重要で，筋力低下の有無，MRI，脊椎造影，電気生理学的検査などの所見を総合的に診断する必要がある．同部への局所麻酔薬の注入での一時的な症状軽減が診断への手助けとなる．治療はまずは保存的治療を試みる．ベルトなどが神経圧迫の原因と考えられる場合は使用を控えるように指導し，消炎鎮痛薬，神経障害性疼痛治療薬などを処方する．局所麻酔薬とステロイドの選択的神経ブロックが有効な場合がある．保存的治療が無効な場合に手術が選択される．絞扼除去術や神経剥離術が適応となるが症状再発の報告がある．

弾発股

股関節動作時に異常音または弾発現象が生じる疾患である．その原因により，外側型，内側型，関節内型に分類される．外側型は，股関節屈伸時に腸脛靱帯後方や大殿筋前方の肥厚線維が大転子を乗り越える時に生じ，滑液包炎を伴う場合もある．内側型は，腸腰筋腱が腸恥隆起，大腿骨頭，肥厚関節包，小転子の骨性隆起上を異常滑走することで生じる．関節内型は，クリックやひっかかりといった症状を呈することが多く，その原因は，関節唇損傷，骨片，関節内遊離体，滑膜性骨軟骨腫症などである．診断には，X線，関節造影，CT，超音波，MRIなどが用いられる．安静，ストレッチング，消炎鎮痛薬の投与，局所注射などの保存的治療に抵抗する場合は，手術的治療が必要となる．手術的治療として，靱帯や筋腱のZ plasty，靱帯の切除術，筋腱の解離術，関節鏡視下の関節唇修復術や遊離体摘出術，外科的脱臼による直視的処置などがある．

膝関節骨軟骨腫症

滑膜骨軟骨腫症．滑膜組織が化生し，軟骨組織を形成，一部は骨化をきたす原因不明の良性腫瘍様病変である．関節内に骨軟骨腫が多数存在し，関節内水腫や遊離体となった病変の嵌頓による礫音・可動域制限・疼痛が主症状である．

X線像にて石灰化・骨化した病変を認め，MRIにて軟骨成分で形成された病変の有無・病変の存在部位が描出される．機械的刺激による症状の緩和や変形性関節症へのリスク軽減のために，関節鏡を用いた滑膜切除＋病巣切除が行われるが，術後，高率に再発するリスクがあることを，患者へ説明することが肝要である．

膝関節足関節滑液包炎

外傷後，滑液包内に血液が貯留し，透明の滑液に移行して慢性化する外傷性の場合と，繰り返し滑液包にストレスが加わり，炎症をきたす非外傷性の場合がある．外傷性では，膝蓋骨前面を打撲して発生する膝蓋前滑液包炎（beet knee, housemaid's knee），非外傷性では，踵骨・足部アーチの形状が素因で靴の刺激で生じる踵骨後部滑液包炎（runner's bump, pump bump）が典型的である．

保存的治療が第一選択であり，穿刺による排液と圧迫・安静を行う．外科的に滑液包摘出を行う場合もあるが，周囲との癒着や炎症軽減の前に，早期に活動性を上げると再発しやすいため注意を要する．

化膿性膝関節炎

感染経路としては，①関節穿刺や手術などによる直接的な侵入，②敗血症や上気道感染などによる血行感染，③関節周囲の骨，軟部組織からの波及などが，原因と考えられている．外傷などの侵襲がない場合，基礎疾患や，抵抗力が低下した高齢者や小児に多い．感染に伴う蛋白質分解酵素分泌により関節破壊が生じるため，早期診断・治療が機能的予後獲得に重要である．血液検査による炎症状態の把握に加え，関節穿刺により細菌塗抹検査・培養検査にて起因菌・抗菌薬感受性の同定を行う．加えて，結晶誘発性関節炎との鑑別のため，関節穿刺液中にピロリン酸カルシウム結晶（偽痛風）や尿酸カルシウム結晶（痛風）の有無をチェックする．

保存的治療には抵抗することが多く，外科的に徹底的な病巣掻爬・関節洗浄＋抗生物質投与が必要となる．

Baker 嚢腫

変形性膝関節症，関節リウマチ，半月板損傷などの関節内病変により発生した関節水腫が膝窩部の滑液包に流出して形成された嚢腫である．半膜様筋腱と腓腹筋内側頭の間に存在することが多い．その主症状は，膝窩部の疼痛や腫瘤による緊満感で，軟部腫瘤の触知による触診と，超音波・MRIの画像精査が有用である．経過観察のみで自然治癒する場合もあり，保存的治療が主であるが，症状が強い場合，関節内処置や嚢腫切除などの外科的治療を行う．

距骨壊死

距骨は，表面の約60％が関節軟骨におおわれ，筋腱付着部を欠くことから血流が豊富とはいえない．こうした解剖学的特徴から，距骨体部には骨壊死が生じやすく，原因として，距骨頚部骨折や脱臼骨折など外傷によるもの，原因の明らかでない特発性，ステロイド摂取やアルコール中毒などがあげられる．

壊死による症状は，初期には足関節の腫脹や熱感，歩行時痛などである．圧潰が生ずると前記症状はより強くなり，可動域制限，安静時痛も出現する．X線像では，初期には明らかな変化はみられないが，進行すると体部の硬化像や骨折による線状陰影が現れ，圧潰にいたる．MRIでは，早期から壊死所見，すなわちT1強調画像で無〜低信号，T2強調画像で高信号と低信号の混在がみられる．

治療は，初期には圧潰を予防するため，膝蓋腱支持（PTB）装具や松葉杖による免荷を図る．圧潰が生じた場合は年齢や活動性などに応じて人工距骨置換術やBlair法などによる関節固定術を検討する．

下垂足

足および足関節の背屈力が低下し足部が下垂した状態で，前脛骨筋や長足趾伸筋の機能不全が主な原因である．歩行に際しては，遊脚期に膝や足を高く上げる歩容異常，いわゆる「鶏歩（steppage gait）」を呈する．

原因には，足関節背屈筋群の損傷や，筋疾患，末梢神経障害や損傷，脳・脊髄神経障害などがあげられる．多くは腓骨神経麻痺によるもので，総

腓骨神経の圧迫や Charcot-Marie-Tooth 病，糖尿病などによる末梢神経障害が有名である．

治療は原因によるが，麻痺の回復を促す薬物治療法，背屈筋力の強化や低下予防を目的とした物理療法，理学療法がよく行われる．神経圧迫がある場合は，神経剥離術も行われる．歩行障害に対しては，短下肢装具が有用である．最近では機能的電気刺激（functional electrical stimulation：FES）治療も行われている．下垂足を放置すれば尖足位拘縮を生ずるため，装具や理学療法による拘縮予防が重要である．

Brodie 膿瘍

Brodie 膿瘍は急性期を欠き，潜行性に進行する，血行性の化膿性骨髄炎の特殊型である．黄色ブドウ球菌によることが多く，小児（特に10歳代，男性に多い）の長管骨骨幹端の皮質（特に脛骨遠位，近位）に好発する．

発症はきわめて緩徐であり，局所の疼痛，圧痛，発赤，熱感，腫脹などの一般的な炎症の所見が認められることも多いが，これらが乏しい場合もある．CRP 上昇，WBC 上昇なども認めるが，そうでない場合もあるので，画像診断は重要である．

X 線：長管骨の骨幹端に周囲に硬化像や骨膜反応を伴う円形の透亮像．

CT：透亮像の中に腐骨がみられることがある．

MRI：層状構造（4層）．中心から辺縁にかけて，腐骨→膿瘍→炎症性肉芽（T1 強調画像で高信号，penumbra sign）→骨硬化を反映した画像所見．

鑑別を要する疾患としては類骨骨腫，Langerhans 細胞組織球症，骨肉腫，Ewing 肉腫などである．

治療方法は搔爬・洗浄・骨移植などで予後良好である．

ステロイド関節症

ステロイドの関節内（主に膝）注射を頻回に繰り返すことにより起こる関節症である．関節軟骨代謝抑制による軟骨の再生抑制が原因との推論はあるが，発症の詳しいメカニズムは解明されていない．発症をきたすステロイドの種類，量，注射の間隔，総注射回数なども明らかとなっていない．

変形性膝関節症の管理に関する Osteoarthritis Research Society International（OARSI）勧告では，ステロイドの関節内注射は，「鎮痛薬が奏効しない中等度～重度の疼痛がある場合，および滲出液などの局所炎症所見がある場合に使用してよい」としているが，「ほとんどのエキスパートは，頻繁すぎる使用に関して注意を喚起しており，1年に4回以上繰り返して行うことは一般的に推奨されていない」としている．

また，ヒアルロン酸とステロイドの関節内注射の疼痛に対する効果を比較したシステマティックレビューによると，2週目まではステロイドが優り，4週目で同等，8週目以降はヒアルロン酸の有効性が高い．

足底線維腫症

足底に発生した線維腫で，1839年 Dupuytren によって報告された．単独での発症は比較的少なく手掌線維腫症に合併することが多い．欧米で多くみられる．わが国での報告では糖尿病に合併する症例が多い傾向にある．足底腱膜内側の土踏まずの部分に多く発生し，無症候性のものもあるが圧痛や歩行時痛で来院する．手掌に発生するものと比べ足趾の屈曲拘縮を生じることはまれである．2 cm 以上の大きさになることはまれで，組織学的には均一な紡錘型線維芽細胞と筋線維芽細胞の増殖からなり，核分裂像は少ない．

ステロイドの局所注入やビタミン E の投与，ストレッチングなど保存的治療もあるが，有痛性の症例では観血的切除術が行われる．病変部のみの部分切除術では高率に再発がみられると報告されており，可能な限り正常腱膜を含めた広範囲切除術が推奨されている．

索　引

太字は見出し項目のページを示す．

欧　文

α 毒素　99
θ 毒素　99
6Ps　85

A

abnormal lateral notch　295
ACL 損傷　**295**
acquired adult flatfootdeformity（AAFD）　373
Adams' forward bending test　42
adolescent idiopathic scoliosis（AIS）　137
Aeromonas hydrophilia　98
Allen-Ferguson 分類　194
American Spinal Injury Association（ASIA）　199
anatomical snuff box　28
angular plate　228
angular stability　228
ankle brachial pressure index（ABI）　191
ankylosing spondylitis（AS）　25, 133
AO/ASIF 分類　218
ape hand　47
apprehension sign　299
Arnold-Chiari 症候群　139
arthrogryposis multiplex congenita　50
ASH　25
ASO　360
Assessment of SpondyloArthritis international Society（ASAS）　134
atrophic nonunion　88
axial SpA　133
axonotmesis　176
A 群レンサ球菌感染症　97

B

Baker 嚢腫　**431**
balloon kyphoplasty（BKP）　201
ballottement test　234
Bankart 修復術　247
Bankart 病変　245
belt electrode skeletal muscle electrical stimulation　399
Blair 法　431
Blount 病　369
Bouchard 結節　45, 252
Bouchard 変形　**259**
brain sagging　407
Brodie 膿瘍　**432**
Buerger 病　21
bull's head sign　238
buttonhole deformity　46

C

C1-C2 sign　408
CA125　57
cable graft　175
calcium pyrophosphate（CPP）　79
causalgia　81
cervical spondylotic amyotrophy（CSA）　152
Charcot-Marie-Tooth 病　432
Charcot 関節　**425**
chemonucleolysis　409
Chiari 奇形Ⅰ型　427
Chiari 骨盤骨切り術　316, 332
chin-on-chest deformity　168
claw deformity　47
Clostridium perfringens　99
Clostridium tetani　100
club foot　371
CMAP　152, 154
Cobb 角　139

Cobey 法　373
communicating synovitis　188
complex regional pain syndrome（CRPS）　27, **81**, 364, 418
condylar stabilizing 法　229
congenital constriction band syndrome　49
congenital deficiency of the femur　48
congenital deficiency of the fibula　49
congenital deficiency of the tibia　48
congenital kyphoscoliosis　138
congenital pseudarthrosis of the tibia　50
corner fractures　51
COX-2 阻害薬　333
crescent sign　328
cross finger sign　267
crowned dens syndrome　**147**, 148
cuff tear arthropathy（CTA）　272

D

de Quervain 病　6, **261**
deep venous thrombosis（DVT）　112
definitive fixation　93
Denis 分類　194
developmental dysplasia of the hip（DDH）　330
diacerein　412
diastrophic dysplasia　51
diffuse dural enhancement　407
diffuse idiopathic skeletal hyperostosis（DISH）　25, 130
distal radioulnar joint（DRUJ）　234
distal radioulnar joint（DRUJ）障害　**226**, 251
distal tibial oblique osteotomy（DTOO）　337
DMOADs　333

doctor's delay 102
dorsal（dorsiflexed）intercalated segment instability（DISI） 250, 276
dorsiflexion-eversion test 365
double contour sign 79
double crush syndrome 171
double incision approach 86
double thread screw 232
Down 症候群 160
Drehmann 徴候 321, 328
droopy shoulder syndrome 172
drop hand 47
dual energy CT 79
dual energy X-ray absorptiometry（DXA） 74
duck-neck deformity 46
Dupuytren 拘縮 **429**
Dwyer 手術 371
dynamic tenodesis effect 19
D ダイマー 113

E

early-onset scoliosis（EOS） 137
Eden テスト 172
Edwardsiella tarda 98
Ehlers-Danlos 症候群 139
Eichhoff テスト 263
enthesis 264
enthesopathy 264, 340
epidural bloodpatch 408
Evans 手術 371
Ewing 肉腫 106
extracorporeal shock wave therapy（ESWT） 310, 340

F

FDG-PET 109
femoroacetabular impingement（FAI） 321, 429
femorotibial angle（FTA） 370
fibromyalgia（FM） 123
Finkelstein テスト 6
fix and flap 93

flexion myelopathy 53
flip テスト 16
floating dural sac sign 408
floating knee 293
focal dystonia 19
Fontaine 分類 360
four-corner 固定術 233
Fournier 壊疽 97
fovea sign 234, 248
Freiberg 病 116, 353
Froment 徴候 267
functional electrical stimulation（FES） 399, 432

G

Galeazzi 骨折 **226**
gastrocnemius recession 340
Gram 染色検査 98
groin pain 427
group A streptococcal（GAS）infection 97
growing rod（GR）法 137
growth failure 427
guiding instrument 310
Guyon 管症候群 266

H

Hawkins 分類 307
Heberden 結節 45, 252
Heberden 変形 **259**
heel cord tightness 343
heel pain 340
Herbert 分類 232
Hill-Sachs 病変 245
HLA-B27 238
Hoffa 骨折 291
Hoffmann 徴候 2
Homans 徴候 113
Hoover 徴候 403
Horner 徴候 10, 176
humeral head replacement（HHR） 273
humpback 変型 232
hypertrophic nonunion 88

I

ICD-10 180
idiopathic scoliosis 138
IL-2 受容体 57
IL-6 381
ilioinguinal approach 212
in situ preparation 法 106
infantile idiopathic scoliosis 138
initial step pain 341
in situ pinning 323
interferon gamma release assay（IGRA） 135
International Cartilage Research Society（ICRS）分類 278
Iselin 病 353
isolated neck extensor myopathy（INEM） 168
ITB 療法 200

J

Janus kinase（JAK） 383, 381
Jefferson 骨折 194
Jones 骨折 32
juvenile idiopathic scoliosis 138

K

Keegan 型頚椎症 153
Kellgren-Lawrence（KL）分類 334
Kemp 徴候 190
Kienböck 病 5, **249**
Kocher-Langenbeck のアプローチ 212
Köhler 病 116, 353

L

Lambert-Eaton 症候群 168
Langenskiold による X 線分類 370
Langerhans 細胞組織球症 106
Latarjet 法 247
lateral lumbar interbody fusion（LLIF） 201
limited wrist arthrodesis 277
local damage control（LDC） 93

Loder 分類　321
lumber lordosis（LL）　143
lunotriquetral（LT）ballottement test　248, 250
lunotriquetral（LT）compression test　248

M
Madelung 変形　36, 45
Mann 法　376
Marfan 症候群　139
MCL 損傷　**297**
McMurray テスト　298
metaphyseal-diaphyseal angle（MDA）　370
middle finger extension test　264
mini-incision surgery／minimally invasive surgery（MIS）　313
minimally invasive plate osteosynthesis（MIPO）　95, 300
minimally invasive spine stabilization（MISt）　193, 205
Mitchell 法　376
Morley テスト　172
Morton 病　**366**
moving valgus stress test　279
MRSA　324
MTP 関節　375
Mulder sign　366
multi-planar reconstruction（MPR）　88
myofascial pain syndrome（MPS）　123

N
Nash and Moe 法　139
Naumann sign　308
Neer 分類　218
negative pressure wound therapy（NPWT）　84
neuralgic amyotrophy　19, 270
neurapraxia　176
neuropathic pain　179
neurotmesis　176

night splints　342
nociceptive pain　179
nonsteroidal anti-inflammatory drugs（NSAIDs）　79, 261, 358
Number Needed to Treat（NNT）　423

O
one finger test　426
opening wedge　336
Osgood-Schlatter 病　116, 353
ossification of ligamentum flavum（OLF）　**129**
ossification of posterior longitudinal ligament（OPLL）　**129**
osteogenesis imperfecta　51
Outerbridge-柏木法　275
overhanging margin　79
overhead traction 法　379
O 脚　356, **369**

P
Pancoast 腫瘍　8, 162, 175
Panner 病　116
para-fibular approach　86
Parkinson 病　21
partial wrist denervation　277
patellar tendon bearing（PTB）型装具　358
PCL 損傷　**296**
pedicle screw（PS）法　137
pedicle sign　9
pelvic incidence（PI）　143
pelvic tilt（PT）　144
Pemberton 手術　332
percutaneous pedicle screw（PPS）　205
percutaneous laser disc decompression（PLDD）　409
Perthes 病　116, **327**
Phalen テスト　268
PIP 関節　235
PIP 関節脱臼骨折　236
plantar aponeurosis　340

polymyalgia rheumatica（PMR）　123
Ponseti 法　371
posterior tibial tendon dysfunction（PTTD）　373
preventable trauma disability　96
primary cervical myopathy　168
proximal row carpectomy　277
PRP　340
pseudo-subarachnoid hemorrhage（SAH）　407
psychologic pain　179
PTS　361
pulmonary thromboembolism（PTE）　112

R
RA　**70**
radial styloidectomy　277
Radiographic Union Score for Hip（RUSH）　88
Radiographic Union Score for Tibia（RUST）　88
Raynaud 現象　5, 428
Raynaud 症候群　428
Raynaud 病　428
reperfusion syndrome　31
Research on Osteoarthritis Against Disability（ROAD）　60
resisted finger extension test　250
reverse shoulder arthroplasty（RSA）　273
ring sign　250
Risser sign　139
Rockwood 分類　216
roll-in　371
Roos テスト　172

S
sacral slope（SS）　144
sagging 徴候　297
sagittal vertical axis（SVA）　143
Salter 寛骨臼骨切り術　332
SAPHO 症候群　238
Saturday night palsy　269

Sauvé-Kapandji 法　235
scaphoid nonunion advanced collapse
　　（SNAC） wrist　250, 276
scaphoid shift test　250
scapholunate advanced collapse
　　（SLAC） wrist　276
scapholunate ballottement test　250
scarf 法　376
Seddon 分類　121
Segond 骨折　293, 295
selective estrogen receptor modulator
　　（SERM）　76
sensory nerve action potentials
　　（SNAPs）　176
Sever 病　116, 353
short femoral nail （SFN）　286
short stature　427
shoulder instability　245
shoulder laxity　245
silver spike point （SSP）　398
Sinding Larsen-Johansson 病　353
single incision approach　86
sleeve fracture　293
SLR テスト　363
snapping　262
Sneppen 分類　307
SNRI　400
spina malleolar distance （SMD）　368
Spinal Injuries Center （SIC） テスト
　　403
spondyloarthritis （SpA）　133
spondylometaphyseal dysplasia　51
squeeze test　19, 248
Stoppa approach　212
strawberry pickers' palsy　363
streptococcal toxic shock syndrome
　　（TSS）　97
subaxial cervical spine injury
　　classification （SLIC）　194
subchondral support　228
Sunderland 分類　121
suprapatellar nailing　300
swan-neck deformity　46
syndromic scoliosis　138

S-アデノシルメチオニン　412

T

tandard uptake value （SUV） max
　　109
terrible triad injury　220, 221
Terry Thomas sign　250
tetanospasmin　100
TFCC　248
TFCC 損傷　226, **234**
The Global Drug Reference Online
　　（Global DRO）　389
Therapeutic Use Exemptions （TUE）
　　388
therapeutic electrical stimulation
　　（TES）　399
Thomsen テスト　264
thoracic insufficiency syndrome
　　（TIS）　138
Thoracolumbar Injury Classification
　　and Severity Score （TLICS）　25
thoracolumbar spine injury
　　classification （TLIC）　195
Tinel 徴候　59, 267, 268, 269, 363, 365,
　　366
TKA　291, 336
TNF　381
──阻害薬　134, 240
total shoulder arthroplasty （TSA）
　　273
total wrist arthrodesis　277
toxic shock syndrome （TSS）　97
toxic shock-like syndrome （TSLS）
　　97
trauma series　215
treat to target （T2T）　70
Trendelenburg 徴候　21, 39
Trendelenburg 歩行　392
trigger point （TP）　123
trochanter malleolar distance （TMD）
　　368
T 細胞　383

U

ulnar snuff box test　250
ulnocarpal stress test　248
ultrasonographic joint space （UJS）
　　325

V

vasovagal response （VVR）　418
venous thromboembolism （VTE）
　　112
vertical expandable prosthetic
　　titanium rib （VEPTR） 法　137
Vibrio vulnificus　98
Volkmann 拘縮　38, 224

W

Waller 変性　155
Watson-Jones 分類　294
weight bearing index （WBI）　65
wet dressing 法　84
windlass mechanism　341
Wright テスト　172

X

X-stop　193
X 脚　356, **369**
X 線撮影　43

和文

あ

アーチサポート　342, 358, 374
アウターマッスル　242
アキレス腱周囲損傷　**310**
アキレス腱断裂　**310**
足アーチ　340
アスレティックリハビリテーション
　　359
アセトアミノフェン　192
アダリムマブ　134
圧挫症候群　86
アテローム性動脈硬化症　360
アボカド大豆不鹸化物　412

い

医師賠償責任保険　421
異所性骨化　223
一次無効　381
医療過誤　416
医療裁判外紛争解決手続　422
医療事故　416
　　——調査・支援センター　416
　　——調査制度　416
医療水準　421
インターロイキン-2 受容体　57
インターロイキン-6　381
インナーマッスル　242
院内調査　416
インピンジメント症候群　356
インフォームドコンセント　416
インフリキシマブ　134

う

内がえし運動　374
運動器機能不全　33
運動器検診　35
　　——の導入　137
運動器疾患　33
運動器リハビリテーション総合実施計
　　画書　390
運動麻痺優位　396
運動療法　399, 401

え

栄養機能食品　411
壊死性筋膜炎　**97**, 429
壊死性軟部組織感染症　97
エドキサバン　114
エノキサパリン　114
遠位脛骨斜め骨切り術　337
遠位橈尺関節　234
遠位橈尺関節障害　226, **251**
円回内筋症候群　268
塩基性リン酸カルシウム結晶　430
円形細胞型脂肪肉腫　106
嚥下障害　168
炎症性サイトカイン　183
遠心性運動　343

お

黄色靱帯骨化症　129
黄色ブドウ球菌　102, 324
凹足　356, 371
オーバーユース　30, 340
温罨法　399
温熱療法　399

か

下位運動神経障害　425
回外法　428
下位脛骨骨切り術　339
下位尺骨神経障害　266
外傷後異所性骨化　**425**
外傷性腱断裂　27
下位正中神経障害　268
外側楔状足底板　335
外側支柱延長術　374
回転形成術　351
外転徴候　404
下位橈骨神経障害　269
回内法　428
外反膝　369
外反装具　335
外反肘　45, 220, 428
外反扁平足　**371**
外反母趾　375

開放骨折　**93**, 291
外来リハビリテーション　**390**
解離性大動脈瘤　8
改良 Frankel 分類　199
カウザルギー　27
化学的髄核溶解術　409
嗅ぎタバコ窩の圧痛　28
鉤爪変形　47
角骨折　51
角度安定性　228
下行性疼痛抑制系　123
下肢
　　——の痛み　14
　　——の外傷　30
　　——の感染　429
　　——の骨端症　353
　　——のしびれ　14
　　——の腫瘍　348
　　——の症候（小児疾患）　39
　　——の神経障害　363
　　——のスポーツ障害　356
　　——の不自由　21
　　——の変形　48
下肢アライメント　334, 356, 369
下肢筋挫傷　**429**
下肢静脈血栓症　31
下肢伸展挙上テスト　183, 363
過失　420
過剰骨障害　356
下垂手　47
下垂足　21, **431**
ガス壊疽　**99**
仮性肥大　39
下腿骨骨幹部骨折　**300**
肩関節弛緩性　245
肩関節周囲炎　**244**
肩関節脱臼　**214**
肩関節不安定症　245
片麻痺　21
割髄症　140
合併症　**416**
滑膜炎　134
滑膜骨軟骨腫症　430
滑膜肉腫　106

可動域改善訓練　335
化膿性関節炎　79
化膿性胸鎖関節炎　239
化膿性肩鎖関節炎　239
化膿性股関節炎　**324**
化膿性脊椎炎　135
化膿性膝関節炎　**431**
感覚障害優位　396
感覚トリック　167
ガングリオン　58，365
間欠性関節炎　78
間欠性跛行　21
間欠性勃起　190
間欠的空気圧迫法　114
観血的治療　409
間欠跛行　360
寛骨臼移動術　316
寛骨臼回転骨切り術　316
寛骨臼形成術　316
寛骨臼形成不全　313
寛骨臼骨折　210
患肢温存手術　106，110
環軸椎亜脱臼　157，158，159
環軸椎回旋位固定　157，159
環軸椎不安定性　158
環指の感覚障害　397
干渉波治療　398
関節炎　**102**
関節窩骨欠損　273
関節鏡　234
関節鏡視下病巣切除　280
関節固定術　426
関節切開　104
関節穿刺　104
関節リウマチ　70，157，239，333，**381**
　──のACR/EULAR寛解基準　73
　──のACR/EULAR分類基準　71
感染性脊椎炎　23，**135**
環椎後頭骨化　157
環椎後頭骨癒合　157
環椎破裂骨折　194
陥入爪　345
寒冷療法　399

き

機械的電気刺激　399
機械的予防法　114
機械マッサージ　399
偽関節　**88**，232
偽性髄膜瘤　176
基節骨頚部骨折　235
既存骨折　201
偽痛風　79，148，333，431
機能性疼痛　400
機能性表示食品　411
機能的電気刺激　432
ギプス固定　306
基本チェックリスト　64
脚延長術　368
虐待　417
脚長不等　368
灸　399
臼蓋形成不全　330
弓形成術　129
急性単関節炎　78
急性ピロリン酸カルシウム関節炎　79
胸郭形成不全症候群　138
胸郭出口症候群　**171**
胸鎖関節炎　237
胸鎖乳突筋　165
鏡視下 remplissage　246
鏡視下腱鞘切開　263
鏡視下骨棘切除関節形成術　275
鏡視下手根管開放術　268
矯正　181
行政解剖　422
行政訴訟　420
強直性脊椎炎　25，**133**，143
強直性脊椎骨増殖症　25
業務上過失致死傷害罪　420
胸肋鎖骨間骨化症　238
局所陰圧閉鎖療法　84
虚血後再灌流障害　86
距骨壊死　**431**
距骨頚部骨折　431
距骨骨折　**307**
巨細胞性動脈炎　123

起立性頭痛　406
近位指節間関節　235
近位指節間関節脱臼骨折　236
筋萎縮　53，425
筋萎縮性側索硬化症　53，**425**
近位手根列切除術　277
近位手根列背側回転型手根不安定症　276
筋筋膜性疼痛症候群　**123**，191
　──のACR分類基準　124
　──の診断基準　124
筋筋膜性腰痛　11
筋弛緩薬　192
筋刺激法　399
筋性斜頚　**165**
筋損傷　27
筋肉移植術　122
筋膜切開　84
筋力低下　397

く

屈曲拘縮　432
首下がり　**168**
クラッシュ症候群　86
グルココルチコイド　80
グルコサミン　411
グロムス腫瘍　6

け

経験的抗菌薬　98
頚肩腕症候群　**162**
脛骨顆間隆起骨折　292
脛骨近位骨端線離解　294
脛骨粗面剥離骨折　294
脛骨プラトー（高原）骨折　293
刑事訴訟　420
痙笑　100
頚髄腫瘍　20
頚髄症　20
痙性斜頚　**167**
痙性歩行　21
頚椎後弯　129
頚椎疾患　**396**
頚椎症　22，**147**

頚椎症性筋萎縮症 **152**
頚椎症性神経根症 147, 148
頚椎椎間板症 **147**
頚椎椎間板ヘルニア **148**
脛腓結合離開 **48**
経皮的腱鞘切開 **263**
経皮的髄核切除術 **409**
経皮的椎弓根スクリュー **205**
経皮的レーザー椎間板減圧法 **409**
頚部壊死性筋膜炎 **97**
頚部神経根症 **147**
頚部脊髄症 **147**, 148
頚部痛 **2**
　　交通事故による—— **4**
頚部変形 **165**
鶏歩 21, **431**
頚肋 **172**
結核性脊椎炎 **135**
血管柄付き骨移植術 **232**
血管柄付き神経移植 **175**
血管腫 **58**
血管障害 **418**
血管透過性亢進 **86**
血管迷走神経反応 **418**
血腫 **57**
血清尿酸値 **79**
血栓性静脈瘤 **362**
腱移行術 122, 270, **374**
牽引療法 **399**
腱炎 **356**
肩腱板損傷 **242**
肩腱板断裂 **242**
肩甲帯部の筋萎縮 **397**
肩鎖関節炎 **237**
肩鎖関節脱臼 **216**
腱鞘炎 **261**
腱損傷 **27**
腱断裂 **20**
減捻内反骨切り術 **332**
原発性骨粗鬆症診断基準 **75**
腱板断裂後関節症 **272**
腱付着部 **264**
肩峰下インピンジメント症候群 **243**

こ

コアグラーゼ陰性ブドウ球菌 **102**
コアラ抱っこ 331, 379
抗 NF-κB 活性化受容体リガンド抗体 **205**
抗 RANKL 抗体 76, **205**
抗 VEGF 抗体 **205**
高位脛骨骨切り術 **336**
抗うつ薬 **400**
高エネルギー外傷 **291**
高カリウム血症 **86**
交感神経過緊張 **100**
交感神経ブロック **83**
抗凝固療法 **114**
抗菌薬 **310**
後脛骨筋腱機能不全 **373**
抗血栓薬中止 **417**
後骨間神経麻痺 **269**
後十字靭帯損傷 **296**
後縦靭帯骨化症 22, **129**
光線療法 **398**
後足部内反 **371**
後側弯症 **42**
後頭骨環椎不安定性 **159**
高度の蓋然性 **423**
公認スポーツファーマシスト **389**
抗破傷風ヒト免疫グロブリン **101**
広範切除術 **110**
高分化型脂肪肉腫 **106**
後方除圧固定術 **129**
後方要素 **25**
硬膜外血腫 **9**
硬膜外自家血注入療法 **408**
硬膜外腫瘍 **206**
硬膜外ブロック **192**
硬膜内髄外腫瘍 **206**
絞扼性障害 **190**
後弯症 **42**
後弯変形 **201**
ゴールデンタイム **93**
股関節開排制限 **330**
股関節固定術 **316**
股関節周囲石灰化筋炎 **430**

股関節障害 **429**
股関節唇損傷 **429**
告訴・告発 **420**
五十肩 **6**
誤診 **422**
骨移植術 **232**
骨壊死 **318**
骨化 **425**
骨芽細胞腫 **106**
骨化性筋炎 **223**
骨巨細胞腫 106, **349**
骨形成不全症 **51**
骨腫瘍 **106**, 281, 348
　　——の画像検査 **108**
骨髄炎 **102**, 429
骨折 **27**
　　——評価ツール **74**
骨粗鬆症 12, 60, **74**, 210
骨粗鬆症性椎体骨折 143, **201**
骨端症 **116**, 353
骨端線離開 221, **291**
骨釘移植術 **278**
骨頭圧潰 **318**
骨肉腫 106, **349**
骨盤腔内腫瘍 **16**
骨盤傾斜角 **143**
骨盤形態角 **143**
骨盤牽引 **192**
骨盤骨折 **210**
骨盤輪損傷 **210**
骨密度検査 **74**
骨癒合評価法 **88**
骨癒合不全 **88**
固定角一体型プレート **228**
誤投与死 **420**
こむら返り **15**
孤立性線維性腫瘍 **106**
コルヒチン **80**
コンドロイチン **411**
コンパートメント症候群 15, 31, **84**, 291, 418,
コンパートメント内圧測定 **85**

さ

最小侵襲脊椎安定術　193, 205
再発防止　420
索状硬結　123
坐骨結節　379
鎖骨骨折　217
鎖骨バンド　218
サチュレーションモニター　114
サプリメント　**411**
サルコペニア　62, 191
猿手　47
三角靱帯　234
三角線維軟骨複合体　248
三角線維軟骨複合体損傷　226, **234**
三関節固定術　371
三次元CT　232
三次元術前計画ソフト　313
三重寛骨骨切り術　332

し

ジアセレイン　412
紫外線療法　398
自家骨軟骨柱移植　278
色素性絨毛結節性滑膜炎　349
軸索損傷　176
軸椎関節突起間部骨折　194
指骨骨折　**235**
思春期特発性側弯症　137
ジストニア　167
膝蓋骨骨折　293
膝蓋骨脱臼　**298**
膝蓋前滑液包炎　431
膝外側スラスト　334
疾患感受性遺伝子　179
歯突起後方偽腫瘍　158
歯突起骨　157
歯突起骨骨折　194
脂肪腫　59
脂肪塞栓症　417
脂肪滴　291
斜角筋間ブロック　173
若年性一側上肢筋萎縮症　53
若年性特発性側弯症　138

斜頚　165
尺骨管症候群　266
尺骨三角骨間靱帯　234
尺骨神経障害　**266**
尺骨突き上げ症候群　**248**
尺骨変異　248
シャンペンボトル筋萎縮　39
舟状月状骨解離　276
舟状骨骨折　232
重粒子線治療　348
手根管症候群　6, 268, 269
手根骨骨折　232
手根不安定症　249
手指関節障害　**252**
手指の巧緻性障害　3
手術的治療　409
手術部位感染　418
手掌線維腫症　432
術中評価法　106
腫瘍壊死因子　133, 381
　　　　　——阻害薬　134
腫瘍穿刺細胞診　281
上位運動神経障害　425
上位頚椎疾患　**157**
上位尺骨神経障害　266
上位正中神経障害　268
上位橈骨神経障害　269
消化性潰瘍　417
症候群性側弯症　139
踵骨棘　341
踵骨後部滑液包炎　431
踵骨骨折　307
踵骨内側移動骨切り術　374
踵骨疲労骨折　341
上肢
　　——の痛み　5
　　——の外傷　27
　　——のしびれ　5
　　——の腫瘍　281
　　——の症候（小児疾患）　36
　　——の不自由　19
　　——の変形　45
上肢末梢神経疾患　**396**
掌側ロッキングプレート　229

上腸管膜動脈症候群　417
小児股関節炎　**324**
踵部脂肪体　341
踵部痛　340
静脈奇形　58
静脈血栓後症候群　**361**
静脈血栓塞栓症　112
症例個別実物大骨モデル　313
上腕骨遠位骨端線離開　221
上腕骨遠位端骨折　220
上腕骨外側上顆炎　**264**
上腕骨近位端骨折　**218**
上腕骨骨幹部骨折　**219**
上腕骨内側上顆炎　**264**
上腕骨離断性骨軟骨炎　**278**
上腕三頭筋の再建　270
食育　35
新AO分類　195
心因性疼痛　179, **400**, **426**
　　　　　——患者の受診構造とその対応
　　　　　400
心因性麻痺　**403**
伸延関節形成術　337
侵害受容性疼痛　179
新規骨折　201
神経圧迫　176
神経移行術　270
神経移植　121, 177
神経因性疼痛　81
神経血管損傷　291
神経原性腫瘍　175, 177
神経交差縫合　122, 175, 177
神経根造影　191
神経根引き抜き損傷　175
神経根ブロック　192
神経再生誘導術　122
神経修復術　175
神経除圧　181
神経障害　418
神経障害性疼痛　14, 177, 179
神経鞘腫　59
神経性間欠跛行　190
神経線維腫症　57
神経損傷の分類　121

神経断裂　176
神経痛性筋萎縮症　270
神経特異エノラーゼ　57
神経毒素　100
神経剥離術　122
神経病性関節症　**425**
神経変性疾患　425
神経縫合術　121
人工肩関節全置換術　273
人工関節置換術　339, 426
人工距骨置換術　308, 431
人工股関節全置換術　285, 316
人工骨頭置換術　273, 285
進行性筋ジストロフィー　21, 53
進行性骨化性筋炎　425
人工橈骨頭置換　223
人工膝関節全置換術　291, 336
人工肘関節置換術　275
シンスプリント　30
靱帯骨化症　148
靱帯損傷　27
靱帯付着部炎　133
靱帯付着部剥離骨折　292
伸長式腫瘍用人工関節　351
深部腱反射　55
深部静脈血栓症　112, 361
　　非閉塞性の――　112

す

髄液検査　425
髄液漏　208
髄内腫瘍　206
髄内釘固定　288, 300
頭蓋底陥入症　158
スクワット　335
ステロイド　432
　　――大量投与　333
ステロイド関節症　**432**
ステロイド性骨粗鬆症　75
ストレッチング　182, 335, 374, 429
スポーツ外傷　291
スポーツ障害　33
スポーツ選手への投薬　**385**
スワンネック変形　46, **259**

せ

生検　59, 109
脆弱性腱断裂　27
脆弱性骨折　333
星状神経節ブロック　163
成人脊柱変形　143
正中神経障害　**268**
成長障害　427
生物学的製剤　**381**
世界アンチ・ドーピング規程　385
　　――の禁止表国際基準　385
セカンドルック　93
赤外線療法　398
脊髄機能モニタリング　129
脊髄空洞症　**427**
脊髄係留症候群　139, 427
脊髄出血　9
脊髄腫瘍　**205**
脊髄症　129
脊髄性筋萎縮症　21
脊髄損傷　**198**
脊髄浮腫　24
脊髄癆　21, 425
脊柱管　190
脊柱靱帯骨化症　**129**
脊柱の変形　**42**
脊椎インストゥルメンテーション　141, 203
脊椎炎　133
脊椎外傷　24
脊椎関節炎　15, 133, 238
脊椎骨幹端形成異常　51
脊椎骨盤矢状面パラメータ　144
脊椎固定　181
脊椎手術後血腫　418
脊椎腫瘍　**205**
脊椎損傷　194
脊椎分離症　**187**
石灰沈着性腱炎　**244**
絶対リスク減少　423
切迫骨折　110
説明と同意　421

セロトニン・ノルアドレナリン再取込み阻害薬　400
線維筋痛症　15, **123**
線維腫　432
線維束性収縮　425
遷延治癒　233
遷延癒合　88
仙角傾斜角　144
全ゲノム相関解析　129, 147
前骨間神経麻痺　268
仙骨裂孔ブロック　192
前十字靱帯損傷　**295**
全身感染症　417
全身性疼痛疾患　123
尖足　371
前足部内転　371
選択的エストロゲン受容体モジュレータ　76
選択的シクロオキシゲナーゼ阻害薬　333
仙腸関節炎　134
仙腸関節障害　**426**
全手関節固定術　277
先天骨奇形　160
先天性外反踵足　371
先天性脛骨偽関節症　50
先天性脛骨列欠損症　48
先天性絞扼輪症候群　49
先天性股関節脱臼　313, **330**, 378
先天性頭蓋頚椎移行部奇形　157
先天性大腿骨欠損症　48
先天性多発性関節拘縮症　50
先天性後側弯症　139
先天性腓骨列欠損症　49
先天性無痛覚症　425
前方除圧固定術　129
前方注視障害　168
前腕区画症候群　**224**

そ

早期発症側弯症　137
早期離床　114
造骨性病変　14
爪周囲炎　**345**

相対リスク減少　423
相当程度の可能性　423
足関節果部骨折　**303**
足関節固定術　337
足関節自動運動　114
足関節靱帯損傷　**305**
足根管症候群　15, **365**
足底腱膜炎　**340**
足底腱膜切離術　343
足底線維腫症　**432**
足底挿板療法　338
側頭動脈炎　123
足背動脈　190
足部骨折　**307**
側弯　35
側弯症　42, **137**
鼠径部痛症候群　**427**
訴訟対策　420
損害賠償　420

■た
第1肋骨切除術　173
体外衝撃波治療　310, 340, 399
体幹運動器機能不全
　　──に伴う体幹評価　35
　　──の診断　35
　　──の予防　35
体幹筋組織　**33**
体幹筋の機能と役割　33
体幹筋力強化訓練　182
体幹の構成　33
体幹部の症候（小児疾患）　**33**
大血管損傷　419
第三者機関　416
体軸性脊椎関節炎　133
代謝性アシドーシス　86
体重過多　334
体重支持指数　65
帯状硬化像　318
帯状疱疹　8, 428
大腿外側皮神経障害　**430**
大腿骨遠位骨端線離解　293
大腿骨遠位部骨折　**288**
大腿骨回旋変形　51

大腿骨外反骨切り術　316
大腿骨顆上骨折　291
大腿骨顆部骨折　291
大腿骨寛骨臼インピンジメント　321, **429**
大腿骨近位成長軟骨板　321
大腿骨近位部骨折　**284**
　　──後リハビリテーション　392
大腿骨頚基部骨折　284
大腿骨頚部骨折　284
大腿骨骨幹部骨折　**288**
大腿骨転子部骨折　284
大腿骨頭回転骨切り術　320
大腿骨頭すべり症　**321**
大腿骨頭軟骨下脆弱性骨折　318
大腿四頭筋セッティング　334
大腿神経伸展テスト　184
大転子　379
多血小板血漿　340
立ち上がりテスト　65
ダックネック変形　46
ダッシュボード外傷　292
棚形成術　316
多発性硬化症　**425**
短下肢装具　432
単顆置換型人工関節　336
単純性股関節炎　**325**
弾性固定　28
弾性ストッキング　114, 362, 363
弾発股　**430**
弾発指（ばね指）　6, **261**
短母伸展筋　261

■ち
遅発性尺骨神経麻痺　220
中心管遺残　427
中心性損傷　198
肘内障　**428**
肘部管症候群　266
超音波ガイド下局所注入療法　343
超音波治療　398
超短波療法　399
調停　422
長母指外転筋　261

腸腰筋膿瘍　135, **428**
直視下腱鞘切開　263
直視下骨棘切除関節形成術　275
治療効果発現必要症例数　423
治療使用特例　388
治療的電気刺激　399

■つ
椎間孔　190
椎間不安定性　191
椎弓根消失　9
椎弓根部の高信号領域　188
槌指（マレット指）　**256**
椎体骨折　201
椎体成長軟骨板　187
痛風　78, 333, 431
痛風結節　78

■て
低位正中神経障害　269
低周波治療　192, 398
低出力超音波パルス療法　232
低侵襲手技　313
低身長　**427**
低髄液圧症候群　406
低容量性ショック　86
テーピング　429
手関節の変形　45
手関節部分除神経術　277
デスモイド型線維腫症　106, 349
デノスマブ　348
テモゾロミド　205
テリパラチド　76
転医勧告　421
転移性腫瘍　57
転移性脊椎腫瘍　23
転換性障害　403
電気療法　398
転倒スコア　64
殿部
　　──の痛み　14
　　──のしびれ　14

と

橈骨遠位端骨折　**228**
橈骨茎状突起切除術　277
橈骨神経障害　**269**
橈骨神経剥離術　270
動態撮影　24
糖尿病　425, 429, 432
登攀性起立　39
動脈瘤様骨嚢腫　106
動揺歩行　39
特定保健用食品　411
特発性後骨間神経麻痺　**270**
特発性前骨間神経麻痺　**270**
特発性側弯症　138
特発性大腿骨頭壊死症　318
徒手筋力テスト　153
徒手整復　214
徒手的マッサージ　399
トモシンセシス　232
トランポリンサイン　235
トリガーポイント　123
　——注射　427
　——ブロック　192

な

内視鏡手術　416
内側側副靱帯損傷　**297**
内反回転骨切り術　118
内反膝　369
内反足　**371**
内反肘　45, 220
ナビゲーション　313
　——手術　232
軟骨下骨支持　228
軟骨芽細胞腫　106
軟骨骨折　29
軟骨肉腫　106
難病　129
軟部腫瘍　57, **106**, 281, 348
　——の画像検査　108
軟部組織解離術　371
軟部明細胞肉腫　106

に

二次無効　381
日光療法　398
日本アンチ・ドーピング機構　385
乳児期特発性側弯症　138
尿酸塩結晶　78
尿酸カルシウム　431
尿酸降下薬　80
尿酸排泄促進薬　80
尿閉　23

ね

寝違え　**426**
粘液型脂肪肉腫　106
粘液嚢腫　252
捻曲性骨異形成症　51
捻挫　305

の

脳下垂　407
脳性麻痺　139
脳脊髄液　407
脳脊髄液減少症　**406**
脳脊髄液漏出症　406
脳動脈瘤破裂　419
膿瘍穿刺　104

は

バイオ　381
肺血栓塞栓症　112
背部痛　**8**
白癬症　429
破傷風　**100**
　——抗体価　100
発育性狭窄症　190
発育性股関節形成不全　313, 330
バニオン　375
ばね指（弾発指）　6
ばね様固定　28
馬尾障害　17, 21, 191
馬尾性間欠跛行　190
鍼治療　398
ハングマン骨折　194

半月板損傷　298
半月様線状透過陰影　328
バンパー外傷　293
反復性肩関節前方脱臼　245
反復性肩関節脱臼　**245**

ひ

ピアノキー徴候　216
ヒアルロン酸　333, 340, 411
非クロストリジウム性ガス壊疽　97
腓骨筋訓練　338
非骨傷性頚髄損傷　194, 198
腓骨神経麻痺　21, **363**, 431
膝関節骨壊死　333
膝関節骨軟骨腫症　**430**
膝関節腫脹　291
膝関節足関節滑液包炎　**431**
膝関節部骨折　**291**
膝周囲の圧痛点の好発部位　335
肘関節の外傷　**220**
肘関節の変形　45, 428
ヒステリー　403
非ステロイド性抗炎症薬　79, 192, 261, 357
ビスホスホネート　74, 288
ビタミン製剤　192
ヒッププロテクター　77
非定型骨折　15
非定型大腿骨骨折　288
非特異的腰痛　126, 400
人食いバクテリア　97
腓腹筋退縮術　340
皮膚隆起性線維肉腫　106
びまん性硬膜造影　407
びまん性特発性骨増殖症　25, 130, 143
瘭疽　429
病的骨折　110
疲労骨折　187, 356, 426
ピロリン酸カルシウム　79, 148
　——結晶　431

ふ

フェブキソスタット　78

フォンダパリヌクス　114
複合筋活動電位　152
複合靱帯損傷　291
複合性局所疼痛症候群　15, 27, **81**, 364, 418
伏在神経障害　**364**
副腎皮質ホルモン　310
不顕性骨折　29
付着部症　264, 340
フックテスト　235
物理療法　**398**
部分手関節固定術　277
浮遊血栓　112
不利益処分　420
プレガバリン　163, 192
プレセプシン　135
プレドニゾロン　80
プロカルシトニン　135
プロスタグランジン E_1 誘導体　192
分子標的治療薬　205
分娩麻痺　175
分離すべり症　**187**
粉瘤　58

へ
米国食品医薬品局の癒合不全の定義　88
閉塞性深部静脈血栓症　16
閉塞性動脈硬化症　15, 21, 191, **360**
ベルト式骨格筋刺激装置　399
変形性肩関節症　272
変形性関節症　252, 425
変形性股関節症　313, 368
変形性脊椎症　**126**
変形性足関節症　337
変形性手関節症　276
変形性膝関節症　60, **333**
変形性肘関節症　274
変形性腰椎症の疫学　60
偏光顕微鏡　79
変性すべり症　190
扁平足　356, **373**

ほ
膀胱直腸障害　190
放射線照射　425
放射線治療　205
胞巣型横紋筋肉腫　106
ホウ素中性子捕捉療法　107
法定保存期間　421
保険適用　409
歩行時痛　366
歩行障害　21
母指手根中手（CM）関節症　45, 252
母趾中足趾節関節　375
母指の運動麻痺　397
ボタン穴変形　46, **257**
ボツリヌス毒素　167
ポリオ　21

ま
巻き上げ機現象　341
巻爪　345
末梢神経障害　396, 425
末梢神経麻痺　20, **119**
マニピュレーション　399
マレット変形　**256**
マレット指（槌指）　**256**
慢性結節性痛風関節炎　78
慢性疼痛　14

み
ミエリン塩基性蛋白　3
民事訴訟　420

む
向き癖　166, 330
むずむず脚症候群　15

め
明細胞肉腫　108
メチシリン感受性黄色ブドウ球菌　102
メチシリン耐性黄色ブドウ球菌　102, 324
メチルサルフォニルメタン　412

メトトレキサート　381

も
目標設定等支援・管理ノート　391
モビライゼーション　399

や
野球肘　**278**
薬物治療開始基準　75

ゆ
融合遺伝子　106
遊離筋肉移植　175, 177
輸血合併症　417
指の変形　45

よ
溶骨性骨腫瘍　14
陽子線治療　348
腰椎疾患　**393**
　　――診察での注意点　393
腰椎前弯角　143
腰椎椎間板ヘルニア　**183**, 409
腰椎椎間板変性　179
腰椎分離すべり症　190
腰痛　11, **179**, 393
腰痛診療ガイドライン　13, 126, 180, 393
腰部コンパートメント症候群　12
腰部神経根障害　16
腰部脊柱管狭窄症　61, **190**, 360

り
リーメンビューゲル　40, 331, 378
リウマチ性筋痛症　**123**
リエゾンサービス　74
離床　212
梨状筋症候群　15, **427**
離断性骨軟骨炎　353
リバース型人工肩関節全置換術　273
隆起性皮膚線維肉腫　106
粒子線治療　106
リンパ腫　59

る

類骨骨腫　16, 106
類上皮肉腫　108

れ

レーザー療法　398

ろ

ロコモ 25　67

ロコモーションチェック（ロコチェック）　62
ロコモティブシンドローム　60
ロコモ度テスト　66
肋間神経痛　428
肋間神経ブロック　428
ロッキングプレート　236, 289
ロッキング指　259
肋骨骨折　426
肋骨固定帯　426

わ

鷲手変形　266
弯曲内反骨切り術　320
腕神経叢　171
腕神経叢損傷　**175**

専門医の整形外科外来診療 — 最新の診断・治療

2017年4月25日　第1刷発行	編集者　冨士武史，田辺秀樹，大川　淳
2019年9月1日　第2刷発行	発行者　小立鉦彦
	発行所　株式会社　南江堂
	〒113-8410　東京都文京区本郷三丁目42番6号
	☎(出版)03-3811-7236　(営業)03-3811-7239
	ホームページ　https://www.nankodo.co.jp/
	印刷・製本　小宮山印刷工業
	装丁　渡邊真介

Clinical Practice for Advanced Orthopaedic Surgeons
Ⓒ Nankodo Co., Ltd., 2017

定価はカバーに表示してあります．　　　　　　　　　　　　Printed and Bound in Japan
落丁・乱丁の場合はお取り替えいたします．　　　　　　　　ISBN978-4-524-25836-9
ご意見・お問い合わせはホームページまでお寄せください．

本書の無断複写を禁じます．
JCOPY〈出版者著作権管理機構委託出版物〉
本書の無断複写は，著作権法上での例外を除き，禁じられています．複写される場合は，そのつど事前に，出版者著作権管理機構（TEL 03-5244-5088，FAX 03-5244-5089，e-mail: info@jcopy.or.jp）の許諾を得てください．

本書をスキャン，デジタルデータ化するなどの複製を無許諾で行う行為は，著作権法上での限られた例外（「私的使用のための複製」など）を除き禁じられています．大学，病院，企業などにおいて，内部的に業務上使用する目的で上記の行為を行うことは私的使用には該当せず違法です．また私的使用のためであっても，代行業者等の第三者に依頼して上記の行為を行うことは違法です．

〈関連図書のご案内〉　　　＊詳細は弊社ホームページをご覧下さい《www.nankodo.co.jp》

脊椎脊髄外科専門医試験問題集
日本脊椎脊髄病学会・日本脊髄外科学会　監修　　B5判・124頁　定価(本体5,500円＋税)　2017.3.

重度四肢外傷の標準的治療 Japan Strategy
土田芳彦　編著　　B5判・288頁　定価(本体10,000円＋税)　2017.5.

Must & Never 大腿骨頚部・転子部骨折の治療と管理
安藤謙一　編　　B5判・192頁　定価(本体6,000円＋税)　2017.5.

関節外科診療ファーストステップ これ一冊で基本をマスター！
齋藤知行　編　　B5判・330頁　定価(本体7,000円＋税)　2016.5.

整形外科卒後研修Q&A 問題編／解説編(改訂第7版)
日本整形外科学会Q&A委員会　編　　B5判・698頁　定価(本体12,000円＋税)　2016.5.

整形外科学用語集(第8版)
日本整形外科学会　編　　B6判・630頁　定価(本体5,000円＋税)　2016.5.

脊椎脊髄外科テキスト
高橋和久　編　　B5判・298頁　定価(本体10,000円＋税)　2016.8.

軟部腫瘍のMRI
青木隆敏　編著　　B5判・292頁　定価(本体7,800円＋税)　2016.9.

整形外科医のための 手術解剖学図説(原書第4版)
寺山和雄・辻 陽雄・長野 昭　監訳　　A4変型判・766頁　定価(本体38,000円＋税)　2011.7.

整形外科医のための 神経学図説 脊髄・神経根障害レベルのみかた, おぼえかた(新装版)
津山直一　監訳　　B5判・216頁　定価(本体5,500円＋税)　2005.9.

骨折の治療指針とリハビリテーション実践(仮)
酒井昭典・佐伯 覚　編　　B5判・420頁　予価(本体10,000円＋税)　2017.5.発売予定

変形性股関節症診療ガイドライン2016(改訂第2版)
日本整形外科学会/日本股関節学会　監修　　B5判・242頁　定価(本体4,000円＋税)　2016.5.

運動器慢性痛治療薬の選択と使用法
山下敏彦・牛田享宏　編　　A5判・242頁　定価(本体3,800円＋税)　2015.10.

別冊整形外科71 骨折(四肢・脊椎脊髄外傷)の診断と治療(その2)
遠藤直人　編　　A4判・230頁　定価(本体6,300円＋税)　2017.4.

整形外科2016年7月増刊号(Vol.67 No.8) 脊椎・脊髄外傷診療の最前線
A4変型判・216頁　定価(本体6,000円＋税)　2016.7.

新・足のクリニック 教科書に書けなかった診療のコツ
井口 傑　著　　A5判・324頁　定価(本体4,800円＋税)　2015.11.

ただいま留学準備中 医師が知るべき留学へのコンパス
田中 栄　監修／大谷隼一　著　　A5判・112頁　定価(本体2,200円＋税)　2016.4.

あなたのプレゼン 誰も聞いてませんよ！ シンプルに伝える魔法のテクニック
渡部欣忍　著　　A5判・226頁　定価(本体3,000円＋税)　2014.4.

新 英語抄録・口頭発表・論文作成 虎の巻 忙しい若手ドクターのために
上松正朗　著　　A5判・186頁　定価(本体2,500円＋税)　2017.3.

今日の臨床検査2017-2018
櫻林郁之介　監修　　B6判・704頁　定価(本体4,800円＋税)　2017.4.

今日の治療薬2017 解説と便覧(年刊)
浦部晶夫・島田和幸・川合眞一　編　　B6判・1,392頁　定価(本体4,600円＋税)　2017.1.

定価は消費税率の変更によって変動いたします.消費税は別途加算されます.